普通高等医学院校护理学类专业第二轮教材

妇产科护理学

（第2版）

（供护理学类专业用）

主　编　单伟颖　柳韦华
副主编　吴　斌　陈爱香　郝云涛　饶　赟　徐爱群
编　委　（以姓氏笔画为序）
　　　　王　瑶（中南大学）
　　　　石琳筠（天津医科大学）
　　　　田　恬（贵州中医药大学第一附属医院）
　　　　朱芸芸（上海交通大学医学院附属国际和平妇幼保健院）
　　　　伊焕英（海南医学院）
　　　　刘　星（四川大学华西第二医院）
　　　　吴　斌（湖南医药学院）
　　　　张明娜（首都医科大学）
　　　　张佳媛（哈尔滨医科大学）
　　　　陈　静（同济大学）
　　　　陈爱香（长治医学院）
　　　　范喜瑛（大连医科大学附属第一医院）
　　　　单伟颖（承德护理职业学院）
　　　　郝云涛（承德医学院附属医院）
　　　　柳韦华（山东第一医科大学）
　　　　饶　赟（江西中医药大学）
　　　　徐爱群（滨州医学院第二临床医学院）
　　　　黄海超（天津中医药大学）
　　　　程　霖（西南医科大学附属中医医院）
编写秘书　刘　茗（承德护理职业学院）

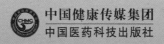

中国健康传媒集团
中国医药科技出版社

内 容 提 要

本书是"普通高等医学院校护理学类专业第二轮教材"之一，是为适应护理学科发展趋势，着眼新时代医疗卫生事业对人才培养的新需求，在对第一版教材进行全面、充分调研基础之上，严格遵循本科层次护理职业目标、《妇产科护理学》教学大纲要求、密切结合临床护理实践和初级护师资格考试特点等修订而成。

全书共分为二十二章，绪论、女性生殖系统解剖与生理概述、病史采集与检查及正常产科妇女的护理、异常产科妇女的护理、妇科疾病妇女的护理、妇女保健及计划生育等内容。本书设有"学习目标""案例引导""知识链接"及"目标检测"等模块，体现了教与学的规律，增强了教材内容的丰富性和可读性。本教材为书网融合教材，即纸质教材有机融合电子教材、教学配套资源（PPT、微课、视频、图片等）、题库系统、数字化教学服务（在线教学、在线作业、在线考试），使教学资源更加多样化、立体化。

本教材主要供全国高等医学院校护理学类专业本科师生及在职护士学习使用，也可作为从事各层次护理专业教学人员参考用书。

图书在版编目（CIP）数据

妇产科护理学/单伟颖，柳韦华主编.—2 版.—北京：中国医药科技出版社，2022.8
普通高等医学院校护理学类专业第二轮教材
ISBN 978－7－5214－3222－0

Ⅰ.①妇… Ⅱ.①单… ②柳… Ⅲ.①妇产科学－护理学－医学院校－教材 Ⅳ.①R473.71

中国版本图书馆 CIP 数据核字（2022）第 081560 号

美术编辑 陈君杞
版式设计 友全图文

出版 **中国健康传媒集团** | 中国医药科技出版社
地址 北京市海淀区文慧园北路甲 22 号
邮编 100082
电话 发行：010－62227427 邮购：010－62236938
网址 www.cmstp.com
规格 889mm×1194mm $\frac{1}{16}$
印张 $26\frac{3}{4}$
字数 760 千字
初版 2016 年 8 月第 1 版
版次 2022 年 8 月第 2 版
印次 2022 年 8 月第 1 次印刷
印刷 三河市万龙印装有限公司
经销 全国各地新华书店
书号 ISBN 978－7－5214－3222－0
定价 82.00 元

获取新书信息、投稿、
为图书纠错，请扫码
联系我们。

出版说明

为了贯彻《中共中央、国务院中国教育现代化2035》"加强创新型、应用型、技能型人才培养规模"的战略任务要求，落实《国务院办公厅关于加快医学教育创新发展的指导意见》，紧密对接新医科建设对医学教育改革的新要求，满足新时代医疗卫生事业对人才培养的新需求，中国医药科技出版社在教育部、国家药品监督管理局的领导下，通过走访主要院校对2016年出版的全国普通高等医学院校护理学类专业"十三五"规划教材进行了广泛征求意见，有针对性地制定了第2版教材的出版方案，旨在赋予再版教材以下特点。

1.立德树人，融入课程思政

把立德树人贯穿、落实到教材建设全过程的各方面、各环节。课程思政建设应体现在知识技能传授中厚植爱国主义情怀，加强品德修养、增长知识见识、培养奋斗精神灌输，不断提高学生思想水平、政治觉悟、道德品质、文化素养等。医学教材着重体现加强救死扶伤的道术、心中有爱的仁术、知识扎实的学术、本领过硬的技术、方法科学的艺术的教育，培养医德高尚、医术精湛的人民健康守护者。

2.精准定位，培养应用人才

体现《国务院办公厅关于加快医学教育创新发展的指导意见》"立足基本国情，以服务需求为导向，以新医科建设为抓手，着力创新体制机制，分类培养研究型、复合型和应用型人才"的医学教育目标，结合医学教育发展"大国计、大民生、大学科、大专业"的新定位，注重人才培养应从疾病诊疗提升拓展为预防、诊疗和康养，以健康促进为中心，服务生命全周期、健康全过程的转变，精准定位教材内容和体系。教材编写应体现以医疗卫生事业需求为导向，以岗位胜任力为核心，以培养医工、医理、医文学科交叉融合的高素质、强能力、精专业、重实践的本科护理人才培养目标。

3.适应发展，优化教材内容

教材内容必须符合行业发展要求：体现医疗机构对护理人才在临床实践能力、沟通交流能力、服务意识和敬业精神等方面的要求；体现临床程序贯穿于教学的全过程，培养学生的整体临床意识；体现国家相关执业资格考试的有关新精神、新动向和新要求；注重吸收行业发展的新知识、新技术、新方法，体现学科发展前沿，并适当拓展知识面，为学生后续发展奠定必要的基础；满足以学生为中心而开展的各种教学方法的需要，充分发挥学生的主观能动性。

4.遵循规律，注重"三基""五性"

教材内容应注重"三基"（基本知识、基础理论、基本技能）、"五性"（思想性、科学性、先进性、启发性、适用性）；"内容成熟、术语规范、文字精炼、逻辑清晰、图文并茂、易教易学"；注意"适用性"，即以普通高等学校医学教育实际和学生接受能力为基准编写教材，满足多数院校的教学需要。

5.创新模式，提升学生能力

在不影响教材主体内容的基础上要保留"案例引导""学习目标""知识链接""目标检测"模块，去掉"知识拓展"模块。进一步优化各模块的内容，培养学生理论联系实践的实际操作能力、创新思维能力和综合分析能力；增强教材的可读性和实用性，培养学生学习的自觉性和主动性。

6.丰富资源，优化增值服务内容

搭建与教材配套的中国医药科技出版社在线学习平台"医药大学堂"（数字教材、教学课件、图片、视频、动画及练习题等），实现教学信息发布、师生答疑交流、学生在线测试、教学资源拓展等功能，促进学生自主学习。

本套教材凝聚了省属院校高等教育工作者的集体智慧，体现了凝心聚力、精益求精的工作作风，谨此向有关单位和个人致以衷心的感谢！

尽管所有参与者尽心竭力、字斟句酌，教材仍然有进一步提升的空间，敬请广大师生提出宝贵意见，以便不断修订完善！

普通高等医学院校护理学类专业第二轮教材

建设指导委员会

李惠萍（安徽医科大学）　　　　　杨　渊（湖南医药学院）

肖洪玲（天津中医药大学）　　　　宋维芳（山西医科大学汾阳学院）

张　瑛（长治医学院）　　　　　　张凤英（承德医学院）

张春玲（贵州中医药大学）　　　　张银华（湖南中医药大学）

陈　廷（济宁医学院）　　　　　　武志兵（长治医学院）

罗　玲（重庆医科大学）　　　　　金荣疆（成都中医药大学）

周谊霞（贵州中医药大学）　　　　单伟颖（承德护理职业学院）

房民琴（三峡大学第一临床医学院）　孟宪国（山东第一医科大学）

赵　娟（承德医学院）　　　　　　赵秀芳（四川大学华西第二医院）

赵春玲（西南医科大学）　　　　　柳韦华（山东第一医科大学）

钟志兵（江西中医药大学）　　　　钟清玲（南昌大学）

洪静芳（安徽医科大学）　　　　　徐　刚（江西中医药大学）

徐旭东（济宁医学院）　　　　　　徐富翠（西南医科大学）

郭先菊（长治医学院）　　　　　　黄文杰（湖南医药学院）

龚明玉（承德医学院）　　　　　　章新琼（安徽医科大学）

梁　莉（承德医学院）　　　　　　彭德忠（成都中医药大学）

董志恒（北华大学基础医学院）　　蒋谷芬（湖南中医药大学）

雷芬芳（邵阳学院）　　　　　　　潘晓彦（湖南中医药大学）

魏秀红（潍坊医学院）

数字化教材编委会

PREFACE 前　言

妇产科护理学是护理学专业的主干课程，是研究运用护理程序为孕产妇、胎儿、新生儿、妇科疾病患者、实施计划生育措施及其家庭成员等护理对象实施整体护理，为妇女生殖健康提供服务的一门临床护理学科。

本教材由来自十九所高等医学院校及医院长期从事妇产科护理学教学、临床一线资深妇产科医疗护理工作人员共同编写而成。严格遵循本科层次护理职业目标、教学大纲的内容要求，参考国内外最新资料，密切结合临床护理实践，内容突出"三基""五性"和"以学生为主体，以教师为主导"的教育理念。修订涉及七个方面：更新知识、加入思政元素、对接护考及考研、突出综合能力培养、配套数字化资源、修订完善学习目标、增加中英文对照索引（扫描绪论后二维码查看）。修订后，教材共二十二章，包括绪论、女性生殖系统解剖与生理概述、病史采集与检查、妊娠期妇女的护理、分娩期妇女的护理、产褥期妇儿的护理、妇女保健、不孕症妇女的护理、计划生育妇女的护理、妇产科常用护理技术、妇产科诊疗及手术妇女的护理等。

第二轮教材修订及编写特色如下：第一，注重知识更新。近几年妇产科护理学在健康需求及疾病的预防、诊断、治疗、护理、健康教育等方面出现了重大突破和进展，这也是本次修订的重点。第二，体现立德树人根本任务。全面贯彻习近平新时代中国特色社会主义思想、社会主义核心价值观，将立德树人融入到教学当中。第三，充分利用数字技术，挖掘"医药大学堂"平台和资源，丰富教材内容和使用形式，提高教材载容量，使知识获取渠道多元化，为学生自主学习提供便捷方式，增加学生学习兴趣。第四，多措并举培养学生综合素质和能力。增加"案例引导""目标检测""知识链接""本章小结"等模块，助力学生参加初级护师资格考试及研究生考试，培养学生评判性思维和分析解决临床问题能力、创新意识和科研能力。本轮教材具有实用性和可操作性，适合全国高等医学院校护理学类专业本科师生及在职护士学习使用，也可作为从事各层次护理专业教学人员的参考用书。

本教材的修订首先得益于第一版教材全体编写人员奠定的良好基础，更得到本轮教材全体编者和所在单位的大力支持，在此一并致谢！受编者能力所限，本教材内容存在疏漏之处在所难免，欢迎各位教师、同学批评指正，以便再次修订时纠正和改进。

编　者
2022 年 4 月

目 录 CONTENTS

第一章 绪 论

PPT

📖 **学习目标**

通过本章内容学习，学生能够达到：

基本目标：

1. 复述妇产科护理学发展史中的重要事件。

2. 陈述妇产科护理学范畴和特点。

3. 解释妇产科护理学学习方法。

发展目标：

举例说明"以家庭为中心产科护理"的内涵。

妇产科护理学是护理学的一个亚学科，它是与内科护理学、外科护理学及儿科护理学齐头并进的护理专业的主干课程和核心课程，是临床护理中涉及面较广、独立性及专业性较强的一门学科。

一、妇产科护理学发展史

妇产科护理学的产生和发展与社会发展水平、人类的健康需求以及科学技术发展等紧密相关。妇产科护理学最早起源于产科护理。在古代，助产工作由有经验的妇女承担，接生时，用锐利的贝壳和石头切割脐带，无任何消毒措施及医疗设备，因此，产科并发症的发生率、产妇及新生儿死亡率都极高，这就是早期的产科及产科护理雏形。约在公元前 1500 年，古埃及 Ebers 在古书中记载了当地民间对缓解产科阵痛的处理、胎儿性别的判断及妊娠诊断方法，同时也包括了关于分娩、流产、月经、一些妇科疾病处理方法等的描述，这是最早记述医学、妇产科学及妇产科护理学发展的史书。公元前 460 年，"医学之父"希波克拉底（Hippocrates）的医学著作中记录了古希腊妇产科学，并记录了关于阴道检查和妇科疾病的治疗经验。公元前 50～公元前 25 年，古罗马的 Celsus 描述了子宫的结构，并记述了使用烙术治疗宫颈糜烂的方法。印度外科学家 Susruta 于公元 500 年首次报告了产褥感染，并分析感染原因，强调助产人员在接生前必须修剪指甲和洗净双手。此后随着社会的进步和医学的发展，医学和护理学逐渐摆脱了宗教和神学色彩，患病妇女开始求助医疗机构。12 世纪医学学堂建立后，助产知识开始获得了较为广泛的传播。同时，简易的妇产科解剖教材也随之出现。14 世纪，埃及医学资料记述了利用尿液检测妊娠的方法。1625 年，H. Van Roonhyze 著有的《现代妇科和产科学》中，记述了剖宫产术、膀胱阴道瘘修补术等内容。此后，剖腹探查术开始兴起。W. Hunter（1718～1783 年）医师开始将妇科学与产科学结合起来。C. White（1728～1813 年）首先提出产科无菌手术的概念和产褥感染的理论。至 19 世纪，J. Simpson（1811～1870 年）通过自身实验，创立了麻醉学，使外科及妇产科学的发展达到了新阶段。在 1600～1900 年间，妇产科及妇产科护理学与医学总体发展密不可分。

我国中医学发展历史悠久，早在公元前 1300～公元前 1200 年间，以甲骨文撰写的卜词中就有王妃分娩时染疾的记载，这是我国关于妇产科疾病的最早记录。晋朝太医令王叔和所著的《脉经》里也有不少关于妇科疾病病因和诊断的描述。隋朝巢元方所著的《诸病源候论》中记录了有关妇人杂病、妊娠病、产病、难产及产后病等妇产科疾病病因、病理方面的解释。唐朝孙思邈的《千金要方》中有三卷专论"妇人方"：上卷论妊娠和胎产，中卷论杂病，下卷论调经。昝殷于唐朝大中初年（公元 8 世纪中叶）所著的《经效产宝》是我国现存最早的一部中医妇产科学专著，从此时起产科与内科分开；至宋朝嘉佑5年（公元1060年），产科正式成为独立学科。从宋朝至清朝约1000年间，随着中医学的发展，妇产科学也发展到一定阶段，更不乏妇产科专著，其中以宋代陈子明的《妇人大全良方》和清代乾隆御纂的《医宗金鉴·妇科心法要诀》的内容最为系统、详尽，反映了我国当时中医妇科学的发展水平。

近代，随着医学科学的发展以及人类健康促进和临床实践的不断进步，妇产科学与妇产科护理学的发展更加迅速。妇女所选择的分娩场所由家庭转为医院，参与产科护理的人员在各方面也发生了根本性变化。逐渐转变为需要受过专业训练、具备特殊技能的护理人员参与产科护理工作，由此，助产工作开始规范化。19世纪末至20世纪早期，西医妇产科学开始渗入我国医疗实践。1929年，我国在北平成立了第一所国立助产学校。1949年以后，党和政府高度重视妇女儿童保健工作，随着人口出生率的不断增长，综合医院妇产科和妇产科专科医院规模越来越大，我国妇产科护理学得到了极大的发展。20世纪以来，我国妇产科学在林巧稚、王淑贞等著名妇产科学专家的带领下飞跃发展。围生医学的发展、产前诊断技术的进步以及人类辅助生殖技术的成熟，使产科护理学的范畴不断扩大，产科护理理念日益更新。而伴随着外科微创技术的发展、医疗设备的进步以及各种新药物的研制，信息学、数字化、电子通讯、远程医疗、计算机技术等与临床及护理的结合，各类妇科疾病的诊治水平不断提高，随之对妇科患者的护理技术水平要求也相应提高。此外，妇女保健学的建立、计划生育措施的改进、胎心监护仪器的应用以及循证护理学的发展等，都对妇产科护理学提出了更高、更广泛的要求，同时也为妇产科护理学的未来发展开辟了广阔空间。

⊕ 知识链接

"万婴之母" 林巧稚

林巧稚，女，1901年生，福建厦门人，原北京协和医院妇产科主任、中国医学科学院副院长、著名临床医学家和医学教育家、中国科学院首届学部委员。她是中国现代妇产科学的主要开拓者和奠基人，北京协和医院第一位中国籍妇产科主任及首届中国科学院唯一的女学部委员（院士）。她对胎儿宫内呼吸窘迫、女性生殖道结核、滋养细胞肿瘤和其他妇科肿瘤进行研究，成功诊治新生儿溶血症。她为我国妇产科学的创建和发展倾注了大量心血，筹建北京妇产医院，带头主编科普读物，为我国妇产科学界培养了一代又一代优秀接班人，造福了亿万妇女儿童。她一生未曾婚育，却亲手迎接了5万多个新生命，被尊称为"万婴之母"。她称自己是"一辈子的值班医生"，并将一生都献给了祖国的医学事业。

为适应医学模式转变和社会发展过程中人们对生育、健康及医疗保健需求的变化，妇产科护理由单纯的"疾病护理"转变为"以人的健康为中心的护理"，护士工作场所由医院扩大到了家庭、社区和社会，工作内容也从传统地、机械地、被动地执行医嘱、完成分工的常规技术操作和对病人的躯体护理扩展到提供整体化护理，从生理、心理、社会、精神、文化与发展等多方位全面评估护理对象，制定和实施个体化护理方案，不断提高护理水平，满足护理对象的需求。开展"以家庭为中心的产科护理"（family-centered maternity care），是当代护理学中最具典型意义的整体化护理，代表了妇产科护理的发展趋势。"以家庭为中心的产科护理"是指确定并针对个案、家庭、新生儿在生理、心理、社会等方面的需要及调适，向他们提供具有安全性和高质量的健康照顾，尤其强调提供促进家庭成员间的凝聚力和维护身体安全的母婴照顾。

⊕ **知识链接**

妇幼健康科学技术奖

第一届中国妇幼健康科技大会暨首届妇幼健康科学技术奖大会，于 2016 年 2 月 19 日在北京人民大会堂隆重召开，会议由妇幼健康研究会、中国妇女发展基金会共同举办。此次大会奖项主要涉及妇女保健、儿童保健、计划生育、生殖健康、围产保健、出生缺陷防治、中医药及应用等领域，分别评出自然科学奖 33 项、科技成果奖 63 项。妇幼健康科学技术奖每两年评选一次。

二、妇产科护理学的范畴

妇产科护理学是一门诊断并处理女性对现存和潜在健康问题的反应、为妇女健康提供服务的科学，也是现代护理学的重要组成部分。妇产科护理学的研究对象包括生命各阶段不同健康状况的女性，以及相关家庭成员和社会成员，主要包括产科护理学、妇科护理学、计划生育指导和妇女保健等内容。

产科护理学是研究妊娠、分娩及产褥期母亲、胎儿以及新生儿现存和潜在的健康问题反应的学科。包括生理产科护理（妊娠生理、正常分娩和产褥期护理）、病理产科护理（妊娠并发症的护理、妊娠合并症的护理、异常分娩的护理、分娩期并发症的护理及异常产褥的护理等）、胎儿护理（正常与异常生长胎儿的护理）及早期新生儿护理四大部分。

妇科护理学是研究非妊娠期女性生殖系统现存和潜在健康问题反应的学科，包括女性生理、女性生殖系统炎症的护理、女性生殖系统肿瘤的护理、生殖内分泌疾病的护理、生殖器官损伤与畸形及其他一些特有疾病的护理等内容。

计划生育指采用科学的方法，有计划的生育子女，主要研究女性生育的调控。包括生育时期的选择、妊娠的预防以及非意愿妊娠的处理等内容。计划生育通过对生育数量、生育间隔与生育时机进行科学合理的选择，控制人口数量和提高妇女健康水平。

妇女保健是以群体为服务对象，以妇女各期保健和生殖健康为中心，预防为主，达到维护和促进妇女健康的目的。其有关工作是我国卫生事业的重要组成部分。

三、妇产科护理学的特点

妇产科护理学研究内容及对象有特殊之处，该学科特点可以归纳为以下几个方面。

第一，研究内容的整体性。妇产科护理学主要讲述女性独特的生理、社会和心理状况，但女性生殖器官作为女性身体的重要组成部分，与身体其他脏器和系统有着密切的联系，如妇女月经来潮既是子宫内膜发生变化引起的，又是由大脑皮质-下丘脑-垂体-卵巢等一系列神经内分泌调节作用于子宫的结果，其中任何一个环节出现异常，均能影响正常月经的来潮。另外，妇产科护理学虽然人为将其分为产科护理学、妇科护理学、计划生育和妇女保健四部分，但各部分之间并不是孤立存在的，而是通过女性生殖系统的生理和病理有机地联系在一起。一些产科疾病和妇科疾病多有互为因果的关系，在护理内容与方法上也有许多共同之处。例如，分娩时骨盆底软组织损伤可导致子宫脱垂；慢性输卵管炎症又能引起输卵管妊娠等。

第二，所含知识的理论性。妇产科护理学不仅具有医学特征，而且还具有独立和日趋完整的护理及相关理论体系。诸如家庭理论、Orem 自我护理模式、Roy 的适应模式及 Maslow 人类基本需要层次论等，都是妇产科护理活动的指导理论。学习者应该熟悉、精通相关理论，并在实践中运用、发展这些理论。例如，强调"针对个案不同需求提供不同层次服务，最终使其具备不同程度的自理能力"是 Orem 护理模式的核心。

第三，护理对象的特殊性。妇产科护理对象主要是女性，涉及女性一生各个阶段。女性不同时期有不同的心理和生理特点，应注意根据女性不同时期的特点进行护理。女性患者易出现害羞、情绪不稳定、焦虑、忧郁等心理问题，而很多心理问题恰好是导致疾病的重要因素，如妇科肿瘤患者担心手术治疗会影响婚育和夫妻感情；又如患者患病部位的隐私性，也是妇产科护理工作者需要注意的方面。此外，产科护理对象既包括母亲，也包括胎儿和新生儿，这两者在生理与病理变化上既相互独立又相互影响，作为产科护理工作者在考虑护理问题与护理措施时既要保护孕、产妇的健康与安全，也要保障胎儿在子宫内的正常发育以及新生儿的健康，两者同样重要且息息相关。

第四，护理对象的家庭性。近年来，产科护理越来越提倡"以家庭为中心"，妊娠、分娩不仅是孕、产妇个人行为，也是孕、产妇及其家庭共同参与的家庭行为，在护理工作中要考虑到对家庭成员提供相应的护理支持，鼓励家庭成员积极参与妊娠、分娩全过程，以促进产后新家庭的建立与和谐发展。

第五，妇产科护理学的预防性。许多妇产科疾病可通过预防措施早发现或减轻。本教材中涉及预防医学的内容随处可见，除专有的"妇女保健"一章外，妊娠期妇女定期产前检查能够预防妊娠期并发症的发生，分娩期妇女的恰当护理能够预防难产和减少产伤的发生，各章节均安排相关疾病的健康教育内容，遗传咨询和筛查可及早发现胎儿遗传性疾病和先天畸形，计划生育工作的实施有利于提高人口素质等均是本教材中的重要组成部分。

四、妇产科护理学的学习方法

学习妇产科护理学的目的在于学好理论和掌握技能，发挥护理特有职能，为患者提供减轻痛苦、促进康复的护理活动，帮助护理对象尽快获得生活自理能力，为健康女性提供自我保健知识、预防疾病并维持健康状态。由于当前妇产科护理工作内容和范畴比传统的妇产科护理扩展很多，因此对妇产科护士的文化基础水平、专业实践能力、工作经验、沟通交流能力、团队意识、责任心及职业道德等方面都提出更高的要求，学习妇产科护理学除具备医学基础学科和社会人文学科知识外，还需具有护理学基础、内科护理学、外科护理学等知识。必须充分认识到妇产科护理学是一门实践性学科，在学习的全过程中强调理论联系实际。

妇产科护理学的学习方法应联系妇产科护理学特点综合运用。无论是妇科知识还是产科知识，它们具有共同的基础，且与临床其他课程密切相连，因此既要掌握各部分内容特点，又要将妇产科学作为整体考虑。从妇产科护理学临床实践特征来看，妇产科护理涉及的对象为女性，而且其患病部位隐私，在临床见习或实习时，要特别尊重患者。许多妇产科护理基本操作不是直视下进行的，因此需要学生在进行技能操作之前掌握其理论知识和操作注意事项，以免误伤。产科护理关系到母婴的安危，应高度重视。

（单伟颖）

书网融合……

本章小结　　　　　题库　　　　　索引

第二章 女性生殖系统解剖与生理概述

PPT

📖 学习目标

通过本章内容的学习，学生能够达到：

基本目标：

1. 描述女性内、外生殖器的构成及解剖特点；女性骨盆及骨盆底的解剖特点及临床意义；女性生殖系统的邻近器官及临床意义；卵巢的功能及周期性变化；子宫内膜的周期性变化。

2. 陈述女性一生各阶段的生理特点；月经的临床表现。

3. 解释月经周期的调节。

发展目标：

1. 运用所学知识正确解答女性对正常月经生理现象所提出的问题。

2. 关注女性生殖健康，树立尊重患者、保护患者隐私的观念和意识。

女性生殖系统包括内、外生殖器及其相关组织。内生殖器位于骨盆腔之内，女性骨盆结构及骨盆底组织与分娩关系密切。女性生殖系统具有其独特的生理特征，又与其他系统的功能相互影响。了解女性生殖系统解剖和生理相关知识，可以更好地理解妇产科相关健康问题，为后续学习奠定基础。

第一节　女性生殖系统解剖

一、外生殖器

女性外生殖器又称外阴（vulva），指生殖器官的外露部分。位于两股内侧之间，前以耻骨联合、后以会阴为界（图2-1），包括阴阜、大阴唇、小阴唇、阴蒂和阴道前庭。

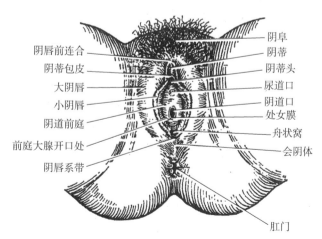

图2-1　女性外生殖器

1. 阴阜（mons pubis）　为耻骨联合前面隆起的脂肪垫。青春期该部皮肤开始生长有阴毛，分布呈尖端向下的三角形，其疏密、色泽存在种族或个体差异。

2. 大阴唇（labium majus） 位于两股内侧，起自阴阜、止于会阴的一对隆起的皮肤皱襞，其前端左右融合形成阴唇前联合，后端在会阴体前相互融合形成阴唇后联合。大阴唇外侧面同皮肤，内含皮脂腺和汗腺，青春期长出阴毛；其内侧面湿润似黏膜。大阴唇皮下为疏松结缔组织和脂肪组织，内含丰富血管、淋巴管和神经，外伤易导致大阴唇血肿。未婚妇女两侧大阴唇自然合拢，遮盖阴道口和尿道外口；经产妇因受分娩影响，大阴唇向两侧自然分开；绝经后大阴唇萎缩且阴毛变稀少。

3. 小阴唇（labium minus） 位于大阴唇内侧一对较薄的皮肤皱襞。外观色褐、表面湿润、无阴毛生长，神经末梢丰富，故极敏感。两侧小阴唇前端相互融合，分为前后两叶，前叶包绕阴蒂形成阴蒂包皮，后叶形成阴蒂系带。大、小阴唇后端在正中线会合形成阴唇系带，阴道分娩后此系带不明显。

4. 阴蒂（clitoris） 位于两侧小阴唇顶端下方，与男性阴茎同源，有勃起性。分为三部分，前为阴蒂头，显露于外阴，神经末梢丰富，为性反应器官；中为阴蒂体；后为两个阴蒂脚。

5. 阴道前庭（vaginal vestibule） 为阴蒂、阴唇系带、两小阴唇之间的菱形区，此区域内，前为阴蒂，后为阴唇系带，两侧为小阴唇。阴道口与阴唇系带之间有一浅窝，称舟状窝（fossa navicularis），又称阴道前庭窝，但分娩时阴唇系带撕裂，经产妇此窝消失。此区域内包含以下各部分。

（1）**前庭球（vestibular bulb）** 又称球海绵体，位于前庭两侧，由具勃起性的静脉丛构成，表面覆盖球海绵体肌。

（2）**前庭大腺（major vestibular gland）** 又称巴氏腺，位于大阴唇后部，如黄豆大小，左右各一。腺管细长 1～2cm，向内侧开口于前庭后方小阴唇与处女膜之间的沟内，性兴奋时分泌黄白色黏液以润滑阴道口。正常情况不能触及此腺，若腺管口因闭塞形成囊肿或脓肿，则可触及。

（3）**尿道外口（external orifice of urethra）** 位于阴蒂头后下方、前庭前部，呈不规则圆形。尿道后壁有一对并列的尿道旁腺，其分泌物润滑尿道口，此处易潜藏病原菌。

（4）**阴道口（vaginal orifice）及处女膜（hymen）** 阴道口位于前庭后部，尿道口后方，其大小、形状常不规则。阴道口周缘覆有一层较薄的黏膜，称处女膜。膜中央有一小孔，孔的形状、大小及膜的厚薄因人而异。处女膜可因初次性交撕裂或因剧烈运动破裂，可伴有疼痛及少量出血。经阴道分娩后处女膜进一步撕裂，仅留处女膜痕。

⊕ **知识链接**

树立隐私保护观念，践行妇产人文关怀

妇产科疾病主要涉及女性生殖系统，护士开展健康教育、沟通交流时，不仅会涉及患者生理、生活行为和个人信息等重要隐私，且各项诊疗、护理操作常暴露患者隐私，引起患者抵触情绪。护士对患者隐私的保护意识缺如，是影响护患关系和谐度和医疗纠纷的重要原因。

个人隐私是患者的重要权利，保护患者隐私是妇产科专科护士应具备的职业素质，也是专业服务水平及人文关怀的重要体现。在学习中，同学们要有意识地树立人文精神、践行人文关怀，争做专业技能与人文素养兼备的护理人才。

二、内生殖器

女性内生殖器（internal genitalia）包括阴道、子宫、输卵管及卵巢，后二者合称子宫附件（uterine adnexa）（图 2-2）。

（一）阴道

阴道（vagina）为性交器官，也是排出月经血及胎儿娩出的通道。

1. 位置和形态　位于真骨盆下部中央，上端包绕宫颈，下端开口于阴道前庭后部，前与膀胱、尿道毗邻，后与直肠贴近。阴道前壁长 7～9cm，后壁长 10～12cm，呈上宽下窄、前短后长的肌性管道。包绕宫颈的阴道圆周状隐窝称阴道穹隆（vaginal fornix），按其位置分为前、后、左、右 4 部分，其中后穹隆最深，与子宫直肠陷凹贴近，临床上常通过后穹隆穿刺或引流，用以辅助诊断某些疾病或作为实施手术的入路。

2. 组织结构　阴道壁由黏膜层、肌层和纤维层构成。阴道黏膜层呈淡红色，有很多横行皱襞，表面由非角化复层鳞状上皮覆盖，无腺体，其上端 1/3 受性激素影响发生周期性变化。阴道肌层由两层平滑肌构成，外层纵行，内层环行。肌层外面有一层纤维组织膜，含弹力纤维及少量平滑肌纤维。因阴道壁富含横行皱襞和弹力纤维，使之具有较好的伸展性。阴道壁静脉丛丰富，局部受损后易出血或形成血肿。幼女及女性绝经后因缺乏性激素，阴道黏膜薄、皱襞少、伸展性小、抵抗力差，容易发生感染。

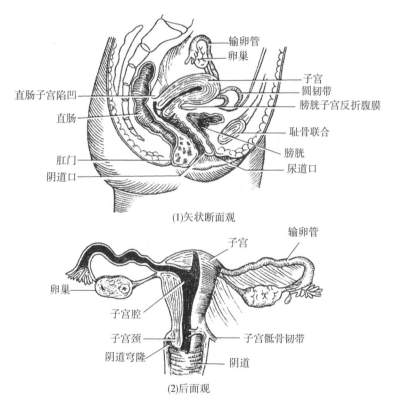

(1)矢状断面观

(2)后面观

图 2-2　女性内生殖器

（二）子宫

子宫（uterus）是孕育胚胎、胎儿和产生月经的器官。

1. 位置和形态　子宫位于盆腔中央、膀胱与直肠之间，下接阴道穹隆，两侧有输卵管和卵巢，为壁厚、腔小、以肌肉为主的空腔器官。正常呈轻度前倾前屈位，成年未孕时子宫呈倒置梨形，重 50～70g，长 7～8cm，宽 4～5cm，厚 2～3cm，宫腔容量约 5ml。子宫上部较宽称子宫体（corpus uteri），其上端隆突部分称子宫底（fundus uteri），宫底两侧为子宫角（cornua uteri），与输卵管相连。子宫下部较窄呈圆柱状部分称子宫颈（cervix uteri），习称宫颈。子宫体与子宫颈的比例随年龄发生变化，婴儿期为 1∶2，生育期为 2∶1，老年期为 1∶1。子宫体与子宫颈之间最狭窄的部分称子宫峡部（isthmus uteri），非孕期长约1cm，其上端因解剖上较狭窄，称解剖学内口；其下端因黏膜组织在此处由子宫内膜转变为宫颈黏膜，称组织学内口。宫腔为上宽下窄的三角形，两侧与输卵管管腔相通，下端接宫颈管腔。宫颈与阴道穹隆相连，被阴道穹隆包绕的宫颈部分称宫颈阴道部；在阴道以上的部分称宫颈阴道上部。子宫颈内腔呈梭形，称宫颈管（cervical canal），其下端称宫颈外口（图2－3）。未经阴道分娩的妇女子宫颈外口呈圆形，经阴道分娩的妇女子宫颈外口呈一字形横裂，分为前唇和后唇。

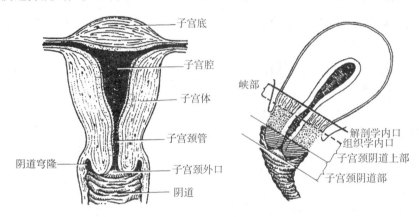

图2－3　子宫各部

（1）子宫冠状断面　　（2）子宫矢状断面

2. 组织结构

（1）**子宫体**　子宫体壁层从内向外分为3层组织。①黏膜层：即子宫内膜，子宫腔最内层，为一层粉红色黏膜组织。分为致密层、海绵层和基底层，表面2/3为致密层和海绵层，统称功能层，青春期后受卵巢激素影响发生周期性变化；紧靠肌层的1/3称基底层，对卵巢激素不敏感而无周期性变化。②肌层：子宫壁最厚的一层，由平滑肌束和弹力纤维组成，其内有血管穿行。大致分为3层：外层肌纤维纵形排列，内层环行排列，中层各方交织呈网状。产后子宫收缩可以压迫贯穿于其中的血管，起到止血作用。③浆膜层：最薄，为覆盖子宫底及其前后壁的脏腹膜，与肌层紧贴。在子宫前壁近子宫峡部处，与子宫壁结合疏松，向前返折覆盖膀胱，形成膀胱子宫陷凹，并继续向上与前腹壁腹膜相连续；在子宫后壁近宫颈后方及阴道后穹隆处折向直肠，形成直肠子宫陷凹（rectouterine pouch），也称道格拉斯陷凹（Douglas pouch）。

（2）**子宫颈**　主要由结缔组织构成，含少量平滑肌纤维、弹力纤维及血管。宫颈管黏膜上皮为单层高柱状上皮，黏膜层内有许多腺体能分泌碱性黏液，形成黏液栓阻塞宫颈管，防止病原体入侵。宫颈黏液的分泌量及性状受卵巢激素影响发生周期性变化。宫颈阴道部被覆复层鳞状上皮。宫颈外口柱状上皮与鳞状上皮交界处为宫颈癌的好发部位。

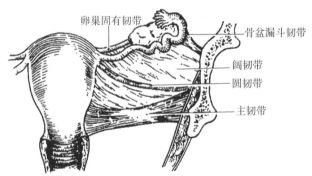

图2－4　子宫各韧带（前面观）

3. 子宫韧带　包括圆韧带、阔韧带、主韧带和宫骶韧带（图2－4），4对韧带在维持子宫在盆腔正常位置起到了重要作用。

（1）**圆韧带（round ligament）**　呈圆索状，起于两侧子宫角的前面、输卵管近端下方，向前下方伸展达两侧骨盆壁，再穿过腹股沟管止于大阴唇前端，使子宫保持前倾位置。

（2）**阔韧带（broad ligament）**　由覆盖子宫前后壁的腹膜向两侧延伸至骨盆壁所形成的一对双层

腹膜皱襞，形似翼形。阔韧带将盆腔分为前后两部分，可限制子宫向两侧倾斜，维持子宫在盆腔正中央。阔韧带在子宫角处移行增厚形成卵巢固有韧带、在靠近骨盆壁处移行为骨盆漏斗韧带（或称卵巢悬韧带）。阔韧带中有丰富的血管、神经、淋巴管及大量疏松结缔组织称宫旁组织。子宫动静脉和输尿管均从阔韧带基底部穿过。

（3）主韧带（cardinal ligament）　又称宫颈横韧带，位于阔韧带下方，横行于宫颈和骨盆侧壁之间的一对短而坚韧的平滑肌与结缔组织纤维束。其作用是固定宫颈，防止子宫脱垂。

（4）宫骶韧带（uterosacral ligament）　从子宫体和子宫颈交界处的后上侧方，向两侧绕过直肠到达第2、3骶椎前面的筋膜，向后向上牵引子宫颈，维持子宫的前倾位置。

（三）输卵管

输卵管（fallopain tube or oviduct）为一对细长而弯曲的肌性管道，是精子与卵子结合的场所及受精卵输送至宫腔的管道。

1. 位置和形态　输卵管位于子宫阔韧带上缘内，内侧与宫角相连，外端游离，全长8～14cm。输卵管由内向外分为4部分（图2-5）。①间质部：为潜行于子宫壁内的部分，长约1cm；②峡部：间质部外侧，长2～3cm，管腔较窄；③壶腹部位：于峡部外侧，管腔较宽大，长5～8cm，为正常情况下精卵结合的部位；④伞部：输卵管的末端，呈漏斗状，开口于腹腔，1～1.5cm。其游离端有许多指状突起，具有"拾卵"作用。

2. 组织结构　输卵管壁由3层结构组成。内层为黏膜层，由单层高柱状上皮组成，分为纤毛细胞、无纤毛细胞、楔状细胞及未分化细胞4种。其中纤毛细胞的纤毛向宫腔方向摆动有助于运送卵子和受精卵。中层为平滑肌层，其收缩产生由远端向近端蠕动，可协助拾卵、运送受精卵，并可防止经血逆流及宫腔内感染扩散至腹腔。外层为浆膜层，为阔

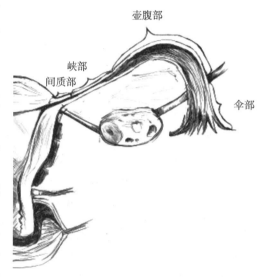

图2-5　输卵管各部

韧带上缘腹膜包绕输卵管所形成。输卵管肌肉的收缩和黏膜上皮细胞的形态、分泌及纤毛摆动，均受性激素的影响而有周期性变化。

（四）卵巢

卵巢（ovary）是女性性腺，具有产生与排出卵子、分泌甾体激素的作用。

1. 位置和形态　卵巢位于输卵管后下方，借由骨盆漏斗韧带和卵巢固有韧带悬于骨盆壁与子宫之间。卵巢大小随年龄及月经周期不同阶段而变化。成年女性卵巢约4cm×3cm×1cm，重5～6g，呈扁椭圆形，灰白色。青春期前卵巢表面光滑；青春期排卵后卵巢表面逐渐变得凹凸不平；绝经后卵巢萎缩变小、变硬。

2. 组织结构　卵巢表面无腹膜覆盖，由单层立方上皮所覆盖，称生发上皮。上皮深面有一层致密纤维组织，称卵巢白膜。白膜之下为卵巢实质，分为皮质与髓质两部分。皮质在外，其内由发育不同程度的卵泡、黄体及其退化形成的残余结构及间质组织组成；髓质在中心，含疏松结缔组织及丰富血管、神经、淋巴管及少量平滑肌纤维（图2-6）。

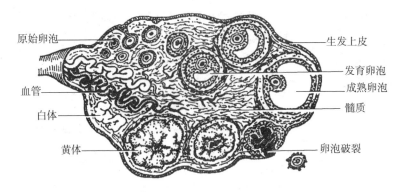

图 2－6　卵巢的结构

三、血管、淋巴及神经

1. 血管　女性内、外生殖器官的血液供应主要来自 4 条动脉，即卵巢动脉、子宫动脉、阴道动脉及阴部内动脉。盆腔静脉均与同名动脉伴行，并在相应器官及其周围形成静脉丛，互相吻合，因此盆腔静脉感染易于蔓延。

2. 淋巴　女性生殖器官有丰富的淋巴系统，淋巴结沿相应的血管排列，主要分为外生殖器淋巴与盆腔淋巴两组。外生殖器淋巴结分为腹股沟浅淋巴结和腹股沟深淋巴结。盆腔淋巴结由髂淋巴组（包括闭孔、髂内、髂外及髂总淋巴结）、骶前淋巴组和腰淋巴组构成。当生殖器官感染或出现癌瘤时，常沿各部回流的淋巴管扩散或转移，导致相应淋巴结肿大。

3. 神经　支配外生殖器的神经主要为阴部神经，由第Ⅱ、Ⅲ、Ⅳ骶神经分支组成，与阴部内动脉并行，在坐骨结节内侧下方分成 3 支，分布于会阴、阴唇及肛门周围。内生殖器主要受交感神经与副交感神经所支配。交感神经纤维自腹主动脉前神经丛发出，下行入盆腔分为卵巢神经丛和骶前神经丛两部分，分布于卵巢、输卵管、子宫和膀胱等部。因子宫平滑肌有自律活动，完全切除其神经后仍能产生有节律收缩，并能完成分娩活动，因此低位截瘫的产妇仍能自然分娩。

四、骨盆

骨盆（pelvis）由骨骼、关节及韧带组成，女性内生殖器官位于其中。女性骨盆除具有支持上半躯体重量、保护盆腔内脏器功能外，也是胎儿经阴道娩出时必经的通道。

（一）骨盆的组成

1. 骨骼　骨盆由骶骨、尾骨及左右 2 块髋骨组成。骶骨由 5～6 块骶椎融合而成，其上缘向前突出，形成骶岬（promontory），是产科骨盆内测量重要指示点，也是妇科腹腔镜手术重要标志之一；尾骨由 4～5 块尾椎合成；每块髋骨由髂骨、坐骨及耻骨融合而成。坐骨后缘中点突起部分为坐骨棘（ischial spine），临床上经阴道诊或肛诊可触及，是分娩过程中衡量胎先露下降程度的重要标志；耻骨两降支前部相连所成夹角为耻骨弓（pubic arch），正常角度为 90°～100°（图 2－7）。

2. 关节　包括耻骨联合（pubic symphysis）、骶髂关节（sacroiliac joint）和骶尾关节（sacrococcygeal joint）。两耻骨之间由纤维软骨连接，称耻骨联合；连接骶骨和髂骨的关节为骶髂关节，较为牢固；骶骨与尾骨的联合处为骶尾关节，具有一定的活动度。

3. 韧带　骨盆各关节周围均有韧带附着。其中，骶骨、尾骨与坐骨结节之间的骶结节韧带（sacrotuberous ligament）和骶骨、尾骨与坐骨棘之间的骶棘韧带（sacrospinous ligament）（图 2－8）较为重要。孕期受激素影响各韧带松弛，关节活动度略有增加，尤其是骶尾关节有一定活动度，分娩时尾骨后移可加大出口前后径，有利于胎儿娩出。

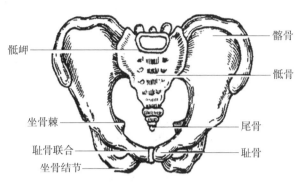

图 2-7　女性正常骨盆（前上观）

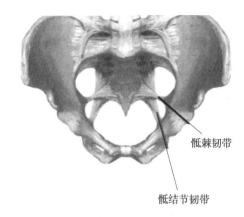

图 2-8　骨盆的韧带

（二）骨盆的分界

以耻骨联合上缘、髂耻缘及骶岬上缘的连线为界，将骨盆分为上下两部分，分界线以上为假骨盆（又称大骨盆）、以下为真骨盆（又称小骨盆）。假骨盆为腹腔的一部分，其前为腹壁下部，两侧是髂骨翼，后方为第 5 腰椎。假骨盆与产道无直接关系。真骨盆有上、下两口，即骨盆入口和骨盆出口。骨盆两口之间为骨盆腔，呈前浅后深形态，骨盆腔前壁是耻骨联合及耻骨支，两侧为坐骨、坐骨棘和骶棘韧带，后壁是骶骨和尾骨。真骨盆为胎儿娩出的骨产道，其大小及形态对胎儿阴道分娩有直接影响。

（三）骨盆的类型

骨盆大小、形状个体差异性大，受遗传、生长发育、种族、疾病等多因素影响。按 Callwell 与 Moloy 分类法，骨盆分为 4 种类型（图 2-9）。①女性型：骨盆入口平面呈横椭圆形，耻骨弓较宽，坐骨棘间径≥10cm，为女性正常骨盆形态，最常见，在我国妇女中占 52%~58.9%；②扁平型：骨盆入口平面呈扁椭圆形，骶骨变直后翘或成深弧形，骶骨短、骨盆浅，较常见，在我国妇女中占 23.2%~29%；③类人猿型：骨盆入口平面呈长椭圆形，两侧壁稍内聚，坐骨棘较突出，耻骨弓较窄，骨盆腔较深，在我国妇女中占 14.2%~18%；④男性型：骨盆入口略呈三角形，骨盆腔呈漏斗状，常会造成难产，较少见，在我国妇女中仅占 1%~3.7%。

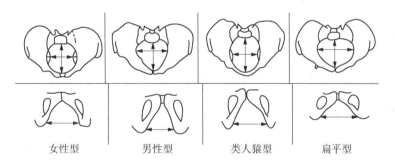

女性型　　男性型　　类人猿型　　扁平型

图 2-9　骨盆的 4 种基本类型

（1）女性型（2）男性型（3）类人猿型（4）扁平型

五、骨盆底

骨盆底（pelvic floor）由多层肌肉和筋膜组成，封闭骨盆出口（图 2-10），有尿道、阴道及直肠穿行，其功能为承载盆腔脏器并使之保持正常位置。分娩时处理不当可损伤骨盆底，严重者影响盆腔脏器位置及功能。骨盆底前方为耻骨联合和耻骨弓，后方为尾骨尖，两侧为耻骨降支、坐骨升支及坐骨结节，由外向内分三层组织。

（一）外层

位于外生殖器、会阴皮肤及皮下组织的下面。由会阴浅筋膜及其深面的 3 对肌肉（球海绵体肌、坐骨海绵体肌和会阴浅横肌）和肛门外括约肌组成。各肌肉的肌腱汇合于阴道外口与肛门之间，形成中心腱（central tendon）。

（二）中层

即泌尿生殖膈。由上、下两层坚韧筋膜及位于其间的一对会阴深横肌和尿道括约肌组成，覆盖于骨盆出口前部三角平面上，有尿道与阴道穿过此层。

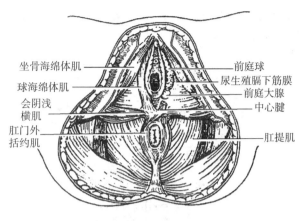

图 2-10 骨盆底组织

（三）内层

即盆膈。骨盆底最内层，由肛提肌及其内、外面各覆一层筋膜所组成，最为坚韧，有尿道、阴道及直肠穿过。每侧肛提肌由耻尾肌、髂尾肌和坐尾肌三部分组成，两侧相互对称，汇合后呈漏斗形。在骨盆底肌肉中，肛提肌起最重要的支托作用，且因部分肌纤维在阴道与直肠周围交织，还具有加强肛门与阴道括约肌的作用。

会阴（perineum）也是骨盆底的一部分，指阴道口与肛门之间的软组织，由外向内逐渐变窄呈楔状，厚 3~4cm，表面为皮肤及皮下脂肪，内层为会阴中心腱，又称会阴体（perineal body）。妊娠期会阴组织变软有利于分娩，分娩时伸展变薄易造成裂伤。

六、邻近器官

女性生殖器官与盆腔其他器官不仅在解剖位置上相邻，而且血管、淋巴及神经也有密切联系。当某一器官发生病变时，可累及其邻近器官。

1. 尿道（urethra） 位于耻骨联合和阴道前壁之间，从膀胱三角尖端开始，穿过泌尿生殖膈，止于阴道前庭部的尿道外口。女性尿道短（长 4~5cm）而直，尿道外口又邻近阴道口，易引起泌尿系统感染。

2. 膀胱（urinary bladder） 位于耻骨联合与子宫之间，其大小、形状、位置可因充盈状态及邻近器官的情况而变化。膀胱充盈时可凸向骨盆腔甚至腹腔，妨碍妇科检查或在手术中易误伤，故妇科检查及手术前须排空膀胱；若经腹部行盆腔器官 B 型超声检查时，则需膀胱充盈。

3. 输尿管（ureter） 为一对细长的肌性圆索状管道，长约 30cm，粗细不一。输尿管自肾盂起始，在腹膜后沿腰大肌前面偏中线侧下行，于骶髂关节处经过髂外动脉起点的前方进入骨盆腔继续下行，于阔韧带基底部转向前内方，距宫颈旁约 2cm 处，在子宫动脉下方与之交叉，再经子宫颈阴道上部的外侧 1.5~2.0cm 处，斜向前内穿越输尿管隧道进入膀胱。在行高位结扎卵巢血管或结扎子宫动脉时应谨防损伤输尿管。

4. 直肠（rectum） 位于盆腔后部，上接乙状结肠，下续肛管，全长 15~20cm，位于子宫、阴道与骶骨之间。肛管长 2~3cm，其周围有肛门内、外括约肌及肛提肌。肛门外括约肌为骨盆底浅层肌的一部分。妇科手术及分娩处理时均应注意避免损伤肛管、直肠。

5. 阑尾（vermiform appendix） 通常位于右髂窝内，上接盲肠，远端游离，长 7~9cm，其游离远端靠近右侧输卵管和卵巢，因此，患阑尾炎时可能会波及右侧子宫附件。阑尾位置、长短、粗细变化较大，妊娠时增大的子宫可将阑尾推向外上侧。

第二节 女性生殖系统生理

⇒ 案例引导

患者，女性，45 岁。育有一子，既往体健。近半年月经周期不规律，经量较多，偶有凝血块，同时伴有心悸、潮热、失眠、情绪不稳定等症状。体格检查其他未见明显异常。

根据以上材料，请回答：

1. 该患者出现症状最可能的原因。
2. 简述该类患者应进行的健康指导内容。

一、女性一生各阶段的生理特点

女性从胚胎形成到衰老是一个渐进的生理过程，体现了下丘脑－垂体－卵巢轴发育、成熟和衰退的过程。根据其年龄和生理特点将女性一生划分为 7 个阶段，但各阶段并无明显界限。

1. 胎儿期（fetal period） 胎儿期是指从精卵结合至胎儿娩出。受精卵是由父系和母系来源的 23 对染色体组成的新个体，其中 1 对为性染色体。性染色体 X 与 Y 决定着胎儿的性别，即 XX 合子发育为女性，XY 合子发育为男性。

2. 新生儿期（neonatal period） 出生后 4 周内称新生儿期。女性胎儿因在母体内受到卵巢、胎盘所产生的性激素影响，出生后几日内的女性新生儿会表现为外阴较丰满、乳房略隆起及少许泌乳、少量阴道流血，这些变化短期内可自行消退，属正常生理现象。

3. 儿童期（childhood） 从出生 4 周到 12 岁左右为儿童期。8 岁之前，儿童体格迅速增长和发育，但因性腺轴功能处于抑制状态，生殖器官仍处幼稚型。儿童后期，约 8 岁之后，卵巢内的卵泡有一定发育并分泌性激素，但不成熟也不能排卵。乳房和内生殖器官在卵巢性激素刺激下开始发育，女性特征开始显现。

4. 青春期（adolescence or puberty） 指生殖器官、内分泌、体格和心理逐步发育成熟的一段时期。世界卫生组织（WHO）规定为 10～19 岁。这一时期的主要变化包括第一性征发育和第二性征出现。第一性征发育是指生殖器官的发育。在促性腺激素作用下，卵巢增大，卵泡开始发育并分泌性激素。阴阜隆起，大、小阴唇肥厚着色；阴道长度、宽度均增加，黏膜变厚且出现皱襞，上皮内糖原含量增加使阴道酸性提高；子宫增大，宫体宫颈比例变为 2∶1；输卵管变粗，弯曲度减小；卵巢增大，皮质内有不同发育阶段的卵泡。女性特有的性征称第二性征，包括音调变高，乳房丰满隆起，出现阴毛及腋毛，骨盆横径发育大于前后径，肩、胸、髋部皮下脂肪增多。

青春期按时间先后，主要经历以下四个不同阶段。

（1）乳房萌发（thelarche） 10 岁左右乳房开始发育，是女性第二性征的最初特征。

（2）肾上腺功能初现（adrenarche） 青春期肾上腺雄激素分泌增加，开始生长阴毛和腋毛，称为肾上腺功能初现。阴毛首先发育，约 2 年后腋毛开始生长。

（3）生长加速（growth spurt） 由于雌激素、生长激素和胰岛素样生长因子－1（IGF－1）分泌增加，此期少女身高迅速增长，月经初潮后生长渐缓。

（4）月经初潮（menarche） 第一次月经来潮，称为月经初潮，是青春期的重要标志。月经来潮提示卵巢产生的雌激素可达到一定水平并有明显波动，能引起子宫内膜剥脱而产生月经。但此时中枢系统对雌激素的正反馈机制尚未成熟，故月经周期多不规律且多为无排卵。此外，青春期女孩发生较大心理变化，出现性意识，情绪和智力发生明显变化，容易激动，想象力和判断力明显增强。

5. 性成熟期（sexual maturity） 又称生育期，起自 18 岁左右，历时约 30 年，是卵巢生殖功能与内分泌功能最旺盛的一段时期。此期卵巢开始周期性排卵，并分泌性激素。生殖器官及乳房在卵巢分泌的性激素作用下发生周期性变化。

6. 绝经过渡期（menopausal transition period） 指卵巢功能开始衰退、出现绝经趋势至最后一次月经的时期，可始于 40 岁，历时短至 1~2 年，长至 10 余年。因卵巢功能逐渐衰退，出现月经不规律。最终因卵巢功能耗竭，月经永久性停止，称绝经（menopause）。从卵巢功能开始衰退至绝经后 1 年的时期称为围绝经期（perimenopausal period）。此期由于性激素不足，易出现潮热出汗、情绪不稳定、失眠头痛等症状，称为绝经综合征（menopausal syndrome）。

7. 绝经后期（postmenopausal period） 指绝经后的生命时期。一般 60 岁以后进入老年期，卵巢功能衰竭，雌激素水平低落，除整个机体发生衰老改变，生殖器官也进一步萎缩老化，表现为：雌激素水平不足，难以维持女性第二性征；阴道黏膜变薄、局部抵抗力减弱，易发生老年性阴道炎；骨代谢失常可引起骨质疏松和骨折等。

二、月经及月经期的临床表现

月经（menstruation）是指伴随卵巢周期性变化而出现的子宫内膜周期性脱落及出血。

1. 正常月经的临床表现 规律的月经是生殖功能成熟的重要标志。月经第一次来潮称月经初潮，多在 13~15 岁，初潮年龄迟早主要受遗传因素控制，营养、体重等因素亦起着重要作用，近年月经初潮年龄有提前趋势。两次月经第 1 日的间隔时间为一个月经周期（menstrual cycle），周期长短因人而异，一般为 21~35 日，平均 28 日。每次月经持续时间为经期，正常为 2~8 日，平均 4~6 日。每次月经总失血量为经量，为 20~60ml。一般认为每月失血量超过 80ml 即为病理状态。月经期一般无特殊症状，但由于经期子宫血流增加、盆腔充血及前列腺素作用，有些女性可出现下腹及腰骶部下坠感及全身乏力，个别女性还会出现轻度神经系统不稳定症状、膀胱刺激症状、胃肠功能紊乱及鼻黏膜出血、皮肤痤疮等，一般不影响其正常工作和生活。

2. 月经血的特征 月经血开始时量不多、呈暗红色，第 2~3 日量增多且变为鲜红色，终末期量减少、呈褐色。除血液外，月经血内还含子宫内膜碎片、宫颈黏液、阴道脱落的上皮细胞。由于月经血中含有前列腺素及来自子宫内膜的大量纤维蛋白溶酶可溶解纤维蛋白，因此月经血具有不凝固的特点，量多时偶有小血凝块。

三、卵巢的周期性变化及卵巢性激素的生理功能

卵巢是女性性腺，具有生殖功能和内分泌功能，即可产生并排出卵子及分泌女性激素。

（一）卵巢的周期性变化

从青春期开始到绝经前，卵巢在形态和功能上发生周期性变化称卵巢周期（ovarian cycle）。

1. 卵泡发育及排卵的周期性变化

（1）卵泡的发育与成熟 新生儿出生时卵巢内约有 200 万个卵泡，儿童期至青春期后多数卵泡退化，仅剩下约 30 万个。至性成熟期每月会有一批卵泡发育，一般只有一个优势卵泡发育成熟并排卵，其余卵泡发育到一定阶段自行退化，称卵泡闭锁。妇女一生中只有 400~500 个卵泡发育成熟并排卵。

（2）排卵 卵细胞和它周围的卵丘颗粒细胞一起被排出的过程称排卵（ovulation）。排卵多发生在

下次月经来潮前 14 日左右。排卵前 36 小时黄体生成素（LH）分泌达到高峰，是即将排卵的可靠指标。发育成熟的卵泡逐渐移向卵巢表面并向外凸起，卵巢表面的卵泡壁变薄并破裂，卵细胞连同透明带、放射冠及小部分卵丘内的颗粒细胞被排出，进入腹腔。一般两侧卵巢交替排卵，也可由一侧卵巢连续排出。

（3）黄体形成及退化　排卵后卵泡液流出，卵泡腔内压下降，卵泡壁塌陷，卵泡壁的卵泡颗粒细胞和卵泡内膜细胞向内侵入，周围由结缔组织的卵泡外膜包围，共同形成黄体（corpus luteum）。排卵后 7 ~ 8 日黄体发育达高峰，直径 1 ~ 2cm。若排出的卵子受精，黄体功能是维持妊娠所必需，直至妊娠 3 个月末黄体退化；若排出的卵子未受精，黄体于排卵后 9 ~ 10 日开始退化，血管减少、黄色减退、细胞变性、组织纤维化，黄体变为白体（corpus albicans）。正常月经周期中，黄体寿命平均为 14 日。黄体衰退后，性激素分泌量下降，子宫内膜剥脱出血，卵巢中又有新的一批卵泡开始发育，开始新的周期。

2. 卵巢性激素分泌的周期性变化　卵巢主要合成和分泌 3 种甾体激素，即：雌激素（estrogen）、孕激素（progesterone）及少量雄激素（androgen）。排卵前雌激素的主要来源为卵泡膜细胞和颗粒细胞，排卵后黄体细胞分泌大量孕激素和雌激素。

（1）雌激素　在一个卵巢周期中出现两个高峰。卵泡早期雌激素分泌量很少，随卵泡发育分泌雌激素量逐渐增加，于排卵前分泌量出现第 1 高峰。排卵后循环中的雌激素出现暂时下降，排卵后 1 ~ 2 日，随着黄体的形成，血液中雌激素又逐渐上升，约在排卵后 7 ~ 8 日黄体成熟时，雌激素分泌达第 2 高峰，此峰值低于第 1 峰。以后，随黄体萎缩雌激素水平迅速下降，在月经前降至最低水平。卵巢主要合成雌二醇（E_2）及雌酮（E_1），体内尚有雌三醇（E_3），其中 E_2 的生物活性最强，E_3 系 E_2 和 E_1 的降解产物。

（2）孕激素　包括孕酮和孕二醇，其中孕酮是卵巢分泌的具有生物活性的主要孕激素，孕二醇是孕酮的降解产物。卵泡期孕激素量极微，排卵后，随着黄体的形成孕激素分泌量开始增加，在排卵后 7 ~ 8 日黄体成熟时分泌量达高峰，此后逐渐下降，到月经来潮时降至最低水平。

（3）雄激素　女性雄激素主要来源于肾上腺，卵巢亦可分泌少量雄激素：睾酮、雄烯二酮和脱氢表雄酮。排卵前，血中雄激素水平升高，促进非优势卵泡闭锁，并可提高性欲。

（二）卵巢分泌的性激素的生理作用

1. 雌激素

（1）子宫内膜　使子宫内膜腺体和间质增生及修复。

（2）子宫肌　促使子宫发育；促进子宫平滑肌细胞增生、肥大，使肌层变厚、血运增加，加强子宫收缩力；增强子宫平滑肌对缩宫素的敏感性。

（3）宫颈　使宫颈口松弛，宫颈黏液分泌量增加，质地稀薄，拉丝度增长。

（4）输卵管　促进输卵管发育及上皮分泌，加强输卵管肌层节律性收缩的振幅。

（5）卵巢　协同卵泡刺激素（FSH）促进卵泡发育。

（6）阴道上皮　促进阴道上皮细胞增生和角化，使其黏膜增厚，细胞内糖原量增加以维持阴道酸性环境。

（7）外生殖器　促进大、小阴唇的发育、着色增加。

（8）第二性征　促进乳腺腺管增生，使乳头、乳晕着色，促进其他第二性征发育。

（9）下丘脑及垂体　对下丘脑、垂体有正负反馈的双重调节作用，控制促性腺激素的分泌。

（10）代谢作用　促进水钠潴留；调节血脂代谢，降低血浆总胆固醇水平；调节钙磷代谢，维持和促进骨基质代谢，促进钙、磷的重吸收及其在骨质中的沉积等。

⊕ **知识链接** ┄┄

雌激素及其受体

雌激素是女性重要的甾体激素，具有广泛的生物学效应，日益成为研究的热点。雌激素通过和细胞内雌激素受体（ER）结合，启动相关基因表达，发挥生理作用。经典的 ER 分为 ERα 和 ERβ 两型，ERα 主要表达于女性生殖系统、乳腺、肾脏、白色脂肪、肝脏等组织器官中；ERβ 主要表达于卵巢、中枢神经系统、心血管系统、免疫系统、肺、结肠及肾脏中。雌激素及其受体在人体中对各种因子发挥作用，除对正常的组织和细胞起作用外，还参与人体多种疾病（如神经退行性疾病、雌激素反应性肿瘤和骨质疏松）的调控。

2. 孕激素

（1）子宫内膜　使增殖期的子宫内膜转化为分泌期内膜，为孕卵着床做准备。

（2）子宫肌　降低子宫平滑肌兴奋性及妊娠子宫对缩宫素的敏感性，减少子宫收缩，有利于受孕后胚胎及胎儿在宫内生长发育。

（3）宫颈　使宫颈口闭合，宫颈黏液分泌量减少，性状较黏稠，拉丝易断。

（4）输卵管　抑制输卵管肌层节律性收缩。

（5）阴道上皮　加快阴道上皮细胞脱落。

（6）乳房　促进乳腺腺泡发育。

（7）下丘脑及垂体　在黄体期对下丘脑、垂体有负反馈作用，抑制垂体促性腺激素的分泌。

（8）代谢作用　促进水钠排泄。

（9）体温　孕激素可兴奋下丘脑体温调节中枢，使基础体温在排卵后升高 $0.3 \sim 0.5 ℃$，可作为判定排卵日期的标志之一。

3. 雄激素

（1）对生殖系统功能的影响　青春期时，可促进阴阜、阴蒂、阴唇的发育及阴毛、腋毛的生长。但雄激素过多会对雌激素产生拮抗作用。此外，雄激素与女性性欲有关。

（2）对机体代谢功能的影响　雄激素可促进蛋白质合成和肌肉生长，刺激骨髓中红细胞增生；性成熟期前促进长骨骨基质生长和钙的保留，性成熟期后促进骨骺闭合，使生长停止。

四、子宫内膜及其他生殖器的周期性变化

女性生殖器官随卵巢周期性变化发生相应的周期性改变，其中以子宫内膜变化最为显著（图 2 - 11）。

（一）子宫内膜周期性变化

子宫内膜功能层受卵巢激素影响，发生增殖、分泌和脱落的变化。以一个正常月经周期 28 日为例，其组织形态的周期性变化可分 3 期。

1. 增殖期（proliferative phase）　月经周期第 5 ~ 14 日，对应卵巢周期中卵泡发育及成熟阶段。行经后子宫内膜剥脱仅留基底层，此时在雌激素作用下，子宫内膜修复，内膜逐渐增厚，腺体增多，间质致密，间质内血管增生、管腔增大。

2. 分泌期（secretory phase）　月经周期第 15 ~ 28 日，对应卵巢黄体期。排卵后卵巢内黄体形成，分泌雌、孕激素，使子宫内膜在增殖期的基础上进一步发生分泌期改变：内膜进一步增厚，腺体增大分泌糖原，间质疏松水肿，血管增粗且卷曲，为孕卵着床提供丰富营养。

3. 月经期（menstrual phase）　月经周期第 1 ~ 4 日。如卵子未受精，黄体退化，雌、孕激素撤

退，子宫内膜螺旋小动脉持续痉挛。因内膜组织缺血、缺氧，出现局灶性坏死。坏死的内膜从子宫壁剥脱并与血液混合排出而形成月经。

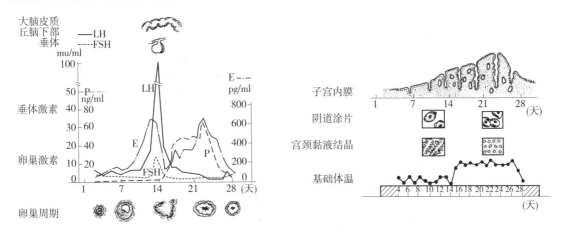

图 2 – 11　激素、卵巢、子宫内膜、宫颈黏液及阴道涂片的周期性变化

（二）其他生殖器官的周期性变化

1. 宫颈黏液的周期性变化　在卵巢激素的作用下，宫颈黏液也呈现出明显的周期改变。随卵泡的发育雌激素水平逐渐升高，宫颈黏液分泌量增加，性状稀薄透明，易拉丝，至排卵期拉丝度可达 10cm 以上。黏液涂片干燥后，镜下可见羊齿植物叶状结晶，此结晶于月经周期的第 6 ~ 7 日出现，至排卵期最典型。排卵后，受孕激素影响，宫颈黏液分泌量逐渐减少，性状黏稠、拉丝易断。涂片干燥后可见羊齿植物叶状结晶渐变模糊，至月经周期第 22 日左右完全消失，形成成排的椭圆体。

2. 阴道黏膜的周期性变化　受性激素调控，阴道黏膜也发生周期性改变。阴道上皮分为底层、中层和表层。卵泡期在雌激素影响下，底层细胞增生使上皮增厚，表层细胞角化，其程度在排卵期最明显。角化细胞内富含糖原，阴道乳酸杆菌可将糖原分解成乳酸，使阴道保持酸性环境，防止致病菌繁殖。黄体期在孕激素作用下，表层细胞脱落。阴道上段黏膜对性激素最敏感，临床上可借助阴道脱落细胞的变化了解体内雌激素水平及有无排卵。

3. 输卵管的周期性变化　在卵巢激素作用下，输卵管形态及功能也发生周期性改变。雌激素使输卵管黏膜上皮纤毛细胞生长、非纤毛细胞分泌增加并增强肌层节律性收缩振幅；孕激素抑制输卵管黏膜上皮纤毛细胞的生长、分泌细胞分泌及输卵管收缩。在雌、孕激素协同作用下，保障了受精卵在输卵管内的正常运行。

五、月经周期的调节

月经是女性生殖系统周期性变化的外在表现之一。月经周期的调节主要通过下丘脑、垂体和卵巢的激素作用，此三者互相依存又彼此制约，构成了完整而协调的神经内分泌系统，即下丘脑 – 垂体 – 卵巢轴（hypothalamic – pituitary – ovarian axis，HPO）。此轴受中枢神经系统调控。

1. 下丘脑　促性腺激素释放激素（gonadotropin releasing hormone，GnRH）是下丘脑分泌的主要激素，通过垂体门脉系统送达腺垂体。GnRH 呈脉冲式释放，负责调控垂体合成并释放促性腺激素。

2. 垂体　腺垂体在下丘脑激素调控下，合成并释放促性腺激素和催乳素（prolactin，PRL）。促性腺激素包括卵泡刺激素（follicle – stimulating hormone，FSH）和黄体生成素（luteinizing hormone，LH）。①FSH 刺激卵泡发育，与 LH 协同作用使卵泡成熟，并分泌雌激素。②LH 在与一定量的 FSH 协同作下，促使成熟的卵泡排卵，使排卵后的卵泡转为黄体，并分泌孕激素和雌激素。③PRL 具有促进乳汁合成和分泌的功能。

3. 卵巢　卵巢分泌的雌、孕激素对下丘脑和垂体具有反馈调节作用。

4. 月经周期的调节机制　下丘脑通过脉冲释放 GnRH 调节垂体 FSH 和 LH 的合成分泌；卵巢在 FSH 和 LH 的调控下，发生周期性的排卵并伴有周期性的激素分泌变化。同时，卵巢性激素又对下丘脑和垂体具有反馈调节作用。促进下丘脑、垂体分泌激素增加的作用，称为正反馈；反之，使下丘脑、垂体分泌激素减少者，称为负反馈。

（1）卵泡期　一次月经周期中黄体萎缩后，雌、孕激素分泌水平降至最低，对下丘脑和垂体抑制作用解除，下丘脑分泌 GnRH，使垂体 FSH 分泌增加，促进卵泡的发育，雌激素分泌量随之增加，使子宫内膜发生增殖期变化。雌激素分泌的增加对下丘脑及垂体产生负反馈作用，抑制 GnRH 和 FSH、LH 的分泌。当卵泡发育接近成熟时，雌激素分泌达高峰，对下丘脑、垂体产生正反馈作用，刺激垂体产生释放大量的 FSH 和 LH，形成排卵前分泌峰值。LH 与 FSH 协同，使成熟卵泡破裂排卵。

（2）黄体期　排卵后 24 小时 FSH 与 LH 水平骤降，在少量 FSH 与 LH 的作用下，卵巢黄体逐渐形成并发育，分泌孕激素和雌激素，使子宫内膜在增殖期基础上进一步发生分泌期改变。排卵后 7～8 日孕激素分泌达到峰值，雌激素形成又一峰值。此时，大量雌、孕激素对下丘脑和垂体产生负反馈作用，使 FSH 与 LH 维持较低水平，黄体逐渐萎缩，雌、孕激素分泌减少，子宫内膜功能层剥脱出血，月经来潮。此时，雌、孕激素的减少对下丘脑及垂体的抑制作用解除，FSH 略有回升，卵巢内新的一批卵泡开始发育，下一个卵巢周期开始（图 2 - 12）。

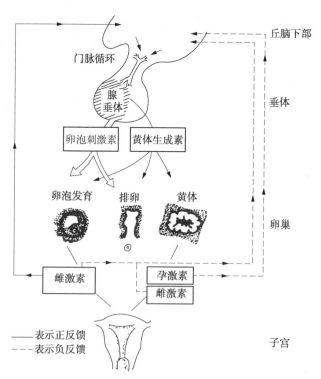

图 2 - 12　下丘脑 - 垂体 - 卵巢轴之间相互关系示意图

答案解析

目标检测

一、选择题

A1 型题

1. 女性青春期最早出现的表现是
   - A. 骨盆变化
   - B. 音调变高
   - C. 乳房发育
   - D. 月经来潮
   - E. 体格发育

2. 关于女性内生殖器形态特征，下列描述正确的是
   - A. 阴道上端窄下端宽
   - B. 子宫峡部上端为组织学内口
   - C. 婴儿期宫体和宫颈的比例为 2：1
   - D. 阴道后穹隆与子宫直肠陷凹贴近
   - E. 子宫底与子宫颈之间的狭窄部位为子宫峡部

A2 型题

1. 患者，女性，16 岁。不慎发生骑跨伤，外阴部最易发生血肿的部位是
   - A. 阴阜
   - B. 阴蒂
   - C. 会阴部
   - D. 小阴唇
   - E. 大阴唇

2. 患者，女性，28 岁。1 年前阴道顺娩一女婴，其子宫颈外口为
   - A. 圆形
   - B. 三角形
   - C. 横椭圆形
   - D. 纵椭圆形
   - E. 一字型横裂形

A3/A4 型题

（1~3 题共用题干）

患者，女性，其月经被描述为 $13\frac{7}{30}$，末次月经是 6 月 15 日。

1. 其初潮年龄为
   - A. 7 岁　　B. 13 岁　　C. 15 岁　　D. 28 岁　　E. 30 岁

2. 其月经周期是
   - A. 7 天　　B. 13 天　　C. 15 天　　D. 28 天　　E. 30 天

3. 其经期为
   - A. 7 天　　B. 13 天　　C. 15 天　　D. 28 天　　E. 30 天

X 型题

1. 维持子宫前倾位置的韧带有
   - A. 圆韧带
   - B. 阔韧带
   - C. 主韧带
   - D. 宫骶韧带
   - E. 骶棘韧带

2. 关于孕激素生理功能，下列描述正确的是
   - A. 促进水钠潴留
   - B. 加强子宫收缩

C. 促进阴道上皮细胞脱落

D. 使子宫内膜转化为分泌期内膜

E. 兴奋体温调节中枢，有升温作用

二、名词解释

1. 月经

2. HPO 轴

三、简答题

1. 简述雌激素的生理功能。

2. 简述子宫内膜的周期性变化。

（黄海超）

书网融合……

本章小结

题库

第三章 病史采集与检查

PPT

女性一生自出生后经历新生儿期、儿童期、青春期、性成熟期、绝经过渡期和绝经后期6个阶段，每一阶段女性生殖生理、生殖内分泌功能和心理－社会发生的变化均有可能导致异常，同时也会因外界环境影响而出现妊娠、分娩和产褥异常、女性生殖器官肿瘤、感染性病变、生殖内分泌疾病等。每一次接诊患者，均包括病史采集、体格检查、综合分析、确定护理诊断、制定护理计划、实施护理方案和随访评价等环节。采集健康史与检查是护理评估过程，是为护理对象提供护理的主要依据，也是妇产科护理临床实践的基本技能。

一、护理评估

护理评估是护理程序的第一步，是指收集服务对象生理、心理、社会等方面健康资料并进行分析、整理的过程。通过细致全面的护理评估可发现和确认服务对象的护理问题或护理需要。

（一）生理评估

1. 病史采集

（1）病史采集方法　由于女性生殖系统疾病常常涉及患者的隐私及与性生活有关的内容，收集资料时会使患者感到害羞和不适，甚至不愿说出实情，所以采集病史时护士要做到态度和蔼、语言亲切、关心体贴和尊重患者，耐心细致地询问和进行体格检查，给患者以安全感，并给予保守秘密的承诺，在可能的情况下要避免第三者在场。询问病史应有目的性，勿遗漏关键性的病史内容，以免造成误诊或漏诊，同时应避免暗示和主观臆测。护士要学会用通俗的语言和患者交谈，尽量少用医学术语。对病情严重的患者在初步了解病情后，应立即抢救。外院转诊者，应索阅病情介绍作为重要参考资料。对于不能自己口述的危重患者，可询问最了解其病情的家属。要考虑患者的隐私权，遇有不愿说出真情者，切不可反复追问，可先行检查。

（2）病史内容　包括一般项目、主诉、现病史、月经史、婚育史、既往史、个人史和家族史等。

1）一般项目　包括患者姓名、年龄、民族、籍贯、职业、婚姻、家庭住址、教育程度、宗教信仰、入院日期、入院方式、病史记录日期、病史陈述者等。若病史陈述者非患者本人，应注明陈述者与患者之间的关系。患者对健康的反应往往受年龄、信仰、教育程度、职业等因素影响，故记录时应认真、如实、逐项填写一般项目相关内容。

2）主诉　为引起患者入院的主要症状或体征及持续时间。产科常见的就诊问题有停经、停经后阴道流血和（或）下腹疼痛不适、见红、产后发热伴下腹痛等。妇科常见的症状有外阴瘙痒、阴道流血、白带异常、闭经、下腹痛、下腹部包块及不孕等；也有本人无任何自觉不适，妇科体检发现妇科问题的患者。主诉力求简明扼要，通常不超过20字，一般采用症状学名称，避免使用病名，如"停经42日，阴道流血5日"，或者"体检发现子宫肌瘤6日"。

3）现病史　为病史的主体部分，记述患者疾病发生、演变和诊疗。询问时应以主诉症状为核心，再按时间顺序进行询问。现病史一般包括6个方面。a. 起病情况与患病时间：询问起病时间、病因、诱因、最初症状及其严重程度。如先后出现几个症状则需追溯到首发症状，按时间顺序询问整个病史后分别记录。b. 主要症状及其发展变化情况：询问发病的性质、部位、程度、持续时间、导致症状变化的可能原因。c. 伴随症状：在主要症状基础上又同时出现的一系列其他症状称伴随症状。伴随症状通常是鉴别的依据，因此应详细询问伴随症状及其与主要症状之间的关系。d. 诊疗过程及其效果：患者于本次就诊前如已经接受其他医疗单位诊治，应询问何时、在何医院接受过哪些检查和治疗，结果如何。e. 一般情况变化：一般情况如食欲、睡眠、体重、精神、情绪及大小便等。f. 其他：与本次发病有关的既往发病情况、诊疗过程及曾采取的护理措施和效果。

4）月经史　询问初潮年龄、月经周期、经期持续时间及绝经年龄。了解经量多少（询问每日更换卫生巾次数）、经前期有无不适（如乳房胀痛、水肿、精神抑郁或易激动等）、有无痛经和疼痛部位、性质、程度以及痛经的起始和消失时间。记录格式为：如12岁初潮，月经周期29～31日，持续4～5日，52岁绝经，可简写为 $12\dfrac{4\sim5}{29\sim31}52$。常规询问末次月经时间（last menstrual period，LMP）及其经量和持续时间。月经异常者应进一步了解再前次月经日期。绝经后患者应询问绝经年龄、绝经后有无不适、有无白带增多和阴道出血等。

5）婚育史　包括结婚年龄、婚次、男方健康情况、是否近亲结婚（直系血亲及3代旁系血亲）、同居情况、双方性功能、性病史。生育情况包括足月产、早产、流产次数以及现存子女数，可简写为足－早－流－存，如足月产2次，无早产，流产1次，现存子女2人，可记录为2－0－1－2，也可用孕3产2（G_3P_2）表示。询问分娩方式，有无难产史，新生儿出生情况，有无产后大出血或产褥感染史，自然流产或人工流产情况，末次分娩或流产的时间、采用何种计划生育措施及其效果等。

6）既往史　指患者既往的健康和疾病情况。内容包括以往一般健康状况、疾病史、预防接种史、手术外伤史、输血史、药物及食物过敏史（说明对何种药物、食物过敏）。若患过某种疾病，应记录疾病名称、患病时间及诊疗转归。

7）个人史　询问患者的生活和居住情况、出生地和曾居住地区、个人特殊嗜好、自理程度、生活方式、睡眠、饮食、营养和卫生习惯等。了解与他人、家人的关系，对待职业、工作、退休的满意度，有无烟酒嗜好。

8）家族史　了解患者的家庭成员包括父母、兄弟、姊妹及子女的健康状况，询问家庭成员有无遗传性疾病（如血友病、白化病等）、可能与遗传有关的疾病（如糖尿病、高血压等）以及传染病（如结核等），应特别注意是否有与患者同样的疾病。

2. 体格检查

（1）全身体格检查　常规测量体温、呼吸、血压、脉搏、身高和体重；观察患者精神状态、面容、步态、体态、全身发育及毛发分布情况；检查皮肤、淋巴结（特别是左锁骨上淋巴结和腹股沟淋巴结）、头部器官、颈（注意甲状腺是否肿大）、乳房（注意其发育及有无包块或分泌物）、心、肺、脊柱及四肢等。

（2）腹部检查　是妇科体格检查的重要组成部分，应在盆腔检查前进行。视诊腹部形状（平坦、隆起或呈蛙状腹），观察腹壁有无瘢痕、水肿、静脉曲张、妊娠纹、腹直肌分离、腹壁疝等。触诊腹壁厚度，肝、肾、脾有无增大及压痛，腹部有无压痛、反跳痛及肌紧张，能否触到肿块及肿块部位、大小（以厘米为单位表示或相当于妊娠月份表示，如肿块相当于妊娠 3 个月大）、形状、质地、活动度、表面是否光滑及有无压痛等。叩诊时注意鼓音和浊音分布区域，有无移动性浊音存在。必要时听诊了解肠鸣音情况。

（3）盆腔检查　又称妇科检查，为妇科特有检查。检查前需准备无菌手套、阴道窥器、肥皂水或生理盐水等。

1）基本要求　护士应关心体贴患者，做到态度严肃，言语亲切，检查前向患者做好解释工作，告知盆腔检查可能引起不适，但不必紧张，检查时认真仔细，动作轻柔；除尿失禁患者外，检查前均应排空膀胱，必要时先导尿。大便充盈者应在排便或灌肠后检查；每检查一人，应更换置于臀部下面的垫单或纸单、无菌手套和检查器械，以避免交叉感染；除尿瘘患者有时需取膝胸位外，一般妇科检查均取膀胱截石位，患者臀部置于检查床边缘，头部略抬高，两手平放于身旁，使腹肌松弛。检查者一般面向患者，立在患者两腿间。不宜搬动的危重患者，可在病床上检查；经期避免行盆腔检查，如为异常出血必须检查时，检查前应先消毒外阴，以防发生感染；未婚妇女一般仅限于直肠 - 腹部诊，禁做双合诊、三合诊和阴道窥器检查。确有检查必要时，应先征得患者及其家属同意后方可作双合诊、三合诊或阴道窥器检查；凡腹壁肥厚、高度紧张不合作或未婚妇女，怀疑其有盆腔内病变、妇科检查不满意时，可行 B 型超声检查，必要时可在麻醉下进行盆腔检查，以作出正确判断；男护士对患者进行妇科检查时，应有一名女性医务人员在场，以减轻患者紧张心理，避免不必要的误会发生。

⊕ 知识链接

《护士条例》

为了维护护士的合法权益，规范护理行为，促进护患关系和谐发展，保障医疗安全和人体健康，《护士条例》于 2008 年 1 月 23 日国务院第 206 次常务会议通过，自 2008 年 5 月 12 日起施行，结合本章相关内容，分享条例中第三章责任和权利部分条款。

第十六条　护士执业，应当遵守法律、法规、规章和诊疗技术规范的规定。

第十七条　护士在执业活动中，发现患者病情危急，应当立即通知医师；在紧急情况下为抢救垂危患者生命，应当先行实施必要的紧急救护。

护士发现医嘱违反法律、法规、规章或者诊疗技术规范规定的，应当及时向开具医嘱的医师提出；必要时，应当向该医师所在科室的负责人或者医疗卫生机构负责医疗服务管理的人员报告。

第十八条　护士应当尊重、关心、爱护患者，保护患者的隐私。

2）检查方法及步骤

外阴部检查：观察外阴发育、阴毛多少和分布情况，有无畸形、水肿、充血、损伤创面、溃疡、赘生物、肿块，观察皮肤、黏膜的色泽和质地，有无色素减退及增厚或萎缩。分开小阴唇，暴露阴道前庭及尿道口、阴道口，观察尿道口周围黏膜色泽及有无赘生物，处女膜是否完整。无性生活的处女膜一般完整未破，其阴道口勉强可容示指；有性生活的阴道口可容两指通过；经产妇的处女膜因受分娩的影响仅余残痕。必要时可让患者用力向下屏气，观察有无阴道前壁和后壁膨出、子宫脱垂或压力性尿失禁等。

阴道窥器检查：根据患者阴道大小和阴道壁松弛情况，选择适当大小的阴道窥器，临床常用鸭嘴形阴道窥器，可以固定，便于阴道内治疗操作。无性生活者未经本人及家属同意，禁用阴道窥器检查。正确放置阴道窥器的方法是：先将窥器前后两叶前端合拢，表面涂润滑剂（生理盐水或肥皂液，若拟行宫颈细胞学检查或取阴道分泌物行涂片检查时，不应用润滑剂，以免影响涂片质量和检查结果）以利于插入，避免损伤；检查者用左手拇指和示指将两侧小阴唇分开，右手持窥器避开敏感的尿道周围，沿阴道后壁成45°斜行缓慢插入阴道内（图3-1），边推进边将窥器两叶转正并逐渐张开两叶，暴露宫颈、阴道壁和穹隆部，然后旋转窥器，充分暴露阴道各壁（图3-2）。冬天气温较低时，可将窥器前端置于40~45℃润滑剂中预先加温，防止因窥器的温度影响对患者的检查效果。取出窥器时先将两叶合拢后再退出，以免阴道壁黏膜和小阴唇被夹入两叶间而引起疼痛不适。

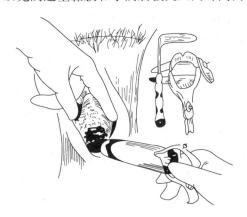

图3-1　分开小阴唇，准备放入阴道窥器

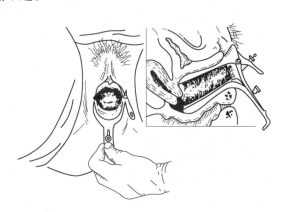

图3-2　阴道窥器检查

阴道窥器放置好后，应进行阴道与宫颈的视诊。视诊阴道时应旋转阴道窥器，仔细检查阴道四壁及穹隆部位，避免由于窥器两叶的遮盖造成误诊，注意观察阴道前后壁、侧壁及穹隆部位黏膜的颜色、皱襞，有无溃疡、赘生物、囊肿、阴道隔及双阴道等；注意观察阴道分泌物的量、性质、色泽及有无异味；阴道分泌物异常者应进行涂片或培养找滴虫、假丝酵母菌、淋菌等。宫颈视诊时应注意观察宫颈大小、颜色、外口形状，有无出血、糜烂、柱状上皮异位、撕裂、外翻、腺囊肿、息肉、赘生物、畸形等，宫颈管内有无出血或分泌物；同时可采集宫颈外口鳞-柱交界部或宫颈分泌物标本行宫颈细胞学检查。

双合诊：检查者一手示指和中指伸入阴道内，另一手放在腹部配合检查，称为双合诊，该检查目的为检查阴道、宫颈、宫体、附件、宫旁结缔组织、韧带及盆腔内壁有无异常。双合诊时，检查者戴无菌手套，右手（或左手）示、中指蘸润滑剂，顺阴道后壁轻轻插入，检查阴道深度、通畅度、弹性，有无畸形、瘢痕、结节、肿块以及阴道穹隆情况。再扪触宫颈大小、形状、硬度及外口情况，有无宫颈举痛及接触性出血。扪清宫颈情况后，检查者可将阴道内手指置于宫颈后方，另一只手手掌心朝下、手指平放在患者腹部平脐处，当阴道内手指向上向前方抬举宫颈时，腹部的手向下向后按压腹壁，并由脐部逐渐向耻骨联合部位移动，通过内外手指的相互协调配合，扪清子宫的位置、形状、大小、活动度、软硬度及有无压痛（图3-3）。扪清子宫后，检查者将阴道内手指置于两侧穹隆部并尽可能往上向盆腔深部扪触，腹部的手从同侧下腹部髂嵴水平开始由上往下按压腹壁，与阴道内手指相互配合，以触摸该侧附件区有无肿块、增厚或压痛（图3-4）。正常卵巢偶可扪及，输卵管不能扪及。

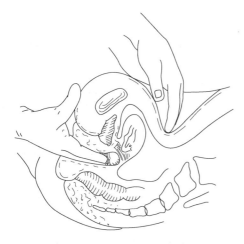

图 3-3 双合诊（检查子宫）

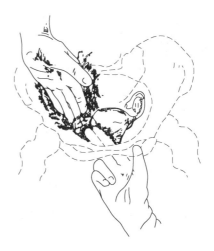

图 3-4 双合诊（检查子宫附件）

三合诊：经直肠、阴道、腹部联合检查，称为三合诊。检查者将一手示指放入阴道，中指插入直肠以替代双合诊时的阴道内两指，其余检查步骤与双合诊相同（图 3-5），是对双合诊检查不足的重要弥补。通过三合诊能扪清后倾或后屈子宫大小，清楚了解盆腔后部的情况，可发现子宫后壁、宫颈旁、直肠子宫陷凹、宫骶韧带和盆腔后部有无病变，估计病变范围，特别是癌肿的浸润范围以及阴道直肠隔、骶骨前方或直肠内有无病变等。三合诊在生殖器官肿瘤、结核、子宫内膜异位症、炎症的检查时尤为重要。

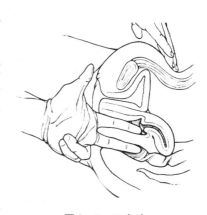

图 3-5 三合诊

直肠-腹部诊：检查者一手示指伸入直肠，另一手置于腹部配合检查的方法称为直肠-腹部诊。适用于无性生活史、阴道闭锁、经期或有其他原因不宜行双合诊检查的患者。

行双合诊、三合诊或直肠-腹部诊时，除应按常规操作外，掌握下述各点注意事项更有利于检查的顺利进行：①当两手指放入阴道后，患者感到疼痛不适时，可单用示指替代双指进行检查；②三合诊时，在将中指伸入肛门时，嘱患者像解大便一样同时用力向下屏气，使肛门括约肌自动放松，可减轻患者疼痛和不适感；③若患者腹肌紧张，可边检查边与患者交谈，使其张口呼吸而使腹肌放松；④当检查者无法查明盆腔内解剖关系时，继续强行扪诊，不但患者难以耐受，且往往徒劳无益，此时应停止检查。待下次检查时，多能获得满意结果。

3）记录 产科记录通常以表格形式完成，妇科记录需要通过盆腔检查，将检查结果按生殖器解剖部位顺序进行记录，详见如下。外阴：发育情况及婚产状况（未婚、已婚未产、经产），若有异常发现时，应仔细描述；阴道：是否通畅，黏膜情况，分泌物量、色泽、性状及有无异味；宫颈：大小、硬度，有无柱状上皮异位、撕裂、息肉、腺囊肿、宫颈痛、接触性出血等；宫体：位置、大小、硬度、活动度、形态及有无压痛等；附件：有无肿块、压痛或增厚，若扪及肿块，应记录其位置、大小、硬度、表面光滑与否、活动度、有无压痛以及与子宫和盆腔的关系，左右两侧要分别记录。

（4）骨盆测量 骨盆大小及其形状对分娩有直接影响，是决定胎儿能否顺利经阴道分娩的重要因素。产前检查时必须做骨盆测量。骨盆测量分内测量和外测量两种（见第四章）。

（5）肛门指诊 检查可以了解胎先露部、骶骨前面弯曲度、坐骨棘间径、坐骨切迹宽度以及骶尾关节活动度，并测量后矢状径（见第四章）。

（二）心理社会评估

1. 患者对健康问题及医院环境的感受 了解患者对健康问题的感受，对自己所患疾病的认识和态度，对住院、治疗和护理的期望和感受，对患者角色的接受程度。

2. 患者对疾病的反应 可借用量化评估量表评估患者患病前及患病后的应激方法，面对压力时的解决方式，以及处理问题过程中遭遇到的困难。尽可能明确导致患者疾病的社会心理原因，并采取心理护理措施，帮助患者预防、减轻或消除心理因素对健康的影响。

3. 患者的精神心理状态评估 患者的意识水平、注意力、情绪、沟通交流能力等有无改变，患者有无焦虑、恐惧、否认、绝望、自责、沮丧、愤怒、悲哀等情绪的变化。

二、常见的护理诊断/问题

护理诊断是对患者生命历程中所遇到的生理、心理、精神、社会和文化等方面问题的阐述，这些问题可以通过护理措施解决。当妇产科护士通过评估全面收集护理对象的健康资料后，应对资料加以整理、分析，从而确认健康问题、形成护理诊断。护理诊断可分为现存的、潜在的、健康的和综合的几种类型，既可以按照戈登（Gordon）的 11 个功能性健康形态分类，也可以按照马斯洛（Maslow）的基本需要层次分类，我国目前使用的是北美护理诊断协会（North American Nursing Diagnosis Association，NANDA）认可的护理诊断。

确认相应的护理诊断或问题后，护士应按照其重要性和紧迫性排列先后顺序，然后根据其轻重缓急采取相应措施。本教材中每个疾病通常只陈列出最主要、首优考虑的护理诊断 3 ~ 5 个。

三、护理目标

护理目标也称预期目标或预期结果，是指通过护理干预，护士期望患者达到的健康状态或在行为上的改变，也是护理效果评价的标准。选择的预期目标是妇产科护士和患者双方合作的结果，使患者提高自我护理的能力和适应环境的能力。根据目标所需时间的长短可将其分为短期目标和长期目标两种。

1. 短期目标 指在较短的时间内（1 周或 1 天甚至更短的时间）能够达到的目标，常常用于住院时间较短、病情变化快者。

2. 长期目标 指需要相对较长时间（数周、数月）才能达到的目标，常常用于妇科出院患者、慢性炎症患者和术后康复患者。

考虑到每个章节各疾病护理目标的简洁性及字数限制，后续各疾病的护理目标做省略处理。

四、护理措施

护理措施是指有助于实现预期目标的护理活动及其具体实施方法。护士应针对护理诊断提出的原因，结合护理对象的具体情况，运用护理知识和经验制定护理措施。通常护理措施分为三类，即依赖性护理措施、协作性护理措施和独立性护理措施。本教材中为了体现临床护理工作实际，增加所学知识的前后逻辑性、护理诊断与措施的紧密联系性及护理措施的可操作性，并更有助于学生学习，将以上三大类护理措施，根据章节具体内容进行了重新整合、归类。各疾病的护理措施具体包括一般护理、心理护理、缓解症状的护理、健康教育/出院指导、预防性措施等。

护理措施的制定必须具有科学性、可操作性，有助于实现护理目标，具有针对性和个体差异性，并保证患者的安全和健康服务活动的协调性。制定护理措施时应鼓励服务对象共同参与，这样可使服务对象更乐于接受与配合，保证护理措施的最佳效果。

五、结果评价

结果评价即护理评价，是护理程序的最后一个步骤，是对整个护理效果的鉴定，是按预期目标所规定的时间，将护理后护理对象的健康状况与护理的预期目标进行比较并作出评定和修改。通过及时准确的评价可以了解护理对象对健康问题的反应、验证护理效果、调控护理质量、积累护理经验。实施护理评价后，应对目标部分实现或未实现的原因进行分析，找出问题所在，重新收集服务对象资料，调整护理诊断和护理计划。

1. 停止　对于已解决的护理问题，目标已全部实现，其相应的护理措施可以同时停止。

2. 修订　对护理目标部分实现和未实现的情形进行分析，然后对护理诊断、预期目标、护理措施中不恰当的地方进行修改。

3. 排除　经过分析和实践，排除已经不存在的护理问题。

4. 增加　评价也是一个再评估的过程，根据对所获得的资料判断，可发现新的护理诊断，应将这些诊断及其目标和措施加入护理计划中。

在评价过程中应注意总结经验教训，不断改进和提高护理质量，以争取患者早日康复。

考虑到护理评价部分的简洁性及重复性，在后续各疾病护理中该部分也做省略处理。

为更直观体现护理记录流程，本教材结合近年来医院护理工作实际，选取了较为有代表性的产科/妇科门诊、病房相关病历及护理记录，供学习者参考，详见附录 1-13。

目标检测

答案解析

一、选择题

A1 型题

末次月经可缩写为

A. GPT　　　　B. GMP　　　　C. PMP　　　　D. LMP　　　　E. PML

A2 型题

患者，女，48 岁。流产两次，早产一次，足月产一次，现有一女，其生育史可简写为

A. 1 - 1 - 2 - 1　　　　　　　　　　　B. 1 - 2 - 1 - 1

C. 2 - 1 - 1 - 1　　　　　　　　　　　D. 1 - 1 - 1 - 2

E. 1 - 0 - 1 - 1

A3/A4 型题

(1~2 题共用题干)

患者，女，28 岁，已婚。下腹疼痛，性交后加重，阴道分泌物增多，现为其做盆腔检查。

1. 检查前应常规嘱咐患者

A. 排空膀胱　　　　　　　　　　B. 口服镇痛剂

C. 口服镇静剂　　　　　　　　　D. 口服抗生素

E. 阴道冲洗 2 天

2. 检查过程中，患者腹肌紧张，扣诊不清，此时应首选的措施是

A. 给予局麻药　　　　　　　　　B. 给予镇静剂

C. 给予镇痛剂

D. 与患者交谈，使其张口呼吸

E. 停止盆腔检查，改用其他检查方法

二、名词解释

双合诊

三、简答题

简述盆腔检查的基本要求。

（单伟颖）

书网融合……

本章小结

题库

第四章　妊娠期妇女的护理

PPT

学习目标

通过本章内容学习，学生能够达到：

基本目标：

1. 识记妊娠、着床、胎产式、胎先露、胎方位的概念；胎儿附属物的功能；妊娠期母体的变化；妊娠期常见症状及护理措施。

2. 解释妊娠发生的过程；妊娠期母体的生理和心理变化。

发展目标：

1. 综合运用所学知识对孕妇进行产科检查和健康教育。

2. 提高学生关注健康，热爱生命及感恩母爱的道德素质，培养和提高学生的人文关怀意识。

3. 通过学习《"健康中国 2030"规划纲要》中"以促进健康为中心"的"大健康观"、"大卫生观"背景下我国孕产妇管理系统的逐步完善，提高学生的职业认同感，为提高人民卫生保健水平、创建和谐社会、实现健康中国战略作出应有的贡献。

　　妊娠（pregnancy）是胚胎和胎儿在母体内发育成长的过程。卵子受精是妊娠的开始，胎儿及其附属物自母体排出是妊娠的终止。临床上，通常以末次月经第一天作为计算妊娠的开始，妊娠全过程约需 40 周（280 日），可分为 3 个时期：①早期妊娠。②中期妊娠。③晚期妊娠。妊娠是一个非常复杂、变化极为协调的生理过程。

第一节　妊娠生理

⇒ 案例引导

　　患者，女性，36 岁，孕 2 产 0，停经 22 周。今晨独自去当地社区医院进行产前保健。自述停经 40 余天自觉恶心呕吐、食欲不佳，约 1 个月自然消失。停经 4 个月起自觉胎动，下腹部逐渐膨隆。产科检查：子宫增大，子宫底高度 18cm，腹围 78cm，胎心 160 次/分。该女士因爱人在外地工作，有一定危险性，担心其安危而焦虑不安，睡眠不好，生活不规律。

　　根据以上资料，请回答：

　　1. 该孕妇最常见的护理诊断。

　　2. 该类孕妇主要的护理措施。

一、受精与着床

（一）受精卵形成

受精（fertilization）指获能的精子与次级卵母细胞相遇于输卵管，结合形成受精卵的过程。受精多发生在排卵后数小时内，一般不超过 24 小时。

精液射入阴道后，精子离开精液经子宫颈进入子宫腔，到达输卵管壶腹部。精子在子宫腔与输卵管游动过程中，顶体表面糖蛋白被生殖道 α、β 淀粉酶降解，同时顶体膜稳定性降低，此过程称为 "精子获能" （capacitation），需 7 小时左右。卵子（次级卵母细胞）从卵巢排出后，经输卵管伞端的 "拾卵"作用进入输卵管内，停留在输卵管壶腹部与峡部连接处等待受精，获能的精子与卵子放射冠接触后，精子头部外膜与顶体前膜融合、破裂，释放顶体酶溶解卵子外围的放射冠和透明带，称为顶体反应，借助酶的作用，精子穿过放射冠与透明带，进入卵子。一旦精子穿过透明带后，卵子细胞质内的皮质颗粒释放溶酶体酶，引起透明带结构改变，阻止其他精子进入透明带，称为透明带反应，保证了人类的单精子受精。已获能的精子穿过次级卵母细胞透明带为受精过程的开始，精子进入卵子后，卵子迅速完成第二次减数分裂，精原核与卵原核融合，染色体相互混合，形成受精卵（zygote）。受精卵的形成标志着新生命的诞生。

（二）受精卵的发育、输送与着床

受精卵形成后，借助输卵管蠕动和输卵管上皮纤毛推动，向宫腔方向移动，同时进行卵裂，形成卵裂球。受透明带的限制，卵裂球内的细胞数量增多，但总体积并未增加，以适应在狭窄的输卵管腔内移动。受精后 50 小时为 8 细胞阶段，约在受精后第 3 日，分裂成 16 个细胞的实心细胞团，称桑椹胚（morula）之后形成早期囊胚（early blastocyst）。受精后第 4 日，进入子宫腔。受精后 5 ~ 6 日，透明带消失，囊胚体积迅速增大，形成晚期囊胚（late blastocyst）。

晚期囊胚侵入子宫内膜的过程称为受精卵着床（implantation）（图 4 - 1）。着床包括定位（apposition）、黏附（adhesion）和侵入（invasion）3 个阶段。①定位：透明带消失，晚期囊胚以其内细胞团端接触子宫内膜；②黏附：晚期囊胚黏附在子宫内膜，囊胚表面滋养细胞分化为两层，外层为合体滋养细胞，内层为细胞滋养细胞；③侵入：滋养细胞穿透侵入子宫内膜，囊胚完全埋入子宫内膜中且被内膜覆盖。受精卵着床必须具备的条件有：①透明带消失；②囊胚细胞滋养细胞分化出合体滋养细胞；③囊胚和子宫内膜同步发育且功能协调；④孕妇体内分泌足量孕酮，子宫有一个极短的窗口期允许受精卵着床。

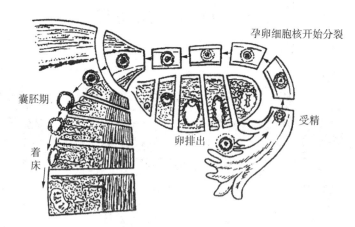

图 4 - 1 卵子受精与孕卵着床

（三）蜕膜

受精卵着床后的子宫内膜称为蜕膜（decidua），具有保护和营养胚胎的作用。根据其与囊胚的关系，分为 3 个部分（图 4 - 2）：①底蜕膜（basal decidua）：指与囊胚及滋养层接触的蜕膜，以后发育成胎盘的母体部分。②包蜕膜（capsular decidua）：指覆盖在囊胚表面的蜕膜，在妊娠 14 ~ 16 周因羊膜腔明显增大，使包蜕膜和真蜕膜逐渐融合。③真蜕膜（true decidua）：又称壁蜕膜，指除底蜕膜和包蜕膜以外覆盖子宫腔表面的蜕膜。

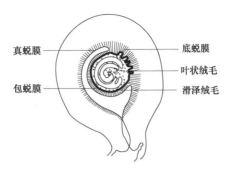

图 4 - 2 早期妊娠子宫蜕膜与绒毛的关系

二、胎儿附属物的形成及其功能

胎儿附属物指胎儿以外的组织，包括胎盘、胎膜、脐带和羊水，它们对维持胎儿宫内的生命及生长发育起着重要作用。

（一）胎盘

胎盘（placenta）介于胎儿与母体之间，是维持妊娠、保证胎儿生长发育的重要器官。

1. 胎盘的形态 足月胎盘为圆形或椭圆形，中间厚、边缘薄，直径 16 ~ 20cm，厚 1 ~ 3cm，重 450 ~ 650g。

2. 胎盘的构成 胎盘由羊膜、叶状绒毛膜和底蜕膜构成，分胎儿面和母体面（图 4 - 3）。胎儿面被覆羊膜，呈灰白色，光滑半透明，脐带动静脉从附着处分支向四周呈放射状分布直达胎盘边缘，其分支穿过绒毛膜板，进入绒毛干及其分支。母体面呈暗红色，蜕膜间隔形成若干浅沟分隔成母体叶。

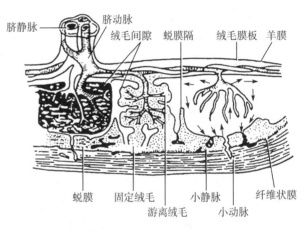

图 4 - 3 胎盘模式图

（1）羊膜（amnion） 构成胎盘的胎儿部分，被覆于胎盘胎儿面及整个胎膜的内面，与平滑绒毛膜紧贴。羊膜为半透明薄膜，光滑，无血管、神经及淋巴管，有弹性，厚度 0.02 ~ 0.05mm，电镜见上皮细胞表面有微绒毛，使羊水与羊膜间进行交换。

（2）叶状绒毛膜（chorion frondosum） 构成胎盘的胎儿部分，为足月胎盘的主体部分。绒毛膜由滋养层细胞与滋养层内面的胚外中胚层共同组成，胚胎发育 3 ~ 21 天，为绒毛发育分化最旺盛的时期，绒毛的形成要经历 3 个阶段，即：一级绒毛、二级绒毛和三级绒毛。随着绒毛不断分支并于其中长出血管，约在受精后 3 周开始建立胎儿循环。

（3）底蜕膜（basal decidua） 构成胎盘的母体部分。底蜕膜表面覆盖的蜕膜板向绒毛膜方向伸出蜕膜间隔，可将胎盘母体面分成肉眼可见的 20 个左右的胎盘小叶。由于滋养细胞的侵蚀作用，底蜕膜的子宫螺旋动脉和子宫静脉破裂，开口于绒毛间隙，动脉通过压力作用将母血喷入绒毛间隙，再扩散至四周，因而绒毛间隙充满了母血，可以相互流通。绒毛内部有脐动脉和脐静脉分支形成的毛细血管，胎儿血自脐动脉进入绒毛毛细血管网，与绒毛间隙母血进行物质交换后再经脐静脉回到胎儿体内。可见，胎盘有母体和胎儿两套各自封闭的血液循环管道，互不混淆。虽然母血与胎儿血均以每分钟500ml左右速度流经胎盘，进行物质交换，但在此过程中，二者并不直接相通，交换靠渗透、扩散和细胞选择力进行。

3. 胎盘的功能 胎盘介于胎儿与母体之间，是维持胎儿生长发育的重要器官。具有物质交换、防御、合成及免疫等功能。

（1）物质交换功能 包括气体交换、营养物质供应和排出胎儿的代谢产物等。

1）气体交换 可以替代胎儿呼吸系统的功能。在母体和胎儿之间，O_2与CO_2以简单扩散的方式进行交换。子宫动脉血PO_2为95～100mmHg，绒毛间隙血PO_2为40～50mmHg，脐动脉血PO_2为20mmHg，经交换后，脐静脉血PO_2为30mmHg，虽然胎儿血PO_2升高不明显，但鉴于胎儿血对氧有较强亲和力，故仍能获得充足的氧气。子宫动脉血PCO_2为32mmHg，绒毛间隙血PCO_2为38～42mmHg，脐动脉血PCO_2为48mmHg，两者分压差不多，但由于胎盘屏障对CO_2的扩散度是氧的20倍，故胎儿向母血排出CO_2较摄取氧容易得多。

2）营养物质供应 可以替代胎儿消化系统功能。各种营养物质以不同的方式通过胎盘。葡萄糖是胎儿代谢的主要能源，以易化扩散方式通过胎盘，胎儿体内的葡萄糖均来自母体；游离脂肪酸，钠、钾、镁，脂溶性维生素A、D、E、K等以简单扩散方式通过胎盘；氨基酸，钙、铁、碘、磷，维生素B族和C等水溶性维生素以主动转运方式通过胎盘。胎盘中含有多种酶（如氧化酶、还原酶、水解酶等），可将脂肪等复杂物质分解为简单物质，也可将葡萄糖、氨基酸等简单物质合成后供给胎儿。

3）排出胎儿的代谢产物 可以替代胎儿泌尿系统功能。胎儿的代谢产物如尿素、尿酸、肌酐、肌酸等，可经胎盘进入母血，由母体排出体外。

（2）防御功能 胎盘能阻止母血中某些有害物质进入胎儿血中，母血中的免疫球蛋白如IgG能通过胎盘，使胎儿出生后短时间内获得被动免疫力。但胎盘的屏障功能是有限的，许多病毒如风疹病毒、流感病毒、巨细胞病毒等可直接透过胎盘到达胎儿；细菌、弓形虫、支原体、衣原体、梅毒螺旋体等虽不能直接通过胎盘，但可在胎盘形成病灶，破坏胎盘屏障后感染胎儿；分子量小、对胎儿有害的药物可通过胎盘影响胎儿；上述不利因素均可导致胎儿畸形、流产、早产甚至死胎。母血内的抗A、抗B、抗Rh抗体也可进入胎儿血，引起胎儿或新生儿溶血。

（3）合成功能 胎盘主要合成激素、酶、神经递质和细胞因子，对维持正常妊娠起重要作用。

1）人绒毛膜促性腺激素（human chorionic gonadotropin，hCG） 受精卵着床后1日即可用放射免疫法自母体血清中测出，为诊断早孕的敏感方法之一。妊娠第8～10周时分泌达高峰，持续10日左右迅速下降，至妊娠18～20周时降至高峰浓度的10%直至分娩，正常情况下产后2周内消失。hCG作用是：①延长黄体寿命；②促进雄激素转化为雌激素，增加孕激素分泌；③抑制淋巴细胞免疫活性，保护滋养层不受母体的免疫攻击；④刺激男性胎儿睾丸分泌睾酮及男性性分化；⑤与母体甲状腺促甲状腺激素受体结合，刺激甲状腺活性。

2）人胎盘生乳素（human placental lactogen，hPL） 妊娠5周用放射免疫法即可在母血中测出，妊娠39～40周达高峰并维持至分娩，产后迅速下降，约7小时后即不能测出。hPL作用是：①促进乳腺腺泡发育，刺激乳腺上皮细胞合成蛋白质，为产后泌乳做准备；②促进胰岛素生成，提高母血胰岛素水平；③促进蛋白质合成和糖原合成，刺激脂肪分解，促进胎儿生长；④抑制母体对胎儿的排斥作用。

3）雌激素和孕激素 均属于甾体激素，妊娠早期由卵巢妊娠黄体产生，妊娠10周后，由胎盘合成。妊娠期雌、孕激素的协同作用，对妊娠期子宫内膜、子宫肌层、母体乳腺及其他系统的生理变化起着重要作用。

4）妊娠特异性蛋白 由合体滋养细胞产生，包括妊娠相关血浆蛋白A、B、C，其中妊娠相关血浆蛋白C比较重要，正常妊娠后的母血、羊水、脐血中均能测出，临床上测定妊娠相关血浆蛋白C值可预测早孕，并帮助了解胎儿情况。

5）缩宫素酶 是一种糖蛋白。随着妊娠进展逐渐增多，至妊娠末期达到高峰。其主要作用是灭活缩宫素分子，维持妊娠。如胎盘功能不良、死胎、子痫前期、胎儿生长受限时，血中缩宫素酶降低。

6）耐热性碱性磷酸酶 妊娠16~20周母血中可测出。随妊娠进展而增多，直至胎盘娩出后下降，产后3~6日消失。动态监测其变化，可作为评价胎盘功能的指标之一。

7）细胞因子和生长因子：表皮生长因子、神经生长因子、胰岛素样生长因子、肿瘤坏死因子-α、白细胞介素-1、2、6、8等在胚胎和胎儿营养及免疫保护起着一定作用。

（4）免疫功能 胎儿是同种半异体移植物（semiallogenic graft）。正常妊娠母体能容受且不排斥胎儿，其具体机制目前尚不清楚，可能与早期胚胎组织无抗原性、母胎界面的免疫耐受以及妊娠期母体免疫力低下有关。

（二）胎膜

胎膜（fetal membrane）由绒毛膜和羊膜组成。胎膜外层为绒毛膜，在发育过程中因缺乏营养供应而逐渐退化成平滑绒毛膜（chorion laeve）。胎膜内层为半透明的羊膜。妊娠晚期羊膜与平滑绒毛膜紧贴，但能完全分开。胎膜的功能：①构成羊膜腔，保持羊水不外流，并保护胎儿；②参与羊水交换，协助保持羊水平衡；③合成内皮素-1、甲状腺素相关蛋白，调节血管张力；④参与前列腺素合成，在分娩发动上有一定作用。

（三）脐带

脐带（umbilical cord）由胚胎发育过程中的体蒂发展而来。胚胎及胎儿借助脐带悬浮于羊水中。脐带一端连接胎儿腹壁脐轮，另一端附着在胎盘的胎儿面。足月胎儿的脐带长30~100cm，直径0.8~2.0cm，内有1条脐静脉和2条脐动脉，血管周围有胚胎结缔组织，称为华通胶（Wharton jelly），对脐血管起保护作用。脐带较长，常呈弯曲状，表面由羊膜覆盖。胎儿通过脐带血液循环与母体进行营养和代谢物的交换。脐带受压使血流受阻时，可致胎儿缺氧，甚至危及胎儿生命。

（四）羊水

1. 羊水（amniotic fluid）的来源与吸收 羊水为充满在羊膜腔内的液体。胎儿在羊水中生长发育，妊娠不同时期的羊水来源、容量及组成均有明显改变。妊娠早期，羊水的主要来源为母体血清经胎膜生成的透析液；妊娠中期以后，主要由胎儿尿液组成。妊娠晚期胎儿的肺也参与羊水的生成，每日约350ml液体从肺泡分泌至羊膜腔；羊膜、脐带华通胶及胎儿皮肤渗出液体，但量少。羊水吸收的主要途径有：近足月时，胎儿吞咽每日可吸收500~700ml；胎膜吸收，每日约400ml；脐带每小时吸收40~50ml；妊娠20周前，胎儿角化前皮肤有吸收羊水的功能，但量很少。

2. 母体、胎儿、羊水三者间的液体平衡 羊水在羊膜腔内不断进行液体交换，以保持羊水量相对稳定，始终处于动态平衡状态。母儿间的液体交换主要通过胎盘，每小时约3600ml；母体与羊水交换主要通过胎儿的消化道、呼吸道、泌尿道、角化前皮肤以及胎膜吸收进行交换。

3. 羊水量、性状及成分

（1）羊水性状及成分 早期妊娠时羊水为无色透明液体，足月妊娠时羊水略混浊，不透明；呈中性或弱碱性，pH约为7.20；比重为1.007~1.025；除98%~99%水分外，羊水中还含有1%~2%无机盐及有机物、胎脂、胎儿脱落上皮细胞、毳毛、毛发、少量白细胞、白蛋白、尿酸盐及大量激素和酶。

（2）羊水量 妊娠期羊水量逐渐增加，个体差异很大。妊娠8周时5~10ml，至38周达高峰，约为1000ml，而后减少，孕40周时约为800ml，过期妊娠羊水量可减至300ml以下。

4. 羊水功能

（1）保护胎儿 保持羊膜腔内恒温；适量的羊水可使胎儿自由活动，防止胎体粘连引起的畸形；有利于维持胎儿体液平衡；平衡子宫内外压力，防止胎儿受直接损伤；临产后，羊水可使宫缩压力均匀分布，避免胎儿直接受压引起胎儿窘迫；胎儿吞咽或吸入羊水可促进胎儿消化道和肺的发育，孕期羊水过少可引起胎儿肺发育不良。

（2）保护母体 羊水可减轻胎动给母体带来的不适感；临产后帮助扩张子宫颈口及阴道；破膜后羊水对产道起润滑和冲洗作用，有利于分娩和减少感染。

三、胚胎、胎儿发育及生理特点

（一）胚胎及胎儿的发育特点

妊娠10周（受精后8周）的人胚称为胚胎（embryo），胚胎期是主要器官分化发育的时期；自妊娠第11周（受精第9周）起至出生称为胎儿（fetus），为各组织器官进一步发育成熟的时期。以妊娠4周为一孕龄单位来描述胎儿发育的特征大致为：

4周末：可辨认出体蒂与胚盘。

8周末：胚胎初具人形，头的大小约占整个胎体的一半。可以分辨出眼、耳、口、鼻，四肢已具雏形，超声显像可见早期心脏已形成且有搏动。

12周末：胎儿身长约9cm，体重约20g。胎儿外生殖器已发育，部分可分辨性别，胎儿四肢可活动。

16周末：胎儿身长约16cm，体重约110g。从外生殖器可确定性别。皮肤薄，深红色，头皮已长出毛发，体毛开始出现。胎儿开始有呼吸运动。部分孕妇自觉胎动。

20周末：胎儿身长约25cm，体重约320g。皮肤暗红，有毳毛与胎脂。胎儿出现排尿及吞咽功能，经孕妇腹壁可听到胎心音。自该孕周起胎儿体重呈线性增长，胎儿运动明显增加，10%~30%时间胎动活跃。自20周至满28周前娩出的胎儿，称为有生机儿。

24周末：胎儿身长约30cm，体重约630g。各脏器均已发育，皮下脂肪开始沉积，但皮肤仍呈皱缩状，眼部出现睫毛与眉毛。细小支气管和肺泡已经发育，出生后可有呼吸，但生存力极差。

28周末：胎儿身长约35cm，体重约1000g。胎儿有呼吸运动，四肢活动好，皮肤呈粉红色，皮下脂肪不多，皮肤表面有胎脂。瞳孔膜消失，眼睛半张开。出生后可存活，但易患特发性呼吸窘迫综合征。

32周末：胎儿身长约40cm，体重约1700g。面部毳毛已脱落，皮肤深红色，生活力尚可，出生后加强护理可存活。

36周末：胎儿身长约45cm，体重2500g。皮下脂肪发育良好，毳毛明显减少，指（趾）甲已超过指（趾）尖，出生后能啼哭及吸吮，生活力良好，此期出生者基本可以存活。

40周末：胎儿已成熟，身长约50cm，体重约3400g。体形外观丰满，皮肤粉红色，皮下脂肪多，足底皮肤有纹理，男性睾丸已下降至阴囊内，女性大小阴唇发育良好。出生后哭声响亮，吸吮力强，能很好存活。

妊娠前20周（即前5个妊娠月）的胎儿身长（cm）＝妊娠月数的平方。妊娠后20周（即后5个妊娠月）的胎儿身长（cm）＝妊娠月数×5。可依据新生儿身长判断胎儿月份。

（二）胎儿的生理特点

1. 循环系统

（1）胎儿循环系统的解剖学特点

　　1）脐静脉1条　带有来自胎儿氧含量较高、营养较丰富的血液自胎盘经脐静脉进入胎体，脐静脉的末支为静脉导管。

　　2）脐动脉2条　带有来自胎儿氧含量较低的混合血，注入胎盘与母血进行物质交换。

　　3）动脉导管　位于肺动脉与主动脉弓之间，出生后2~3个月完全闭锁，成为动脉韧带。

　　4）卵圆孔　位于左右心房之间，出生后数分钟开始关闭，约在出生后6个月完全闭锁。

　　（2）血液循环特点　来自胎盘的血液经胎儿腹前壁分3支进入胎儿体内：一支直接入肝、一支与门静脉汇合入肝，这两支血液最后由肝静脉入下腔静脉。还有一支经静脉导管直接注入下腔静脉。故进入右心房的下腔静脉血是混合血，有来自脐静脉含氧较高的血，也有来自下肢及腹部盆腔脏器含氧较低的血，以前者为主。

　　卵圆孔开口处位于下腔静脉入口，故下腔静脉入右心房的血液绝大部分通过卵圆孔进入左心房。从上腔静脉入右心房的血液，在正常情况下很少或不通过卵圆孔而是直接流向右心室进入肺动脉。由于肺循环阻力较高，肺动脉血大部分经动脉导管流入主动脉，只有约1/3的血液通过肺静脉入左心房。左心房含氧量较高的血液迅速进入左心室，继而入升主动脉，先直接供应心、脑及上肢，小部分左心室的血液进入降主动脉至全身，后经腹下动脉，再经脐动脉进入胎盘，与母血进行交换。可见胎儿体内无纯动脉血，而是动-静脉混合血，各部分血液的含氧量不同，进入肝、心、头部及上肢的血液含氧量和营养物质较高以适应需要。注入肺及身体下部的血液含氧和营养较少（图4-4）。

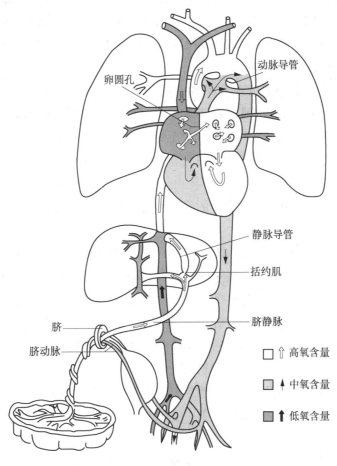

图4-4　胎儿血液循环

　　胎儿出生后开始自主呼吸，胎盘循环停止，肺循环建立，新生儿循环系统血流动力学发生显著变化，包括：①脐静脉闭锁为肝圆韧带，脐静脉的末支静脉导管闭锁为静脉韧带。②脐动脉闭锁，与相连的闭锁的腹下动脉成为腹下韧带。③肺循环建立后，肺动脉不再流入动脉导管，出生后 2 ~ 3 个月动脉导管完全闭锁为动脉韧带。④左心房压力升高，右心房压力降低，卵圆孔在胎儿出生后数分钟开始闭合，大多数在生后 6 个月完全关闭。

2. 血液系统

（1）红细胞　妊娠早期红细胞的生成主要来自卵黄囊；妊娠 10 周，红细胞生成主要在肝，以后脾和骨髓逐渐具有造血功能，妊娠足月时至少 90% 的红细胞由骨髓产生。早产儿或足月儿红细胞总数均较高，约 6×10^{12}/L。在整个胎儿期，红细胞体积较大，红细胞寿命约为成人的 2/3，需不断生成。

（2）血红蛋白　胎儿血红蛋白从结构和功能上可分为三种，即原始血红蛋白、胎儿血红蛋白和成人血红蛋白。在妊娠前半期均为胎儿血红蛋白，至妊娠最后 4 ~ 6 周，成人血红蛋白增多，至临产时胎儿血红蛋白仅占 25%。

（3）白细胞　妊娠 8 周，胎儿的血循环中即出现粒细胞，形成防止细菌感染的第一道防线，妊娠足月时可达 $(15 ~ 20) \times 10^{9}$/L。白细胞出现不久，胸腺及脾脏发育，两者均产生淋巴细胞，成为机体内抗体的主要来源，构成对抗外来抗原的第二道防线。

3. 呼吸系统　胎儿的呼吸功能由母儿血液在胎盘进行气体交换完成，但胎儿在出生前必须完成呼吸道（包括气管直至肺泡）、肺循环及呼吸肌的发育。胎儿胸壁运动最早在妊娠 11 周即可经 B 型超声观察到，妊娠 16 周时可见胎儿的呼吸运动，其强度能使羊水进出呼吸道，使肺泡扩张及生长。正常胎儿呼吸运动是不规则的，频率为 30 ~ 70 次/分，但发生胎儿窘迫时，正常呼吸运动可暂时停止或出现大喘息样呼吸。通过检测羊水中卵磷脂及磷脂酰甘油值，可以判定胎肺成熟度。糖皮质激素可刺激肺表面活性物质的产生，促进胎肺成熟。

4. 消化系统　妊娠 11 周时小肠开始有蠕动，妊娠 16 周时胃肠功能已基本建立。胎儿可吞咽羊水，排出尿液以控制羊水量。胎儿肝脏功能不够健全，特别是葡萄糖醛酸转移酶、尿苷二磷酸葡萄糖脱氢酶的缺乏，以致不能结合红细胞破坏后产生的大量游离胆红素。胆红素主要经过胎盘由母体肝脏代谢后排出体外，仅有小部分在胎儿肝内结合后形成胆绿素经肠道排出。胆绿素的降解产物使胎粪呈黑绿色。

5. 泌尿系统　妊娠 11 ~ 14 周肾脏有排泄的功能，妊娠 14 周胎儿膀胱内已有尿液。妊娠后半期，胎尿成为羊水的重要来源之一。

6. 内分泌系统　胎儿的甲状腺是胎儿期发育的第一个内分泌腺。甲状腺于妊娠第 6 周开始发育，妊娠 12 周已能合成甲状腺激素。甲状腺素对胎儿各组织器官的正常发育均有作用，尤其是大脑的发育。妊娠 12 周胎儿胰腺开始分泌胰岛素。胎儿肾上腺的发育最为突出。胎儿肾上腺皮质是活跃的内分泌器官，产生大量的甾体激素尤其是脱氢表雄酮，与胎儿肝脏、胎盘、母体共同完成雌三醇的合成与排泄。因此，测定孕妇血、尿雌三醇值已成为临床上了解胎儿、胎盘功能最常见的有效方法。

7. 生殖系统　胚胎 6 周后，原始性腺开始分化，男性胎儿形成睾丸；胚胎 12 周左右，女性胎儿原始性腺分化并发育形成卵巢。男性内生殖器于胚胎第 8 周后开始分化发育；女性内生殖器于胚胎第 9 周后开始分化发育。内生殖器官分化的同时，外生殖器也同步发育。

第二节　妊娠期母体变化

妊娠是一个正常生理过程，为了满足胎儿生长发育的需要，在胎盘产生激素和神经内分泌的影响下，孕妇生理、心理均会发生一系列适应性的变化并为分娩做准备。

一、妊娠期母体的生理变化

（一）生殖系统

1. 子宫　妊娠后子宫变化最明显，孕育胚胎和胎儿，同时在分娩过程中起着重要作用。

（1）子宫大小　子宫体积非孕时为（7~8）cm ×（4~5）cm ×（2~3）cm，妊娠足月时可增至35cm × 25cm × 22cm；子宫重量从非孕时的50g可增至妊娠足月的约1100g，增大约20倍；宫腔容量由非孕时的5ml增至妊娠足月约5000ml，增加约1000倍。子宫肌壁厚度非孕时约1cm，妊娠中期逐渐增厚达2.0 ~2.5cm，至妊娠末期又逐渐变薄为1.0~1.5cm。

（2）子宫形态　子宫形态由倒置的梨形变为球形或椭圆形。妊娠12周后，增大的子宫可在耻骨联合上方触及。妊娠晚期子宫呈长椭圆形且轻度右旋，与乙状结肠和直肠在盆腔左后侧占据有关。自妊娠12~14周起，子宫出现不规则无痛性收缩，其特点为稀发、不规律和不对称，随妊娠进展而逐渐增加，但宫缩时宫腔内压力通常为5~25mmHg，持续时间不足30秒，不伴宫颈的扩张，这种生理性无痛宫缩称为Braxton Hicks收缩。

（3）子宫峡部　位于宫体与宫颈之间最狭窄的部位，非孕时长约1cm，临产后可伸展至7~10cm，成为产道的一部分，称子宫下段，是产科手术学的重要解剖结构。

（4）子宫颈　妊娠后在激素的作用下，宫颈黏膜充血，组织水肿，宫颈腺体增生，外观肥大，变软呈紫蓝色。妊娠期宫颈黏液增多，形成黏稠的黏液栓，阻止细菌入侵。子宫颈主要成分为胶原丰富的结缔组织，不同时期这些结缔组织重新分布使妊娠期子宫颈关闭，维持至足月，分娩期子宫颈扩张以及产褥期子宫颈迅速复旧。

（5）子宫内膜　受精卵着床后，在孕激素、雌激素的作用下子宫内膜腺体增大，腺上皮细胞内糖原增加，结缔组织细胞肥大，血管充血，此时的子宫内膜称为蜕膜。

（6）子宫血流量　妊娠期子宫血管扩张、增粗，子宫血流量增加，以适应胎儿 - 胎盘循环的需要。妊娠早期子宫血流量为50ml/min，主要供应子宫肌层和蜕膜。妊娠足月时，子宫血流量为450 ~650ml/min，其中80%~85%供应胎盘。子宫螺旋血管行走于子宫肌纤维之间，子宫收缩时血管被紧压，子宫血流量明显减少。宫缩过强可致胎儿宫内缺氧，而有效地子宫收缩是产后子宫胎盘剥离面迅速止血的主要机制。

2. 卵巢　妊娠期停止排卵，妊娠黄体产生雌激素及孕激素，维持妊娠，10周后黄体功能由胎盘取代，黄体开始萎缩。

3. 输卵管　妊娠期输卵管伸长，肌细胞没有肥大故肌层增厚不明显，黏膜上皮细胞变扁平，可出现蜕膜细胞。

4. 阴道黏膜　着色、增厚、皱襞增加，伸展性增加，周围结缔组织变软，为分娩做准备。阴道黏膜上皮增生及脱落细胞增加，分泌物增多呈白色糊状。阴道上皮细胞含糖原增加，乳酸含量增多，使阴道分泌物pH降低，不利于一般致病菌生长，但易受白色假丝酵母菌感染。

5. 外阴　局部充血，表皮增厚，大小阴唇色素沉着，结缔组织变软，伸展性增加，有利于分娩时胎儿通过。妊娠时由于增大子宫的压迫作用，盆腔及下肢静脉血回流障碍，部分孕妇可有外阴或下肢静脉曲张，产后多自行消失。

（二）乳房

妊娠期胎盘分泌大量雌激素，刺激乳腺腺管发育，分泌大量孕激素，刺激乳腺腺泡发育。同时，在垂体催乳素、人胎盘生乳素、胰岛素及皮质醇等激素协同作用下，妊娠早期乳房增大，孕妇自觉乳房发胀或偶有刺痛。乳房浅静脉明显可见。乳头、乳晕增大，着色，乳晕外围的皮脂腺肥大形成散在的结节状小隆起，称蒙氏结节（Montgomery's tubercles）。妊娠末期，尤其在接近分娩期挤压乳房时，可有数滴稀薄黄色乳汁溢出，称初乳（colostrum），乳汁正式分泌在分娩后。

（三）循环系统

1. 心脏 妊娠后期膈肌升高，心脏向左、向上、向前移位，更贴近胸壁，心尖搏动向左移 1 ~ 2cm，心肌肥厚，心脏容量从妊娠早期至妊娠末期约增加 10%，心浊音界稍扩大。心脏移位使大血管轻度扭转，加之血流量增加及血液流速加快，部分孕妇心尖区与肺动脉瓣区可闻及柔和的收缩期吹风样杂音，产后逐渐消失。心率于妊娠晚期约增加 10 ~ 15 次/分。

2. 心排出量 心排出量的增加是妊娠期循环系统最重要的改变。心排出量自妊娠 8 ~ 10 周逐渐增加，妊娠 32 ~ 34 周达高峰，持续至分娩。左侧卧位心排出量较未孕时约增加 30%。临产后，特别在第二产程产妇屏气用力心排出量显著增加，胎儿娩出后，回心血量剧烈增加，产后 1 小时内心排血量可增加 20% ~ 30%，持续至产后 3 ~ 4 天。有基础心脏病的孕妇，易在妊娠 32 ~ 34 周、分娩期及产褥期最初 3 日内发生心衰。

3. 血压 妊娠早期及中期血压偏低，妊娠 24 ~ 26 周后血压及脉压均轻度升高。孕妇体位影响血压，坐位高于仰卧位。当孕妇长时间处于仰卧位时，增大的子宫压迫下腔静脉，回心血量减少，心排血量随之减少，迷走神经兴奋，出现血压下降、轻微头痛、头晕和心悸等现象，称仰卧位低血压综合征。侧卧位时能解除子宫压迫，减轻症状。因此，妊娠中、晚期鼓励孕妇侧卧位休息。

4. 静脉压 由于增大的子宫压迫下腔静脉使血液回流受阻，加之血容量的增加，孕妇股静脉压多升高，可出现下肢酸胀、水肿，且易发生下肢、外阴静脉曲张和痔疮。

（四）血液系统

1. 血容量 孕妇血容量自妊娠 6 ~ 8 周开始增加，中期增加较快，妊娠 32 ~ 34 周达高峰，约增加 45%，平均约 1450ml，其中血浆增加约 1000ml，红细胞增加约 450ml，血浆增加多于红细胞增加，出现血液稀释，称为生理性贫血。妊娠期血液生理稀释有助于增加子宫和其他器官的血流量，利于胎儿宫内生长发育。

2. 血液成分

（1）红细胞 由于血液稀释，妊娠期红细胞、血红蛋白值和血细胞比容均较非妊娠期妇女低。妊娠期红细胞计数约为 $3.6 \times 10^{12}/L$（非孕妇女约为 $4.2 \times 10^{12}/L$），血红蛋白值约为 110g/L（非孕妇女约为 130g/L），血细胞比容为 0.31 ~ 0.34（非孕妇女为 0.38 ~ 0.47）。

（2）白细胞 白细胞自妊娠 7 ~ 8 周开始轻度增加，至妊娠 30 周达高峰，为 $(5 ~ 12) \times 10^9/L$，有时可达 $15 \times 10^9/L$，主要为中性粒细胞增多。

（3）凝血因子 妊娠期血液处于高凝状态，为防止围产期出血做好准备。凝血因子Ⅱ、Ⅴ、Ⅶ、Ⅷ、Ⅸ、Ⅹ均增加，仅凝血因子Ⅺ、ⅩⅢ及血小板计数稍下降。部分孕妇于妊娠晚期可见凝血酶原时间及凝血活酶时间稍缩短，但凝血时间改变不明显。

（4）血浆蛋白 因血液稀释，血浆蛋白减少，主要是白蛋白，约为 35g/L，以后持续此水平直至分娩。

（五）泌尿系统

妊娠期肾血浆流量增加 35%，肾小球滤过率增加 50%，排尿量增加。仰卧位时肾血浆流量与肾小球滤过率增加更为显著，故孕妇夜尿量多于日尿量。肾小球对葡萄糖的滤过能力加强，而肾小管的重吸收能力不能相应增加，尿中有少量糖排出，称妊娠生理性糖尿，需注意与真性糖尿病的区别。

妊娠早期，增大的子宫压迫膀胱，易出现尿频；中期妊娠以后，子宫体高出盆腔，压迫膀胱的症状消失。受雌、孕激素影响，输尿管增粗、变长、弯曲且泌尿系统平滑肌张力降低，蠕动减弱，尿流缓慢，肾盂及输尿管轻度扩张，导致尿液引流不畅，故孕妇易患急性肾盂肾炎，以右侧多见。妊娠末期胎头入盆后，膀胱受压，再次出现尿频，甚至尿失禁。

（六）呼吸系统

妊娠中期，孕妇耗氧量增加 10%～20%，肺通气量约增加 40% 以满足孕妇本身及胎儿氧的需要。妊娠晚期，子宫增大，膈肌上升，肋膈角增宽，肋骨外展，胸腔周径增加，膈肌活动幅度减少，胸廓活动加大，孕妇以胸式呼吸为主，呼吸次数不超过 20 次/分，但呼吸较深。受雌激素影响，呼吸道黏膜充血、水肿，易发生上呼吸道感染。

（七）消化系统

1. 口腔　在雌激素的影响下，齿龈肥厚，充血、水肿，易出血，少数孕妇牙龈出现血管灶性扩张，即妊娠龈瘤；孕妇常有唾液增多感甚至流涎。

2. 胃肠道　孕激素降低胃肠道平滑肌张力，使贲门括约肌松弛，胃内酸性内容物可返流至食管下部产生"灼热"感；胃肠蠕动减弱，加之胃酸及胃蛋白酶分泌量减少，易导致上腹部饱胀感、便秘等。盆腔静脉受压、静脉回流障碍，肠道充血等常引起痔疮或原有痔疮加重。

3. 肝脏　体积、组织结构和血流量均无明显变化，肝功能方面有白蛋白下降、球蛋白上升、碱性磷酸酶升高，其余无明显变化。

4. 胆囊　受孕激素影响，胆道平滑肌松弛，胆囊排空时间延长，胆汁淤积，易并发胆囊炎及胆石症。

（八）内分泌系统

1. 垂体　妊娠期间腺垂体增大 1～2 倍。受雌孕激素负反馈的影响，垂体促性腺激素分泌减少，卵泡不再发育成熟。垂体催乳激素增加，分娩前达高峰，为产后泌乳做准备。促甲状腺激素与促肾上腺皮质激素分泌增多。促黑素细胞刺激素增加，使孕妇皮肤色素沉着。

2. 甲状腺　中度增大，但不易出现甲状腺功能亢进表现。甲状旁腺增生肥大，利于对胎儿钙供应和维持母体钙的内环境稳定。

3. 甲状旁腺　妊娠早期孕妇血清甲状旁腺素水平降低。随妊娠期血容量和肾小球滤过率的增加以及钙的胎儿运输，导致孕妇钙浓度缓慢降低，造成甲状旁腺素在妊娠中晚期逐渐升高，有利于为胎儿提供钙。

4. 肾上腺　妊娠期肾上腺皮质醇分泌增多，10% 具有活性，孕妇无肾上腺皮质功能亢进表现；醛固酮分泌增加，但大部分与蛋白质结合，不会引起严重水钠潴留；睾酮轻微增加，可表现为阴毛、腋毛增粗及增多。

5. 胰腺　胰腺功能亢进，自妊娠中期开始，B 细胞分泌胰岛素增加，至分娩前达到高峰。

（九）皮肤

孕妇体内促黑素细胞刺激激素增加，黑色素分泌增加，使孕妇面颊部、乳头、乳晕、腹白线、外阴等处出现色素沉着。颜面部出现蝶状褐色斑，称妊娠黄褐斑（chloasma gravidarum），产后可减退。孕妇腹壁、大腿、乳房等部位，因肾上腺皮质激素分泌多及子宫增大，可引起皮肤弹性纤维断裂，呈紫色或淡红色不规律平行略凹陷的条纹，称妊娠纹（striate gravidarum），产后呈银白或灰白色。雌激素使皮肤毛细血管扩张，孕妇面部、颈部、胸部、手掌等可有红斑或蜘蛛痣。汗腺活动亢进，孕妇易出汗。

（十）骨骼、关节及韧带

妊娠期间骨质通常无改变，仅在妊娠次数过多、过密且未能补充维生素 D 及钙时，会引起骨质疏松。部分孕妇自觉腰骶部及肢体疼痛不适，可能与松弛素使骨盆韧带及椎骨间的关节、韧带松弛有关。部分孕妇耻骨联合松弛，分离致明显疼痛、活动受限，产后往往消失。妊娠晚期由于重心前移，为保持身体平衡，孕妇脊柱前凸，背伸肌群过度活动，腰腹部向前，胸部向后，颈部向前，形成典型的孕妇姿势。

（十一）新陈代谢的变化

1. 新陈代谢 基础代谢率妊娠中期逐渐增高，至妊娠晚期可增高 15% ~ 20%。

2. 体重 妊娠早期体重增加不明显，妊娠足月时体重平均约增加 12.5kg；若每周体重增加超过 500g，需警惕隐性水肿。

3. 糖代谢 孕妇空腹血糖值稍低于非孕妇女；餐后则易出现高血糖、高胰岛素血症；糖耐量试验可见血糖增高幅度大且恢复延迟；妊娠期胎盘产生大量抗胰岛素物质，降低胰岛素降糖效果。

4. 脂肪代谢 血脂增高 50%，但妊娠期能量消耗多，体内动用大量脂肪使血中酮体增加，易发生酮血症。

5. 蛋白质代谢 孕妇需要大量蛋白质，以满足母体及胎儿的需要，若蛋白储备不足，可出现显性或隐性水肿。

6. 水代谢 妊娠期机体水分平均约增加 7L，一般水钠潴留与排泄成适当比例不引起水肿。但在妊娠末期因组织间液增加 1 ~ 2L 可导致水肿发生。

7. 矿物质代谢 胎儿生长发育需要大量钙、磷、铁，足月妊娠胎儿骨骼储存约 30g 钙，其中 80% 在妊娠最后 3 个月内积累。因此，妊娠最后 3 个月应补充维生素 D 及钙。妊娠期孕妇约需要 1000mg 的铁，其中 300mg 转运至胎盘、胎儿，500mg 用于母体红细胞生成，200mg 通过各种生理途径（主要为胃肠道排泄）。妊娠期铁的需求主要在妊娠晚期，6 ~ 7mg/d，故妊娠期要补充足量的铁，以满足胎儿及母体造血的需要，为分娩和哺乳做准备。

二、妊娠期母体的心理变化

妊娠期是女性生命中发生重大变化的时期，孕妇心理健康与身体健康同样重要。孕妇良好的心理健康状况有助于促进婴儿的身心健康，并促进自然分娩。妊娠的不同时期，孕妇的心理特点不同。

（一）妊娠期早期母体的心理特点及护理

1. 心理特点

（1）怀疑、震惊 无论是否是计划妊娠，孕妇都会惊讶或震惊，随后会为妊娠而兴奋快乐，为自己将要成为母亲而幸福满足。

（2）矛盾感与焦虑 可因暂时不想要孩子或孕前接触致畸环境或服药所致，也可因初为人母，缺乏抚养孩子的知识和技能及可利用的社会支持，经济负担过重，或初次妊娠，对恶心、呕吐等生理性变化无所适从所致。

（3）情绪不稳定 受体内激素水平的变化，孕妇会变得易发怒、哭泣、烦躁、无法控制自己的情绪等，情绪起伏很大又很难说出缘由，这通常使丈夫和家属感到困惑和不知所措而选择漠视，进而导致孕妇觉得家人不支持、不体贴，严重影响夫妻感情。

（4）渴望得到关爱和依赖感　进入孕期的孕妇特别关注自己身体和胎儿的变化，对周围人对待自己的态度过度敏感，渴望获得情感支持，希望家人、同事等在生活、工作中对其给予更多的爱护和关照，有依赖思想。

2. 护理措施

（1）耐心倾听　给予孕妇关心安慰，满足生理安全需要的同时，善于倾听、观察，表现出同理心，给予安慰和鼓励。

（2）健康教育　利用孕妇学校，推广普及妊娠相关知识。加强孕早期心理健康教育，掌握孕妇的心理学知识，对孕妇出现的问题及时进行指导，减轻妊娠早期的心理反应。

（3）指导孕妇进行自我调节　教会他们一些简单的心理自我调节方法，如倾诉法、宣泄法、注意力转移法、音乐放松法，从而消除恐惧和焦虑等妊娠心理反应。

（4）积极关注　孕早期女性感情比较脆弱，家庭成员和社会应多给予关爱，理解这种情绪波动并帮助其解决实际问题，使其从心理上树立信心，消除苦闷心情，顺利度过孕早期。

（二）妊娠中期母体的心理特点及护理

1. 心理特点

（1）情绪稳定、乐观　随着妊娠进展，尤其在胎动出现后，孕妇真正感受到"孩子"的存在，开始接受妊娠的事实，出现"筑巢反应"，计划为孩子买衣服、床等，学习喂养和生活护理等知识，给孩子起名字、猜性别等。此期的孕妇情绪大多是乐观稳定的，食欲、睡眠良好，精力充沛。

（2）关注自我　孕妇显得较为内向、被动，注意力集中于自己和胎儿身上，可能会使配偶及其他家庭成员感受冷落。

（3）责任感得以强化　学会奉献自己，肯为腹中胎儿的安全约束自身行为，以维护胎儿的安全。

2. 护理措施

（1）指导自我监测　加强健康教育的力度，告知孕期可能会出现各种病理状况，制定孕期检查计划并指导孕妇做好自我监测。

（2）鼓励孕妇适当运动　每天坚持运动半小时，如散步、孕妇体操、游泳等，有助于孕妇保持一个良好平和的心态。

（3）避免不良刺激　家庭成员及社会应多关爱与理解孕妇，尽可能为其创造和谐环境，同时尽量避免负性事件的刺激。

（三）妊娠晚期母体的心理特点及护理

1. 心理特点

（1）焦虑与分娩恐惧　孕妇进入妊娠晚期后，随着腹部逐渐增大，孕妇行动不便，社交活动减少，出现睡眠障碍、腰背痛等，活动日趋困难，容易感到疲倦且心理脆弱，大多数孕妇都盼望分娩日期的到来，也有部分孕妇因惧怕分娩而不想结束妊娠过程。随着预产期的临近，孕妇对分娩的恐惧日益增加，如害怕生产时的疼痛，担心能否顺利分娩、胎儿有无畸形，部分孕妇担心婴儿的性别能否为家人接受，甚至担心分娩时会死亡。

（2）内省　由于自己即将成为母亲，孕妇会经常反省自己过去与母亲的关系，通过内省逐渐形成对母亲角色责任的认识，有利于孕妇将来向母亲角色的转变。

2. 护理措施

（1）做好认知干预　消除孕妇对分娩的恐惧，耐心细致地向孕妇讲解分娩机制及产程经过，产程中如何与产助产士配合，讲解子宫收缩痛的原理，使其正确认识宫缩痛，对分娩有正确的认知，同时针对孕妇担心的问题给予耐心解答，可有效减轻孕妇心理压力，消除对分娩的恐惧。

（2）提供心理支持　耐心倾听孕妇的感受，给予更多的关心和安慰。向孕妇讲解焦虑、恐惧会影响孕妇健康及胎儿发育，并教会孕妇简单的减压方法，如倾诉、转移注意力、积极的心理暗示等。

（3）建立信任　加强与孕妇的沟通，交流要温和亲切，与之建立信任关系，再次进行产程和分娩知识的讲解，启发孕妇的自我联想，将害怕和恐惧的心理转变成积极的配合，以自信、平和的心态迎接新生命的诞生。

第三节　妊娠诊断

⇒ **案例引导**

患者，女性，27 岁，平素月经规律。现结婚 2 个月，未采取避孕措施，但因工作需要计划去外地进修一年。现因停经 40 余天，乏力、恶心、呕吐 2 天来医院就诊，检测尿 hCG（＋）。该妇女得知后，表现为惊讶、紧张、矛盾、焦虑不安。

根据以上资料，请回答：

1. 该女士最可能的临床诊断。

2. 该女士当前最主要的护理诊断。

3. 该类女士应进行的健康宣教及护理措施。

妊娠期从末次月经的第一日开始计算，约为 280 日（40 周）。依据胎儿生长发育的特点和母体的变化，临床上将妊娠全过程分为 3 个时期。①早期妊娠：妊娠未达 14 周；②中期妊娠：第 14～27 周末；③晚期妊娠：第 28 周及以后。

一、早期妊娠诊断

早期妊娠也称为早孕，是胚胎形成、胎儿器官分化的重要时期，因此早期妊娠诊断主要是确定妊娠、胎数、孕龄及排除异位妊娠等病理情况。

（一）临床表现

1. 症状

（1）停经（cessation of menstruation）　生育年龄有正常性生活的健康妇女，平时月经周期正常，一旦月经过期，应疑为妊娠。若停经已达 10 日以上，应高度怀疑妊娠。停经是妊娠最早最重要的症状，但停经不一定就是妊娠，如内分泌失调、产后哺乳期、口服避孕药等也可有停经现象，需注意鉴别。

（2）早孕反应（morning sickness）　有 60% 的妇女约在妊娠 6 周左右出现畏寒、头晕、乏力、嗜睡、食欲不振、喜食酸物或厌恶油腻、恶心、晨起呕吐等症状，称为早孕反应，多于妊娠 12 周左右自行消失，可能与 hCG 增多、胃酸分泌减少、胃排空时间延长等有关。

（3）尿频（frequency of urination）　妊娠早期子宫增大压迫膀胱所致。妊娠 12 周后，子宫逐渐增大超出盆腔，尿频症状自然消失。

2. 体征

（1）乳房的变化　受雌、孕激素影响，乳房逐渐增大。孕妇自觉乳房胀痛，初孕妇较明显。乳头、乳晕皮肤着色加深，乳晕周围有蒙氏结节出现。哺乳孕妇妊娠后乳汁明显减少。

（2）生殖器官的变化　于妊娠 6～8 周行阴道窥器检查，可见阴道壁及宫颈充血，呈紫蓝色。双合诊检查宫颈变软，子宫峡部极软，感觉宫颈与宫体似不相连，称黑加征（Hegar sign），是早期妊娠特有的体征变化。妊娠 8 周时全子宫增大变软，子宫约为非孕时的 2 倍，妊娠 12 周约为非孕时的 3 倍，宫底超出盆腔，可在耻骨联合上方触及。

（3）其他　部分患者出现雌激素增多的表现，如蜘蛛痣、肝掌、皮肤色素沉着（面部、腹白线、乳晕）等，部分患者会出现不伴有子宫出血的子宫收缩痛或不适、腹胀、便秘等。

（二）辅助检查

1. 妊娠试验（pregnancy test）　受精卵着床后不久即可用放射免疫学方法测定孕妇血 hCG 水平升高。临床上多采用早早孕试纸法检测孕妇尿液，结果阳性结合临床表现可协助早期妊娠诊断。

2. 超声检查　是目前临床确定早孕最快速、最准确的方法。妊娠早期超声检查的主要目的是确定宫内妊娠、排除异位妊娠、滋养细胞疾病、盆腔肿块等。阴道超声较腹部超声诊断早孕可提前 1 周，最早于妊娠 4~5 周时可见圆形或椭圆形的妊娠囊；妊娠 5 周，妊娠囊内可见胚芽与原始心管搏动，可确定为早期妊娠、活胎。妊娠 11~13^{+6} 周测量胎儿头臀长度（crown - rump length, CRL）能较准确地估计孕周，校正预产期。用超声多普勒法在子宫区内能听到有节律、单一、高调的胎心音，胎心率为 110~160 次/分。

3. 宫颈黏液检查　宫颈黏液量少质稠，拉丝度差，涂片干燥后光镜下见到排列成行的椭圆体，未见羊齿植物叶状结晶，则早期妊娠的可能性大。

4. 黄体酮试验　利用孕激素在体内突然撤退能引起子宫出血的原理，对疑为早孕的妇女，每日肌注黄体酮 20mg，连用 3~5 日。如停药后 7 日仍未见阴道流血，则早孕的可能性大。如停药后 3~7 日内出现阴道流血，则排除早孕。

5. 基础体温测定　双相型体温的妇女，体温升高相持续 18 日不见下降，早期妊娠可能性大；若持续 3 周不下降，则考虑早期妊娠。基础体温曲线不能反映胚胎的发育情况。

二、中、晚期妊娠诊断

⇒ 案例引导

患者，女性，23 岁，停经 5 个月，自觉胎动 10 余天。经检查：下腹部膨隆，宫底高度脐下一横指，听诊胎心率 158 次/分。该患者自怀孕后，开始因早孕反应不适便辞职在家，且拒绝一切运动和家务活动，总是担心胎儿的安危。

根据以上资料，请回答：

1. 该女士最可能的临床诊断。

2. 该女士最可能的护理诊断。

3. 该类女士应进行的健康宣教内容。

中、晚期妊娠是胎儿生长发育和各器官发育成熟的重要时期，主要的妊娠诊断是判断胎儿生长发育情况、宫内状况和发现胎儿畸形。

（一）临床表现

孕妇有早期妊娠经过，且子宫明显增大，自感胎动，触及胎体，听诊有胎心。

1. 子宫增大　随着妊娠周数的增加，孕妇腹部隆起，手测宫底高度或尺测耻骨联合上子宫高度可初步估计胎儿大小及孕周（图 4 - 5、表 4 - 1）。

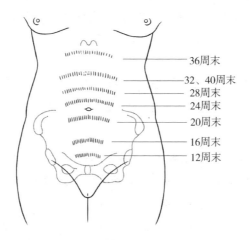

图 4 - 5　妊娠周数与宫底高度

表 4 - 1　不同妊娠周数的子宫底高度及子宫长度

妊娠周数	手测子宫底高度	尺测耻上子宫底高度（cm）
满 12 周	耻骨联合上 2 ~ 3 横指	
满 16 周	脐耻之间	
满 20 周	脐下 1 横指	18（15.3 ~ 21.4）
满 24 周	脐上 1 横指	24（22.0 ~ 25.1）
满 28 周	脐上 3 横指	26（22.4 ~ 29.0）
满 32 周	脐与剑突之间	29（25.3 ~ 32.0）
满 36 周	剑突下 2 横指	32（29.8 ~ 34.5）
满 40 周	脐与剑突之间或略高	33（30.0 ~ 35.3）

2. 胎动（fetal movement，FM）　胎儿在子宫内冲击子宫壁的活动称胎动，是监测胎儿宫内安危的重要指标之一。孕妇多于妊娠 20 周左右开始自觉胎动，胎动每小时 3 ~ 5 次。妊娠 28 周以后，正常胎动次数≥10 次/2 小时。妊娠周数越多，胎动越活跃，但至妊娠末期胎动逐渐减少。腹壁薄且松弛的孕妇，经腹壁可见胎动。

3. 胎心音　听到胎儿心音可确诊妊娠且为活胎。妊娠 12 周后用多普勒胎心听诊仪可听到胎心音，妊娠 18 ~ 20 周用听诊器可经孕妇腹壁听到胎儿心音。胎心音呈双音，似钟表"滴答"声，速度较快。正常值为 110 ~ 160 次/分，应与子宫杂音、腹主动脉音、脐带杂音、胎盘的血流音相鉴别。

4. 胎体　妊娠 20 周以后，经腹壁可触到子宫内的胎体，至妊娠 24 周后，用四步触诊法可区分胎体不同部分。胎头圆而硬，有浮球感；胎背宽而平坦饱满；胎臀软而宽，形状不规则；胎儿肢体小且有不规则的活动。随妊娠进展，通过四步触诊法能够查清胎儿在子宫内的位置。

（二）辅助检查

1. 超声检查　显示胎儿数目、胎产式、胎先露及胎方位、胎心搏动情况及胎盘位置、分级，测量胎头双顶径、头围、腹围、股骨长等多条胎儿径线，并可测量羊水量，观察胎儿有无明显体表畸形等。超声多普勒法能探出胎心音、胎动音、脐带血流音及胎盘血流音。

2. 胎儿心电图　在胎儿心脏异常的诊断中有较重要价值。于妊娠 12 周后能显示较规律的图形，于妊娠 20 周后检出的成功率高。

三、胎姿势、胎产式、胎先露、胎方位

妊娠 28 周前，羊水较多，胎体较小，因此胎儿在子宫内活动范围较大，在宫内的位置和姿势易于改变。妊娠 32 周后羊水相对减少，胎儿与子宫壁贴近，胎儿的姿势和位置相对恒定。分娩前胎儿在宫内的位置正常与否与能否顺利分娩和母婴安全有直接的关系。

1. 胎姿势（fetal attitude） 指胎儿在子宫内的姿势。正常胎姿势为胎头俯屈，颏部贴近胸壁，脊柱略前弯，四肢屈曲交叉于胸腹前，其体积及体表面积均明显缩小，整个胎体成为头端小、臀端大的椭圆形。

2. 胎产式（fetal lie） 指胎儿身体纵轴与母亲身体纵轴的关系（图 4-6）。两纵轴平行者称纵产式（longitudinal lie），占足月妊娠分娩总数之 99.75%；两纵轴垂直者称横产式（transverse lie），占足月妊娠分娩总数 0.25%；两纵轴交叉呈角度者称斜产式，属暂时性胎产式，分娩过程中多数转为纵产式，偶尔转成横产式。

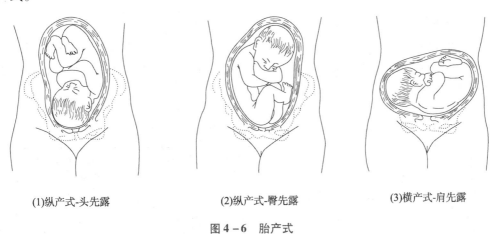

(1)纵产式-头先露　　　　(2)纵产式-臀先露　　　　(3)横产式-肩先露

图 4-6　胎产式

3. 胎先露（fetal presentation） 指最先进入骨盆入口的胎儿部分。纵产式有头先露（head presentation）及臀先露（breech presentation），横产式为肩先露（shoulder presentation）。头先露因胎头屈伸程度不同又分为枕先露、肩先露、额先露及面先露（图 4-7）。臀先露因入盆的先露部分不同，又分为混合臀先露、单臀先露、单足先露和双足先露（图 4-8）。偶见头先露或臀先露与胎手或胎足同时入盆，称复合先露（compound presentation）。

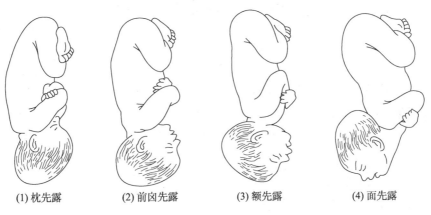

(1) 枕先露　　　(2) 前囟先露　　　(3) 额先露　　　(4) 面先露

图 4-7　头先露种类

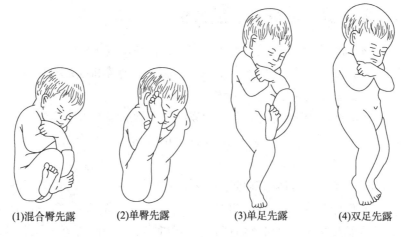

(1)混合臀先露　　　(2)单臀先露　　　(3)单足先露　　　(4)双足先露

图4-8　臀先露种类

4. 胎方位（fetal position）　胎儿先露部的指示点与母体骨盆的关系（简称胎位）。枕先露以枕骨、面先露以颏骨、臀先露以骶骨、肩先露以肩胛骨为指示点。根据指示点与母体骨盆左、右、前、后、横的关系而有不同的胎位（表4-2）。如：枕先露时，胎头枕骨位于母体骨盆的左前方，应称之为枕左前位（LOA），余类推。

表4-2　胎产式、胎先露、胎方位的种类及关系

纵产式 (99.75%)	头先露 (95.55%~97.55%)	枕先露（95.55%~97.55%）：枕左前（LOA）、枕左横（LOT）、枕左后（LOP） 枕右前（ROA）、枕右横（ROT）、枕右后（ROP） 面先露（0.20%）：颏左前（LMA）、颏左横（LMT）、颏左后（LMP） 颏右前（RMA）、颏右横（RMT）、颏右后（RMP）
	臀先露 (2%~4%)	骶左前（LSA）、骶左横（LST）、骶左后（LSP） 骶右前（RSA）、骶右横（RST）、骶右后（RSP）
横产式 (0.25%)	肩先露 (0.25%)	肩左前（LScA）、肩左后（LScP）、肩右前（RScA）、肩右后（RScP）

第四节　妊娠期管理

⇒**案例引导**

　　患者，女性，32岁。现第三胎已妊娠32周。产前检查：子宫底位于脐与剑突之间，四部触诊结果为宫底是宽而软、形态不规则的胎儿部分，耻骨联合上方是圆而硬的胎儿部分，胎背位于母体腹部右侧。胎心率156次/分，胎动正常。前两次妊娠均为剖宫产，患者了解到顺产的好处，此次想自然分娩。

　　根据以上资料，请回答：

　　1. 该孕妇产前检查的内容。

　　2. 该孕妇妊娠期的营养指导。

　　3. 该孕妇妊娠期的运动指导。

一、产前检查的时间

产前检查是做好妊娠期护理的重要环节。产前检查应从确诊早孕时开始。除行双合诊了解软产道及内生殖器官有无异常外，须测量血压，检查心肺，检测尿常规。对有遗传病家族史或分娩史者，应行绒毛检查，也可在妊娠中期抽取羊水做染色体核型分析，以降低先天缺陷儿及遗传患儿的出生率。世界卫生组织（2016 年）建议产前检查次数至少 8 次，分别为：妊娠 < 12 周、20 周、26 周、30 周、34 周、36 周、38 周和 40 周。根据我国《孕前和孕期保健指南（2018 年）》，目前推荐的产前检查孕周分别是妊娠 6 ~ 13^{+6}周，14 ~ 19^{+6}周，20 ~ 24 周，25 ~ 28 周，29 ~ 32 周，33 ~ 36 周，37 ~ 41 周（每周 1 次），具体见表 4 - 3。高危妊娠者应酌情增加产前检查次数。

表 4 - 3　产前检查的方案

检查次数	常规保健内容	必查项目	备查项目	健康教育及指导
第 1 次检查 （6 ~ 13^{+6}周）	1. 建立孕期保健手册 2. 确定孕周、推算预产期 3. 评估孕期高危因素 4. 血压、体重与体重指数 5. 妇科检查 6. 胎心率（妊娠 12 周左右）	1. 血常规 2. 尿常规 3. 血型（ABO 和 Rh） 4. 空腹血糖 5. 肝功和肾功 6. 乙型肝炎表面抗原 7. 梅毒血清抗体筛查和 HIV 筛查 8. 地中海贫血筛查（广东、广西、海南、湖南、湖北、四川、重庆等地） 9. 早孕期超声检查（确定宫内妊娠和孕周）	1. HCV 筛查 2. 抗 D 滴度（Rh 阴性者） 3. 75g OGTT（高危妇女） 4. 甲状腺功能筛查 5. 血清铁蛋白（血红蛋白 <110g/L 者） 6. 宫颈细胞学检查（孕前 12 月未检查者） 7. 宫颈分泌物检测淋球菌和沙眼衣原体 8. 细菌性阴道病的检测 9. 早孕期非整倍体母体血清学筛查（10 ~ 13^{+6}周） 10. 妊娠 11 ~ 13^{+6}周超声检查测量胎儿颈项透明层厚度 11. 妊娠 10 ~ 13^{+6}周绒毛活检 12. 心电图	1. 流产的认识和预防 2. 营养和生活方式的指导 3. 避免接触有毒有害物质和宠物，慎用药物 4. 孕期疫苗的接种 5. 改变不良生活方式；避免高强度的工作、高噪音环境和家庭暴力 6. 保持心理健康 7. 继续补充叶酸 0.4 ~ 0.8mg/d 至 3 个月，有条件者可继续服用含叶酸的复合维生素
第 2 次检查 （14 ~ 19^{+6}周）	1. 分析首次产前检查的结果 2. 血压、体重 3. 宫底高度 4. 胎心率	无	1. 无创产前检测（NIPT）（12 ~ 22^{+6}周） 2. 中孕期非整倍体母体血清学筛查（15 ~ 20 周） 3. 羊膜腔穿刺检查胎儿染色体（16 ~ 22 周）	1. 中孕期胎儿非整倍体筛查的意义 2. 非贫血孕妇，如血清铁蛋白 <30μg/L，应补充元素铁 60mg/d，诊断明确的缺铁性贫血孕妇，应补充元素铁 100 ~ 200mg/d 3. 开始常规补充钙剂 0.6 ~ 1.5g/d
第 3 次检查 （20 ~ 24 周）	1. 血压、体重 2. 宫底高度 3. 胎心率	1. 胎儿系统超声筛查（20 ~ 24 周） 2. 血常规 3. 尿常规	阴道超声测量宫颈长度（早产高危）	1. 早产的认识和预防 2. 营养和生活方式的指导 3. 胎儿系统超声筛查的意义
第 4 次检查 （25 ~ 28 周）	1. 血压、体重 2. 宫底高度 3. 胎心率	1. 75g OGTT 2. 血常规 3. 尿常规	1. 抗 D 滴度复查（Rh 阴性者） 2. 宫颈阴道分泌物胎儿纤维连接蛋白（fFN）检测（宫颈长度为 20 ~ 30mm 者）	1. 早产的认识和预防 2. 营养和生活方式的指导 3. 妊娠期糖尿病筛查的意义
第 5 次检查 （29 ~ 32 周）	1. 血压、体重 2. 宫底高度 3. 胎心率 4. 胎位	1. 产科超声检查 2. 血常规 3. 尿常规	无	1. 分娩方式指导 2. 开始注意胎动 3. 母乳喂养指导 4. 新生儿护理指导

续表

检查次数	常规保健内容	必查项目	备查项目	健康教育及指导
第6次检查 （33～36周）	1. 血压、体重 2. 宫底高度 3. 胎心率 4. 胎位	尿常规	1. B族链球菌（GBS）筛查 （35～37周） 2. 肝功、血清胆汁酸检测（32～34周，怀疑妊娠肝内胆汁淤积症的孕妇） 3. NST检查（34孕周以后）	1. 分娩前生活方式的指导 2. 分娩相关知识 3. 新生儿疾病筛查 4. 抑郁症的预防
第7～11次检查 （37～41周）	1. 血压、体重 2. 宫底高度 3. 胎心率 4. 胎位	1. 产科超声检查 2. NST检查（每周1次）	宫颈检查（Bishop评分）	1. 分娩相关知识 2. 新生儿免疫接种 3. 产褥期指导 4. 胎儿宫内情况的监护 5. 超过41周，住院并引产

二、产前护理评估

（一）生理评估

1. 健康史评估

（1）一般健康史

1）年龄　年龄过小容易发生难产；年龄过大，特别是35岁以上的初孕妇，容易并发妊娠期高血压疾病、产力异常，难产及生育先天缺陷儿的机会增加。

2）职业　了解孕妇有无接触不良理化因素，如放射线、高温、铅、汞、镉等可能会导致胎儿畸形、出生缺陷。

3）既往史及手术史　着重了解孕妇有无高血压、心脏病、糖尿病、结核病、血液病、肝肾疾病、骨软化症等，注意其发病时间及治疗情况，并了解有无腹部外伤史或手术史。

4）家族史　询问孕妇有无高血压、糖尿病、精神病、双胎妊娠及其他遗传性疾病。若有遗传病家族史，应及时进行遗传咨询及产前筛查。

5）月经史　了解孕妇初潮年龄、月经周期及经期、经量，有无痛经及末次月经日期等。

6）丈夫健康状况　了解丈夫年龄、职业、教育程度；询问血型、有无遗传性疾病及烟酒嗜好；了解用药情况及其对妊娠的态度。

7）与妊娠有关的日常生活史　了解孕妇的营养与排泄、活动与休息、工作、娱乐、旅行、家庭经济情况等。

（2）产科健康史

1）既往孕产史　了解既往的孕产史及分娩方式、有无流产、早产、难产、死胎死产史等，有无异常分娩，新生儿情况等。

2）本次妊娠情况　了解本次妊娠后是否有感冒发热等不适，用药情况，早孕反应出现时间、严重程度，自觉胎动时间，有无发热、腹痛、阴道出血、头痛、头晕、心悸、呼吸困难、水肿、阴道流血、异常阴道分泌物等表现。有无烟酒嗜好、放射线接触，病毒感染与疫苗接种情况，是否养宠物等。

3）预产期的计算　根据末次月经（last menstrual period，LMP）推算预产期，从末次月经第1日算起，月份减3或加9，日数加7（农历加15）。若孕妇月经不准、记不清末次月经日期或于哺乳期无月经来潮而受孕者，可根据早孕反应出现时间、自觉胎动开始时间、手测子宫底高度或尺测耻上子宫高度、hCG值，B型超声测量胎体的头臀长、双顶径等方法进行估计。实际分娩日期与推算的预产期，可能相差1～2周。

2. 相关检查

（1）全身检查　观察孕妇发育、身高、营养、步态、精神状态。身材矮小者（145cm以下）常伴有骨盆狭窄，跛行者可能有脊柱或下肢的畸形；了解心肺功能有无异常；测量血压，若超过140/90mmHg，或比基础血压高30/15mmHg，需密切注意；测量体重和检查有无水肿，孕妇每周体重增加超过500g需警惕病理性水肿；检查乳房发育状况、乳头有无凹陷及皲裂。

（2）产科检查　主要包括孕妇腹部检查及产道检查。

1）腹部检查　孕妇排空膀胱后仰卧于检查床上，头部稍垫高，露出腹部，双腿略屈曲分开，放松腹肌，检查者站在孕妇右侧。

①视诊　注意腹形及大小，腹部有无妊娠纹、手术瘢痕和水肿。腹部过大者，考虑有无双胎、巨大儿、羊水过多等；腹部过小者，可能有胎儿宫内生长受限、孕周推算错误、羊水过少的情况；腹部两侧向外膨出、宫底位置较低者，肩先露的可能性大；腹部向前突出（尖腹，多见于初产妇）或腹部向下悬垂（悬垂腹，多见于经产妇）者，可能存在骨盆狭窄或头盆不称。

②触诊　注意腹壁肌肉紧张度，有无腹直肌分离，子宫肌敏感程度。手测估计宫底高度，用软尺测耻上子宫底高度及腹围值。用四步触诊法（leopold maneuvers）检查子宫大小、胎产式、胎先露、胎方位以及胎先露部是否衔接。前三步时，检查者面向孕妇；第四步时，检查者面向孕妇足端（图4-9）。

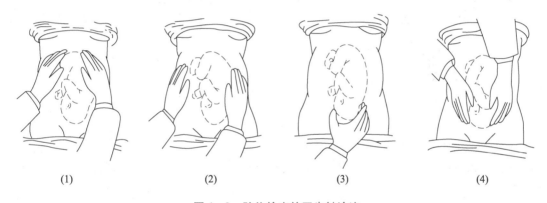

図4-9　胎位检查的四步触诊法

第一步：检查者两手置于宫底部，了解子宫外形并触摸宫底高度，估计胎儿大小与妊娠周数是否相符。然后，以双手指腹相对轻推，判断宫底部的胎儿部分，若为胎头则圆而硬，有浮球感；若为胎臀则宽而软，略不规则。

第二步：检查者双手分别置于孕妇腹部左右侧，一只手掌固定，另一只手指指腹稍用力深按检查，两手交替，分辨胎背及胎儿四肢部分。平坦且饱满者为胎背，可变形的高低不平部分为胎儿肢体，如感到胎儿肢体活动，更易诊断。

第三步：检查者右手拇指与其余4指分开，置于孕妇耻骨联合上方，握住胎先露部，进一步查清是胎头或胎臀，并左右推动以确定是否衔接。若胎先露部仍浮动，表示尚未衔接；若胎先露部不能被推动，则已衔接。

第四步：检查者面向孕妇足端，左右手分别置于胎先露部两侧，向骨盆入口方向往下深按，再次判断胎先露部的诊断是否正确，并确定入盆程度。

③听诊　妊娠24周前，胎心音多在脐下正中或稍偏左、右能听到；妊娠24周后，胎心在靠近胎背上方的孕妇腹壁上听得最清楚。枕先露时，胎心在脐下左（右）方；臀先露时，胎心在脐上左（右）方；肩先露时，胎心在靠近脐部下方听得最清楚（图4-10）。当腹壁紧、子

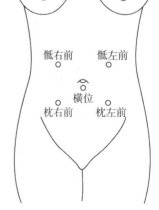

図4-10　不同胎位胎心音听诊部位

宫较敏感、确定胎背位置困难时，可借助胎心及胎先露部综合分析判定胎位。

2）产道检查　包括骨产道检查（骨盆测量）与软产道检查。骨盆大小及其形态是决定胎儿能否经阴道分娩的重要因素之一。骨盆测量主要方法有骨盆外测量和骨盆内测量两种。

①骨盆外测量　测量多采用骨盆测量器，操作简便，临床至今广泛应用。主要径线有：

髂棘间径（interspinal diameter，IS）：孕妇取伸腿仰卧位。测量两侧髂前上棘外缘的距离（图4-11），正常值为23~26cm。

髂嵴间径（intercrestal diameter，IC）：孕妇取伸腿仰卧位，测量两侧髂嵴外缘最宽的距离（图4-12），正常25~28cm。

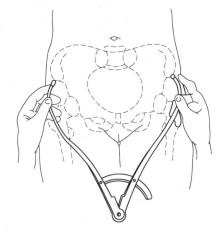

图4-11　测量髂棘间径

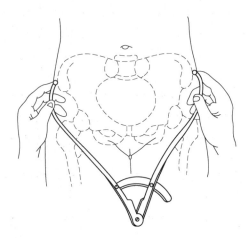

图4-12　测量髂嵴间径

髂棘间径和髂嵴间径可间接推测骨盆入口横径长度。

骶耻外径（external conjugate，EC）：孕妇取左侧卧位，右腿伸直，左腿屈曲，测第5腰椎棘突下（相当于米氏菱形窝上角）至耻骨联合上缘中点的距离（图4-13），正常值为18~20cm。此径线是骨盆外测量中最重要的径线，可间接推测骨盆入口前后径长度。

坐骨结节间径（intertuberous diameter，IT）：又称出口横径（transverse outlet）。孕妇取仰卧位，两腿弯曲，双手紧抱双膝，测量两坐骨结节内侧缘间的距离（图4-14），正常值为8.5~9.5cm。若此径线小于8cm时，应加测出口后矢状径（坐骨结节间径中点至骶骨尖端的长度）。若出口后矢状径值与坐骨结节间径值之和＞15cm时，表明骨盆出口狭窄不明显。

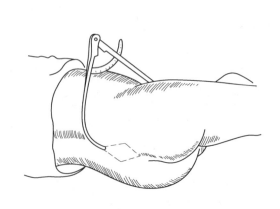

图4-13　测量骶耻外径

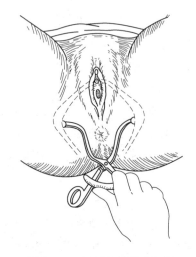

图4-14　测量坐骨结节间径

耻骨弓角度（angle of pubic arch）：检查者双手拇指指尖斜着对拢，放置于耻骨联合下缘，左右两拇指平放在耻骨降支上面，两拇指间角度即为耻骨弓角度（图 4-15），正常值为 90°，小于 80° 为异常。

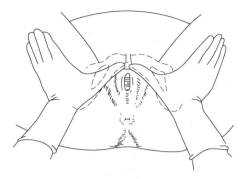

图 4-15 测量耻骨弓角度

②骨盆内测量 适用于骨盆外测量有狭窄者。测量时，孕妇取仰卧截石位，外阴部消毒。检查者戴无菌手套并涂滑润油，动作轻柔。主要径线有：

对角径（diagonal conjugate，DC）：也称骶耻内径，是耻骨联合下缘至骶岬上缘中点的距离，正常值为 12.5~13cm。方法是检查者将一手的示、中指伸入孕妇阴道，用中指尖触及骶岬上缘中点，示指上缘紧贴耻骨联合下缘，用另一手示指正确标记此接触点，抽出阴道内的手指，测量中指尖至此接触点的距离，即为对角径，若测量时阴道内的中指尖触不到骶岬，表示对角径值 >12.5cm（图 4-16）。对角径值减去 1.5~2cm 即为骨盆入口前后径长度，又称真结合径（true conjugate），正常值约为 11cm。测量时期以妊娠 24~36 周、阴道松软时进行为宜。过早测量常因阴道较硬影响操作；近预产期测量则容易引起感染等。

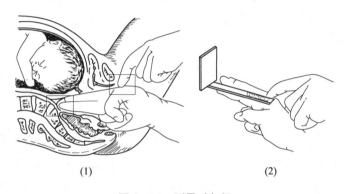

(1) (2)

图 4-16 测量对角径

坐骨棘间径（interspinous diameter）：测量两坐骨棘间的距离，检查者将一手示、中指放在阴道内，分别触及两侧坐骨棘，估计其间的距离（图 4-17），正常值约为 10cm。此径线代表中骨盆横径。

坐骨切迹宽度：即骶棘韧带宽度，为坐骨棘与骶骨下部间的距离，代表中骨盆后矢状径（图 4-18）。检查者将阴道内的示指置于骶棘韧带上移动，若能容纳 3 横指（5.5~6cm）为正常，否则属中骨盆狭窄。

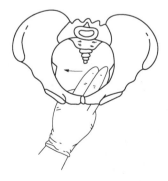

图 4-17 测量坐骨棘间径

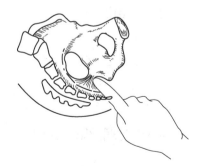

图 4-18 测量坐骨切迹宽度

③软产道检查 妊娠期可行阴道检查，特别是有阴道流血和阴道分泌物异常时，主要了解有无先天畸形、囊肿、赘生物等。分娩前阴道检查，可协助确定骨盆大小，宫颈容受和宫颈口开大难度，可进行

宫颈 Bishop 评分。

（3）实验室检查　评估孕妇血常规、尿常规、肝功能、肾功能、唐氏筛查、糖筛查试验、病毒性肝炎抗原抗体检测，以及有合并症时进行的相应检查，如心电图、血清电解质等情况；此外还需注意胎心电子监护、B 型超声检查、羊水检测、胎儿遗传学检查等结果，以全面了解孕妇、胎儿以及胎盘、羊水的情况。

（4）绘制妊娠图　将各项检查结果，包括血压、体重、宫高、腹围、B 型超声测得的胎头双顶径值、尿蛋白、尿雌激素/肌酐（E/C）比值、胎位、胎心率、水肿等项，填于妊娠图中。将每次产前检查时所得的各项数值，分别记录于妊娠图上，绘制成曲线，观察其动态变化，及早发现孕妇和胎儿的异常情况。

（5）产前复诊　复诊产前检查是为了了解前次产前检查后各方面有无变化，以便及早发现和及时处理高危妊娠。内容包括：①询问前次检查后有无特殊情况出现，如头痛、视物模糊、下肢水肿、阴道出血、胎动出现特殊变化等，并给予相应的治疗。②测量体重及血压，检查有无水肿或其他异常。③测量子宫底高度、腹围，四部触诊法复查胎位，听胎心，了解胎儿大小是否与妊娠月份相符，必要时 B 型超声检查。④复查尿蛋白。⑤孕 32 周后每次复诊需行胎心电子监护，必要时做胎盘功能及羊水检查。⑥记录检查结果，绘制妊娠曲线，进行孕期卫生宣传，并预约下次复诊时间。

（二）心理社会评估

1. 妊娠早期　评估孕妇对妊娠的态度是积极还是消极，以及其影响因素，评估孕妇对妊娠的接受程度，孕妇遵循产前指导的能力，筑巢行为，能否主动的谈论妊娠的不适、感受和困惑，妊娠过程中与家人和朋友的关系等。

2. 妊娠中、晚期　评估孕妇情绪是否稳定，将为人母和分娩是否做好心理准备，特别是预产期临近时，孕妇对分娩有无担心、焦虑、恐惧，程度如何。此外，还需评估家属尤其丈夫的心理状况，评估孕妇的家庭经济情况、居住环境、宗教信仰以及孕妇在家庭中的角色等，这样才能有针对性地协助准父亲和其他家庭成员成为孕妇强有力的支持者。

三、妊娠期营养的管理

妊娠期间，母体的营养状况直接关系自身健康及胎儿生长发育。妊娠期营养不良，导致胎儿生长发育迟缓，低出生体重，早产、死产等；妊娠期营养过剩，巨大儿、难产、妊娠期高血压疾病和妊娠期糖尿病等发生率增加。因此，加强孕期营养指导是产前保健的重要内容。

（一）孕妇膳食指南

根据 2016 年中国营养学会发布的《孕期妇女膳食指南》，建议孕妇在一般人群膳食指南的基础上增加以下 5 条内容：①补充叶酸，常吃含铁丰富的食物，选用碘盐；②妊娠呕吐严重者可少量多餐，保证摄入含必要量碳水化合物的食物；③妊娠中晚期适量增加奶、鱼、禽蛋、瘦肉的摄入；④适量身体活动，维持孕期适宜增重；⑤禁烟酒，积极准备母乳喂养。

（二）不同妊娠时期的膳食原则

1. 妊娠早期

1）饮食应清淡　根据孕妇喜好，选择新鲜蔬菜、水果，鱼类、禽类、蛋类，豆制品和谷类等食品，易于消化，能减轻恶心、呕吐等早孕反应。

2）少量多餐　早孕反应较重者，宜少量多餐，根据自身食欲和反应调整进食时间、数量、种类。

3）摄入足量富含碳水化合物的食物　妊娠早期每天至少摄入 150g 碳水化合物。

4）进食富含叶酸食物　妊娠早期叶酸缺乏与胎儿神经管畸形相关，因此建议从孕前3个月至孕早期，每日补充叶酸400μg。此外，可选择富含叶酸的食物，如动物肝脏、豆类、蛋类、绿叶蔬菜、坚果等。

5）戒烟、禁酒，远离吸烟环境　妊娠期妇女吸烟或饮酒可造成胎儿营养不良、发育迟缓、中枢神经系统异常、智力低下等，孕妇流产、早产、死胎危险性也可能增加。

2. 妊娠中、晚期

1）适当增加鱼、禽、蛋、瘦肉、海产品摄入　我国营养学会建议妊娠中期每日增加15g蛋白质，妊娠晚期再增加75g蛋白质。鱼、禽、蛋、瘦肉均是优质蛋白的良好来源，鱼类富含n-3多不饱和脂肪酸，蛋黄富含卵磷脂、维生素A和B_2，对胎儿大脑、视网膜均有利。此外，适当增加维生素A和B族的供给。每周最好进食2~3次深海鱼类。

2）适当增加奶类摄入　中国营养学会建议从妊娠中期开始，每日应至少摄入250~500g奶制品及补充钙600mg。奶类是蛋白质和钙的良好来源，还应多吃豆类、虾皮、绿叶菜等。

3）摄入含铁丰富的食物　妊娠中期，孕妇易发生缺铁性贫血，故应多进食含铁丰富食物，如动物血、肝脏、瘦肉、木耳、蘑菇等，每日增加20~50g红肉，每周吃1~2次动物内脏或血液，同时摄入足量的维生素C，不仅有助于铁的吸收，对胎儿骨骼、牙齿、造血系统及胎膜的发育均有利。新鲜蔬菜、水果是维生素C的良好来源。

4）适当增加碘的摄入　孕期碘的推荐量为230μg/d。孕妇除坚持选用加碘盐外，每周还应摄入1~2次含碘丰富的海产品，如紫菜、海带等。

5）保持合理体重增长　妊娠期每日进行不少于30分钟的户外活动，如散步、体操等以控制体重，对维生素D的营养状况及孕妇骨骼健康和胎儿骨骼发育均有积极作用。

6）戒烟禁酒，避免刺激性食物　妊娠中晚期仍要戒烟并远离吸烟环境，禁酒，避免浓茶、咖啡、辛辣等刺激性食物和饮料。

四、妊娠期体重的管理

孕期适宜的体重增长是母婴健康的重要基础。体重增长过多或过快可导致妊娠高血压疾病、妊娠糖尿病、巨大儿、难产等，增长过少或过慢可导致早产、低体重儿等。因此要特别重视孕妇的体重管理。

1. 孕妇体重增长　妊娠期妇女可根据妊娠前的体重指数（body mass index，BMI）估算妊娠期体重增长总量和增重速率，见表4-4。BMI=体重（kg）/[身高（m）]^2。

2. 运动指导　孕妇运动是体重管理的重要措施。通过运动能增加肌肉力量和促进机体新陈代谢；促进血液循环和胃肠蠕动，减少便秘；增强腹肌、腰背肌肉、盆底肌的力量；锻炼心肺功能，释放压力，促进睡眠。孕妇可根据个人喜好选择散步、跳舞、步行上班、孕妇体操、游泳、骑车和瑜伽和凯格尔（Kegel）运动等形式，但孕期不宜开展跳跃、震动、球类、登高、长途旅行、长时间站立、潜水、滑雪、骑马等有风险的运动。

表4-4　孕妇体重增长推荐

孕前体重分类	BMI（kg/m^2）	孕期总增重范围（kg）	孕中晚期增重速率（平均范围，kg/w）
低体重	<18.5	12.5~18	0.51（0.45~0.58）
正常体重	18.5~24.9	11.5~16	0.42（0.35~0.50）
超重	25.0~29.9	7~11.5	0.28（0.23~0.33）
肥胖	≥30.0	5~9	0.22（0.17~0.27）

⊕ 知识链接

中国孕产妇钙剂补充专家共识（2021）核心推荐意见

序号	推荐意见
意见 1	对于所有孕妇，均应建议首选摄入富含钙的食物，以保证钙摄入量；对于所有孕妇，每日钙的推荐摄入量为：孕早期（妊娠未达 14 周）800mg，孕中晚期（第 14 周后）1000mg 及哺乳期 1000mg，以满足孕期钙的需要
意见 2	对于普通孕妇，推荐从孕中期开始每天补充钙剂至少 600mg 直至分娩，有利于产后骨密度增加与骨骼恢复（Ⅰ类推荐，B 级证据），同时可能是避免妊娠期高血压疾病的潜在保护因子（Ⅱa 类推荐，B 级证据）
意见 3	对于部分特殊孕妇（如：不饮奶的孕妇、低钙摄入地区包括中国部分城市和所有郊县农村地区孕妇），推荐孕期每日补充钙剂 1000～1500mg 直至分娩，以达到预防子痫前期或妊娠期高血压疾病的获益（Ⅰ类推荐，A 级证据）
意见 4	对于妊娠期高血压疾病高危风险孕妇，推荐从孕中期开始每日补充钙剂 1000～1500mg 直至分娩，以达到预防子痫前期或妊娠期高血压疾病的获益（Ⅰ类推荐，A 级证据）
意见 5	考虑到双胎妊娠时胎儿对钙的需求量增加，并且增加了子痫前期的基线风险，对于所有双胎妊娠的孕妇，谨慎推荐孕期每日应补充钙剂 1000～1500mg（Ⅱa 类推荐，C 级证据）

第五节 分娩的准备

妊娠期健康教育是通过一系列有组织、有计划的活动，为孕妇和家属提供围生期保健指导，使孕妇保持积极心态，适应妊娠所带来的各种身体、心理反应，并为分娩及产后康复做好准备，促进其更好适应母亲角色和进行新生儿护理。

一、相关知识准备

（一）妊娠期相关知识

1. 妊娠期安全知识

（1）孕早期健康宣教　向孕妇解释出现恶心、呕吐，疲劳，尿频，乳房触痛等症状的原因，指导其避免接触各种可能危害胚胎的有害因素，戒烟、戒酒，补充叶酸，建立产前检查档案，帮助其减少妊娠早期的不确定感和焦虑，尽早确立妊娠角色。

（2）识别异常症状　腹部疼痛、阴道流血、剧烈呕吐、不能进食或妊娠 12 周后仍持续呕吐、寒战、发热、泌尿生殖器官及身体其他系统感染迹象、持续存在的头痛、眼花、胸闷、少尿、上腹不适、心悸、气短、重度水肿或水肿晨起不缓解甚至加重，胎动计数减少等异常情况时应及时就诊。

（3）环境安全　戒烟、戒酒、戒毒；远离环境中各种可能有害的理化因素；不得随意自行服药，如需用药一定在医生指导下使用；根据妊娠周数和工作性质调整工作强度，适当休息；尽量不去人群拥挤、空气不佳的场所，避免接触传染患者；根据环境温度增减衣物，预防感染；指导孕妇外出驾车或坐车时正确使用安全带。

（4）孕期自我监护　教会孕妇自数胎动的方法及正常情况下的胎动次数，对及时发现胎儿异常有重要作用。正常情况下每日早、中、晚各数 1 小时胎动，把 3 次胎动数相加，再乘以 4，就是 12 小时的胎动数。每小时胎动在 3 次以上，12 小时胎动在 30 次以上表明胎儿情况良好，10 次以下说明胎儿有危险。孕妇在自我监护时，发现胎动减少时常提示胎儿有宫内缺氧，应及时就诊。此外，还应进行体重监测，有条件者监测胎心，发现异常及时就诊。

2. 清洁和舒适　孕妇养成良好的卫生习惯，勤洗澡，淋浴为主，注意安全，特别妊娠中晚期，注意保持身体平衡，预防滑倒；勤换内衣，衣裤应宽松、柔软、透气，冷暖适宜；选择高度适宜、软底、防滑、大小合适的鞋；注意口腔卫生，选用软毛牙刷刷牙以减少牙龈出血。

3. 活动和休息　孕妇28周后应适当减轻工作量，避免重体力劳动；增加休息时间，每日应保证8~10小时睡眠，取左侧卧位为宜；工作需久站者，应间断抬高下肢，穿着适宜的弹力裤或袜；需久坐者，需适时起立行走，抬高下肢。保持适度活动，如腰、腿部运动、日常家务活动、散步、孕妇体操、游泳等。

4. 注重胎教　胎教是调节妊娠期母体的内外环境，促进胎儿发育，提高胎儿综合素质的科学方法，是优生学的重要内容。根据不同孕期可选择适宜的胎教方法，如环境胎教、营养胎教、情绪胎教、语言胎教、音乐胎教、运动胎教、抚触胎教、光照胎教、意念胎教等。

5. 性生活指导　妊娠前3个月及末3个月，应避免性生活，防止流产、早产及感染。

6. 识别先兆临产与临产　分娩发动前，出现预示孕妇不久即将临产的症状，称为先兆临产（threatened labor）。①假临产。②胎儿下降感。③见红。临近预产期的孕妇，如出现阴道血性分泌物或规律宫缩（间歇5~6分钟，持续30秒）则为临产，应尽快到医院就诊。如阴道突然大量液体流出，嘱孕妇平卧，由家属送往医院，防止脐带脱垂而危及胎儿生命。

7. 产前运动　孕期适宜的运动可减少孕妇身体不适，促进心理健康，利于分娩。包括：

（1）**腿部运动**　双手扶椅背，左腿固定，右腿转动360°，还原后换另一侧。从妊娠3个月开始，每天早晚各6次，可锻炼骨盆和会阴部肌肉。

（2）**产道肌肉收缩运动**　腹壁收缩，缓慢下压膀胱，如排便样，后收缩会阴部肌肉，如憋便样。自妊娠6个月开始，每日2次，每次3遍，有助于增强会阴部和阴道肌肉的收缩和伸展能力，对减少分娩损伤有利。

（3）**腰部运动**　双手扶椅背，慢慢深吸气，同时手背用力，脚尖立起，腰部挺直，将身体重心集中于椅背；慢慢呼气，手、脚、身体还原。从妊娠3个月开始，每日早晚各6次，有利于减轻腰背痛，增加会阴部与腹部肌肉弹性。

（4）**盘腿坐式**　平坐于床上，两小腿一前一后平行交叉，两膝分开，双手有节律的轻轻下压双膝后抬起，配合深呼吸，再把手放开，持续2~3分钟（图4－19）。有助于骨盆关节韧带、腹部肌肉、小腿肌肉的锻炼，可加强局部肌肉张力，避免痉挛。

（5）**骨盆与背摇摆运动**　平躺仰卧，双腿屈曲，两腿分开与肩同宽，用足部和肩部的力量将背部和臀部轻轻抬起，然后并拢双膝，收缩臀部肌肉，再分开双膝，将背部与臀部慢慢放下。重复运动5次（图4－20）。目的在于锻炼骨盆底及腰背部肌肉增加韧性和张力。

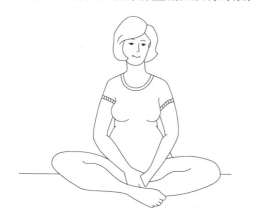

图4－19　盘腿坐式

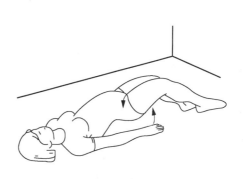

图4－20　骨盆与背摇摆运动

（6）骨盆倾斜运动　双手和双膝支撑于床上，两手背沿肩部垂直，大腿沿臀部垂下，利用背部与腹部的缩摆运动（图4-21）。可采取仰卧位或站立式进行。

（7）脊柱伸展运动　平躺仰卧，双手抱住双膝关节下缘使双膝弯曲，头部与上肢向前伸展，使脊柱、背部至臀部肌肉弯曲成弓字形，将头与下巴贴近胸部，然后放松，恢复平躺姿势。可减轻腰背部酸痛，通常在妊娠6个月后进行。

（8）双腿抬高运动　平躺仰卧，双腿抬高，足部抵墙，持续3~5分钟（图4-22）。目的在于伸展脊椎骨，锻炼臀部肌肉张力，促进下肢血液循环。

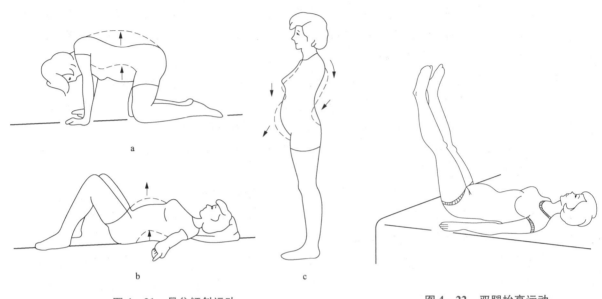

图4-21　骨盆倾斜运动　　　　　　　　图4-22　双腿抬高运动

孕妇进行运动一般于3个月后开始，循序渐进，强度适宜。既往有先兆流产史、早产或妊娠合并心脏病等不宜锻炼。运动中有心悸、气短、眩晕、出血、疼痛等应立即停止并及时就医。

（二）分娩相关知识

1. 常见分娩方法

（1）阴道分娩　为自然的生理过程，其优点包括：出血少、不需麻醉、产后恢复快；子宫收缩可锻炼胎肺，为出生后建立自主呼吸创造有利条件；产道的挤压作用可防止新生儿吸入性肺炎；胎儿头部受盆底挤压而充血，为脑部的呼吸中枢提供良性刺激。

（2）剖宫产术　是解决难产等高危妊娠的选择，有严格指征，而且并发症的发生也较阴道分娩多。

2. 减轻分娩不适的方法

（1）分娩教育　告知产妇分娩过程可能产生的疼痛及原因，疼痛出现的时间及持续时间，让产妇有充分的思想准备，增加自信性和自控感。研究表明，充分的心理准备可以提高疼痛阈值和耐受性。

（2）拉梅兹分娩法

1）廓清式呼吸　所有的呼吸运动开始和结束前均深吸一口气再完全吐出。

2）放松技巧　通过有意识放松某些肌肉逐步放松全身肌肉，产妇无皱眉、握拳或手臂僵直等肌肉紧张现象。

3）意志控制的呼吸　孕妇平躺于床上，头下、膝下各置一小枕。轻轻吸满气，之后用稍强于吸气的方式吐出，注意控制呼吸的节奏。在宫缩早期，用缓慢而有节奏性的胸式呼吸，频率为正常呼吸的1/2；随着宫缩的频率和强度增加，采用浅式呼吸，频率为正常呼吸的2倍；宫口开大到7~8cm时，产妇的不适感最严重，采用喘息-吹气式呼吸，方法是先快速呼吸4次后用力吹气1次，维持此节奏，也可提升为 6∶1 或 8∶1，产妇可视情况调整。注意不要造成过度换气。

4）划线按摩法　孕妇用双手指尖在腹部做环形运动或单手在腹部做横 8 字按摩，如腹部有监护仪，可按摩两侧大腿。

（3）**按摩法**　医护人员按压腰骶部的酸胀处或按摩子宫下部，以减轻产妇的痛感。在临产后特别是第二产程，助产士陪伴在旁，指导产妇的呼吸和放松运动，产妇在指导下进行吸气、呼气、屏气等动作。在宫缩间歇期，指导产妇放松、休息，恢复体力，减轻疼痛。

（4）**暗示、转移方法**　用音乐、图片、谈话等方法转移产妇对疼痛的注意，也可用按摩、热敷、淋浴等方法减轻疼痛，产妇可选择自由分娩体位。

二、妊娠期不适症状及其应对措施

1. 恶心、呕吐　常见的早孕反应症状，多在妊娠 6 周左右出现，12 周前后消失。指导孕妇避免空腹，清晨起床后可吃些饼干或面包干，少量多餐，饮食清淡；可给予维生素 B_6 每次 10～20mg，每日 3 次口服；给予孕妇精神支持和鼓励，减少心理担忧。症状严重或妊娠 12 周后仍继续呕吐者，要及时就诊。

2. 尿频、尿急　尿频、尿急常发生在妊娠前 3 个月及后 3 个月，多因压迫引起，若无任何感染征象，可给予解释，不必处理，孕妇无需通过减少液体摄入量来缓解症状。卧床休息或睡眠时，肾血流量增加，尿液增多，若影响睡眠可合理调整晚餐后的饮水时间及饮水量。若出现尿痛、排尿困难、血尿等表现，需及时就诊。

3. 白带增多　指导孕妇每日清洗外阴，减少分泌物刺激，但严禁阴道冲洗。宜选择透气性好的棉质内裤并经常更换。于妊娠初 3 个月及末 3 个月明显，但应排除滴虫、霉菌、淋菌、衣原体等感染。

4. 水肿及下肢、外阴和直肠静脉曲张　妊娠期因下肢静脉压升高，易发生下肢水肿，下肢、外阴及直肠静脉曲张。应指导孕妇避免久站久坐，常变换体位；适当行走以收缩小腿肌肉或抬高下肢，也可穿弹力裤或袜，促进静脉回流；指导孕妇休息时取左侧卧位。会阴部有静脉曲张者，可臀下垫枕，抬高髋部，另需保持局部卫生，避免感染。需注意，妊娠期生理性水肿，经休息后多可消退，若发生下肢明显凹陷性水肿或经休息后不消退，应警惕病理情况。

5. 仰卧位低血压综合征　妊娠晚期孕妇若较长时间取仰卧姿势，由于增大的妊娠子宫压迫下腔静脉，使回心血量及心排出量减少，容易出现低血压。此时若改为侧卧姿势，使下腔静脉血流通畅，血压即可恢复正常，嘱孕妇不必紧张。

6. 便秘　为妊娠期常见症状，指导孕妇增加饮水、进食富含纤维素的蔬菜水果，适当活动，养成定时排便的习惯，勿擅自使用轻泻剂等。

7. 腰背痛　指导孕妇穿低跟软底舒适的鞋；站立、下蹲、托举物品及爬楼梯时保持良好姿势，上身直立，膝部弯曲，避免弯腰；坐位改站立时，身体应先挪至座椅边缘，而后身体前倾，待重力转移至双脚后站起。卧位时应先侧身移至床旁，利用手肘力量慢慢坐起，待无头晕等不适时再站起；恰当活动锻炼腰背肌，佩戴腰带，局部热敷或理疗可减轻症状。疼痛严重者，须卧床休息时，宜睡硬床垫。

8. 下肢痉挛　多发生于妊娠晚期，夜间多见。指导孕妇避免腿部着凉、疲劳，伸腿时避免脚趾尖伸向前，走路时脚跟先着地；若考虑痉挛因钙磷不平衡引起，应限制含磷饮食（如牛奶）的摄入，必要时补充钙剂。下肢肌肉痉挛发作时，应坐立或站起背伸脚部，拉伸抽搐肌肉，也可配合局部热敷和按摩缓解痉挛。

9. 失眠　每日坚持户外活动，规律作息，睡前梳头，温水泡脚，饮热牛奶等方式均有助于入眠。

10. 贫血　孕妇应适当增加含铁食物的摄入，如动物肝脏、瘦肉、蛋黄、豆类等。因病情需补充铁剂时，宜饭后服用，饮用富含维生素 C 的水果汁，以促进铁的吸收，服用铁剂后大便可能会变黑，或可能导致便秘或轻度腹泻，向孕妇解释，不必担心。

三、临近分娩的相关准备

（一）心理准备

孕妇通过学习产后母婴护理知识与技术，了解新生儿喂养及护理知识，学会新生儿沐浴、抚触技术、换尿布等母乳喂养的内容，增强信心，尽早做好角色转换的准备，用愉快的心情来迎接宝宝的诞生，丈夫应该给孕妇充分的关怀和爱护，周围的亲戚朋友及医务人员也须给产妇一定的支持和帮助。

（二）身体准备

1. 睡眠休息　分娩时体力消耗较大，因此分娩前必须充分休息。

2. 生活安排　接近预产期的孕妇应尽量不外出和旅行，但也不要整天卧床休息，可选择轻微的、力所能及的运动。

3. 性生活　临产前绝对禁忌性生活，以免引起胎膜早破和产时感染。

4. 洗澡　住院前应洗澡，保持身体清洁，如到浴室须有人陪伴，防止晕厥。

（三）物品准备

分娩时所需要的物品，分娩前分类归纳准备好，放在家庭成员知道的地方。

1. 文件类

（1）孕产妇保健手册（需有建档条码）。

（2）孕妇夫妻双方有效身份证原件及复印件（身份证正反面复印、A4 纸各一张）以备办理《出生医学证明》使用。

（3）医保卡或公费医疗证等。

2. 物品类

（1）孕产妇物品　便盆、产褥垫（替换用）、卫生巾、腹带（剖宫产术后使用）、纸巾及个人生活用品（如衣物、水杯、餐具、洗漱用品等）。

（2）新生儿日常用物

1）新生儿衣服、包被、纸尿裤、小毛巾、垫被及婴儿护肤柔湿巾。

2）皮肤护理用品，如护臀霜、沐浴露、润肤油等。

3）因医学指征需行人工喂养者应准备消毒好的奶瓶、奶粉、奶嘴等。

4）有声响、色泽鲜艳、安全无毒的婴儿玩具。

目标检测

答案解析

一、选择题

A1 型题

1. 黑加征是指

　　A. 子宫增大变软　　　　　　　　　　B. 子宫前倾前屈位

　　C. 子宫后倾后屈位　　　　　　　　　D. 子宫颈充血变软，呈紫蓝色

　　E. 子宫峡部柔软，宫颈与宫体似不相连

2. 妊娠末期，孕妇若较长时间取仰卧姿势，起身时最可能导致的是

A. 黑加征

B. 腰背痛

C. 低血糖

D. 希思综合征

E. 仰卧位低血压综合征

A2 型题

1. 患者，女性，孕 36 周。四步触诊显示：子宫底部为圆而硬的胎头，耻骨联合上方触到宽而软、不规则的胎臀，胎背位于母体腹部右前方。该孕妇胎心听诊最合适的位置是

A. 脐上方右侧

B. 脐上方左侧

C. 脐下方右侧

D. 脐下方左侧

E. 脐周

2. 患者，女性，31 岁。因停经 36 天就诊，平素月经规律，$\frac{4 \sim 5}{28 \sim 30}$。该女结婚 1 年多，未采取避孕措施。妇科检查示宫颈软，着色，子宫稍大，双侧附件（－），考虑妊娠。能在最早的时间诊断妊娠的方法是

A. 停经

B. 基础体温

C. 子宫增大

D. B 型超声

E. 放射免疫法测定血 $\beta - hCG$

A3/A4 型题

(1~3 题共用题干)

孕妇，28 岁，G_1P_0，平素月经规律，因停经 8 周、晨起恶心呕吐、乳房轻度胀痛首次来产前门诊就诊。

1. 该孕妇尿妊娠试验（＋），此化验所查的激素是

A. 孕激素

B. 雌激素

C. 黄体酮

D. 黄体生成素

E. 人绒毛膜促性腺激素

2. 如想进一步确诊是否妊娠，可行的检查是

A. B 型超声检查

B. 宫颈黏液检查

C. 胎心音听诊

D. 黄体酮试验

E. 监测胎动

3. 末次月经是 1 月 15 日，其预产期最可能是

A.9 月 30 日

B.10 月 22 日

C.10 月 30 日

D.11 月 8 日

E.11 月 15 日

二、名词解释

1. 胎先露　　　　　　　2. 胎方位

三、简答题

1. 简述妊娠早期的临床表现。

2. 简述妊娠中、晚期妇女的膳食原则。

四、病例分析

患者，女性，29 岁，已婚，G_1P_0。现宫内妊娠 36 周，LOA，单活胎，B 超胎儿脐带绕颈 1 周，其

他未见异常。今晨按计划由丈夫陪同来产科门诊进行常规产前检查，孕妇很担心胎儿的安危。自述从上周以来大便干燥，偶尔发生便秘。伴腰痛、睡眠状况也不佳。其他未见异常。

根据以上资料，请回答：

1. 该孕妇以后来院产检的时间及频率。

2. 该孕妇当前最可能的护理诊断。

3. 该类孕妇健康教育内容。

（石琳筠）

书网融合……

本章小结　　　　　题库

第五章　分娩期妇女的护理

PPT

分娩是自然的生理过程，但分娩期妇女的生理和心理变化极大，为满足产妇在各产程的生理和心理需要，帮助产妇正确认识和主动参与分娩过程，使其顺利、安全、舒适地完成分娩，保障母婴安全，务必认真做好分娩期护理工作。

第一节　决定分娩的因素

⇒ 案例引导

患者，女性，25 岁。因 "G_2P_0，孕 39^{+3} 周，规律宫缩 5 小时" 入院。平素月经周期规则。产科检查：宫高 34cm，腹围 93cm，胎位 LOA，胎心率 132 次/分，可触及宫缩。骨盆外测量：24 – 26 – 19 – 8.5cm。阴道检查：宫口开 2cm，先露 S^{-3}，胎膜未破，宫颈评分 3 分。与其交谈时发现，产妇焦虑，情绪不稳定，非常害怕疼痛，担心不能自然分娩。曾多次听有过分娩经历的女士们说 "生孩子很痛，未生过孩子的人是无法想象那种痛苦的。"

根据以上材料，请回答：

1. 决定分娩的因素。

2. 临产后正常宫缩的特点。

3. 目前该产妇最可能的护理诊断。

4. 为该类产妇应提供的护理措施。

妊娠 28 周（末次月经第一天开始计算）及以后的胎儿及其附属物（包括羊水、胎盘和胎膜），从临产开始至全部从母体全部娩出的过程，称为分娩（delivery）。妊娠满 28 周至 36^{+6} 周（196 ~ 258 日）间分娩称为早产（premature delivery）；妊娠满 37 周至 41^{+6} 周（259 ~ 293 日）期间分娩称为足月产（term delivery）；妊娠达到及超过 42 周（≥294 日）期间分娩称过期产（postterm delivery）。

分娩发动的原因仍不清楚，目前认为人类分娩的发动是多因素相互作用的结果，使子宫由静止状态变成活跃状态，其过程涉及复杂的生化和分子机制。

决定分娩的因素包括产力、产道、胎儿及待产妇的社会心理因素。这四种因素相互影响又互为因果关系。若各因素均正常并能相互适应，胎儿能顺利经阴道自然娩出，为正常分娩。

一、产力

产力是分娩过程中将胎儿及其附属物从子宫内逼出的力量，包括子宫收缩力（简称宫缩）、腹肌及膈肌收缩力（统称腹压）和肛提肌收缩力。

（一）子宫收缩力

子宫收缩力是临产后的主要产力，贯穿于整个分娩过程。临产后的宫缩迫使宫颈管缩短直至消失、宫口扩张、胎先露部下降、胎儿和胎盘娩出。临产后的正常宫缩具有以下特点。

1. 节律性 节律性宫缩是临产的重要标志之一。正常宫缩是子宫体部不随意的、有节律的阵发性收缩。每次宫缩总是由弱渐强（进行期），维持一定时间（极期），随后由强渐弱（退行期），直至消失进入间歇期（图 5 - 1），间歇期子宫肌肉松弛。宫缩如此反复出现，贯穿分娩全过程。

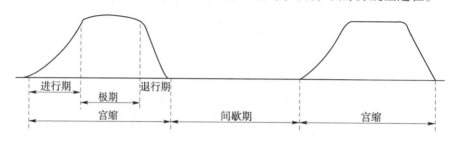

图 5 - 1 临产后正常节律性宫缩示意图

临产开始时，宫缩持续 30 秒，间歇期为 5 ~ 6 分钟。随着产程进展，宫缩持续时间逐渐增长，间歇期逐渐缩短。当宫口开全后，宫缩可持续长达 60 秒，间歇期可缩短至仅 1 ~ 2 分钟。宫缩强度也随产程进展逐渐增加，子宫腔内压力于临产初期约升高至 25 ~ 30mmHg，于第一产程末可增至 40 ~ 60mmHg，于第二产程期间可高达 100 ~ 150mmHg，而间歇期仅为 6 ~ 12mmHg。宫缩时子宫壁血管及胎盘受压，导致子宫血流量减少，但间歇期子宫的血流量又恢复至原水平，胎盘绒毛间隙血流重充盈，宫缩节律性对胎儿有利。

2. 对称性和极性 正常宫缩起自两侧子宫角部，迅速向子宫底中线集中，左右对称，然后以每秒约 2cm 的速度向子宫下段扩散，约 15 秒均匀协调地遍及整个子宫，此为宫缩的对称性。

宫缩以子宫底部最强、最持久，向下则逐渐减弱，子宫底部收缩力的强度约为子宫下段的两倍，此为宫缩的极性（图 5 - 2）。

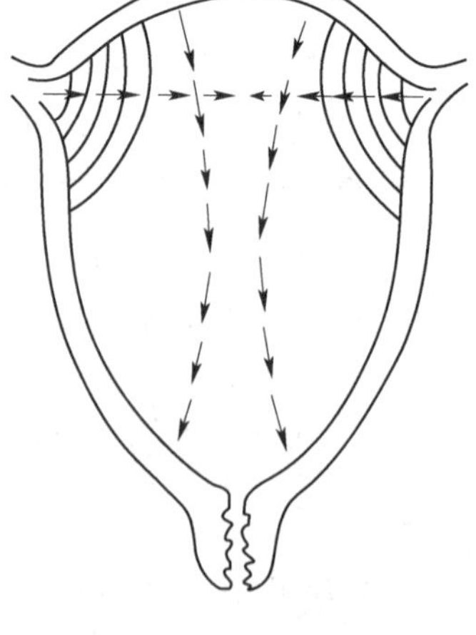

3. 缩复作用 子宫体部肌纤维在宫缩时缩短变宽，间歇期虽松弛，但不能完全恢复到原来长度，经过反复收缩，肌纤维越来越短，这种现象称缩复作用（retraction）。缩复作用使宫腔容积逐渐缩小，迫使胎先露部下降、宫颈管消失及宫口扩张。

（二）腹肌及膈肌收缩力

腹肌及膈肌收缩力（统称腹压）是第二产程时娩出胎儿的重要辅助

图 5 - 2 子宫收缩的对称性和极性

力量。宫口开全后，胎先露部下降至阴道。每当宫缩时，前羊水囊或胎先露部压迫盆底组织和直肠，反射性地引起排便感，产妇主动屏气并向下用力，腹肌及膈肌收缩使腹压增高，促使胎儿娩出。腹压必须在第二产程尤其第二产程末期宫缩时运用最有效，过早使用腹压不但无效，反而易使产妇疲劳和宫颈水肿，致使产程延长。在第三产程胎盘剥离后，腹压可促使胎盘娩出。

（三）肛提肌收缩力

肛提肌收缩力可协助胎先露部在骨盆腔进行内旋转。当胎头枕部位于耻骨弓下缘时，在宫缩向下的产力和肛提肌收缩产生的阻力共同作用下使胎头仰伸和胎儿娩出。

二、产道

产道是胎儿娩出的通道，分为骨产道与软产道两部分。

（一）骨产道

骨产道指真骨盆，其大小、形状与分娩关系密切，骨盆大小与形态对分娩有直接影响，故对于分娩预测首先应了解骨盆情况是否异常。

1. 骨盆各平面及其径线

（1）骨盆入口平面（pelvic inlet plane）　其前面是耻骨联合上缘，两侧是髂耻缘，后面是骶岬上缘，呈横椭圆形。骨盆入口平面的径线见图5-3。

1）入口前后径　即真结合径。耻骨联合上缘中点至骶岬上缘中点间的距离，平均长约11cm，其长短与分娩关系密切。

2）入口横径　左右髂耻缘间的最大距离，平均长约13cm。

3）入口斜径　左右各一。左骶髂关节至右髂耻隆突间的距离为左斜径；右骶髂关节至左髂耻隆突间的距离为右斜径，平均长约12.75cm。

（2）中骨盆平面（midplane of pelvis）　为骨盆最窄平面，其对胎头入盆后能否通过产道有重要意义。此平面呈前后径长的纵椭圆形，其前方为耻骨联合下缘，两侧为坐骨棘，后方为骶骨下端。有2条径线（图5-4）。

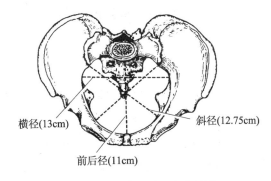

横径(13cm)　斜径(12.75cm)

前后径(11cm)

图5-3　骨盆入口平面各径线

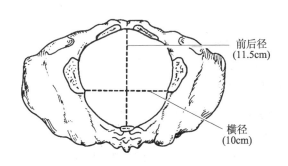

前后径（11.5cm）

横径（10cm）

图5-4　中骨盆平面各径线

1）中骨盆前后径　耻骨联合下缘中点通过两侧坐骨棘连线中点至骶骨下端间的距离，平均长约11.5cm。

2）中骨盆横径　也称坐骨棘间径。为两坐骨棘间的距离，平均长约10cm。是胎先露部通过中骨盆的重要径线，此径线与分娩有重要关系。

（3）骨盆出口平面（plane of pelvic outlet）　为骨盆腔下口，由两个在不同平面的近似三角形组成，前三角平面顶点为耻骨联合下缘，两侧为耻骨降支；后三角平面顶点为骶尾关节，两侧为骶结节韧带和坐骨结节（图5-5）。骨

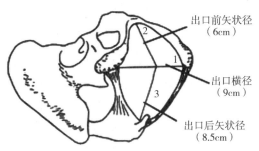

出口前矢状径（6cm）

出口横径（9cm）

出口后矢状径（8.5cm）

图5-5　骨盆出口平面各径线

盆出口平面有 4 条径线,即出口前后径、出口横径、出口前矢状径和出口后矢状径。

1)出口前后径　耻骨联合下缘至骶尾关节间的距离,平均长约 11.5cm。

2)出口横径　两坐骨结节间的距离,也称坐骨结节间径,平均长约 9cm。此径线与分娩关系密切,为胎先露部通过骨盆出口的径线。

3)出口前矢状径　耻骨联合下缘中点至坐骨结节间径中点间的距离,平均长约 6cm。

4)出口后矢状径　骶尾关节至坐骨结节间径中点间的距离,平均长约 8.5cm。当出口横径稍短,而出口横径与后矢状径之和大于 15cm 时,一般正常大小胎儿可以通过后三角形经阴道娩出。

2. 骨盆倾斜度(obliquity of pelvis)　女性直立时,其骨盆入口平面与地平面所形成的角度,称为骨盆倾斜度。一般女性的骨盆倾斜度为 60°(图 5-6)。若骨盆倾斜度过大,常影响胎头衔接和娩出。

3. 骨盆轴(axis of pelvis)　为连接骨盆各平面中点的假想曲线。此轴上段向下向后,中段向下,下段向下向前(图 5-7)。分娩时,胎儿沿此轴娩出。

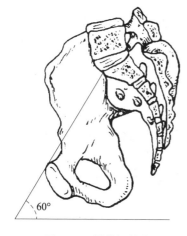

图 5-6　骨盆倾斜度

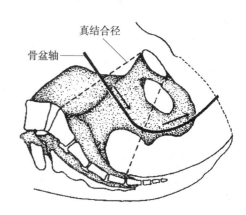

图 5-7　骨盆轴

(二)软产道

软产道是由子宫下段、宫颈、阴道、外阴及骨盆底软组织构成的弯曲管道。

1. 子宫下段形成　子宫下段由非孕时长约 1cm 的子宫峡部形成。子宫峡部于妊娠 12 周后逐渐扩展成为子宫腔的一部分,至妊娠末期逐渐被拉长形成子宫下段。临产后的规律宫缩进一步拉长子宫下段达 7~10cm,肌层变薄成为软产道的一部分。由于子宫肌纤维的缩复作用,子宫上段肌壁越来越厚,子宫下段的肌壁被牵拉越来越薄,由于子宫上下段的肌壁厚薄不同,在子宫内面两者交界处有一环状隆起,称为生理性缩复环(physiologic retraction ring)(图 5-8)。

2. 宫颈的变化

(1)宫颈管消失(effacement of cervix)　临产前的宫颈管长 2~3cm。临产后的规律宫缩牵拉宫颈内口的子宫肌纤维及周围韧带,加之胎先露部前羊水囊呈楔状,致使宫颈内口向上向外扩张,宫颈管形成漏斗状。随后宫颈管逐渐变短直至消失。初产妇宫颈管消失于宫颈口扩张之前,经产妇因其宫颈管较松软,多为颈管消失与宫口扩张同时进行。

(2)宫口扩张(dilatation of cervix)　临产前,初产妇的宫颈外口仅容一指尖。经产妇则能容纳一指。临产后,宫口扩张主要是子宫收缩及缩复向上牵拉的结果。胎先露部衔接使前羊水于宫缩时不能回流,由于子宫下段的蜕膜发育不良,胎膜容易与该处蜕膜分离而向宫颈管突出形成前羊水囊,协助扩张宫口。胎膜多在宫口近开全时自然破裂。破膜后,胎先露部直接压迫宫颈,扩张宫口的作用更明显。随着产程的进展,宫口开全(10cm)时,妊娠足月的胎头方能娩出(图 5-9)。

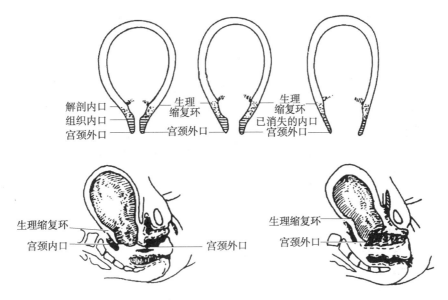

图 5 - 8　生理性缩复环

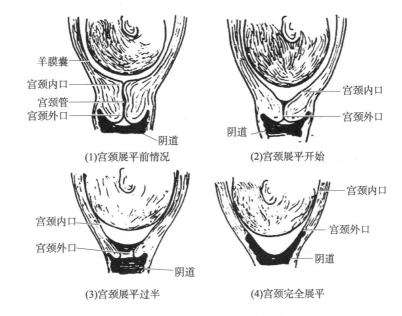

图 5 - 9　宫颈下段扩张和宫口扩张

（3）骨盆底、阴道及会阴的变化　在分娩过程中，前羊水囊和胎先露部先扩张阴道上部，破膜后胎先露部下降直接压迫骨盆底组织，使软产道下段形成一个向前向上弯的长筒，前壁短后壁长，阴道外口开向前上方，阴道黏膜皱襞展平，使腔道加宽。肛提肌向下及向两侧扩展，肌纤维拉长，使约 5cm 厚的会阴体变成 2～4mm 薄的组织，以利于胎儿通过。阴道及骨盆底的结缔组织和肌纤维于妊娠晚期肥大、血管增粗、血运丰富。分娩时如保护会阴不当，易造成裂伤。

三、胎儿

胎儿能否顺利通过产道，除了产力和产道因素外，还取决于胎儿大小、胎位及有无畸形。

（一）胎儿大小

分娩过程中，胎儿大小是决定分娩难易的重要因素之一。胎头是胎体的最大部分，也是胎儿通过产道最困难的部分。分娩时，虽然骨盆大小正常，但由于胎儿过大致胎头径线过大，可造成相对性骨盆狭窄导致难产。

1. 胎头颅骨 由两块顶骨、额骨、颞骨及一块枕骨构成。颅骨间膜状缝隙称颅缝，两顶骨之间为矢状缝，顶骨与额骨之间为冠状缝，枕骨与顶骨间为人字缝，颞骨与顶骨之间为颞缝，两额骨之间为额缝。两颅缝交界空隙较大处称囟门，位于胎头前方菱形者称前囟（大囟门），位于胎头后方三角形者称后囟（小囟门）（图5-10）。颅缝与囟门均有软组织覆盖，使骨板间有一定的间隙，胎头因变形而具有可塑性。在分娩过程中，通过颅骨轻度移位重叠使头颅变形，缩小头颅体积，有利于胎头娩出。胎儿过熟致颅骨较硬，胎头不易变形，也可导致难产。

2. 胎头径线 有四条，见图5-11。

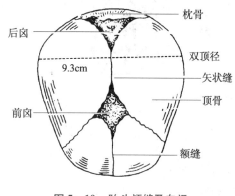

图5-10 胎头颅缝及囟门

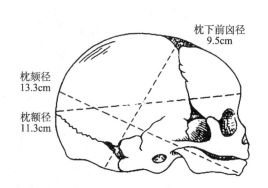

图5-11 胎头主要径线

（1）双顶径（biparietal diameter） 为两侧顶骨隆突间的距离，为胎头最大横径。临床常用B型超声检测此值来判断胎儿大小，妊娠足月时平均约9.3cm。

（2）枕额径（occipito-frontal diameter） 为鼻根上方至枕骨隆突间的距离，胎头以此径线衔接，妊娠足月时平均值约为11.3cm。

（3）枕下前囟径（suboccipitobregmatic diameter） 又称小斜径，为前囟中央至枕骨隆突下方的距离。胎头俯屈后以此径线通过产道，妊娠足月时平均值约9.5cm。

（4）枕颏径（occipitomental diameter） 又称大斜径，为颏骨下方中央至后囟顶部间的距离。妊娠足月时平均值约13.3cm。

（二）胎位（fetal position）

胎位为先露部的指示点与产妇骨盆前、后、左、右、横的关系。枕先露的指示点为"枕骨"，即"O"；臀先露的指示点为"骶骨"，即"S"；面先露的指示点为"颏骨"，即"M"；肩先露为"肩胛骨"，即"Sc"。如枕先露，枕骨位于母体骨盆左前方，则胎位为左枕前（LOA），为最常见胎位。

头先露时胎头先通过产道，较臀先露容易，矢状缝和囟门是确定胎位的重要标志。头先露时，由于分娩过程中颅骨重叠，使胎头变形、周径变小，有利于胎头娩出。臀先露时，较胎头周径小且软的胎臀先娩出，阴道扩张不充分，当胎头娩出时头颅又无变形机会，使随后胎头娩出困难。肩先露时，胎体纵轴与骨盆轴垂直或交叉，妊娠足月活胎不能通过产道，对母儿威胁极大。

（三）胎儿畸形

胎儿某一部分发育异常，如脑积水、联体儿等，由于胎头或胎体过大，通过产道常发生困难。

四、社会心理因素

虽然分娩是正常的生理现象，但对产妇来说是持久而强烈的应激过程。产妇在很多情况下都可能产生焦虑和恐惧，如担心胎儿畸形、胎儿性别与自己期望的不一致、难产、分娩疼痛、分娩中出血、分娩意外、住院造成的陌生感、医院环境的刺激以及与家人分离的孤独感等。焦虑和恐惧的心理状态使机体产生一系列变化并影响分娩的顺利进展。如心率加快、呼吸急促致使子宫缺氧而发生宫缩乏力、宫口扩张缓慢、胎先露部下降受阻。同时，交感神经兴奋，释放儿茶酚胺，血压升高，导致胎儿缺血缺氧而出现胎儿窘迫。焦虑时，去甲肾上腺素降低可使子宫收缩力减弱而对疼痛的敏感性增加。所以，在分娩过程中，应给产妇心理支持，耐心讲解分娩的生理过程，尽量消除产妇的焦虑和恐惧心理，使产妇掌握分娩时必要的呼吸和躯体放松技术。

⊕ 知识链接

无痛分娩

随着人们生活水平的提高以及医学模式的转变，人们对于分娩过程中减少疼痛的要求越来越高，所以无痛分娩深受孕产妇的欢迎。"无痛分娩"在医学上称为"分娩镇痛"，顾名思义，也就是采取适当的方式，减轻分娩时的疼痛甚至消除分娩时的疼痛。现在医院通常会采用物理治疗、镇痛药或者麻醉药来达到镇痛到目的，常用的"分娩镇痛"方法有导乐陪伴、TANS 电磁镇痛仪、硬膜外药物镇痛等。

绝大多数的孕妇都适合采用无痛分娩，尤其是比较害怕疼痛、精神过于紧张的孕产妇，但是如果采取的是硬膜外药物镇痛方式进行无痛分娩，孕妇需要首先排除败血症、凝血功能障碍、心功能不全、持续性宫缩乏力、胎位不正、产道异常、前置胎盘、胎儿窘迫等情况。

第二节　正常分娩妇女的护理

分娩发动后，产妇出现各种临床表现提示产程的开始，在整个产程进程中，需注意正确评估及观察母儿情况，给予正确的护理措施，保障母儿的安全。

一、枕先露的分娩机制

分娩机制（mechanism of labor）是指胎先露部在通过产道时，为适应骨盆各个平面的不同形态，被动地进行一系列适应性转动，以其最小径线通过产道的全过程。临床上枕先露最多见，故以枕左前位为例说明其分娩机制，可分解为 7 个动作，即衔接、下降、俯屈、内旋转、仰伸、复位及外旋转、胎儿娩出（图 5-12）。

1. 衔接（engagement） 胎头双顶径进入骨盆入口平面，胎头颅骨最低点接近或达到坐骨棘水平，称为衔接。胎头呈半俯屈状态进入骨盆入口，以枕额径衔接。由于枕额径大于骨盆入口前后径，胎头矢状缝坐落在骨盆入口右斜径上，胎头枕骨位于母体骨盆左前方。部分初产妇胎头衔接可发生在预产期前 1~2 周，经产妇多在临产后胎头衔接。若初产妇分娩开始后胎头仍未衔接，应警惕有无头盆不称。

2. 下降（descent） 胎头沿骨盆轴前进的动作称为下降。下降是胎儿娩出的首要条件，贯穿于整个分娩过程，与俯屈、内旋转、仰伸、复位及外旋转等动作相伴随。胎头的下降动作呈间歇性，当子宫收缩时胎头下降，间歇时胎头又稍退回。促使胎头下降的 4 个因素是：①宫缩时通过羊水传导的压力，由胎轴传到胎头；②宫缩时子宫底直接压迫胎臀，压力传至胎头；③胎体由弯曲而伸直、伸长，有利于压力向下传递，促使胎头下降；④腹肌收缩，使腹压增加，经子宫传递给胎儿。因宫口扩张缓慢和盆底软组织阻力大，初产妇胎头下降速度较经产妇慢。临床上将胎头下降的程度，作为判断产程进展的重要标志。

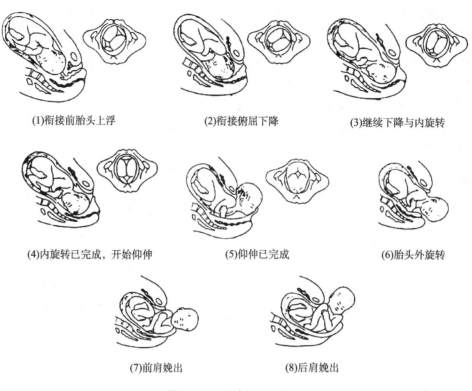

(1)衔接前胎头上浮　　　　(2)衔接俯屈下降　　　　(3)继续下降与内旋转

(4)内旋转已完成，开始仰伸　　(5)仰伸已完成　　　　(6)胎头外旋转

(7)前肩娩出　　　　　　(8)后肩娩出

图 5－12　分娩机制示意图

3. 俯屈（flexion）　当胎头下降遇到来自骨盆壁、骨盆底和扩张中宫颈的阻力时，处于半俯屈状态的胎头借杠杆作用进一步俯屈，使胎儿的下颏紧贴胸部，并使胎头衔接时的枕额径（11.3cm）俯屈后变为枕下前囟径（9.5cm），以胎头的最小径线适应产道，有利于胎头进一步下降。

4. 内旋转（internal rotation）　当胎头下降至中骨盆时，胎头为适应骨盆纵轴而旋转，使其矢状缝与中骨盆及骨盆出口前后径相一致的动作称为内旋转。因中骨盆与骨盆出口的前后径大于横径，枕先露时胎头枕部最低，遇到骨盆底肛提肌阻力，肛提肌收缩将胎儿枕部推向阻力小、部位宽的前方，枕左前位的胎头向母体中线方向旋转45°，后囟转至耻骨弓下方，使胎头枕下前囟径与中骨盆的最大径线相一致，于第一产程末完成内旋转动作。

5. 仰伸（extension）　胎头经过内旋转后，俯屈的胎头达阴道外口，宫缩、腹压继续迫使胎头下降，而肛提肌收缩又将胎头向前推进，两者的合力使胎头沿骨盆轴下段向下向前的方向转向前，胎头枕骨下部达耻骨联合下缘时，以耻骨弓为支点，使胎头逐渐仰伸，胎头的顶、额、鼻、口、颏相继娩出。当胎头仰伸时，胎儿双肩径沿左斜径进入骨盆入口。

6. 复位及外旋转（restitution and external rotation）　胎头娩出时，胎儿双肩径沿骨盆入口左斜径下降。胎头娩出后，为使胎头与胎肩恢复正常解剖关系，胎头枕部向左旋转45°，称为复位。胎肩在盆腔内继续下降，前（右）肩向前向中线旋转45°使胎儿双肩径转成与骨盆出口前后径相一致的方向，胎头枕部需在外继续向左旋转45°，以保持胎头与胎肩的垂直关系，称为外旋转。

7. 胎儿娩出（fetal delivery）　胎儿完成外旋转后，胎儿前（右）肩在耻骨弓下先娩出，随后胎体侧屈，后（左）肩也由会阴前缘娩出。胎儿双肩娩出后，胎体及胎儿下肢随之顺利娩出，至此完成胎儿分娩的全过程。

【先兆临产】

先兆临产是孕妇临近预产期，如出现宫底下降、不规律宫缩或阴道血性分泌物（见红）则预示着即将临产；如阴道突然大量液体流出则为胎膜早破，应嘱孕妇平卧，垫高臀部，尽快送往医院，以防脐带脱垂而危及胎儿生命。

【临产诊断】

临产（parturiency）的重要标志为有规律且逐渐增强的子宫收缩，持续 30 秒或以上，间歇 5~6 分钟，同时伴随进行性宫颈管消失、宫口扩张和胎先露部下降。用镇静剂不能抑制宫缩。确定是否临产需严密观察宫缩的频率、持续时间及强度。

二、产程分期

总产程（total stage of labor）即分娩全过程，是指从开始出现规律宫缩至胎儿、胎盘娩出。临床上分为 3 个产程。

1. 第一产程（first stage of labor） 又称宫颈扩张期。指从规律宫缩开始到宫颈口开全（10cm）。第一产程又分为潜伏期和活跃期。潜伏期为宫口扩张的缓慢阶段，初产妇一般不超过 20 小时，经产妇不超过 14 小时。活跃期为宫口扩张的加速阶段，可在宫口开至 4~5cm 即进入活跃期，最迟 6cm，直至宫口开全（10cm），此期宫口扩张速度应≥0.5cm/h。

2. 第二产程（second stage of labor） 又称胎儿娩出期，指从宫口开全至胎儿娩出。未实施硬膜外麻醉者，初产妇最长不应超过 3 小时，经产妇不应超过 2 小时；实施硬膜外麻醉镇痛者，可在此基础上延长 1 小时，值得注意的是第二产程不应盲目等待至产程超过上述标准方才进行评估，初产妇第二产程超过 1 小时即应关注产程进展，超过 2 小时心须由有经验的医师进行母胎情况全面评估，决定下一步的处理方案。

3. 第三产程（third stage of labor） 又称胎盘娩出期。从胎儿娩出后到胎盘胎膜娩出，需 5~15 分钟，不应超过 30 分钟。

三、各产程的临床表现

（一）第一产程临床表现

1. 规律宫缩 产程开始时，出现伴有疼痛的子宫收缩，习称"阵痛"。开始时宫缩持续时间较短（20~30 秒）且弱，间歇期较长（5~6 分钟）。随着产程的进展，持续时间渐长（50~60 秒）且强度不断增加，间歇期渐短（2~3 分钟）。当宫口近开全时，宫缩持续时间可达 1 分钟以上，间歇期仅 1 分钟或稍长。

2. 宫口扩张 宫口扩张是临产后规律宫缩的结果。当宫缩渐频且不断增强时，宫颈管变软、变短、消失，宫颈展平和逐渐扩张。当宫口开全时，宫口边缘消失，与子宫下段及阴道形成宽阔的管腔，有利于胎儿通过。

3. 胎头下降 胎头能否顺利下降，是决定能否经阴道分娩的重要观察项目。胎头下降程度以胎头颅骨最低点与坐骨棘平面的关系标明 胎头颅骨最低点平坐骨棘平面时，以"0"表示；在坐骨棘平面上 1cm 时，以"-1"表示；在坐骨棘平面下 1cm 时，以"+1"表示，余依此类推（图 5-13）。一般初产妇在临产前胎头已经入盆，而经产妇临产后胎头才衔接。随着产程的进展，先露部也随之下降。胎头于潜伏期下降不明显，于活跃期下降加快，平均每小时下降 0.86cm。

4. 胎膜破裂 简称破膜。胎先露部衔接后，将羊水

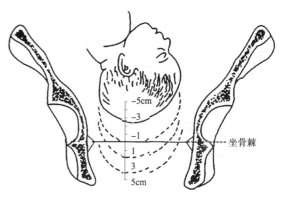

图 5-13 胎头高低的判定

分隔为前、后两部分，在胎先露部前面的羊水量不多，约 100ml，称前羊水，形成前羊水的囊称胎胞。当宫缩继续增强时，前羊水囊的压力增加到一定程度，胎膜破裂称破膜。破膜多发生在子宫颈口近开全时。

（二）第二产程临床表现

第二产程的正确评估和处理对母儿结局至关重要，因此应重点关注胎心监护、宫缩、胎头下降、有无头盆不称、产妇一般情况等，避免增加母儿并发症的风险，应该在适宜的时间点选择正确的产程处理。

1. 子宫收缩与破膜　宫口开全后仍未破膜，常影响胎头的下降，应行人工破膜。破膜后宫缩常暂时停止，产妇略感舒适，随后宫缩重现且其频率和强度达到高峰。宫缩每次持续时间可达 1 分钟，间歇期仅 1~2 分钟。

2. 胎儿下降及娩出

（1）排便感（sense of defecation）　当胎头降至骨盆出口压迫盆底组织时，产妇有排便感，不由自主向下屏气。

（2）胎头拨露（head visible on vulval gapping）　随着产程进展，会阴逐渐膨隆和变薄，肛门松弛。宫缩时胎头露于阴道口，且露出部分不断增大，宫缩间期胎头又缩回阴道内，称为胎头拨露。

（3）胎头着冠（crowning of head）　随着产程进展，胎头露出部分逐渐增多，宫缩间歇期胎头不再缩回，称为胎头着冠，此时胎头双顶径超过骨盆出口（图 5-14）。

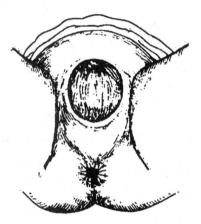

图 5-14　胎头着冠

（三）第三产程临床表现

1. 子宫收缩　胎儿娩出后，宫底迅速下降至脐平，产妇略感轻松，宫缩暂停数分钟后再次出现。有效的子宫收缩可促进胎盘剥离。

2. 胎盘剥离及娩出　胎儿娩出后由于宫腔容积突然缩小，胎盘不能相应缩小而与子宫壁发生错位而剥离，剥离面出血形成胎盘后血肿。由于子宫继续收缩，剥离面积继续扩大，直到胎盘完全剥离而娩出。

3. 阴道流血　正常分娩的出血量一般不超过 300ml。

四、第一产程妇女的护理

⇨ **案例引导**

　　患者，女，30 岁，G_1P_0。现孕 38 周，出现下腹疼痛，持续时间约 30 秒以上，间歇时间 5~6 分钟，宫缩不断加强。入院查体：宫口开大 2cm，胎先露坐骨棘上 1cm。

　　根据以上资料，请回答：

　　1. 该产妇所处的状态。

　　2. 该产妇当前最可能的护理诊断。

　　3. 该类产妇所提供的护理措施。

【护理评估】

（一）生理评估

1. 健康史　了解和记录孕妇的病史、全身及产科情况，重点了解婚育史、此次妊娠情况、有无高危因素、过敏史等。

2. 身体状况

（1）一般情况　①生命体征：测量孕妇的体温、血压、脉搏和呼吸频率并记录。一般第一产程宫缩时血压升高 5~10mmHg，间歇期恢复原状，应间隔 4~6 小时测量一次，如发现血压升高应增加测量血压次数。②评估孕妇有无水肿。

（2）子宫收缩 产程中必须连续定时观察并记录宫缩的规律性、持续时间、间歇时间和强度。

1）触诊法 助产人员将手掌放于产妇腹壁上直接检查，宫缩时宫体部隆起变硬，间歇期松弛变软，记录宫缩持续时间、强度、规律性及间歇期时间。每次至少观察 3~5 次宫缩，每间隔 1~2 小时观察一次。

2）电子胎心监护仪 可客观反映宫缩情况，分为外监护和内监护两种类型。其中，外监护是将宫缩压力探头固定在产妇腹壁宫体近宫底部，每隔 1~2 小时连续描记 30 分钟或通过显示屏连续观察，为临床最常用。外监护可以准确记录宫缩曲线，可监测宫缩频率和宫缩持续时间，但所记录的宫缩强度不完全代表宫内的真实压力。

（3）宫口扩张及胎先露部下降 宫口扩张及胎头下降是产程进展的重要标志，是产程图中重要的两项内容，可通过肛门检查了解宫口扩张和胎先露下降情况。临床上多采用产程图（partogram）来描记和反映宫口扩张及胎头下降情况，并指导产程的处理。以横坐标为临产时间（小时），左侧纵坐标为宫口扩张程度，右侧纵坐标为胎先露下降程度（cm）。通过观察产程图中宫颈扩张曲线和胎先露下降曲线（图 5-15），使产程进展情况一目了然，有助于及时发现异常产程。

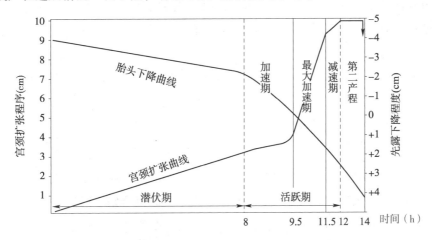

图 5-15 宫口扩张与胎先露下降曲线分期的关系

⊕ 知识链接

产程标准及处理专家的共识（2018 年）

我国生育政策变化后，群众对于分娩有了更理性的思考，不再盲目选择剖宫产。这些分娩理念的悄然改变，带动了更多的生理分娩照护需求。循证研究证明：受过良好教育、训练有素、积极实践并正规注册的助产士与其他医务人员有效合作，可以迅速、持久降低母婴死亡率、提高正常分娩率和产妇生活质量。基于此，中国妇幼保健协会助产士分会和促进自然分娩专业委员会组织专家参考世界卫生组织的《临产、分娩、新生儿保健指南》（2015 年版），在调查、研究、分析中国正常分娩临床实践的基础上，制订了《正常分娩临床实践指南》（简称《指南》），旨在规范助产人员在正常分娩临床实践中助产技术的应用。

内容涵盖了正常分娩从临产、分娩期及分娩后 2 小时的临床照护。本《指南》所指的正常分娩，是指在妊娠满 37 周至不满 42 足周（259~293 日）期间，分娩自然发动，产程正常进展，整个分娩过程处于低危状态，胎儿以头位自然娩出。

1）肛门检查　肛门检查可了解宫颈软硬度、位置、厚薄及宫颈扩张程度，是否破膜，并确定胎先露、胎方位及胎头下降程度。肛门检查适合在宫缩时进行，潜伏期每 2～4 小时查一次；活跃期每 1～2 小时查一次。具体方法：产妇取仰卧位，两腿屈曲分开，检查前常规消毒、垫巾。检查者站于产妇右侧，以戴手套的右手示指蘸取润滑剂后，轻轻置于直肠内，拇指伸直，其余各指屈曲以利示指深入。示指向后触及尾骨尖端，了解尾骨活动度，再触摸两侧坐骨棘是否突出并确定胎头高低，然后用指端掌侧探查宫口，摸清其四周边缘，估计宫颈管消退情况和宫口扩张厘米数。未破膜者在胎头前方可触及有弹性的前羊水囊；已破膜者能直接接触到胎头，若无胎头水肿，还能扪清颅缝及囟门位置，确定胎方位。

2）阴道检查　阴道检查适用于肛查胎先露、宫口扩张及胎头下降程度不清，疑有生殖道畸形，疑有脐带先露或脱垂，轻度头盆不称经阴道试产 4～6 小时产程进展缓慢者。具体方法：产妇排空膀胱后，取截石位，消毒外阴和阴道。检查者戴好口罩，消毒双手，戴无菌手套，铺无菌巾后用左（右）手拇指和示指将大小阴唇分开，右（左）手示指、中指蘸消毒润滑剂，轻轻插入产妇阴道，注意防止手指触及肛门及大阴唇外侧。因反复阴道检查可增加感染机会，故每次检查应尽量检查清楚，避免反复插入阴道。

（4）胎膜破裂及羊水观察　胎膜多在宫口近开全或开全时自然破裂，前羊水流出。一旦胎膜破裂，应立即听胎心，并观察羊水的性状、颜色和流出量，记录破膜时间。

（5）胎心监测　临产后应注意监测胎心的频率、规律性和宫缩之后胎心率的变化及恢复的速度等。胎心听取应在宫缩间歇时，潜伏期应每隔 1 小时听胎心 1 次，活跃期宫缩较频繁时，应每 15～30 分钟听胎心 1 次，每次听诊 1 分钟。如胎心异常，应增加听诊次数。临床通常使用电子胎心听诊器进行胎心监测。

2. 相关检查　常用电子胎心监护仪、多普勒仪监测胎儿宫内情况。

（二）心理社会评估

因对环境和医护人员感到陌生、对分娩过程缺乏了解、对分娩结局的未知以及阵痛影响等，产妇和家属可出现焦虑、烦躁或恐惧。护理人员应通过与孕妇交谈，观察孕妇的行为、言语、姿势或用心理评估工具等来评估孕妇心理状态，同时了解孕妇及其家属对正常分娩的认知程度，了解其家庭状况及社会支持情况等。

【常见的护理诊断/问题】

1. 疼痛　与逐渐增强的宫缩有关。

2. 焦虑　与分娩知识、经验缺乏以及环境人员、陌生等有关。

3. 舒适的改变　与子宫收缩、环境陌生、分泌物增加有关。

4. 知识的缺乏　缺乏分娩相关知识。

【护理措施】

1. 监测生命体征　按产科护理常规测量孕产妇生命体征并记录。第一产程宫缩时血压可升高 5～10mmHg，间歇期恢复。产妇有不适或发现血压升高应增加测量次数，并给予相应处理。产妇有循环、呼吸等其他系统合并症或并发症时，还应监测呼吸、氧饱和度、尿量等。

2. 监测产程进展　认真监测并记录胎心、子宫收缩、宫颈扩张和胎头下降程度、破膜及羊水的情况，如有异常情况及时通知医生，并积极寻找原因，协助进行处理。

3. 促进舒适

（1）提供良好的环境　产房保持安静无噪声。

（2）补充液体和热量　临产过程中长时间的呼吸运动及流汗，使产妇体力消耗较大，在宫缩间歇期，护理人员应鼓励产妇少量多次进食，进食高热量、易消化、清淡的食物，并注意摄入足够的水分。因呕吐明显无法进食或因剖宫产概率高需禁食时，应静脉补液给予营养支持以保证精力和体力。

（3）活动与休息　宫缩不强且未破膜时，产妇可在室内适当活动，有助于产程进展和减轻产痛。待产时产妇的体位应以产妇感到舒适为准。已破膜者应该卧床，如果胎头已衔接，取卧位即可，如胎头未衔接或臀位、横位时，应取臀高位，以免发生脐带脱垂。

（4）维持身体舒适　临产过程中，因频繁宫缩使产妇出汗较多，加之阴道分泌物、羊水外溢等，产妇常有不适感，护理人员应帮助产妇擦汗，经常更换会阴垫和床单。破膜后，为保持会阴部的清洁以增进舒适并预防感染，必要时可给予会阴擦洗。

（5）排尿及排便　应鼓励产妇每 2～4 小时排尿一次，以免膀胱充盈影响宫缩及胎头下降。因胎头压迫引起排尿困难者，必要时可导尿。产妇有便意时，需判断是否有大便及宫口扩张程度，排便时须有人陪伴，嘱产妇不要长时间屏气用力排便，避免加重宫颈水肿。

4. 疼痛护理　进行产前教育及产时指导，教会产妇减轻分娩疼痛的方法如呼吸训练和放松的方法。

（1）一般护理　建立以产妇为中心的整体化服务系统；设置温馨、舒适的家庭化待产和分娩环境；准父亲或其他家庭成员参与陪伴；协助产妇采取舒适体位，如坐、站、蹲、前倾位、侧卧位、手膝位等，并提供分娩球、分娩凳等支持工具，助产士陪伴在产妇身边，协助产妇保持身体平衡。产妇采取不同体位时给予产妇腰背部按摩以减轻疼痛。

（2）非药物性分娩镇痛　根据疼痛评估的结果以及产妇的具体情况选用合适的分娩镇痛方法，首选非药物镇痛。如呼吸调节、精神松弛、注意力集中、音乐疗法、导乐陪伴分娩、水中分娩等。

5. 心理护理　认真评估，确定焦虑的程度，建立起良好的护患关系，做好解释工作，指导并鼓励产妇，以减轻焦虑。

五、第二产程妇女的护理

【护理评估】

1. 生理评估

（1）健康史　了解第一产程进展情况和胎儿宫内情况。

（2）身体状况　了解子宫收缩的持续时间、间歇时间、强度及胎儿情况；询问产妇有无排便感；观察胎头拨露和胎头着冠情况；估计胎儿大小，评估产妇会阴部情况，判断是否需要行会阴切开术。

（3）相关检查　用电子胎心监护仪监测胎心率及基线变化，发现异常及时处理。

2. 心理社会评估　评估产妇目前的心理状态，有无焦虑、恐惧、急躁情绪，对自然分娩有无信心等。

【常见的护理诊断/问题】

1. 疼痛　与宫缩及会阴部伤口有关。

2. 焦虑　与缺乏顺利分娩的信心及担心胎儿健康有关。

3. 有受伤的危险　与分娩中可能发生会阴裂伤、新生儿产伤有关。

【护理措施】

1. 心理护理　第二产程期间，助产士应陪伴在旁，及时告知孕妇产程进展情况，给予鼓励、支持和安慰，缓解孕妇的紧张和恐惧，同时协助其饮水，帮其擦汗等。

2. 观察产程进展　第二产程宫缩频且强，应密切观察子宫收缩有无异常，并密切监测胎心的变化。

尤其注意观察胎心与宫缩的关系，若第二产程胎头娩出前，因脐带受压或受到牵拉出现变异减速属正常情况，但若出现胎心减慢且在宫缩后不恢复或恢复变慢，应结束分娩。如果发现第二产程延长，应及时查找原因，采取相应措施结束分娩，避免胎头长时间受压，引起胎儿窘迫、颅内出血等并发症发生。

3. 指导产妇正确用力 宫口开全后，应指导产妇正确用力。方法是让产妇双膝屈曲外展，双脚蹬在产床上，双手握住产床把手。一旦出现宫缩，产妇深吸气屏住，并向上拉把手，使身体向下用力如排便状，以增加腹压。子宫收缩间歇期时，产妇呼气，全身肌肉放松，安静休息。当宫缩再次出现时再用同样的屏气用力动作，以加速产程的进展。当胎头着冠后，宫缩时不应再令产妇用力，以免胎头娩出过快而使会阴裂伤。

指导产妇正确用力十分重要，若用力不当可使产妇消耗体力或造成不应有的软产道裂伤。尤其应注意的是宫口尚未开全不可过早屏气用力，因当胎位不正但胎头位置低已深入骨盆到达盆底时，也可使产妇产生排便感并不自觉地用力，但此时用力非但不利于加速产程的进展，反而使宫颈被挤压在骨盆和胎头之间，从而使宫颈循环障碍而造成宫颈水肿，影响宫口开大而造成难产。

4. 接产准备 初产妇宫口开全、经产妇宫口扩张4cm且宫缩规律有力时，应将产妇送至产房，产妇和接生人员均应做好接生前的清洁消毒工作。

（1）一般护理 调节并保持产房温度在25~28℃。注意观察产妇生命体征，减少环境干扰。指导产妇休息，协助适时变换舒适体位，及时排空膀胱，必要时导尿。不限制饮食，鼓励适量摄入流质和半流质饮食，以保持充分体力。

（2）会阴消毒 产妇仰卧于产床上（或坐于特制的产椅上），两腿屈曲分开，露出外阴部，在臀下放一便盆或消毒垫，用消毒纱布球蘸消毒液擦洗外阴部，顺序是大小阴唇、阴阜、大腿内上1/3、会阴及肛门周围。然后用温开水或用消毒液冲洗掉肥皂水，为防止冲洗液流入阴道，用消毒干纱布盖住阴道口，再用碘伏进行消毒，随后取下阴道的纱布球和臀下的便盆或消毒垫，铺以消毒巾于臀下（图5-16）。

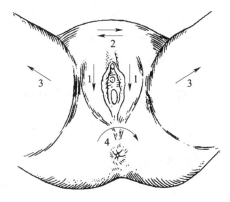

图5-16 会阴消毒顺序

（3）接生人员准备 助产士按常规外科的无菌操作刷手消毒、穿接生衣、戴消毒手套，然后打开产包，铺消毒单。检查产包内用物，按需添加物品如麻醉用物、新生儿吸痰管、产钳等，并准备新生儿用物。

5. 接产

（1）接产的要领 产妇必须与接产人员充分合作；接产人员保护产妇会阴的同时协助胎头俯屈，让胎头以最小径线（枕下前囟径）在宫缩间歇时缓慢通过阴道口，是预防会阴撕裂的关键；控制胎肩娩出速度，胎肩娩出时也应注意保护会阴。

（2）接产步骤 接产者站在产妇正面，当出现宫缩，产妇自觉便意感时，指导产妇屏气用力，胎头着冠时，指导产妇适时用力和呼气。应注意个体化指导用力，用手控制胎头娩出速度，同时，左手轻轻下压胎头枕部，协助胎头俯屈和使胎头缓慢下降。当胎头枕部出现在耻骨弓下方时，嘱产妇在宫缩间歇时，稍向下屏气，左手协助胎头仰伸，使胎头缓慢娩出，胎头娩出过程中应适度保护会阴。

> ⊕ **知识链接**
>
> 自由体位分娩
>
> 随着医疗技术水平的不断提升，人们对于围产期护理的重视度也与日俱增。产时护理模式的进步、医护人员观念的提升以及分娩体位的选择在产妇分娩过程中起着重要作用。有研究表明在自然分娩过程中，除产力、产道、胎儿、待产妇的社会心理等因素外，产时体位的选择也对分娩结局有着重要影响。《正常分娩监护实用守则》提出了应鼓励产妇在产时采取自由体位分娩。自由体位分娩是指在分娩过程中，产妇根据自己的感受选择舒适的体位，体位选择多样，包括但不限于站、坐、趴、跪等，多种体位选择提升了分娩过程中产妇的自主权，有利于产妇在生产过程中发挥自主能动性，进而提高分娩质量。

胎头娩出后，自鼻根向下颌挤压，挤出口鼻内的黏液和羊水，不宜急于娩出胎肩，应等待胎头自然完成外旋转及复位，使胎儿双肩径与骨盆出口前后径相一致。再次宫缩时，接产者右手托住会阴，左手将胎儿颈部向下牵拉胎头，使前肩从耻骨弓下先娩出；再托胎颈向上，使后肩从会阴前缘缓慢娩出。双肩娩出后，保护会阴的右手放松，然后双手协助胎体及下肢相继以侧位娩出（图5-17）。胎儿娩出后，记录胎儿娩出时间，估计出血量。

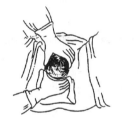 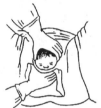 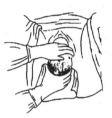 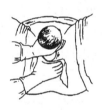

(1)保护会阴，协助胎头俯屈　　(2)协助胎头仰伸　　(3)助前肩娩出　　(4)助后肩娩出

图5-17 接产步骤

（3）会阴裂伤的诱因及预防

1）会阴裂伤的诱因　会阴水肿、耻骨弓过低、胎儿过大、胎儿娩出过快等。

2）会阴裂伤的预防　①指导产妇分娩时正确用力，防止胎儿娩出过快。②及时发现会阴、产道的异常，选择合适的分娩方式。如会阴坚韧、水肿或瘢痕形成，估计会造成严重裂伤时，可作较大的会阴切开术或改行剖宫产术。③提高接生操作技术，正确保护会阴。④初产妇行阴道助产前应作会阴切开，切开大小根据胎儿大小及会阴组织的伸展性确定。助产时术者与助手要密切配合，要求胎头以最小径线通过会阴，且不能分娩过快、过猛。

六、第三产程妇女的护理

【护理评估】

（一）生理评估

1. 健康史　了解第一产程、第二产程的经过及其处理。

2. 身体评估

（1）新生儿　①新生儿Apgar评分是根据新生儿的心率、呼吸、肌张力、喉反射及皮肤颜色进行评分，每项0~2分，满分为10分，0~3分为重度窒息，4~7分为轻度窒息，8~10分为正常（表5-1）。

表 5-1　新生儿 Apgar 评分

体征	0 分	1 分	2 分
每分钟心率	0	少于 100 次	100 次及以上
呼吸	0	浅慢，不规则	佳
肌张力	松弛	四肢稍屈曲	四肢活动
喉反射	无反射	有些动作	咳嗽、恶心
皮肤颜色	苍白	青紫	红润

②一般状况：评估新生儿身高、体重及体表有无畸形。

（2）胎盘胎膜娩出情况

①胎盘剥离的征象：子宫体变硬呈球形，胎盘剥离后降至子宫下段，下段被扩张，子宫体呈狭长形被推向上，宫底升高达脐上；剥离的胎盘降至子宫下段，使阴道口外露的一段脐带自行延长；若胎盘从边缘剥离时有少量阴道流血，若胎盘从中间剥离时则无阴道流血；用手掌尺侧在产妇耻骨联合上方轻压子宫下段时，子宫体上升而外露的脐带不再回缩。

②胎盘娩出的方式：胎儿面娩出式，即胎盘以胎儿面娩出，这种娩出方式多见。胎盘从中央开始剥离，然后向周围剥离，剥离血液被包于胎膜内。其特点是胎盘先娩出，随后见少量的阴道流血。母体面娩出式，即胎盘以母体面娩出，这种方式较少见。胎盘从边缘开始剥离，血液沿剥离面流出，最后整个胎盘反转娩出。其特点是先有较多的阴道流血随后胎盘娩出。

③胎盘胎膜的完整性：胎盘娩出后评估胎盘胎膜是否完整、有无胎盘小叶或胎膜残留、胎盘周边有无断裂的血管残端、是否有副胎盘等。

（3）会阴部评估　胎盘娩出后仔细评估会阴部、小阴唇内侧、尿道口、阴道、阴道穹隆及宫颈有无裂伤以及会阴切口有无延裂等。

（4）产后宫缩及阴道出血量评估　产后密切观察 2 小时，评估产后宫缩情况、宫底高度、阴道出血量、会阴及阴道有无血肿等，发现异常及时处理。

（二）心理社会评估

评估产妇对新生儿的性别、健康及外形是否满意，以及产妇有无焦虑、烦躁，甚至憎恨等情绪。

【常见的护理诊断/问题】

1. 潜在并发症　新生儿窒息、产后出血。

2. 有照顾者角色紧张的危险　与产后疲惫、会阴切口疼痛或新生儿性别与希望不符有关。

【护理措施】

（一）新生儿护理

1. 清理呼吸道　胎头娩出后应立即将其鼻腔和口腔中的羊水和黏液挤出，胎儿娩出后应继续用吸痰管轻吸新生儿鼻腔和口腔中残余的羊水和黏液，当确认呼吸道内羊水和黏液已吸净而新生儿仍未啼哭时，可轻拍其足底和背部，新生儿大声啼哭表示呼吸道已通畅。

2. Apgar 评分　新生儿 Apgar 评分为 4~7 分，需清理呼吸道、人工呼吸、吸氧、用药等；0~3 分缺氧严重，需紧急抢救，行气管内插管并给氧。缺氧较严重的新生儿，应在出生后 5 分钟、10 分钟再分别评分，直至连续两次均≥8 分为止。出生后 1 分钟的 Apgar 评分主要反映宫内情况，而 5 分钟及以后评分则是新生儿预后的指标。

3. 处理脐带　在距脐带根部约 15cm 处钳夹第一把血管钳，在距第一把血管钳约 35cm 处钳夹第二把血管钳，在两把血管钳之间剪断脐带。在距脐带根部约0.5cm处剪断并结扎脐带，无菌纱布保护脐带断端周围，消毒脐带残端，药液不可接触新生儿皮肤，以免灼伤。待脐带断端干燥后用无菌纱布外包扎。对早产儿娩出后延迟脐带结扎至少60秒，有利于胎盘血液送至新生儿，增加新生儿血容量、血红蛋白含量，有利于维持早产儿循环的稳定，并可减少脑室内出血的风险。

4. 一般护理　新生儿处理脐带后擦净面部及足底的胎脂及血迹，将新生儿足印及母亲拇指印于新生儿病历上。对新生儿做详细体格检查，系以标明新生儿性别、体重、出生时间、母亲姓名和床号的手腕带和包被。将新生儿送至母亲的怀抱进行母婴皮肤接触及母乳喂养。

⊕ **知识链接**

新生儿断脐的时间

目前对胎儿娩出后断脐的最佳时间尚存在争议，主要有早断脐和晚断脐两种观点。

1. 早断脐　是在新生儿出生后立即断脐。研究报道指出延迟3分钟结扎脐带可影响血液流变学参数，引起新生儿黄疸和红细胞增多症等，故主张早断脐。

2. 晚断脐　新生儿出生后不马上断脐，而是延迟一些时间，或等脐带搏动停止后断脐。近年来国内外较多研究支持晚断脐，认为晚断脐可使新生儿获得更多的胎盘血液灌注，增加新生儿血容量。研究表明，晚断脐可以减少脑出血、晚发性败血症等并发症的发生，且提示晚断脐对于低出生体重儿有重要意义。

鉴于此，建议对母儿血型不合及母体有传染病的新生儿宜早断脐，对无上述情况者可采用晚断脐。

（二）协助胎盘娩出

正确处理胎盘娩出，可减少产后出血的发生率。当确认胎盘完全剥离时，于宫缩时以左手握住宫底（拇指置于子宫前壁，其余四指放在子宫后壁）并按压，同时右手轻拉脐带、协助娩出胎盘。接产者切忌在胎盘尚未完全剥离之前，用手按揉、下压宫底或牵拉脐带，以免引起胎盘部分剥离出血或拉断脐带，甚至造成子宫内翻（inversion of uterus）。

当胎盘娩出至阴道口时，接产者用双手捧住胎盘，向一个方向旋转并缓慢向外牵拉，协助胎盘胎膜完整剥离娩出。若发现胎膜部分断裂，可用血管钳夹住断裂上端的胎膜，再继续向原方向旋转，直到胎膜完全娩出（图5-18）。

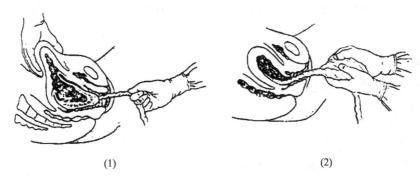

(1)　　　　　　　　　　　　　(2)

图5-18　协助胎盘胎膜娩出

（三）检查胎盘胎膜的完整性

将胎盘铺平，先检查胎盘母体面的胎盘小叶有无缺损，疑有缺损时可采用 Küstener 牛乳测试法，即从脐静脉注入牛乳，若见牛乳自胎盘母体面溢出，则溢出部位为胎盘小叶缺损部位。然后将胎盘提起，检查胎膜是否完整。再检查胎盘胎儿面边缘有无血管断裂，以便及时发现副胎盘。副胎盘为另一个小胎盘，与正常的胎盘分离，但两者间有血管相连。若有副胎盘、部分胎盘或大块胎膜残留，应无菌操作伸手入子宫腔内取出残留组织。若仅有少量胎膜残留，可给予子宫收缩剂待其自然排除。

（四）检查软产道

胎盘娩出后，应仔细检查软产道，即会阴、小阴唇内侧、尿道口周围、阴道前庭、阴道和宫颈有无裂伤，如有裂伤应逐层缝合。

（五）预防产后出血

正常分娩出血量多不超过 300ml。对既往有产后出血史或易发生产后出血的产妇（如分娩次数≥5 次的多产妇、多胎妊娠、羊水过多、滞产等），可在胎儿前肩娩出后缩宫素 10U 加于 25% 葡萄糖液 20ml 内静注，也可在胎儿娩出后立即经胎盘脐静脉快速注入加有 10U 缩宫素的生理盐水 20ml，均能促使胎盘迅速剥离减少出血。

若胎盘尚未完全剥离而阴道出血多时，应行手取胎盘术。若胎儿已娩出 30 分钟，胎盘仍未排出，出血不多时，应排空膀胱，再轻轻按压子宫及静注缩宫素，仍不能排出胎盘时，再行手取胎盘术。若胎盘娩出后出血量较多时，可经下腹部直接注入宫体肌壁内或肌注麦角新碱 0.2 ~ 0.4mg，并将缩宫素 20U 加于 5% 葡萄糖液 500ml 内静脉滴注。

（六）产后观察

分娩结束后应仔细收集并记录产时的出血量。胎儿娩出后 2 小时内是产后出血发生的高峰期，产妇继续留产房观察 2 小时。对有可能发生产后出血的产妇，应重点观察。①观察生命体征，对于脉搏增快、血压下降的产妇应警惕产后出血的发生，尤其产后短期内，产妇血压下降同时伴主诉肛门坠胀感、便意感，应注意检查阴道后壁有无血肿，有血肿者应及时手术处理。②观察子宫收缩情况，注意检查子宫底的高度、子宫轮廓及软硬度。若子宫圆而硬、轮廓清楚、宫底高度如期下降，提示子宫收缩良好；若子宫软、轮廓不清楚、阴道流血多或子宫底升高、流血量不多（宫内积血），提示子宫收缩不良，需按摩子宫促进子宫收缩和子宫内积血的排出。③观察阴道流血量，正常分娩产后出血一般不超过 300ml。④观察膀胱是否充盈，若膀胱充盈，则妨碍子宫有效收缩。因此产后 4 小时内应鼓励和协助产妇排尿，排空膀胱。

（七）促进舒适

第三产程结束后，清理臀下污物，清洁外阴，为产妇更换衣服，垫好会阴垫，注意保暖，使其安静休息。对产时进食少、出汗多、产程长者及时给予易消化、高营养的温热饮料及食物，以恢复体力。

（八）心理护理

协助产妇与新生儿进行皮肤接触，做到早接触、早吸吮、早开奶，帮助产妇接受新生儿，建立情感支持。

第三节　分娩期焦虑与疼痛妇女的护理

一、焦虑

⊕ 知识链接

产程中的人文关怀

人文关怀又称人性关怀、关怀照护。医护人员以人道主义的精神对患者的生命与健康权利与需求、人格与尊严等真诚进行治疗、护理和照顾，即除了为患者提供必需的诊疗技术的服务之外，还要为患者提供精神的、文化的、情感的服务，以满足患者的身心健康需求，体现对人的生命与身心健康的关爱，是一种实践人类人文精神信仰的具体过程。

人文关怀就是关心人、爱护人、尊重人。是社会文明进步的标志，是人类自觉意识提高的反映，在产程中对孕产妇的人文关怀就是关心呵护孕产妇、同情孕产妇对疼痛的表达，保护孕产妇隐私、尊重孕产妇的生活习惯、民族信仰以及孕产妇的选择等。

分娩是一种正常的生理现象，但也是一种强烈的生理心理应激过程。焦虑（anxiety）是人对环境中即将来临、可能会造成危险和灾难而又难以应付的情况而产生的一种不愉快的情绪状态，由紧张、不安、焦虑和恐惧等主观感受交织而成。由于分娩过程中存在许多不确定性和不适感，很多孕产妇临产后情绪紧张，常处于焦虑状态。而焦虑又可影响分娩的进程，可能导致子宫收缩乏力、产程延长及胎儿窘迫等。因此，减轻孕产妇的焦虑是产科护理工作的重要环节。

【护理评估】

1. 生理评估

（1）健康史　了解孕产妇受教育程度、婚姻状况、个性特征及家庭关系、社会经济状况等；评估孕产妇孕产史、对分娩知识的了解情况、参与产前教育情况；评估孕产妇以往面临问题的态度、焦虑的程度及其应对方式等。

（2）身体状况　处于焦虑状态的孕产妇在生理方面表现为心跳和呼吸加快、血压升高、出汗、恶心或呕吐、尿频、食欲下降、睡眠障碍等。由于焦虑的严重程度不同和个体承受能力的差异，孕产妇可表现出轻度、中度或重度等不同程度的焦虑。

2. 心理社会评估　焦虑的孕产妇在情感方面自述无助感、对分娩缺乏自信、预感不幸，常表现为激动、哭泣、烦躁、易激惹等；认知方面表现为注意力不集中、认知范围缩小等。

【常见的护理诊断/问题】

1. 焦虑　与未知分娩过程和结果有关。

2. 个人应对无效　与过度焦虑及未能运用应对技巧有关。

【护理措施】

1. 提供个体化的产前教育　入院后，针对孕产妇自身的受教育程度、个性特征、心理特点及个人需求等，提供个体化的产前教育。宣教的内容包括影响分娩的因素、分娩先兆、分娩过程及应对技巧、自然分娩的好处等，增强孕产妇自然分娩的信心。减少不必要的检查，并给予解释和指导。

2. 营造舒适的待产环境 提供安静、舒适、温馨的待产环境，以增加孕产妇的安全感，消除陌生感和对未知的恐惧感。必要时允许孕产妇家属的陪伴，消除因家人不在身边的无助和恐惧。

3. 建立良好的护患关系 尊重孕产妇，接受孕产妇因剧烈疼痛和不适所导致的各种行为表现；态度和蔼，语言亲切，不断地安慰、鼓励和支持孕产妇，使其对分娩充满信心；做到有效沟通，认真听取孕产妇的叙述，及时回答孕产妇的提问，给予心理支持；必要时采用非语言沟通方式，如按摩、握手等方式转移孕产妇的注意力。

4. 协助孕产妇获得社会支持 产前向孕产妇的丈夫及家人讲述分娩的相关知识，及孕产妇在分娩过程中将要承受的疼痛和不适，鼓励家人积极参与，给予理解和支持。有条件的医院可允许丈夫或家人在经过培训后进行陪伴分娩。

二、疼痛

疼痛（pain）是一种与组织损伤或潜在损伤相关的不愉快的主观感觉和情感体验。换言之，疼痛既是一种生理感觉，又是对这一感觉的情感反应。分娩期疼痛是每一位孕产妇都要经历的不适之一，剧烈疼痛产生的神经内分泌反应可以引起胎儿和母体的一系列病理生理变化，如孕产妇发生血管收缩、胎盘血流减少、酸中毒等，因此良好的分娩镇痛非常有意义，医护人员需通过科学的方法减轻分娩疼痛，使孕产妇顺利度过分娩过程，同时促进产后恢复及亲子行为。

1. 分娩疼痛的发生机制 分娩疼痛主要来自子宫收缩、宫颈扩张、盆底组织受压、阴道扩张、会阴拉长，其主要感觉神经传导至胸 11 ~ 骶 4 脊神经后，经脊髓上传至大脑痛觉中枢，引起分娩疼痛。

2. 分娩疼痛的特点 分娩疼痛是孕产妇在阴道分娩时感到的疼痛，是一种独特的疼痛，有个体差异性。不同的孕产妇感受到疼痛的程度亦不同，大部分孕产妇认为分娩疼痛是难以忍受的剧烈疼痛，甚至无法用语言描述，少部分孕产妇认为分娩疼痛是可以忍受的中等程度或轻微的疼痛。对于疼痛性质的描述通常为"痉挛性、压榨性、撕裂样疼痛"，且随宫缩强度的加大而逐渐加剧。同时分娩疼痛具有时间局限性和特征性，有别于其他病理性疼痛。

3. 影响分娩疼痛的因素 孕产妇对分娩疼痛的反应因人而异，受其心理因素、身体因素及社会文化背景等的影响。

（1）心理因素 孕产妇的情绪、情感及态度等影响分娩疼痛。孕产妇害怕疼痛、难产、胎儿畸形等产生的焦虑和恐惧心理，易增加对疼痛的敏感性。同时孕产妇自身的意志力也会影响分娩疼痛，疼痛时，有人哭闹、喊叫，意志力较强的人可能会选择暗自忍受。

（2）身体因素 孕产妇的年龄、产次、痛经史、难产、分娩的体位等因素交互影响分娩疼痛。随着年龄增长，疼痛经验增加，孕产妇对疼痛的认识和理解力增强，并能采取措施减轻或缓解疼痛；经孕产妇的宫颈在分娩发动前开始变软，因而对疼痛的感觉较初孕产妇轻；有痛经史者的孕产妇血液中分泌更多的前列腺素，会引起强烈的子宫收缩，从而产生剧烈的疼痛；难产时虽产程停滞，但仍有正常宫缩，常伴随更为剧烈的疼痛；孕产妇分娩的体位可分为仰卧位和坐位，两者虽有各自的优缺点，但就疼痛而言，坐位疼痛较轻。

（3）社会因素 待产室和产房的环境及氛围，助产人员的态度，孕产妇对分娩过程的认知，其他孕产妇的表现，孕产妇家属的鼓励与支持程度等均影响分娩疼痛，若孕产妇感到孤立无援或无助，则会增加痛感。

（4）文化因素 孕产妇的家庭文化背景、受教育程度、信仰等是影响分娩疼痛的重要因素。同时，助产人员的专业素养、文化背景等也会影响孕产妇对疼痛的态度。

【护理评估】

（一）生理评估

1. 健康史　了解孕产妇的年龄、婚姻状况、文化程度、既往孕产史、本次妊娠情况、产前教育情况、对分娩的了解程度等。详细询问孕产妇过去对待疼痛的感知、耐受性及对疼痛的处理方法，并了解孕产妇及其家属对分娩的态度、对镇痛分娩的反应及需求等。

2. 身体状况　通过观察、交谈及疼痛测量工具对孕产妇的分娩疼痛做全方位的评估。常用的疼痛测量工具有视觉类似评分法、数字等级评分法、语言等级评分法、简化版麦 - 吉问卷等。

（1）疼痛对母体的影响　疼痛可使孕产妇出现心率加快、血压升高、呼吸急促、出汗等生理反应，大多数孕产妇对分娩疼痛的表述为身不由己、失去控制、疲惫不堪，外在表现为呻吟、坐立不安、愁眉苦脸、咬牙、哭泣等。

（2）疼痛对胎儿的影响　孕产妇的疼痛使子宫的血流量、胎盘的血液供应减少，易导致胎儿宫内窘迫、产程延长、新生儿窒息等。

（二）心理社会评估

评估孕产妇平时面对疼痛问题的态度、应对方式；孕产妇及家属对本次妊娠、分娩的期待程度；孕产妇支持系统的情况。

【常见的护理诊断/问题】

1. 焦虑　与疼痛频繁发作有关。

2. 恐惧　与剧烈疼痛有关。

3. 个人应对无效　与过度疼痛及未能运用应对技巧有关。

【护理措施】

1. 一般护理

（1）营造舒适的产房环境　营造温馨、安全、舒适的家庭式产房，及时补充热量和水分，并提供产球等器材协助孕产妇采取舒适的体位。

（2）建立良好的护患关系　尊重并充分理解孕产妇，对孕产妇态度和蔼，尽量陪伴孕产妇；随时告知产程进展情况，对每项必要的检查及治疗事先给予解释与指导，做到有效沟通；给予孕产妇足够的鼓励与支持，可通过触摸、按摩的方式尽量减轻孕产妇的不适感。产时的心理关怀与产后的心理支持，可有效预防产后抑郁的发生。

2. 非药物性分娩镇痛干预

（1）产前教育　通过产前教育，告知孕产妇分娩过程、可能产生的疼痛及原因、减轻分娩疼痛的方法、产时的呼吸技术等，让孕妇有充分的思想准备，正确认识分娩过程，增加分娩自信和自控感。

（2）集中和想象　集中注意力和分散注意力技术有益于帮助孕产妇缓解分娩疼痛。宫缩时，通过注视图片或固定的物体等方法转移孕产妇的注意力，从而有效缓解对疼痛的感知；分娩过程中让孕产妇积极地想象生活中最愉快的事情，同时进行联想诱导，使孕产妇停留在愉快的情景之中，可帮助孕产妇放松，减轻疼痛。

（3）音乐疗法　产前定期对孕产妇进行音乐训练，产程中使孕产妇聆听自己最喜欢、最熟悉的音乐，使孕产妇的注意力从宫缩疼痛转移到音乐旋律上，起到最佳的镇痛效果。

（4）导乐陪伴分娩　导乐陪伴分娩指在整个分娩过程中有一个富有生育经验的妇女时刻陪伴在孕

产妇身边，不断提供生理、心理、情感上的支持，随时给予分娩指导和帮助，充分调动孕产妇的主观能动性，使其主动参与分娩过程，从而推动产程进展，顺利完成分娩过程。根据孕产妇的需求和医院的条件可选择丈夫或女性家属、接受过专门培训的专职人员、医护人员等陪伴。

⊕ 知识链接

减轻分娩不适的方法

1. 拉梅兹分娩法（Lamaze method） 又称"精神预防法"，由法国医师拉梅兹提出，是目前使用较广的预习分娩法。产前指导孕妇练习分娩时的放松技巧与控制呼吸的技巧，从而达到减轻疼痛的目的。具体方法有廓清式呼吸、放松技巧、意志控制的呼吸及划线按摩法。

2. 瑞德法（Dick - Read method） 由英国医师迪克·瑞德提出，其原理为恐惧会导致紧张，造成或强化疼痛，若能打破恐惧 - 紧张 - 疼痛的链环，便能减轻分娩的疼痛。具体方法有采用放松技巧和腹式呼吸技巧。

3. 布莱德雷法（Bradley method） 又称"丈夫教练法"，在分娩过程中，丈夫可以鼓励孕产妇适当活动来促进产程，且可以指导孕产妇转移注意力来减轻疼痛。

5. 水中分娩 水中分娩在国外已有二百余年历史，1805 年法国的 Embry 最早使用了这项技术。2003 年上海市开展中国首例水中分娩。水中分娩有其自身的优点和缺点，优点：在水中便于孕妇休息和翻身，采取不同体位使盆底肌肉放松，促进宫颈扩张，从而缩短产程；减少会阴裂伤；具有产时镇痛的作用，减少了麻醉药物、镇痛药物以及催产素的应用。缺点：感染，产后出血，新生儿肺部水吸入、溺水等。由于我国开展水中分娩时间较短，为确保母婴安全，适应证相对较少，禁忌证相对较多。

3. 药物性分娩镇痛 非药物性镇痛方法不能有效缓解分娩疼痛，可选用药物性镇痛方法。

（1）药物镇痛的原则 对孕产妇及胎儿不良作用小；药物起效快，作用可靠，便于给药；避免运动阻滞，不影响宫缩和孕产妇运动；孕产妇清醒，能配合分娩过程。

（2）药物镇痛的方法

1）吸入镇痛 指通过吸入一定剂量药物达到镇痛目的的方法。常用药物有氧化亚氮、氟烷、安氟烷等。其优点是起效快，苏醒快，但应用时需防止孕产妇缺氧或过度通气。

2）连续硬膜外镇痛 指经硬膜外途径连续输入稀释局麻药和脂溶性阿片类镇痛药。优点为镇痛平面恒定，能减少对运动的阻滞，增加镇痛效果。常用药为布比卡因、芬太尼、哌替啶等。

3）腰麻 - 硬膜外联合阻滞 适用于提供持续性运动及满意的第一产程镇痛。第二产程宫缩强烈时，往往需要联合应用局麻药和镇痛药。优点是起效快，用药剂量少，运动阻滞较轻。

4）微导管连续蛛网膜下腔麻醉镇痛 用28G 导管将舒芬太尼和布比卡因按比例注入蛛网膜下腔镇痛，适用于第一、第二产程。

（3）药物镇痛的注意事项 注意观察药物的不良反应，如恶心、呕吐、呼吸抑制等；同时严密观察硬膜外麻醉的并发症，如硬膜外血肿、神经根损伤等，一旦发生异常，应立即终止镇痛，按医嘱对症治疗。

分娩镇痛只能减轻痛感而并不是完全无痛，应帮助孕产妇正确认识分娩过程，根据自身的情况，选择适合的分娩镇痛方法。

答案解析

目标检测

一、选择题

A1 型题

1. 临产后起主要作用的产力是

　　A. 腹壁肌收缩力　　　　　　　　　B. 圆韧带收缩力

　　C. 肛提肌收缩力　　　　　　　　　D. 子宫收缩力

　　E. 膈肌收缩力

2. 临产的主要标志是

　　A. 见红、规律宫缩、胎头下降

　　B. 规律宫缩、宫颈管消失、胎头下降

　　C. 见红、破膜、宫口扩张

　　D. 规律宫缩、宫颈管消失、宫口扩大和胎头下降

　　E. 见红、破膜、宫口扩大

A2 型题

1. 某初产妇，24岁，临产5小时，宫口开大2cm，胎心140次/分，为了解胎先露下降程度，临床用以判断胎先露下降的标志是

　　A. 骨盆入口平面　　　　　　　　　B. 坐骨结节平面

　　C. 坐骨棘平面　　　　　　　　　　D. 子宫颈外口

　　E. 阴道口

2. 某初产妇，27岁，临产11小时，突然见有清亮液体从产妇阴道内流出，首要的护理是

　　A. 听诊胎心　　　　　　　　　　　B. 行阴道检查

　　C. 观察宫缩情况　　　　　　　　　D. 抬高产妇臀部

　　E. 给予抗生素预防感染

A3/A4 型题

（1~2题共用题干）

某初产妇，26岁，临产13小时后娩出一健康女婴。

1. 此时对新生儿首要的处理是

　　A. 保温　　　　　　　　　　　　　B. 吸氧

　　C. 测量体重　　　　　　　　　　　D. 清理呼吸道

　　E. 擦去身上胎脂

2. 新生儿出生后1分钟进行Apgar评分：全身粉红，心率110次/分，哭声较弱，呼吸浅慢，四肢活动好，刺激喉部有些动作，该新生儿的评分是

　　A. 4分　　　　　　　　　　　　　B. 6分

　　C. 8分　　　　　　　　　　　　　D. 7分

　　E. 9分

二、名词解释

1. 正常分娩　　　　　　　　　　　　　2. 胎头拨露

三、简答题

1. 简述子宫收缩力的特点。

2. 简述阿普加评分标准。

四、病例分析

患者，女性，26 岁。因"G_1P_0，孕 39^{+4} 周，规律性宫缩 2 小时，临产"入院。

根据以上资料，请回答：

（1）该孕妇所处的产程。

（2）该孕妇主要的护理诊断。

（3）该类产妇所采取的护理措施。

（吴　斌）

书网融合……

本章小结

题库

第六章　产褥期妇儿的护理

PPT

产妇全身各器官（除乳腺外）从胎盘娩出至恢复至正常未孕状态所需的一段时期称为产褥期（puerperal），一般为6周。在此期间，产妇的全身各系统尤其是生殖系统发生了较大的生理变化。不仅如此，伴随新生儿的出生，产妇及其家庭经历着一系列心理和社会的适应过程，护理人员应了解产褥期妇女生理及心理调适过程，做好产妇及新生儿的护理，促进母婴健康。

第一节　正常产褥

一、产褥期妇女的生理变化

（一）生殖系统

产褥期母体各个系统均发生变化，其中以生殖系统变化最为显著。

1. 子宫　妊娠子宫自胎盘娩出后逐渐恢复至未孕状态的过程称子宫复旧（involution of uterus），包括子宫体和宫颈的复旧。子宫是产褥期变化最大的器官。

（1）子宫体　子宫体的复旧主要包括宫体肌纤维的缩复和子宫内膜的再生。子宫复旧不是肌细胞数目的减少，而是产后宫体肌纤维产生强烈收缩，子宫壁血管受压闭锁，局部缺血，肌纤维的胞浆蛋白发生自体溶解作用后而使肌细胞体积明显缩小。随着肌纤维的不断缩复，子宫体积和重量逐渐减少。产后1周子宫缩小至约妊娠12周大小，在耻骨联合上方可触及。产后10日子宫降至骨盆腔内，腹部检查触及不到宫底。产后6周子宫基本恢复至孕前大小。分娩结束时子宫重量约为1000g，产后1周时约为500g，产后2周时约为300g，产后6周时逐渐恢复至50~70g。同时，胎盘娩出后子宫胎盘附着面立即缩小一半，血管压缩变窄和栓塞，出血逐渐减少直至停止，创面表层蜕膜逐渐坏死脱落，随恶露自阴道排出。紧贴肌层的子宫内膜基底层逐渐再生出新的功能层，这一过程约需3周，但胎盘附着面的子宫内膜恢复较慢，约需6周。

（2）子宫颈　胎盘娩出后，子宫颈松软壁薄，外口呈环形如袖口。产后2~3日宫颈口可容纳2指；

产后1周宫颈内口闭合，宫颈管复原；大约产后4周宫颈恢复至未孕状态。但由于分娩时宫颈外口常在3点和9点处发生轻度裂伤，使初产妇宫颈外口由产前的圆形（未产型）变成产后的"一"字形横裂（已产型）（图6-1）。产后由于子宫肌的缩复作用，子宫下段逐渐恢复成非孕时的子宫峡部。

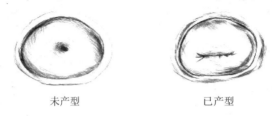

未产型　　　　　　已产型

图6-1　未产型与已产型宫颈

2. 阴道　因分娩时阴道极度扩张受压，致使产后阴道腔扩大，阴道壁肿胀、松弛、张力下降，黏膜皱襞减少甚至消失。产后阴道腔逐渐缩小，阴道壁逐渐恢复张力，黏膜皱襞约在产后3周重现，但在产褥期结束时阴道紧张度仍无法恢复至未孕时的状态。

3. 外阴　分娩后外阴轻度水肿，产后2~3天自行消退。会阴部如有轻度撕裂或会阴正中-侧切开缝合，由于会阴部血液循环丰富，一般3~4日能愈合。处女膜在分娩时撕裂形成残缺的痕迹称为处女膜痕。

4. 盆底组织　在分娩过程中，盆底肌及其筋膜由于过度扩张而致弹性减弱，常伴有肌纤维部分断裂。产褥期若能坚持盆底肌锻炼，可促进盆底肌张力的恢复，预防压力性尿失禁等盆底功能障碍性疾病。

5. 排卵和月经　未哺乳产妇月经复潮时间通常在产后6~10周，卵巢恢复排卵时间平均在10周左右。母乳喂养会刺激垂体分泌催乳素，而高催乳素水平会抑制排卵，因此哺乳产妇排卵和月经复潮延迟，通常产后4~6个月恢复排卵，月经复潮较晚，有些产妇可整个哺乳期无月经出现。因哺乳产妇月经未复潮前可出现排卵而受孕，因此，母乳喂养期间需采取避孕措施。

（二）乳房

产后乳房在妊娠期变化基础上进一步发生泌乳改变。垂体催乳激素是产后泌乳的基础。当胎盘剥离排出后，雌、孕激素及胎盘生乳素水平急剧下降，抑制下丘脑分泌的催乳素释放抑制因子（prolactin release-inhibiting factor，PIF）释放，呈现低雌激素、高催乳素水平状态，在催乳素作用下乳汁开始分泌。但产后乳汁分泌很大程度上还依赖于哺乳时的吸吮刺激，当新生儿吸吮乳头时，由乳头传来的感觉信号经传入神经纤维抵达下丘脑，通过抑制下丘脑分泌的多巴胺及其他催乳激素抑制因子，使垂体催乳激素呈脉冲式释放，促进乳汁分泌。吸吮乳头还能反射性地引起神经垂体释放缩宫素，缩宫素能使乳腺腺泡周围的肌上皮细胞收缩，使乳腺管内压增加而喷出乳汁。因此，吸吮是保持乳腺不断泌乳的关键。不断排空乳房也是维持泌乳的一个重要条件。此外，产妇的营养、睡眠、情绪和健康状况都会影响乳汁的分泌量。

产后7日内所分泌的乳汁称初乳，产后7~14日分泌的乳汁为过渡乳，14日以后的乳汁为成熟乳。初乳量少、质稠、淡黄色，含有较高的蛋白质及矿物质，还含有多种抗体，尤其是分泌型IgA，脂肪含量较成熟乳少，极易消化，是新生儿早期最理想的天然食物。随着哺乳时间的延长，乳汁中蛋白质含量逐渐减少，脂肪和乳糖含量逐渐增多。

（三）血液循环系统

产后因子宫胎盘血循环终止及子宫缩复，大量血液从子宫涌入体循环，同时妊娠期间潴留的组织间液回吸收，使产妇产后72小时内循环血量增加了15%~25%，此阶段应加强对患有心脏病产妇的管理，预防心衰发生。产后 2~3 周循环血量恢复至孕前水平。

白细胞总数在产褥早期可增至 $15 \times 10^9 \sim 30 \times 10^9/L$，主要是中性粒细胞和嗜酸性细胞增多、淋巴细胞略减少。凝血因子Ⅰ、Ⅱ、Ⅷ、Ⅸ、Ⅹ在分娩后很快就恢复正常，纤维蛋白原、凝血酶原、凝血酶于产后 2~4 周内降至正常。因此，产后一段时间内产妇的血液仍然处于高凝状态，有利于胎盘剥离面形成血栓，减少产后出血量。红细胞沉降率于产后 3~4 周降至正常。

（四）消化系统

分娩过程中因大量体力消耗及体液丢失，产后 1~2 日内产妇常感口渴，喜进流质或半流质饮食。妊娠期胃肠肌张力及蠕动减弱，胃液中盐酸分泌减少，产后 1~2 周内消化功能逐渐恢复。产后腹压骤降、肌张力降低及麻醉剂的使用等因素常导致产后肠蠕动缓慢，加之会阴切口疼痛、产褥期活动减少等原因，产妇容易发生便秘。

（五）泌尿系统

阴道分娩过程中膀胱受压，黏膜充血水肿、肌张力下降，使产妇对膀胱内压的敏感度降低，加之会阴局部麻醉、器械助产、会阴伤口疼痛、排尿体位改变等因素，产后易发生尿潴留，尤其是产后 24 小时内。于妊娠期体内潴留的多量液体在产后需经肾脏排出，故产后最初 1 周内尿量增多。妊娠期发生的肾盂及输尿管扩张，一般于产后 2~8 周恢复正常。

（六）内分泌系统

腺垂体、甲状腺及肾上腺于妊娠期增生并发生一系列分泌改变，在产褥期逐渐恢复至未孕状态。产后雌激素和孕激素水平急剧下降，于产后 1 周降至未孕水平。胎盘生乳素于产后 6 小时已不能测出。垂体催乳素水平因是否哺乳而异，哺乳产妇催乳素于产后下降，但仍高于未孕水平，婴儿吸吮乳头时此值明显升高；若产妇不哺乳，催乳素于产后 2 周降至未孕水平。

（七）腹壁

由于产后雌激素和孕激素水平下降，黑色素释放激素分泌减少，下腹正中线色素沉着现象逐渐消退。初产妇腹壁及大腿部紫红色妊娠纹逐渐变为永久性的银白色妊娠纹。腹壁皮肤受妊娠增大子宫的影响，部分弹力纤维断裂，腹直肌呈不同程度分离，使产后腹壁变得十分松弛，经过锻炼产后 6~8 周腹壁肌张力可恢复。

二、产褥期妇女的心理调适

产后，产妇要从妊娠期、分娩期中的疲劳、不适、焦虑中恢复，承担起照料新生儿之责、适应新的生活方式，还要面临潜意识的内在冲突、为人母的情绪调整、经济来源的需求以及家庭支持系统寻求等。此时期，产妇心理脆弱、情绪不稳定，护理人员需加强对其心理调适的指导。20 世纪 60 年代初，美国心理学家罗宾（Rubin）将产褥期妇女的行为态度划分为了 3 个时期，即依赖期、依赖－独立期及独立期。

1. 依赖期　产后前 3 日，但剖宫产的产妇依赖期会稍长。此期，产妇较为被动及依赖，许多需要由他人来满足，产妇更多的是关注自己的食物及睡眠等基本需求，较少关注新生儿。产妇喜欢谈论妊娠、分娩的过程及感受，并乐于与他人分享自己分娩的经历。家庭成员的关怀和帮助、护理人员的悉心指导将有助于产妇顺利进入第二个时期。

2. 依赖－独立期　产后第 3~14 天。此期，随着身体的恢复，产妇表现出较为独立的行为，关注的重点从自己开始转移到新生儿身上，主动学习、参与照顾新生儿的活动，并开始注意周围的人际关系。此阶段是给予健康教育的最佳时期。但太多的母亲责任、因新生儿诞生而产生爱的被剥夺感、担心自己做母亲的能力等，常使产妇感情脆弱，此期是产后抑郁的高发时期。护理人员应给予适当的支持，鼓励其表达内心感受，促进其接纳孩子接纳自己，平稳地度过此期。

3. 独立期　产后 2 周～1 个月。此期，新的家庭关系形成，夫妻双方与新生儿建立了新的生活形态并逐渐适应，生活变得忙碌而充实。此期，家务劳动的繁重、家庭与事业的冲突、经济收入与平时希望的差距等，使得夫妻双方会承受更多的压力。

第二节　产褥期妇女的护理

⇒ 案例引导

　　患者，女性，30 岁，G_1P_1。足月顺产，自然分娩一健康女婴，体重 3600g，会阴Ⅱ度裂伤，常规缝合，现产后 3 日。查体：一般情况好，T 37.8℃，P 79 次/分，R 16 次/分，血压 95/60mmHg。双侧乳房胀痛、无红肿、乳汁少。子宫轮廓清、质硬、宫底在脐耻之间，阴道少量出血。

　　根据以上材料，请回答：

　　1. 该产妇主要的临床诊断。

　　2. 该类产妇主要的护理措施。

　　产褥期是产妇身心恢复的关键时期，护理人员应该认真评估、分析产妇及其家庭成员的生理、心理及社会支持方面的需求及可能存在的护理问题，采取有效的护理措施，促进产妇、新生儿及整个家庭成员身心健康。

【护理评估】

1. 生理评估

（1）健康史　护理人员应了解孕前产妇的健康状况；孕期是否定时接受产前检查，有无并发症、合并症及其他特殊状况和处理等；分娩过程是否顺利、分娩方式、产后出血量、会阴有无伤口及新生儿的状况。

（2）临床表现

1）生命体征

①体温：产后产妇的体温多在正常范围，部分产妇由于分娩时过度疲劳及脱水，产后 24 小时内体温可稍升高，但一般不超过 38℃。体温升高如果持续时间超过 24 小时或体温超过 38℃，则提示可能存在感染。产后 3～4 日也可因乳房血管、淋巴管极度充盈而出现发热，体温可达 37.8～39℃，一般持续 4～16 小时后降至正常，这种现象称为泌乳热，不属病态。

②脉搏：产后脉搏略缓，一般为 60～70 次/分，与胎盘循环终止及产后卧床休息有关。若脉搏增快需评估血压、产后出血量、会阴或腹部伤口情况，以发现有无产后出血或感染。

③呼吸：产后呼吸缓慢而深，14～16 次/分。如呼吸加快需评估产妇是否存在感染、疼痛、焦虑等现象。

④血压：产后血压平稳。患妊娠期高血压疾病的产妇血压会明显降低。

2）生殖系统

①子宫：产后第 1～2 日子宫产生强烈收缩，引起下腹部阵发性剧烈疼痛，称为产后宫缩痛，持续 2～3 日自然消失，以经产妇为著，哺乳时疼痛加剧。子宫收缩良好时，子宫圆而硬且子宫底位置随产后天数增加而逐渐下降。胎盘娩出后，子宫底位于脐下一横指，产后第 1 日略上升平脐，以后每日下降

1~2cm，产后10日子宫降至盆腔内。产后应每日同一时间检查子宫底高度，以了解子宫复旧情况。检查前，嘱产妇排空膀胱，平卧，双腿稍屈曲，腹部放松并解开会阴垫。评估者一手放于耻骨联合上方支托子宫下缘，另一手轻轻按压子宫底。若产后子宫底位置不能如期下降，可能存在宫腔积血、子宫复旧不良；子宫质地软要考虑有无宫缩乏力。

②恶露（lochia）：产后子宫蜕膜从子宫壁脱落，自阴道排出的血液及坏死蜕膜组织称为恶露。护士应在每日按压宫底检查子宫复旧情况时，观察会阴垫评估恶露的量、色、味。正常恶露有血腥味，但无臭味，可持续4~6周，总量为250~500ml。正常恶露性状见表6-1。如恶露时间延长则提示胎盘、胎膜残留或感染；如恶露有臭味则提示有宫腔感染的可能。

表6-1　正常恶露性状

评估内容	血性恶露	浆液恶露	白色恶露
持续时间	产后第1~3日	产后第4~14日	产后14日后，持续3周
颜色	鲜红	淡红色	白色
组成	大量血液、有时可见小血块，少量胎膜及坏死蜕膜组织	少量血液、较多的坏死蜕膜组织、宫颈黏液、细菌	大量白细胞、坏死蜕膜组织、表皮细胞及细菌

③会阴：阴道分娩者产后会阴部有轻度水肿现象，多于产后2~3日自行消退。会阴部有切口或撕裂修补缝合产妇，产后会出现会阴部疼痛。护理人员应每天评估会阴部有无红肿、疼痛、水肿等现象，会阴切口有无渗血及分泌物。若切口周围有严重肿胀、发红、瘀斑、皮肤温度增高、脓性分泌物，则提示切口感染。

3）乳房　产后乳腺开始泌乳。产后1~2天乳房较软，产后3~4天开始出现乳房肿胀、充盈，有时可形成硬结，使产妇感觉胀痛，可伴有体温升高。护理人员应通过视诊、触诊评估哺乳产妇乳房情况和哺乳进展。

①评估乳头的类型：有无平坦或凹陷。

②评估乳汁的质和量：初乳淡黄色、质稠，产后前3日每次哺乳可吸出2~20ml初乳；过渡乳及成熟乳色白，分泌量的多少与产妇哺乳次数有很大关系，吸吮次数越多，乳汁分泌就越多。

③评估有无乳房胀痛及乳头皲裂：产后若未及时哺乳或未及时排空乳房，可导致乳房坚硬、胀痛。哺乳方法不当或在乳头上使用肥皂及干燥剂时可导致乳头皲裂，表现为乳头红、裂开，有时伴有出血。

4）排泄

①排尿：产后5日内尿量增多，而产妇对膀胱内压的敏感度下降，易出现尿潴留影响子宫收缩而导致产后出血。因此，护理人员应认真评估产妇泌尿系统及膀胱功能。评估产后4小时之内是否自行排尿，每日排尿的次数、尿量、颜色是否异常，是否有尿急、尿频、尿痛等异常现象。

②排便：由于在分娩过程中产妇进食少、脱水以及产后肠蠕动减弱、腹壁肌松弛、产后卧床、会阴伤口疼痛等原因，产妇容易出现便秘。评估产妇排便是否通畅、有无便秘。

③排汗：产后一周内皮肤排泄功能旺盛，在夜间睡眠和初醒时更为明显，称之为褥汗，产后1周内自行好转，不属病态。

5）下肢　产妇产后血液仍处于高凝状态，加之产后卧床缺乏活动，容易形成静脉血栓。护理人员需评估产妇下肢皮肤颜色、温度，有无肿胀、发红、发热、疼痛等现象。

（3）相关检查　除常规产后体检外，产后24~48小时应做血、尿常规的检查，观察产妇有无感染、贫血等情况，必要时行药物敏感试验等。如产后留置尿管需定期做尿常规检查，以监测有无泌尿系统感染。

（4）处理原则　为产妇及其家属提供支持和指导，帮助产妇缓解疼痛、预防产后出血、指导正确哺乳方法，促进产后身心恢复。

2. 心理社会评估 分娩后 2~3 天内产妇可发生轻度至中度的情绪反应，称为产后压抑，可能与产后体内雌、孕激素水平下降、产后疲劳及照料新生儿压力有关，护理人员应及时评估产妇的心理状态。

（1）产妇对分娩经历的感受 因性格差异及分娩经历不同，产妇会产生不同感受。正向、积极的分娩经历可促进产妇身心恢复，更快地进入母亲角色；负向、痛苦的分娩体验则会导致产后适应不良，出现心理问题。护理人员可通过观察产妇的语言及行为来了解产妇的精神和情绪状态。

（2）母亲的行为 评估产后母亲的行为属于适应性的还是不适应性的。母亲适应性行为表现为主动学习并积极练习护理孩子的技能，满足孩子需要时表现出自豪和喜悦；相反，如产妇不愿接触新生儿、不愿哺喂及护理孩子、在哺乳的过程中表现急躁情绪，则属行为适应不良。

（3）对新生儿的看法 通过观察，评估产妇是否因新生儿性别及相貌与期望存在差异而出现不满；能否正确理解新生儿饮食、睡眠及排泄的特点。

（4）社会支持系统及经济状况 和谐的家庭氛围、良好的经济基础有助于产妇更好的进入母亲角色。护理人员可从产妇的人际交往的特征、与家人的互动来评估其社会支持系统。

【常见的护理诊断/问题】

1. 疼痛 与会阴伤口、子宫复旧及乳房胀满有关。

2. 尿潴留 与产时膀胱受压张力下降、会阴伤口疼痛及不习惯床上排便等有关。

3. 母乳喂养无效 与乳汁分泌不足、喂养技能不熟练有关。

【护理措施】

（一）一般护理

1. 监测生命体征 产后 24 小时密切监测体温、呼吸、脉搏、血压的变化。若生命体征平稳，产后第 2~3 日每日测量 4 次，3 日后每日测量 2 次。如有体温升高、脉搏加快、血压下降等异常现象应增加监测次数。

2. 营养与饮食 产后营养需求除产妇身体恢复的自身消耗外，还要哺喂新生儿，因此，护理人员应协助产妇获取适当和均衡的饮食。阴道分娩产妇产后 1 小时可进流质或清淡半流质饮食，以后即可进普通饮食。食物应有足够热量并富含营养，增加蛋白质摄入，脂肪摄入不宜过多。鼓励产妇多进食汤汁类饮食、多饮水，促进乳汁分泌。避免辛辣、刺激性食物，忌烟酒、浓茶及咖啡，适当补充铁剂，并注意饮食卫生。如剖宫产，术后排气后可进半流质饮食逐渐过渡至普通饮食。

3. 休息与活动 为产妇提供一个舒适、安静、通风良好的病室环境，保持床单位清洁、整齐，以利于产妇休养。保证产妇有足够的睡眠，护理工作尽量不打扰其休息，指导产妇调整休息时间，养成与新生儿同步睡眠的习惯。鼓励产妇早期下床活动，以促进血液循环、预防下肢静脉血栓形成、减少尿潴留及便秘的发生，促进机体康复。一般而言，经阴道自然分娩的产妇，产后 6~12 小时内即可起床轻微活动，于产后第 2 日可在室内随意走动，但产后第一次下床有可能会发生体位性低血压，护理人员应加强保护。剖宫产的产妇，可先行床上活动，适当推迟下床活动时间。因产后盆底肌肉松弛，应避免负重体力劳动、长时间站立及蹲位以防止阴道壁膨出及子宫脱垂的发生。

4. 个人卫生 产妇衣着应清洁、舒适、冷暖适宜。产妇应每日洗脸、刷牙、梳头、洗脚或者擦浴。保持会阴清洁，勤更换内裤及会阴垫。接触新生儿、哺乳前、换尿布、排便后应洗手，保持良好的卫生习惯。

5. 排泄护理 产后 4 小时内应鼓励并协助产妇自行排尿，以避免膀胱充盈影响宫缩进而引起产后出血。若发生排尿困难，首先采取诱导排尿的方法，协助产妇采用坐位或下床排尿，用温水冲洗外阴，听流水声诱导排尿，进行腹部膀胱区按摩、热敷、理疗、针灸关元、气海、三阴交等穴位或遵医嘱给肌内注射甲硫酸新斯的明 1mg。如上述处理无效可考虑导尿，注意每次导尿量不超过 1000ml。产后鼓励产妇早期下床活动、多饮水、多吃富含膳食纤维的食物以预防便秘发生。如产后 3 日无大便可考虑使用润滑剂。

（二）心理护理

产后护理人员应耐心倾听产妇对分娩经历的诉说，了解产妇对孩子及新家庭的想法，鼓励产妇说出身体及心理的不适，积极回答产妇提出的各种问题。提供自我护理及新生儿护理知识，减少产妇的困惑及无助感。鼓励其积极参与照顾新生儿的活动，帮助其尽快适应母亲角色，建立产妇的自信心。指导丈夫及其他家属参与新生儿的护理及产妇的照护，从而理解产妇的辛劳。

（三）缓解症状的护理

1. 产后 2 小时的观察与护理 产后 2 小时应将产妇留在产房内密切监测，以防止产后出血、羊水栓塞、产后心力衰竭、产后子痫等严重并发症发生。严密监测产妇生命体征变化、子宫收缩及阴道出血情况、宫底高度、有无尿潴留，并协助产妇产后半小时内开奶。若产后 2 小时一切正常，将产妇及新生儿送回产科病房。

2. 子宫复旧及恶露的护理 产后每日同一时间对子宫复旧及恶露情况进行评估。评估前嘱产妇排空膀胱，仰卧于床上，双膝略屈曲分开，解开会阴垫，注意遮挡及保暖。检查者按摩子宫使其收缩后，判断子宫底高度、轮廓及质地，同时观察恶露的特征并做好记录。如子宫底高、质地软及轮廓不清时应考虑是否存在宫缩乏力，督促产妇及时排空膀胱、给予子宫按摩，并遵医嘱使用宫缩剂；如恶露有异味，常提示有感染的可能，配合医生做好相关检查及治疗。产后宫缩痛严重者可遵医嘱减少子宫收缩剂的用量，指导产妇采用呼吸和放松技巧。产后 24 小时内，禁止用热水袋外敷止痛，以免子宫肌肉松弛造成出血过多。

3. 会阴护理 指导产妇保持会阴部清洁干燥，及时更换会阴垫，如有会阴伤口取对侧卧位，用 0.05% 聚维酮碘溶液擦洗外阴，每日 2～3 次，擦洗时注意由上到下、由内到外、会阴切口需单独擦洗。观察产妇会阴伤口有无水肿、血肿、硬结及渗出物，询问产妇有无肛门坠胀感。会阴部水肿明显者，24 小时后可用 50% 硫酸镁湿热敷，并配合红外线照射。会阴小血肿可用湿热敷或红外线照射，大血肿需配合医生切开处理；伤口硬结者可用大黄、芒硝外敷；会阴伤口疼痛剧烈或产妇有肛门坠胀感，应及时报告医师，检查是否存在阴道壁及会阴血肿。

4. 乳房及其常见问题护理

（1）一般护理 哺乳期间应使用大小合适的棉制乳罩以支托增大的乳房，避免过松或过紧。指导产妇每次哺乳前先洗净双手，用温水清洁乳头乳晕，忌用肥皂或乙醇擦洗以免引起局部皮肤干燥、皲裂。若乳头有结痂可先用油脂浸软，轻轻擦去污垢后再行清洗。轻柔地沿乳腺管方向按摩乳房，促进血液循环，使乳腺管开放。

（2）平坦及凹陷乳头护理 平坦或凹陷乳头常使婴儿含接困难，不利于母乳喂养，护理人员应首先帮助产妇树立母乳喂养信心，分娩后尽早开奶。哺乳前，产妇取最易于婴儿含接的体位，湿热敷 3～5 分钟，同时按摩乳房以促进排乳反射，继而轻轻捻转乳头并向外牵拉引起立乳反射。婴儿饥饿时吸吮力强、易于含接，因此，哺喂时可先喂平坦及凹陷一侧乳头。也可指导产妇采用以下方法纠正。

①乳头伸展练习：将两食指平行地放在乳头左右两侧，由乳头向左右两侧横向拉开，推开乳晕皮肤

及皮下组织，使乳头向外突出；再将两食指分别放在乳头上下两侧，由乳头向上下纵形拉开（图6-2），重复做15分钟，每日2次。

②乳头牵拉练习：一手支托乳房，另一手拇指、中指和示指向外牵拉乳头，重复10~20次，每日2遍。（图6-3）

③配置乳头罩：从妊娠7个月起可佩戴对乳头周围组织起稳定作用的乳头罩，其压力可使内陷的乳头外翻，乳头经中央小孔持续突起。

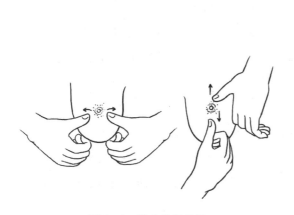

图6-2　乳头伸展练习

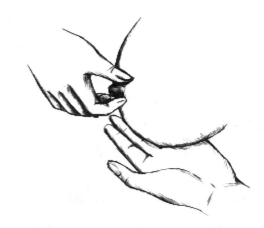

图6-3　乳头牵拉练习

（3）乳房胀痛护理　一般产后3日，因乳房血液和淋巴充盈、乳汁开始分泌，会使乳房胀满，产妇常会感觉乳房肿痛、硬实和紧绷感，并有泌乳热。如果未能及时有效的母乳喂养，乳房胀痛会进一步加重，甚至造成乳腺管阻塞、乳腺炎。采取以下方法可缓解乳房胀痛现象：

①产后30分钟内开奶，促进乳汁流畅。

②按需哺乳，增加母乳喂养的次数和频率，坚持夜间哺乳。

③哺乳前热敷两侧乳房并从乳房边缘向中心环形按摩、两次哺乳之间进行冷敷、哺乳后挤出剩余的乳汁，以减轻胀痛、促进乳腺管通畅。

④可口服维生素 B_6 或有散结通乳作用的中药。

（4）乳头皲裂护理　多因哺乳方法不正确、使用肥皂或酒精等刺激性物质清洗乳头、婴儿含吮方法不正确等原因造成。轻者可继续哺乳。哺乳前取舒适体位，湿热敷乳房3~5分钟，同时进行乳房按摩，挤出几滴乳汁使乳晕变软，使婴儿含吮住乳头和大部分乳晕。哺乳时，先哺喂损伤轻的一侧，以减轻对皲裂乳头的吸吮力量。哺喂结束后，轻压婴儿下颏，使其张嘴解除负压后再退出乳头，以免损伤皮肤，并挤出少许乳汁涂在乳头和乳晕上，短暂暴露使乳头干燥，因为乳汁具有抑菌作用，且含丰富蛋白质，具有修复表皮的作用。疼痛严重者，可用乳头罩间接哺乳或使用吸乳器吸出乳汁后哺喂。在皲裂处可涂敷10%复方苯甲酸酊、抗生素软膏或蓖麻油铋糊剂，于下次喂奶前应洗净。

（5）乳腺炎护理　多因乳头皲裂或乳腺管阻塞等原因所致，表现为局部皮肤红肿、发热、硬结、触痛，可有体温升高。应预防乳头皲裂发生，避免发生乳汁淤积。哺喂前湿热敷，先吸吮患侧乳房，增加喂奶次数；哺喂后用吸乳器吸尽剩余乳汁，饮食宜清淡，嘱产妇多饮水。严重乳腺炎者，停止哺喂，遵医嘱予抗生素处理，若形成脓肿协助医生手术切开排脓治疗。

（6）催乳护理　产妇乳汁不足可因哺乳方法不正确、饮食、休息及信心不足、未能做到纯母乳喂养、乳头异常等导致。对乳汁不足的产妇，首先应帮助其建立信心，指导其正确的哺乳方法，多食汤水，保证足够的睡眠，按需哺乳。可选用以下方法催乳：①针刺合谷、外关、少泽、膻中等穴位刺激乳汁分泌；②服用催乳中药及药膳，如：涌泉散或通乳丹、猪蹄炖烂吃肉喝汤。

（7）退乳护理 因疾病或其他原因不能哺乳者，应尽早退奶。最简单的方法是产妇停止哺喂及挤奶，少食汤汁类食物。目前不推荐使用雌激素或溴隐亭退乳。可遵医嘱使用维生素 B$_6$ 200mg 口服，每日 3 次，共 5~7 日；生麦芽 60~90g，水煎当茶饮，每日 1 剂，连服 3~5 日；芒硝 250g 分装两纱布袋内，敷于两乳房上并固定，湿硬后应更换，直至乳房不胀。

（四）母乳喂养指导

1. 向产妇介绍母乳喂养的益处

（1）对婴儿

①符合新生儿营养需求 母乳中蛋白质、脂肪、矿物质及微量元素比例合适、营养丰富，容易被婴儿消化吸收，能提供 6 个月内婴儿所需的所有营养，是婴儿的最佳食物。

②提高免疫力 母乳中含有婴儿所需的免疫活性细胞及免疫球蛋白，可增强婴儿抵抗力，预防婴儿呼吸道、胃肠道及皮肤的感染。

③促进口腔发育 吸吮母乳可增加婴儿口腔运动，促进面部发育，预防龋齿。

④促进亲子关系建立 母乳喂养通过母子皮肤接触，可满足婴儿爱与安全的需要，促进母子感情交流，有助于日后心理的健康发展。

（2）对母亲

①预防产后出血 吸吮刺激能使神经垂体分泌缩宫素，可促进产后子宫收缩，减少产后出血。

②避孕 吸吮乳头时可刺激腺垂体分泌催乳素，催乳素可抑制排卵，延迟月经，可起到避孕作用。

③尽快适应母亲角色 母乳喂养时产妇与婴儿之间的皮肤接触能够促进亲子关系建立，使产妇尽快适应母亲角色。

④降低女性肿瘤的发生 研究表明母乳喂养能降低母亲罹患乳腺癌、卵巢癌的概率。

⑤安全、方便、经济 母乳新鲜、卫生，温度适宜，可以直接喂哺婴儿，节省了购买配方奶粉的花费、节约了泡奶及消毒的时间。

2. 喂养方法指导

（1）哺乳时间 原则是按需哺乳。母子情况稳定后，协助产妇于产床上早期与新生儿进行皮肤接触及吸吮乳头，一般于产后半小时内开奶，此时乳房内的乳量虽少，但通过新生儿吸吮动作可刺激泌乳。以后哺乳的频率和持续时间依母亲感觉涨奶和婴儿需求而定。一般而言，2~3 小时哺乳一次，每次哺乳时间不超过 15~20 分钟。

（2）哺乳姿势 产妇取坐位、侧卧位或仰卧位均可，全身放松，婴儿面向母亲。母婴紧贴，做到胸贴胸、腹贴腹、下颌贴乳房。

（3）哺乳方法 每次哺乳前产妇应洗净双手，用清水擦洗乳房和乳头，挤出少许乳汁刺激婴儿吸吮，然后把乳头和大部分乳晕含入婴儿口中，用一只手扶托乳房，防止婴儿鼻部受压；哺乳完毕，轻轻按压婴儿下颌，待婴儿张口后顺势抽出乳头，避免皮肤损伤，然后将婴儿抱起轻拍背部 1~2 分钟，排出胃内空气，以防吐奶。每次哺乳时应吸空一侧乳房后，再吸吮另一侧。建议纯母乳喂养 4~6 个月，哺乳期以 10 个月~1 年为宜。

（五）健康教育

1. 一般指导 居室内清洁舒适，保持适宜温湿度，经常通风，但注意避免直吹。衣着应适当，冷暖适宜，讲究个人卫生，保持愉快心情。合理膳食，多食汤类，增加膳食纤维摄入。合理安排婴儿护理、家务与休息，保证睡眠。产后 42 天内应避免重体力劳动及长时间蹲位或站立。

2. 产后异常症状的识别 向产妇及家属讲解出现以下情况时要及时就诊：发热；乳房的红、肿、热、痛；持续的外阴疼痛；尿频、尿急、尿痛；恶露有臭味或血性恶露淋漓不尽；会阴或腹部伤口红肿、疼痛、有分泌物；下肢皮肤发白、肿胀及肌肉疼痛等。

3. 产后运动　产后应尽早起床活动。阴道分娩的产妇产后第一天即可进行适当的活动，剖宫产的产妇一般3天以后开始产后运动。运动循序渐进，强度适中，方式可选择快走、慢跑及产褥期保健操等。产后运动可促进子宫复旧、增进食欲、促进排尿、预防便秘，还可促进腹壁及盆底肌肉张力的恢复、预防静脉栓塞的发生。

4. 计划生育指导　产褥期内子宫颈口未完全闭合、子宫内膜未完全修复，因此产后42天内禁忌性生活。性生活恢复时间应根据产后检查情况而定，指导产妇采取避孕措施，哺乳者以工具避孕为宜，不哺乳者可选用药物避孕。正常分娩产妇产后子宫恢复正常、恶露已净、会阴切口已愈合者3个月可放置宫内节育器，剖宫产者术后半年可放置。

5. 产后检查　主要包括产后访视和产后健康检查两部分。

①产后访视由社区医疗保健人员在产妇出院后3日、产后第14日、产后第28日入户进行，主要了解产妇康复情况、新生儿的健康状况并指导母乳喂养。

②产后42天产妇应携婴儿回分娩医院门诊进行产后全面检查，以了解产妇各器官的恢复和婴儿的生长发育状况。

⊕ 知识链接

产褥期保健操

产褥期保健操可促进盆底肌肉张力恢复，预防子宫脱垂、尿失禁、阴道壁膨出。一般从产后第2天即可以开始进行，每1~2天增加1节，每节做8~16次，直至产后6周。

（1）呼吸运动：仰卧，全身放松，用腹部做深呼吸运动。

（2）缩肛运动：仰卧，两臂直放于身体两侧，进行缩肛与放松。

（3）伸腿运动：仰卧，两臂直放于身体两侧，双腿轮流上举和并举，与身体成直角。

（4）腹背运动：仰卧，两腿弯曲，脚蹬于床面，肩部支撑，抬高臀部和背部。

（5）仰卧起坐。

（6）腰部运动：跪姿，双膝略分开，前臂平放于床面，上臂与前臂成直角，腰部进行左右摆动。

（7）全身运动：跪姿，两臂伸直撑于床上，左右腿交替伸直抬高。

第三节　正常新生儿的护理

⇨ 案例引导

足月女婴，自然分娩，出生体重3600g，羊水清，出生后1分钟Apgar评分9分，5分钟Apgar评分10分，产后早期母婴皮肤接触。在产房内观察2小时无异常，母婴返回病房。

根据以上材料，请回答：

1. 该新生儿的护理评估内容。

2. 该新生儿主要的护理诊断。

3. 该类新生儿主要的护理措施。

从出生后断脐至产后满 28 天的婴儿称为新生儿（newborn）。正常足月新生儿是指胎龄满 37 周至不满 42 周出生，出生体重≥2500g，无畸形及疾病的新生儿。在母婴同室病房，正常足月新生儿的护理也是产后护理的重要内容之一，护理人员应了解新生儿生理解剖特点，以便实施相应护理。

【护理评估】

（一）生理评估

1. 健康史　了解父母的健康情况及家族中特殊病史；产妇的既往孕产史及本次妊娠经过、分娩经过、产程中胎儿情况；新生儿出生体重、性别、出生后检查结果等。

2. 临床表现

（1）生命体征

1）体温　正常新生儿体温为 36~37.2℃。因其体温调节中枢发育不完善，皮下脂肪薄，皮肤体表面积相对较大，体温易受外界环境因素影响。体温高可能与过度保暖、环境温度过高及感染有关；体温低可能因环境温度过低或早产有关。

2）心率　新生儿心率较快，熟睡时平均心率为 120 次/分，醒时可增至 140~160 次/分，受哭闹、吸吮等因素影响而使心率发生改变，其波动范围为 90~160 次/分。因出生后的几日内动脉导管未闭，在心前区可听到心脏杂音。

3）呼吸　新生儿呼吸表浅、频率较快，40~60 次/分，2 日后呼吸频率降至 20~40 次/分，可有呼吸节律不均匀、强弱不一的现象。因胸腔较小、肋间肌薄，呼吸运动以腹式呼吸为主。

（2）全身状况

1）身长、体重测量　新生儿身长为头顶最高点至足跟的距离，正常 45~55cm。体重一般在每日沐浴后测量裸体体重，新生儿平均体重为 2500g~4000g。新生儿由于摄入减少、排出水分较多，出生后 2~4 日内会出现生理性体重下降，下降幅度不超过 10%。4 日后体重逐渐回升。若体重下降过快、回升过晚应寻找原因。

2）头、面及颈部　足月新生儿的头颅相对较大，约占身体 1/4 长。观察头颅大小及形状，有无产瘤、血肿，检查囟门的大小和紧张度、面部皮肤完整性及颅骨有无骨折和缺损。经阴道分娩的新生儿头颅因产道挤压，有轻微到中度的变形及产瘤，于出生后 12 小时逐渐消退。检查面部五官，评估巩膜有无黄疸或出血点、有无唇腭裂。观察颈部的对称性、活动性及肌张力是否正常。

3）胸部　评估胸廓的形态、对称性，有无畸形；呼吸时是否有肋下缘和胸骨上下软组织下陷；呼吸音是否清晰、有无啰音。听诊心率及节律，各听诊区有无杂音。女婴受母体雌激素水平影响，出生后 3~4 日可出现乳房略肿胀，有白色分泌物，2~3 周后自行消失。

4）腹部　评估腹部外形有无异常、脐带残端有无出血或异常分泌物，触诊肝脾大小。新生儿腹部软而圆，无腹胀及包块；听诊肠鸣音。脐带残端于出生后 24 小时开始变干燥、苍白，无出血，7~14 日脱落，每日评估脐带残端是否干燥，有无红肿、异常分泌物及出血。

5）脊柱和四肢　检查脊柱是否垂直、完整；评估四肢外形、活动度及肌张力；判断有无骨折及关节脱位。

6）肛门及外生殖器　探查肛门是否闭锁。男婴睾丸是否已降至阴囊、有无腹股沟疝等；女婴大阴唇是否完全覆盖小阴唇。部分女婴出生后 7 天内，阴道有少量血性分泌物，持续 1~2 天自然消失。

7）排泄　出生后不久新生儿排小便，尿色清澈无味，一日排尿 6 次以上为正常。出生后 24 小时内排出呈墨绿色黏稠状的胎粪，内含肠黏膜上皮细胞、羊水、消化液、胎脂及毳毛等。如超过 24 小时尚无排便，应检查是否存在消化系统发育异常。

8）神经反射　评估各种反射是否存在、反射的强度及身体两侧反应的对称性，了解新生儿神经系统发育情况。吞咽反射、眨眼反射等永久存在，而觅食反射、吸吮反射、拥抱反射、握持反射在出生后 3~4 个月逐渐减退。

（二）心理社会评估

新生儿不舒适、饥饿或因情感心理需求常会哭闹，对母亲及家属的照顾及爱抚会作出反应。母亲与新生儿皮肤接触、语言和目光的交流能使新生儿感觉安全和心理满足，促进亲子关系的建立，并对今后社会心理发展起着非常重要的作用。评估亲子互动行为及方式，指导产妇及时满足新生儿各种需求，通过多途径与新生儿进行交流。

【常见的护理诊断/问题】

1. 有体温改变的危险 与新生儿体温调节中枢功能不完善，皮下脂肪少有关。

2. 有感染的危险 与新生儿免疫系统不健全、脐部感染有关。

3. 有窒息的危险 与呛奶、误吸有关。

4. 营养失调：低于机体需要量 与母乳喂养无效有关。

【护理措施】

（一）一般护理

1. 环境与安全 母婴同室应光线充足、空气流通，室温在 24~26℃、湿度在 50%~60% 为宜。衣被适度，避免包裹过厚、过紧，根据室温酌情增减。加强新生儿安全管理：在新生儿手腕上系腕带、衣服上别标识牌，均要正确书写母亲姓名、住院号、床号、新生儿性别等，每项有关新生儿的检查及操作都应认真核对；新生儿床应铺有床垫、配有床挡和床围，床上不要放置尖锐、高温等危险物品。

2. 生命体征监测 监测体温、心率及呼吸变化，2 次/日，一般不测血压。保持室温恒定，进行检查及护理时，避免不必要的暴露。体温过低者加强保暖、体温过高者采取降温措施。维持呼吸道通畅，及时去除口鼻内的羊水及黏液，保持新生儿侧卧体位，避免窒息。

3. 预防感染 应尽量减少探视，室内人员不宜过多；所有和新生儿接触的人员应先认真洗手或消毒双手；接触新生儿的医护人员必须身体健康、定期体检；患有呼吸道、皮肤黏膜、胃肠道传染性疾病的医护人员应暂调离新生儿室。

（二）生活护理

1. 皮肤护理 新生儿皮肤黏膜较薄，护理不当易破溃及感染。新生儿皮肤上的胎脂不必急于去除，出生 24 小时后，体温稳定后可沐浴一次，保持皮肤清洁，剪去过长指（趾）甲、及时处理溢奶、大小便。口腔不宜擦洗，以防口腔黏膜破溃。注意耳内耳外清洁，及时清理呕吐物。

2. 沐浴 通过新生儿沐浴可以清洁皮肤、预防感染，还可以通过对皮肤的感觉刺激促进感知觉的发育。沐浴时温度保持在 26~28℃，水温 38~42℃为宜。沐浴应在喂奶前 30 分钟进行，以防吐奶。

3. 新生儿抚触 抚触是指抚触者用双手对新生儿皮肤各部位进行有次序的抚摩，通过对新生儿皮肤温度、压力及感觉的刺激而产生一系列的生理效应，以促进新生儿生长发育及智力发展。抚触常在沐浴后进行，操作时动作要轻柔，重视与新生儿语言和情感交流，抚触时可以播放柔美的音乐。

4. 脐部护理 保持脐部清洁干燥，每日用 75% 乙醇由内呈环状旋转向外消毒脐带残端及脐轮周围，采用自然干燥法保持干燥。如脐部发生感染，在局部消毒处理的同时、遵医嘱使用抗生素。使用尿布时，注意勿超过脐部，以防尿粪污染脐部。

5. 臀部护理 保持臀部清洁、干燥，尿布或纸尿裤避免包裹过紧并及时更换。排便后用温水清洗臀部，擦干后涂护臀霜保护。若发生红臀，可用红外线照射，每次 10~20 分钟，每日 2~3 次；如皮肤糜烂，可用消毒植物油或鱼肝油纱布敷于患处。

⊕ **知识链接** ⎯⎯⎯

新生儿脐带护理

胎儿出生后采用无菌技术断脐，即等待脐带搏动消失后（或胎盘娩出后）无菌断脐。操作者戴无菌手套，在距新生儿腹部3~4cm处，用气门芯等方法结扎脐带，然后在结扎处远端用无菌剪刀或刀片切断脐带。脐带断端无需消毒和包扎，采用自然干燥法进行护理。日后每日用棉签擦拭脐窝，保持脐带及周围清洁干燥直至脐带自然脱落。

（三）喂养护理

新生儿喂养方法有母乳喂养、人工喂养和混合喂养三种。护理人员应帮助产妇选择恰当的喂养方法，给予喂养知识和技能的指导。

（1）母乳喂养　详见本章第二节。

（2）人工喂养　母乳是新生儿最理想的天然食物，但因疾病等原因不宜母乳喂养者可行人工喂养。

1）奶品种类　首选配方乳；牛奶中酪蛋白含量高不易消化、矿物质和维生素比例与人乳不同，不利于吸收，缺乏抗体和酶；羊奶营养价值与牛奶相似，叶酸和铁含量较少。

2）奶的配制　配方奶根据说明调配；鲜牛奶用水稀释成3∶1的浓度，加入适量糖并煮沸1~3分钟。

3）喂养技巧　喂养前应消毒奶具、洗净双手并检查奶品质量；调配乳品时使用煮沸后的温开水，哺喂前用前臂内侧试温；根据新生儿需求调整喂养时间，一般每3~4小时喂哺1次；喂奶时奶液应充满整个奶嘴，以免吞入过多空气；喂奶后将新生儿竖起轻拍背部，然后取右侧卧位以防溢奶。

（四）免疫接种

（1）卡介苗　通过主动免疫促进机体抗体形成，可使新生儿免于感染结核杆菌。正常足月新生儿出生后12~24小时接种。方法为0.1ml卡介苗注射于左臂三角肌下端偏外侧皮内注射。体温高于37.5℃、早产儿、低体重儿、产伤、严重腹泻或其他疾病者禁止接种。

（2）乙肝疫苗　提供主动免疫，保护新生儿不被乙肝病毒感染。正常新生儿出生后24小时内、1个月、6个月各注射一次。方法为10μg乙肝疫苗注射于右臂三角肌。

⊕ **知识链接** ⎯⎯⎯

"糖丸爷爷"顾方舟

在人类历史上，疫苗成为所有由病毒产生的流行病的重要克星。中国脊髓灰质炎疫苗之父顾方舟院士一生致力于脊灰疫苗的研发与改进，为脊髓灰质炎的防治奉献一生，最终实现我国全面消灭脊髓灰质炎并长期维持无"脊灰"状态，为几代中国人带来了健康，为中国公共卫生事业做出了巨大贡献！他的名字，值得我们永远铭记！

（五）健康教育

鼓励产妇坚持母乳喂养至少至10~12个月。教会产妇为新生儿洗澡、换尿布、脐带护理等方法和技巧；讲解添加辅食的时间和内容；告知预防接种的时间和注意事项。使家长认识新生儿正常生理特点，会识别异常状况。

答案解析

目标检测

一、选择题

A1 型题

1. 产褥期母体变化最大的器官是

    A. 子宫   B. 乳房

    C. 阴道   D. 卵巢

    E. 心脏

2. 有关正常新生儿生理特点，以下描述正确的是

    A. 以胸式呼吸为主   B. 心前区可听到心脏杂音

    C. 生理性黄疸可持续 1 个月   D. 胃贲门括约肌不发达哺乳后易溢乳

    E. 出生后 24 天出现生理性体重下降，下降范围超过 10%

A2 型题

1. 某产妇，自然分娩后 3 日，查房发现其乳房皲裂，为减轻母乳喂养时的不适，下列正确的护理措施是

    A. 先在损伤较重的一侧哺乳

    B. 为减轻疼痛应减少喂养次数

    C. 哺乳前用毛巾和肥皂清洁乳头和乳晕

    D. 哺乳后挤出少量乳汁涂抹在乳头和乳晕上

    E. 哺乳时，让婴儿含吮乳头即可

2. 某初产妇，会阴侧切术后第 2 日。产妇自觉会阴胀痛，查体见会阴水肿。首选的处理措施是

    A. 拆线引流   B. 阴道灌洗

    C. 会阴擦洗   D. 抗生素治疗

    E. 50% 硫酸镁湿热敷

A3 型题

某初产妇，27 岁，阴道分娩一健康男婴，产后 6 小时未排尿，子宫收缩好，阴道有少量出血，宫底脐上 1 指。

1. 针对以上症状，可能的问题是

    A. 子宫复旧不良   B. 宫腔积血

    C. 尿潴留   D. 卵巢肿瘤

    E. 腹胀

2. 正确的处理方法是

    A. 促进子宫收缩   B. 按摩子宫

    C. 定期复查   D. 肌注宫缩素

    E. 排空膀胱

二、名词解释

1. 产褥期   2. 恶露

三、简答题

简述产后预防尿潴留的护理措施。

（张明娜）

书网融合……

本章小结

题库

第七章　高危妊娠妇儿的护理

PPT

📖 学习目标

通过本章内容的学习，学生应能够达到：

基本目标：

1. 说出高危妊娠、胎儿窘迫、新生儿窒息的定义。
2. 列举高危妊娠的监护措施和治疗方案。
3. 陈述胎儿窘迫和新生儿窒息的临床表现及治疗原则。

发展目标：

1. 综合运用所学知识对高危妊娠、胎儿窘迫及新生儿窒息患者实施整体护理。
2. 应用复苏流程对发生窒息的新生儿进行复苏救治。
3. 感受母爱的无私和伟大，培养学生"敬佑生命、救死扶伤、甘于奉献、大爱无疆"的医者精神。

妊娠是一个复杂且变化协调的生理过程。部分孕妇在妊娠和分娩过程中发展成为病理性，导致孕产妇、胎儿和新生儿发生严重不良结局。加强母婴安全保障是推进健康中国建设的重要内容之一。

第一节　高危妊娠妇女的监护

⇒ 案例引导

患者，女性，38岁，农民，初中文化。因停经50天，伴疲惫、头晕、乏力来院检查。既往有心脏病病史。查尿hCG阳性。问诊获知一年前因怀孕29周不明原因死胎，在当地卫生院行引产术。沟通发现孕妇非常担心本次妊娠胎儿的安全。

根据以上资料，请回答：

1. 该孕妇可能的临床诊断。
2. 该类孕妇常见的护理诊断及护理措施。

高危妊娠（high risk pregnancy）指妊娠期因个人或社会不良因素及某种并发症或合并症，有可能危害孕妇、胎儿及新生儿或造成难产的情况。具有高危因素的孕妇称高危孕妇。

一、高危妊娠的范畴

高危妊娠的范畴广泛，包括了所有的病理产科，具体包括：

1. 社会经济因素及个人因素　如孕妇及配偶职业稳定性差、收入低、居住条件差、孕妇未婚或独居、营养低下、孕妇年龄 < 18岁或≥35岁、孕前体重过轻或超重、身高 < 145cm、家族中有明显遗传性疾病史、未规范做产前检查者。

2. 疾病因素

（1）产科病史　有不良妊娠分娩史，如自然流产、异位妊娠、早产、死胎、死产、剖宫产史或阴道助产史、新生儿死亡、新生儿畸形、巨大儿、产后出血、产褥感染史等。

（2）妊娠合并症　妊娠合并内科疾病，如糖尿病、心脏病、贫血、感染性疾病、免疫性疾病；妊娠合并外科疾病，如急性阑尾炎、急性胆囊炎、泌尿道结石等；妊娠合并肿瘤等。

（3）目前产科情况　如妊娠期高血压疾病、前置胎盘、胎盘早剥、多胎妊娠、胎位异常、母儿血型不合、过期妊娠、产道异常、妊娠期接触大量放射线、化学性毒物、服用过对胎儿有影响的药物等。

（4）不良嗜好　如大量吸烟、大量饮酒及吸毒等。

二、高危妊娠的监护

完善的高危妊娠监护包括：①婚前、孕前的保健咨询：对不宜结婚或不宜生育者做好说服教育工作；②孕前和早孕期的优生咨询及产前诊断工作；③中期妊娠开始筛查妊娠并发症或合并症；④晚期妊娠监护及评估胎儿生长发育和安危情况、胎盘功能、胎儿成熟度，选择适合的分娩时机和方法，减少围产儿发病率和死亡率。具体监护方法为：

（一）人工监护

1. 确定孕龄　根据末次月经、早孕反应时间、胎动出现时间等推算预产期。

2. 宫底高度与腹围测量　孕妇的子宫底高度、腹围，估计胎龄及胎儿大小，了解胎儿宫内发育情况。子宫底高度是从耻骨联合上缘中点到子宫底的弧线长度。腹围是经脐绕腹一周的数值。根据子宫底高度及腹围数值可估算胎儿大小。估算方法是：胎儿体重（g）＝宫高（cm）×腹围（cm）＋200。

3. 高危妊娠评分　为了早期识别高危人群，可以采用高危评分法对孕妇进行动态监护。高危妊娠评分一般在第一次产前检查时进行，根据孕妇的病史和体征按照"高危妊娠评分指标"（修改后的 Nesbitt 评分指标）进行评分（表7－1）。总分为100分，减去各种危险因素评分后得分低于70分为高危妊娠。属于高危妊娠者应给予高危妊娠监护。随着妊娠进展可以再次重新评分。

4. 胎动计数　胎动计数是孕妇自我监护胎儿宫内情况简便、有效的方法，因此应教给孕妇自数胎动。胎动计数≥10次/2小时为正常，＜10次/2小时或减少50%为异常，提示有缺氧的可能。胎儿在缺氧早期躁动不安，胎动次数增加；当缺氧严重时，胎动逐渐减少，表示缺氧在加重。从胎动消失到胎儿死亡一般在12～24小时。

5. 胎心听诊　胎心听诊是临床上使用的最简单的监测胎心的方法。听诊胎心时要注意胎心的速率、强弱和节律的变化。

6. 妊娠图　是反映胎儿宫内发育及孕妇健康情况的动态曲线图。将每次产前检查所得的血压、体重、宫底高度、腹围、胎心率、胎位、胎动、水肿、尿蛋白等情况记录于妊娠图上，绘制成标准曲线，观察其动态变化。宫高曲线是妊娠图中最重要的曲线。通常在妊娠图中标出正常妊娠情况下人群的第10百分位线和第90百分位线检查值，如果检查结果在上述两个标准线之间，提示基本正常，如果高于上线或低于下线就要重视，应指导孕妇积极进行孕期保健，并适当增加检查次数。有些妊娠图还会标出第50百分位线。如果测得孕妇的宫高小于第10百分位线，连续出现3次，提示胎儿生长受限；超过第90百分位线，提示胎儿可能过度发育。腹围曲线受到孕妇腹壁厚度、腹部外形、腹壁松弛度等影响，因此参考价值不如宫高曲线大。

表 7-1　修改后的 Nesbitt 评分指标

序号	项目	分数	序号	项目		分数
1 孕妇年龄	15~19 岁	-10	6 内科疾病与营养	全身性疾病	急性：轻度	-5
	20~29 岁	0			急性：重度	-15
	30~34 岁	-5			慢性：非消耗性	-5
	35~39 岁	-10			慢性：消耗性	-20
	40 岁及以上	-20				
2 婚姻状况	未婚或离婚	-5		尿路感染	急性	-5
	已婚	0			慢性	-25
3 产次	0 产	-10		慢性高血压	轻度	-15
	1~3 产	0			重度	-30
	4~7 产	-5			合并肾炎	-30
	8 产以上	-10		心脏病	心功能 I~II	-10
4 过去分娩史	流产 1 次	-5			心功能 III~IV	-30
	流产 2 次	-15			心衰史	-30
	流产 3 次以上	-30		贫血	Hb100~110g/L	-5
	早产 1 次	-10			Hb90~100g/L	-10
	早产 2 次以上	-20			<90g/L	-20
	死胎 1 次	-10		血型不合	ABO	-20
	死胎 2 次以上	-30			Rh	-30
	新生儿死亡 1 次	-10		内分泌疾病	垂体、肾上腺、甲状腺疾病	-30
	新生儿死亡 2 次以上	-30		营养	不适当	-10
	先天畸形 1 次	-10			不良	-20
	先天畸形 2 次以上	-20			过度肥胖	-30
	新生儿损伤：骨骼	-10		糖尿病		-30
	新生儿损伤：神经	-20				
	先露异常史	-10				
	剖宫产史	-10				
5 妇产科疾病	月经失调	-10				
	不育史：<2 年	-10				
	不育史：>2 年	-20				
	骨盆狭小：临界	-10				
	骨盆狭小	-30				
	子宫颈不正常或松弛	-20				
	子宫肌瘤：>5cm	-20				
	子宫肌瘤：黏膜下	-30				
	卵巢肿瘤 >6cm	-20				
	子宫内膜异位症	-5				

（二）仪器监护

1. 胎儿影像学　B 型超声是目前应用最广的影像学监测仪器，从声像图反映胎儿数目、胎位、胎心及胎盘的位置及成熟度。测量胎头双顶径、股骨长度等估计孕龄及预产期、胎儿体重，还能对无脑儿、脊柱裂、脑积水等畸形进行筛查。

2. 胎儿血流动力学　彩色多普勒超声可以监测胎儿脐动脉和大脑中动脉血流。脐动脉血流常用指标有收缩期最大血流速度与舒张末期血流速度比值（systolic phase/diastolic phase，S/D），搏动指数（pulsation index，PI），阻力指数（resistance index，RI）。随着妊娠时间延长，这些指标的数值应该下降。

舒张末期脐动脉无血流提示胎儿将在1周内死亡。

3. 胎儿心电图 胎心活动是胎儿在子宫内健康状况的反映，因此胎儿心电图检查是胎儿监护措施之一。将探查电极置于孕妇的腹部或胎儿体表可以描计胎儿心脏活动的电位变化及其在心脏传导过程中的图形。其异常可表现为心率异常，如过速或过缓，也可为心律不齐、心电振幅变化、图形改变等。

4. 胎心电子监护（electronic fetal monitoring，EFM） 可以连续记录胎心率的变化，同时观察胎动、宫缩对胎心率的影响。有胎心、胎动异常的孕妇，或高危妊娠孕妇在妊娠末期及临产后均应做胎心电子监护，准确观察和记录胎心率的连续变化。使用胎心电子监护仪时一般对胎心率和子宫收缩频率同步描记。胎心监护可以在产前进行，也可以在产时进行。

胎心监护分内监护和外监护两种。外监护是将宫缩描绘探头和胎心探头直接放在孕妇腹壁上，其优点是操作方便、不容易发生感染，缺点是外界干扰会影响描记结果。内监护是在宫口开大1cm以上，将电极经宫口与胎头直接连接进行监测，其优点是描记较准确，缺点是有感染的可能。

（1）监测胎心率　包括胎心率基线、基线变异、加速、减速等。

（2）预测胎儿宫内储备能力　包括无应激试验、宫缩应激试验或缩宫素激惹试验。

5. 羊膜镜检查 羊膜镜检查是通过羊膜镜直接窥视羊膜腔内羊水性状。正常羊水为淡青色或乳白色，混有胎粪为黄绿色甚至棕黄色，用以判断胎儿宫内安危情况。

6. 胎儿生物物理（biophysical profile，BPP）评分 胎儿生物物理评分是综合胎心电子监护及B型超声检查所示某些生理活动，以判断胎儿有无急、慢性缺氧的一种产前监护方法，可供临床参考。Manning评分法（表7-3），满分为10分，根据得分估计胎儿缺氧表现。

（三）实验室监护

1. 胎盘功能检查 通过孕妇血和尿雌三醇（E_3）测定、孕妇血清胎盘生乳素（hPL）测定、孕妇血清妊娠特异性β1糖蛋白测定、阴道脱落细胞学检查及胎盘酶的测定等方法判断胎盘功能。

2. 胎儿成熟度检查 通过羊膜腔穿刺抽取羊水测定卵磷脂/鞘磷脂（lecithin/sphingomyelin，L/S）比值、羊水泡沫试验或震荡试验等方法来了解胎儿成熟度。

3. 胎儿缺氧检查 常用方法包括胎儿头皮血气测定、胎儿头皮血乳酸测定及胎儿血氧饱和度测定等。

第二节　高危妊娠妇女的护理

【护理评估】

（一）生理评估

1. 疾病史 仔细评估孕妇年龄、文化程度、职业、月经史、婚姻史、生育史、疾病史，了解妊娠早期是否使用过药物或接触农药及放射性元素，是否有过病毒性感染。了解孕妇家族中有无明显的遗传性疾病、多胎史等。了解孕妇有无吸烟、饮酒等不良生活习惯。

2. 临床表现

（1）症状　询问有无头晕、视物模糊、恶心、呕吐等不适，了解胎动及宫缩情况，有无阴道流血、流液等。

（2）体征　观察孕妇体态、测量孕妇身高、体重、血压，步态不正常者应注意有无骨盆异常。身高<145cm者，容易出现头盆不称。孕妇体重过重或过轻，妊娠和分娩危险性增加。血压≥140/90mmHg为异常。听诊孕妇心脏有无杂音、判断心功能。产科情况：测量宫高、腹围，触诊胎位，听诊

胎心音，判断子宫大小是否与孕周相符，子宫过大或过小者应警惕，作进一步检查。

3. 相关检查

（1）实验室检查　血、尿常规及血型检查；肝、肾功能检查；血糖及糖耐量测定；血小板计数、出凝血时间等。

（2）B 型超声检查　从妊娠 22 周起，每周双顶径增加 0.22cm，胎头双顶径达到 8.5cm 以上，91% 的胎儿体重超过 2500g。足月妊娠时双顶径为 9.3cm。B 型超声检查还可以了解胎儿有无畸形及胎盘功能分级等。

（3）胎心听诊　正常胎心率为 110~160 次/分。当胎心 <110 次/分或 >160 次/分时，应监测胎心变化，因为胎盘功能不良或子宫胎盘血流障碍、胎儿脐带循环受阻时，可导致胎儿缺氧引起胎心异常。

（4）胎儿心电图　羊水过多时 R 波振幅低；过期妊娠、羊水过少 R 波振幅可高达 50~60μV；振幅超过 40~60μV 表示胎盘功能不全。

（5）胎心电子监护　通过胎心电子监护仪同时描记胎儿心率曲线和宫缩曲线，目的在于及时发现胎儿宫内缺氧，以便采取有效的干预措施。胎心电子监护的结果要从胎心率（fetal heart rate, FHR）基线、基线变异、加速、减速和子宫收缩等五个方面进行分析。对于高危妊娠的孕妇可以从妊娠 32 周开始进行 EFM，但具体开始时间和频率应根据孕妇具体情况和病情进行个体化应用。

1）胎心电子监护基本术语　胎心率基线（baseline of fetal heart rate, BFHR）即在无胎动和无子宫收缩时，10 分钟以上的胎心率平均值。正常 BFHR 在 110~160 次/分。大于 160 次/分或小于 110 次/分，历时≥10 分钟，称胎儿心动过速或胎儿心动过缓。

胎心基线变异（baseline variability）：包括短变异和长变异两种。短变异（short-term variability）是指相邻两次胎心搏动间的瞬时胎心率改变，这种变异估测的是 2 次心脏收缩时间的间隔，一般经腹壁的外监护无法测量出短变异。长变异（long-term variability）是指每分钟胎心率自波峰到波谷的振幅变化。长变异由振幅波动和频率波动组成。振幅波动是指波形上下摆动的高度，以次/分表示，正常变异是振幅波动 6~25 次/分；频率波动是指 1 分钟内波动的频数，以周期/分表示，正常频率波动为 3~5 周期/分。胎心基线变异是反映胎儿宫内储备能力的一个较好的指标，基线变异消失常常提示胎儿储备能力丧失。

加速（acceleration）：是指基线胎心率突然显著增加，开始到波峰时间小于 30 秒。从胎心率开始加速到恢复至正常基线胎心率水平的时间称为加速时间。妊娠 32 周及以后胎心加速应在基线水平上≥15 次/分，持续时间≥15 秒，但不超过 2 分钟；妊娠 32 周前胎心加速应在基线水平上≥10 次/分，持续时间≥10 秒，也不超过 2 分钟。加速是胎儿宫内状态好的表现，可以认为胎儿没有酸中毒。胎心加速的产生机制与胎动、宫缩、脐带受压、阴道内诊等有关。

减速（deceleration）：根据宫缩与胎心率暂时减慢之间的关系，可分为三种。早期减速（early deceleration, ED）：指伴随宫缩出现的减速，减速的开始、最低点、恢复和宫缩的起始、峰值和结束同步。早期减速一般认为是胎头受压，脑血流量一时性减少的表现（图 7-1），不受孕妇体位或吸氧而改变。变异减速（variable deceleration, VD）：指突发的、显著的胎心率急速下降，减速的起始、深度和持续时间与宫缩之间无规律。变异减速是因为胎动或子宫收缩时脐带受压兴奋迷走神经所致（图 7-2）。晚期减速（late deceleration, LD）：指伴随宫缩出现的减速，减速的开始、最低点和恢复分别落后于宫缩的起始、峰值及结束。晚期减速一般认为是子宫胎盘功能不良、胎儿缺氧的表现，出现晚期减速时应对胎儿的安危予以高度警惕（图 7-3）。

宫缩（uterine contraction）：胎心监护时需要观察宫缩强度、持续时间和间隔时间，还需要关注宫缩与减速之间的关系，这是判断胎儿宫内安危的重要指标。正常宫缩标准是 10 分钟内≤5 次宫缩；通常是观察 30 分钟，取平均值。若 10 分钟内宫缩超过 5 次称为宫缩过频。

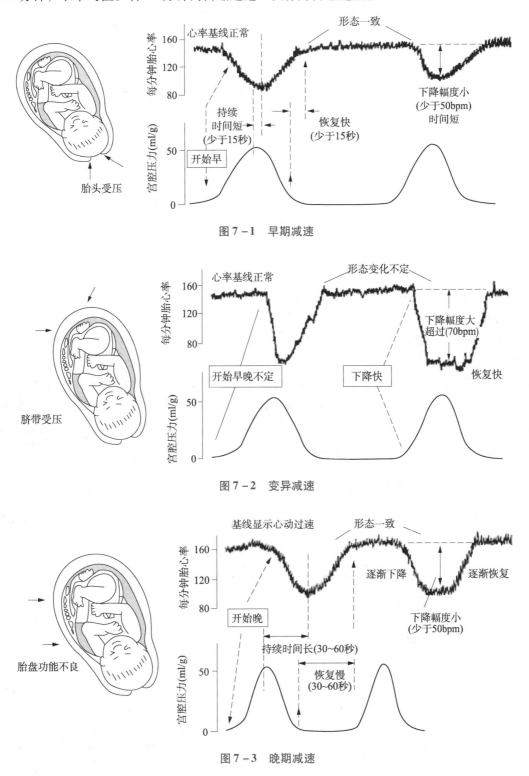

图 7-1　早期减速

图 7-2　变异减速

图 7-3　晚期减速

2）预测胎儿宫内储备能力的方法　无应激试验（non-stress test，NST）：是指在无宫缩、无外界负荷刺激下，对胎儿进行胎心率宫缩图的观察记录，了解胎儿储备能力。本实验根据胎心率基线、胎动时胎心率变化分为反应型 NST、可疑型 NST 和无反应型 NST（表 7-2）。

表 7 – 2　NST 的评估及处理

参数	反应型 NST	可疑型 NST	无反应型 NST
基线	110~160 次/分	100~110 次/分 >160 次/分，<30 分钟 基线上升	胎心过缓 <100 次/分 胎心过速>160 次/分，>30 分钟 基线不确定
变异	6~25 次/分（中度变异）； ≤5 次/分，持续<40 分钟	≤5 次/分，持续 40~80 分钟	≤5 次/分，持续≥80 分钟 ≥25 次/分，>10 分钟 正弦波型
减速	无减速或偶发变异减速持续< 30 秒	变异减速持续 30~60 秒	变异减速持续时间>60 秒 晚期减速
加速 （≥32 周）	40 分钟内≥2 次加速超过 15 次/ 分，持续 15 秒	40~80 分钟<2 次加速超过 15 次/ 分，持续 15 秒	大于 80 分钟 2 次以下加速超过 15 次 /分，持续 15 秒
处理	观察或进一步评估	需进一步评估	复查；全面评估胎儿状况；生物物理 评分；及时终止妊娠

宫缩应激试验（contraction stress test，CST）或缩宫素激惹试验（oxytocin challenge test，OCT）：临产后或用缩宫素诱导宫缩，直至 10 分钟内出现 3 次宫缩，每次持续收缩 30 秒，用胎心监护仪记录胎心率的变化。如果 50% 以上的宫缩后出现晚期减速（即 10 分钟内宫缩频率不足 3 次时）为 CST 阳性。如果基线有变异，胎动后伴加速，且无晚期减速或明显变异减速，为 CST 阴性。阴性提示胎盘功能良好，一周内胎儿无死亡风险，可一周后重复此试验。阳性则提示胎盘功能减退，但假阳性率高，意义无阴性大，可进行胎盘功能检查综合分析。缩宫素激惹试验方法：先行 NST 20~40 分钟，观察无宫缩时给予缩宫素 2.5U 加入 5% 葡萄糖注射液 500ml 静脉滴注，初始滴速为 5 滴/分，每 15 分钟调整一次滴速，至出现有效宫缩，即每 10 分钟有 3 次宫缩，每次宫缩持续 40~60 秒，滴数不再增加；正常宫缩建立后，若无严重减速，监护 40 分钟记录胎心和宫缩曲线。

（6）生物物理评分　1980 年 Manning 利用胎心电子监护仪和 B 型超声联合监测胎儿宫内缺氧和胎儿酸中毒情况。综合监测比任何单独监测都更准确。评分方法见表 7 – 3。满分 10 分，10~8 分无急慢性缺氧，8~6 分可能有急慢性缺氧，6~4 分有急性或慢性缺氧，4~2 分有急性缺氧伴有慢性缺氧，0分有急慢性缺氧。

表 7 – 3　Manning 评分方法

项目	2 分（正常）	0 分（异常）
无应激试验（20 分钟）	≥2 次胎动伴有胎心率加速≥15 次/分，持续 ≥15 秒	<2 次胎动，胎心率加速<15 次/分，持续<15 秒
胎儿呼吸运动（30 分钟）	≥1 次，持续≥30 秒	无或持续<30 秒
胎动（30 分钟）	≥3 次躯干和肢体活动（连续出现计 1 次）	≤2 次躯干和肢体活动
肌张力	≥1 次躯干和肢体伸展复屈，手指摊开合拢	无活动；肢体完全伸展；伸展缓慢，部分恢复到屈曲
羊水量	最大羊水暗区垂直直径≥2cm	无或最大羊水暗区垂直直径<2cm

（7）羊膜镜检查　正常羊水呈透明淡青色或乳白色，透过胎膜可见胎发及飘动的胎脂碎片。胎粪污染时，羊水呈绿色、黄绿色，甚至草绿色；Rh 或 ABO 血型不合患者，羊水呈黄绿色或金黄色；胎盘早剥患者羊水可呈血色。

（8）血和尿中 hCG 测定　在受精后 10 天左右，即可在血和尿中测到 hCG，随孕卵发育逐渐上升，至妊娠 8~10 周达高峰，此后逐渐下降，维持一定水平到产后 2 周内消失。孕早期 hCG 测定反映胎盘绒毛功能状况，对先兆流产、葡萄胎监护具有意义，对晚孕价值不大。

（9）雌三醇

1）24 小时尿雌三醇（E_3）测定　孕期 E_3 主要由孕妇体内的胆固醇经胎儿肾上腺、肝以及胎盘共同合成。正常值为大于 15mg/24h；若为 10～15mg/24h 为警戒值；若 <10mg/24h 为危险值，提示胎盘功能严重损害；若≤4mg/24h，则将发生胎死宫内。

2）随意尿测雌激素与肌酐比值（E/C）　因 24 小时内 E_3 从尿液排出的量有一定波动，但孕妇每日肾脏排出的肌酐量较为恒定，因此随意尿 E/C 比值与 24 小时尿 E_3 值之间有良好的相互关系，且较尿 E_3 能更准确地反映胎儿 – 胎盘单功能。若 E/C >15 为正常，10～15 为警戒值，E/C <10 为危险值。

3）测定孕妇血清中游离雌三醇值　采用放射免疫法。妊娠足月该值的下限（临界值）为 40nmol/L。若低于此值，表示胎儿胎盘功能低下。

（10）血清胎盘生乳素（HPL）测定　HPL 是由胎盘产生的特异产物，采用放射免疫法测定。于妊娠 5～6 周开始就可用免疫法在母血浆中测出 HPL，以后其量随孕周的增长而缓慢上升。到妊娠 15～30 周时上升加快，在妊娠 34 周时母血中 HPL 浓度可达高峰，以后维持此水平直至分娩。HPL 值隔日间无大的差异，但个体差异很大，故临床应用时必须作动态观察，自身对照。若妊娠足月 <4mg/L 或突然下降 50%，提示胎盘功能低下。

（11）羊水检查　羊水中卵磷脂/鞘磷脂比值（L/S），用于评估胎儿肺成熟度。羊水中肌酐值、胆红素类物质含量、淀粉酶值及脂肪细胞出现率分别用于评估胎儿肾、肝、唾液腺及皮肤成熟度。L/S > 2 提示胎儿肺成熟；肌酐值≥176.8μmol/L 提示胎儿肾成熟；胆红素类物质 ΔOD_{450} 值 <0.02，提示胎儿肝成熟；淀粉酶值≥450U/L，提示胎儿唾液腺成熟；脂肪细胞出现率达 20% 则提示胎儿皮肤成熟。

（12）血清甲胎蛋白（α – fetoprotein，AFP）测定　从母血清或羊水中检测，AFP 异常增高是胎儿患开放性神经管缺陷的重要指标，如无脑儿、脊柱裂、脑脊膜膨出等。

（13）胎儿头皮血 pH 测定　可在宫颈扩张 1.5cm 以上时取胎儿头皮血，头皮血 pH 正常在 7.25～7.35，如在 7.20～7.24 提示胎儿可能轻度酸中毒，<7.20 则提示胎儿严重酸中毒。

4. 处理原则　高危妊娠的治疗原则是预防和治疗导致高危妊娠的病因，以保障母儿安全，降低围产期的患病率及死亡率。

（1）病因治疗

1）遗传性疾病　预防为主，做到早发现、早干预。对具有下列情况的孕妇应尽早进行羊水穿刺诊断检查：孕妇年龄≥35 岁；产前筛查后的高危人群；曾生育过染色体病患儿的孕妇；产前检查怀疑胎儿患染色体病的孕妇；夫妇一方为染色体异常携带者；孕妇可能为某种 X 连锁遗传病基因携带者；其他，如曾有不良孕产史者或特殊致畸因子接触史者。一般在妊娠 16～21 周进行羊膜腔穿刺。

2）妊娠并发症　如前置胎盘、胎盘早剥、妊娠期高血压疾病等，易引起胎儿发育障碍或胎儿死亡，危及母体生命，应认真做好围产期保健，及时发现高危人群，预防并发症和不良结局的发生。

3）妊娠合并症　妊娠合并心脏病由于缺氧常导致早产与胎儿生长受限，同时加重孕妇的心脏负担，甚至威胁孕妇的生命，故应加强孕期保健和产前检查，预防心力衰竭与感染。妊娠合并糖尿病由于胎儿血糖波动与酸中毒，可导致胎儿在临产前突然死亡，应与内科医生合作，控制饮食，适当运动，遵医嘱正确使用胰岛素。妊娠合并肾病者主要危及孕妇安全，导致肾功能衰竭，胎儿生长受限，若出现肾功能衰竭的症状和体征应终止妊娠。孕期给予优质蛋白饮食，积极控制血压，预防感染。

（2）一般治疗

1）增加营养　给孕妇高热量、高蛋白、足够维生素及适量微量元素，有助于促进胎儿的生长发育。

2）注意休息　以左侧卧位休息为宜，可避免增大的子宫对腹部椎前大血管的压迫，改善肾脏及子宫胎盘血循环，增加雌三醇的合成和排出量。

3）提高胎儿对缺氧的耐受力　对有胎儿生长受限的孕妇，间歇吸氧，每日 3 次，每次 30 分钟。遵医嘱可给予 10% 葡萄糖液 500ml 加维生素 C 2g 静脉滴注，每日 1 次，5～7 日为一疗程，观察用药效果。

（3）产科处理

1）预防早产　指导孕妇避免剧烈运动预防早产，必要时遵医嘱使用保胎药抑制宫缩等治疗。

2）终止妊娠　应权衡母儿安危程度，作多项测定互相对照，避免单项测定导致假阳性或假阴性结果。若妊娠严重威胁母体健康或影响胎儿生存时，应考虑终止妊娠。终止妊娠的方法有引产和剖宫产两种。根据产科情况、宫颈成熟度、胎盘功能及有无胎儿窘迫做出选择。对需终止妊娠而胎儿成熟度较差者，可于终止妊娠前使用糖皮质激素促进胎儿肺成熟，预防新生儿呼吸窘迫综合征。

3）产时处理　产程开始加强对母儿监护，观察产妇生命体征、自觉症状、胎心率、宫缩、羊水性状等变化，注意及时给氧。胎儿窘迫者，无论经阴道分娩还是行剖宫产，均应作好新生儿窒息抢救准备。新生儿娩出后首先清理呼吸道，必要时作气管插管加压给氧。对早产儿、胎儿生长受限的新生儿，有感染可能或曾进行抢救的高危儿均重点监护。

（二）心理社会评估

高危孕妇在妊娠早期担心流产及胎儿畸形，妊娠 28 周后担心早产、胎死宫内等。孕妇可因为前次妊娠的失败对此次妊娠产生焦虑、抑郁；因为自己的健康与维持妊娠相矛盾而感到恐惧、无助感；也可因为不可避免的流产、死胎、死产、胎儿畸形而产生低自尊、悲观失落等情绪。要耐心评估高危孕妇的应对机制、心理承受能力及社会支持系统。

【常见的护理诊断/问题】

1. 焦虑　与现实或设想的对自身及胎儿的健康威胁有关。

2. 知识缺乏　孕妇缺乏有关预防、监护高危妊娠的相关知识。

3. 功能障碍性悲伤　与现实的或预感到将会丧失胎儿有关。

【护理措施】

1. 一般护理　加强饮食指导，改善母儿的营养状况，利于胎儿的生长发育。与孕妇讨论食谱及烹饪方法，尊重其饮食嗜好，同时提出建议供选择。对妊娠合并糖尿病患者则要进行控制饮食及运动指导。建议左侧卧位休息，改善子宫胎盘血供；注意个人卫生，每次大小便后由前向后擦拭；保持室内空气新鲜，通风良好。

2. 心理护理　评估孕妇的心理状态，运用恰当的沟通方式与技巧，鼓励其诉说心里的不悦，收集与孕妇有关的言语和行为信息。与孕妇讨论分析产生心理矛盾的直接或间接原因，指导其正确的应对。采取必要的手段减轻和转移孕妇的焦虑和恐惧，鼓励和指导家人的参与和支持，为孕妇创造一个利于休息和治疗的环境，避免不良刺激。各种检查和操作之前向孕妇解释并提供指导，告知全过程及注意事项。

3. 病情观察　观察生命体征及自觉症状，如孕妇的脉搏、血压、活动耐受力，有无腹痛、阴道流血、高血压、水肿、心力衰竭、胎儿缺氧等症状和体征，有异常及时报告医生并记录处理经过。产时严密观察胎心率、宫缩及羊水的色、量，做好母儿监护。

4. 配合检查和治疗　认真执行医嘱并配合处理。为妊娠合并糖尿病孕妇做好血糖监测，正确留取血、尿标本；妊娠合并心脏病者则按医嘱正确给予药物，做好用药观察，间歇吸氧；为前置胎盘患者做好输血、输液准备；如需人工破膜、阴道检查、剖宫产术者及时做好用物准备及配合工作；做好新生儿的抢救准备。

5. 健康教育　按孕妇的高危因素给予相应的健康指导。提供相应的信息，嘱孕妇学会自我监测，及时去医院产前检查。

⊕ **知识链接**

妊娠风险"五色"管理

在我国"全面二孩"政策颁布以来，高龄孕产妇明显增加，患有妊娠合并症、并发症的孕妇数量也在日益增多，使产科医护人员面临前所未有的挑战。为了区分不同风险的人群，国家卫健委在 2017 年发布《孕产妇妊娠风险评估与管理工作规范》。该规范指出医疗机构对怀孕至产后42 天的妇女进行妊娠相关风险的筛查、评估分级和管理，及时发现、干预影响妊娠的风险因素，防范不良妊娠结局，保障母婴安全。对妊娠风险筛查阳性的孕妇，医疗机构在首次妊娠风险评估时按照风险严重程度分别以"绿（低风险）、黄（一般风险）、橙（较高风险）、红（高风险）、紫（传染病）"5 种颜色进行标识；当孕产妇健康状况有变化时，应进行动态评估，及时调整妊娠风险分级和相应管理措施。国家要求促进母婴安全高质量发展，到 2025 年，全国孕产妇死亡率下降到 14.5/10 万，全国婴儿死亡率下降到 5.2‰，为如期实现"健康中国 2030"主要目标奠定坚实基础。

第三节　胎儿窘迫及新生儿窒息的护理

一、胎儿窘迫

⇒ **案例引导**

患者，女性，25 岁，营业员。妊娠 36 周，最近加班频繁，近 1 天自感胎动减少到医院就诊。产科检查：宫高 33cm，腹围 100cm，胎方位为 LOA，胎心音：170 次/分，胎膜未破。NST 无反应型。

根据以上资料，请回答：

1. 该孕妇最可能的临床诊断。
2. 该类孕妇常见的护理诊断及护理措施。

胎儿窘迫（fetal distress）指胎儿在宫内因急性或慢性缺氧危及胎儿健康和生命的综合症状。急性胎儿窘迫多发生在分娩期，慢性胎儿窘迫多发生在妊娠晚期。临产后发生者多是急性胎儿窘迫。

【护理评估】

（一）生理评估

1. 病因　胎儿窘迫的病因涉及多方面，可归纳为三大类。

（1）母体因素　母体血液含氧量不足是重要原因，轻度缺氧时母体多无明显症状，但对胎儿则会有影响。导致胎儿缺氧的母体因素如下。①微小动脉供血不足，如妊娠期高血压疾病、慢性肾炎和高血压等。②红细胞携氧量不足，如重度贫血、心脏病心力衰竭和肺心病等。③急性失血，如前置胎盘出血和创伤等。④子宫胎盘血运受阻：急产或子宫不协调性收缩等；产程延长，特别是第二产程延长；子宫过度膨胀，如羊水过多和多胎妊娠；缩宫素使用不当，引起过强宫缩；胎膜早破致脐带受压等。

（2）胎儿因素　①胎儿畸形。②胎儿心血管系统功能障碍：如严重的先天性心血管疾病、母儿血型不合引起的胎儿溶血、胎儿贫血等。

（3）脐带、胎盘因素　脐带和胎盘是母体与胎儿间氧气及营养物质的输送传递通道，其功能障碍必然影响胎儿氧气及营养物质的获取。①脐带血运受阻，如脐带缠绕、打结、扭转等。②胎盘功能低下，如过期妊娠、胎盘发育障碍（过小或过大）、胎盘形状异常（膜状胎盘、轮廓胎盘等）和胎盘感染等。

2. 病理生理　胎儿窘迫的基本病理生理变化是缺血、缺氧引起的一系列变化。胎儿对缺氧有一定代偿能力。轻度或一过性缺氧可以通过减少自身及胎盘耗氧量、增加血红蛋白释氧而缓解，不产生严重代谢障碍及器官损害，但长时间重度缺氧则可引起严重并发症。缺氧初期可通过自主神经反射，兴奋交感神经，肾上腺儿茶酚胺及皮质醇分泌增多，使血压上升及胎心率加快。胎儿的大脑、肾上腺及心脏等重要脏器血流增加，而肾、肺、消化系统等血流减少，出现羊水减少、胎儿生长受限等。若缺氧继续加重，则转为兴奋迷走神经，胎心率减慢。若缺氧继续发展，可引起严重的器官功能损害，尤其可以引起缺血缺氧性脑病，甚至胎死宫内。基本过程是从低氧血症至缺氧，然后转为代谢性酸中毒，主要表现为胎动减少、羊水少，胎心监护基线变异差，出现晚期减速。由于胎儿缺氧时肠蠕动亢进、肛门括约肌松弛，引起胎粪排出污染羊水。此过程形成恶性循环加重母儿危险。

3. 临床表现　胎儿窘迫主要表现为：胎心率异常或胎心监护异常、胎动减少或消失、羊水粪染。胎心率持续 < 110 次/分或持续 >160 次/分疑胎儿窘迫可能。

（1）急性胎儿窘迫　主要发生于分娩期，多因脐带因素（如脱垂、绕颈、打结等）、胎盘早剥、宫缩过强且持续时间过长及产妇处于低血压、休克等而引起。临床表现为胎心率改变，CST 或 OCT 等出现晚期减速或严重的变异减速；羊水胎粪污染。胎粪污染羊水的程度可分为 3 度：Ⅰ度污染时羊水呈淡绿色，稀薄；Ⅱ度污染时，羊水呈黄绿色，较稠，可污染胎儿皮肤、黏膜及脐带；Ⅲ度污染时棕黄色，质稠厚。出现羊水胎粪污染时，可以进行连续的电子胎心监护，如果胎心监护结果正常，可以继续观察，无需特殊处理；若是胎心监护结果异常，提示存在宫内缺氧情况，可以造成胎粪吸入综合征，引起不良胎儿结局。

（2）慢性胎儿窘迫　多发生在妊娠末期，往往延续至临产并加重。其原因多因孕妇全身性疾病或妊娠期疾病引起胎盘功能不全或胎儿因素所致。临床上除可发现母体存在引起胎盘供血不足的疾病外，随着胎儿慢性缺氧时间延长可发生胎儿生长受限。

4. 相关检查

（1）胎盘功能检查　胎儿窘迫的孕妇一般 24h 尿 E_3 值急骤减少 30% ~ 40%，或于妊娠晚期连续多次测定在 10mg/24h 以下。

（2）胎心电子监护　胎动时胎心率加速不明显，基线变异不明显，出现晚期减速、变异减速等。

（3）胎儿头皮血血气分析　胎儿头皮血 pH <7.20。

5. 处理原则

（1）慢性胎儿窘迫应针对病因，根据孕周、胎儿成熟度和窘迫的严重程度决定处理。①定期作产前检查，估计胎儿情况尚可，应使孕妇多取左侧卧位休息，争取改善胎盘供血，延长妊娠周数。②情况难以改善，接近足月妊娠，估计在出生后胎儿生存机会极大者，可考虑行剖宫产。③距离足月妊娠越远，胎儿娩出后生存可能性越小，应将情况向孕妇及家属说明，尽量保守治疗以期延长妊娠周数。胎盘功能不佳者，胎儿发育必然受到影响，所以预后较差。

（2）急性胎儿窘迫　①宫口开全，胎先露部已达坐骨棘平面以下 3cm 者，应尽快助产经阴道娩出胎儿。②宫颈尚未完全扩张，胎儿窘迫情况不严重，可予吸氧（面罩供氧），通过提高母体血氧含量，以改善胎儿血氧供应。同时嘱产妇左侧卧位，观察 10 分钟，若胎心率变为正常，可继续观察。若因使用缩宫素宫缩过强造成胎心率异常减缓者，应立即停止滴注，并给予特布他林或其他 β 受体兴奋剂抑制宫缩。病情紧迫或经上述处理无效者，应立即行剖宫产结束分娩。

（二）心理社会评估

孕产妇及家属因为胎儿的生命遭遇危险而产生焦虑，对需要手术结束分娩产生犹豫、无助感。对于胎儿不幸死亡的孕产妇，感情上受到强烈的创伤，通常会经历否认、愤怒、抑郁、接受的过程。

【常见的护理诊断/问题】

1. 气体交换受损　（胎儿）与子宫胎盘的血流改变、血流中断（脐带受压）或血流速度减慢（子宫–胎盘功能不良）有关。

2. 焦虑/恐惧　（孕妇）预感到胎儿的健康受到威胁有关。

3. 预感性悲哀　（孕妇）与胎儿可能夭折有关。

【护理措施】

1. 一般护理　一旦发生胎儿窘迫，立即左侧卧位，给予吸氧，并解释。护理人员仔细评估母儿状况，分析发生胎儿窘迫的可能病因。

2. 心理护理

（1）向孕产妇及家属提供相关信息及情绪支持，包括目前发生的情况、医疗处置的目的、配合、预期结果，有助于减轻焦虑，也可帮助她们面对现实；持续陪伴，对她们的疑虑及感受，给予适当的解释。

（2）对于胎儿不幸死亡的孕产妇及家属，给予安排一个无其他新生儿和产妇的单人房间，护士陪伴产妇或安排家人陪伴产妇，勿让产妇独处、孤立；鼓励产妇诉说悲伤，勿急于提供解说，接纳其哭泣及抑郁的情绪，陪伴在旁了解情况后再给予安慰；如果产妇及家属愿意，护理人员可提供机会让她们看死婴并同意她们为死婴做一些事情，包括沐浴、更衣、命名、拍照或举行丧礼。但事先应向她们描述死婴的情况，如"死婴脸色不好看，身上有瘀紫"等，使之有心理准备，帮助她们使用适合自己的压力应对方法和技巧。

3. 病情观察　严密监测胎心率变化，一般每15分钟听1次胎心音或持续胎心电子监测，持续监测胎心率及胎心基线变异与胎动或宫缩的关系。

4. 协助医生处理　若在滴注缩宫素时发生胎儿窘迫，应立即停止；需要手术终止妊娠者，立即做好术前准备；如宫口开全、胎先露部已达坐骨棘平面以下3cm者，应尽快助产娩出胎儿，并做好抢救新生儿窒息的准备。

5. 健康教育　指导孕妇规范产前检查非常重要，学会自数胎动，可及时发现胎儿异常情况的出现，如妊娠期高血压疾病、前置胎盘、过期妊娠、胎盘老化、胎儿生长受限、妊娠合并心脏病、慢性肾炎、严重贫血等，从而判断出对胎儿的危害程度，制定相应的方案预防或治疗。告知孕妇自觉身体不适、胎动减少应及时就医。对治疗无效者，若已近足月，未临产，应及早终止妊娠，可改善结局。

二、新生儿窒息

⇒ **案例引导**

患者，女性，35岁，G_1P_1。现经产钳助产足月头位一女婴，胎儿娩出后全身青紫，四肢软瘫，呼吸浅慢、呼吸不规则，听诊心率90次/分。助产士立即用吸球为新生儿吸取口咽部黏液，见新生儿稍有反应。

根据以上资料，请回答：

1. 该新生儿当前最可能的临床诊断。

2. 该类新生儿常见的护理诊断及护理措施。

新生儿窒息（neonatal asphyxia）是指新生儿出生后不能建立正常的自主呼吸而导致低氧血症、高碳酸血症及全身多脏器损伤。严重窒息是导致新生儿伤残和死亡的重要原因之一。新生儿窒息是新生儿出生后最常见的紧急情况，必须积极抢救和正确处理，以降低新生儿死亡率及预防远期后遗症。

【护理评估】

（一）生理评估

1. 病因　凡是能造成胎儿或新生儿缺氧的因素均可以导致新生儿窒息。

（1）孕母因素　母体患有全身性疾病（如妊娠期高血压疾病、严重贫血、心脏病、急性传染病等）、孕母吸毒或（和）吸烟、孕妇年龄大于 35 岁或小于 16 岁。

（2）胎盘和脐带因素　如胎盘功能不全、前置胎盘、胎盘早剥等；脐带因素，如脐带扭转、打结、绕颈、脱垂等。

（3）分娩因素　难产、手术产（产钳、胎头吸引）及产程中药物（镇静剂、麻醉剂等）使用不当等。

（4）胎儿因素　早产儿、胎肺发育不成熟、颅内出血以及严重的中枢神经系统、心血管系统畸形和膈疝等。

2. 临床表现

（1）分娩前　可以有胎儿窘迫的表现，即先有胎动增加，胎心率≥160/分；继续发展可以出现胎动减少，甚至消失，胎心率 <100 次/分；羊水胎粪污染。

（2）分娩后　对于新生儿分别在生后 1 分钟、5 分钟和 10 分钟进行 Apgar 评分；需要复苏的新生儿到生后 15 分钟、20 分钟时仍需要评分。Apgar 评分 8～10 分为正常，4～7 分为轻度窒息，0～3 分为重度窒息。1 分钟 Apgar 评分反映窒息的严重程度，是复苏的依据；5 分钟 Apgar 评分反映了复苏的效果，有助于判断预后。

（3）多脏器受损症状　因缺血缺氧可以造成新生儿多个脏器发生损伤。中枢神经系统可以发生缺血缺氧性脑病和颅内出血；呼吸系统发生胎粪吸入综合征、肺出血和呼吸窘迫综合征等；心血管系统表现为各种心律失常、心力衰竭和心源性休克等；泌尿系统出现肾功不全、肾衰竭和肾静脉血栓形成等；还有低血糖或高血糖、低钙血症、低氧血症、应激性溃疡、坏死性小肠结肠炎、弥散性血管内凝血等。

3. 相关检查　对于宫内的胎儿，可以行羊膜镜检查了解羊水胎粪污染情况；对于宫口开大、胎膜已破的胎儿可以取头皮血行血气分析，评估宫内的胎儿缺氧程度。生后新生儿应检测动脉血气、血糖、电解质、血尿素氮和肌酐等生化指标。

4. 处理原则

（1）积极预防及治疗孕母疾病。

（2）早期预测　估计胎儿娩出后有窒息危险时，应在人员、仪器、物品等方面做好充分的准备工作。

（3）及时复苏　按照 ABCDE 复苏方案进行复苏。A（airway）：清理呼吸道；B（breathing）：建立呼吸；C（circulation）：维持正常循环；D（drug）：药物治疗；E（evaluation）：评估。其中 ABC 三步最为重要，A 是根本，B 是关键，评价和保温贯穿于整个复苏过程。

（4）复苏后处理　评估和监测呼吸、心率、血压、尿量、肤色及血氧饱和度和神经系统症状等，注意维持内环境稳定，控制惊厥，治疗脑水肿。

（二）心理社会评估

产妇可产生悲伤、焦虑或恐惧心理，担心失去孩子，不知所措。

【常见的护理诊断/问题】

1. 新生儿气体交换受损 与胎儿窘迫吸入污染羊水阻塞气道有关。

2. 有新生儿受伤的危险 与新生儿窒息、抢救、脑缺氧有关。

3. 恐惧（母亲） 与新生儿的生命受到威胁有关。

⊕ 知识链接

中国的新生儿复苏项目

新生儿窒息是导致新生儿死亡、脑瘫和智力障碍的主要原因之一。全世界每年大概约 400 万新生儿中 23% 死于出生窒息。2005 年中国新生儿死亡率为 19‰，前三位死因分别是早产和低体重、窒息、肺炎，由此可见新生儿窒息占第二位。为了降低我国新生儿窒息的病死率和伤残率，在国家卫生计生委妇幼健康服务司的领导下，成立了复苏项目专家组，结合我国国情，于 2005 年制定了《中国新生儿复苏指南》，并依据此指南培训我国参与分娩的医务人员，10 年间共培训医务人员达到 25 万余人次，明显降低了我国新生儿窒息的发生率和死亡率。经统计显示，2003～2014 年新生儿窒息发生率从 6.32% 下降至 1.79%，新生儿窒息死亡率由 7.55/万下降至 1.64/万。2015 年，我国新生儿、婴儿和 5 岁以下儿童死亡率分别下降到 5.4‰、8.1‰ 和 10.7‰，已提前实现了联合国千年发展目标，被世界卫生组织列为妇幼健康高绩效的 10 个国家之一。

【护理措施】

（一）一般护理

在适宜的温度下新生儿的新陈代谢和耗氧量最低，因此在新生儿护理的整个过程要注意减少热量的散失并保暖。新生儿娩出后立即置于预热的辐射保暖台上；温热干毛巾擦干头部及全身，减少散热；可将患儿置于远红外线保暖床上（30～32℃），病情稳定后置暖箱中保温，维持患儿肛温在 36.5～37℃。

（二）心理护理

耐心细致地向患儿家属说明病情，告知目前的情况及可能的预后，帮助家长树立信心，促进父母角色的转变。

（三）缓解症状的护理

1. 复苏 新生儿窒息的复苏应该由产科医生和儿科医生、护士共同合作进行。

复苏流程严格按照（A→B→C→D→E）步骤进行，复苏过程中严密心电监护。

（1）A 通畅气道 要求 15～20 秒内完成。摆好体位，肩部以布卷垫高 2～2.5cm。使新生儿头轻度仰伸位（鼻吸气位）；立即吸净口、咽、鼻黏液，吸引时间不超过 10 秒，先吸口腔，再吸收鼻腔黏液。

（2）B 建立呼吸 ①触觉刺激：用手拍打或手指轻弹患儿足底或摩擦背部 2 次诱发自主呼吸。如果婴儿经过触觉刺激后出现正常呼吸，心率 >100 次/分，肤色红润或仅手足青紫者可以观察；②正压通气：如果经过触觉刺激无自主呼吸建立或心率 <100 次/分，应该立即正压通气。通气压力需要 20～25cmH$_2$O（1cmH$_2$O = 0.098kPa）；频率 40～60 次/分。无论早产儿还是足月儿，正压通气均要在脉搏血氧饱和度仪的监测指导下进行。足月儿开始使用空气复苏，早产儿开始给予 21%～40% 浓度的氧，用空氧混合仪根据血氧饱和度调整给氧浓度，使氧饱和度达到目标值。有效的正压通气表现为胸廓起伏良好，心率迅速增快。若是达不到有效通气，需要矫正通气步骤。经过 30 秒有效正压通气后，如果心率

≥100 次／分，出现自主呼吸可以观察；如果无规律性呼吸或心率＜60 次／分，需要气管插管正压通气并开始胸外按压。

（3）C 恢复循环　有效正压通气 30 秒后心率＜60 次／分，在正压通气同时须进行胸外按压。此时应当气管插管配合胸外按压，以使通气有效。胸外按压时给氧浓度增加至 100％。①双拇指法：操作者双拇指并拢或重叠于患儿胸骨下 1/3 处，其他手指围绕胸廓托在后背；②中、示指法：操作者一手的中、示指按压胸骨下 1/3 处，另一只手支撑患儿背部。胸外按压深度为胸廓前后径的 1/3，按压放松过程中，手指不离开胸壁；按压有效时间可摸到股动脉搏动。胸外按压时应气管插管进行正压通气。由于通气障碍是新生儿窒息的首要原因，因此胸外按压和正压通气的比例应为 3∶1，即 90 次／分按压和 30 次／分呼吸，达到每分钟约 120 个动作。45～60 秒后重新评估心率，如心率仍＜60 次／分，除继续胸外按压外，考虑使用肾上腺素。

（4）D 药物治疗　①建立有效静脉通路；②保证药物的应用　胸外心脏按压和正压通气 45～60 秒后心率持续＜60 次／分，给予 1∶10000 肾上腺素 0.1～0.3ml/kg 静脉注入，或气管内用量 0.5～1ml/kg。必要时 3～5 分钟重复 1 次。有低血容量或休克症状者可给予扩容剂，如生理盐水。

2. 复苏后护理　复苏后仍然要严密观察体温、呼吸、面色、心率、肌张力、大小便、四肢末梢循环及神经反射等，合理给氧，保持呼吸道通畅。注意酸碱失衡、电解质紊乱、感染和喂养问题。认真观察并做好记录。

目标检测

答案解析

一、选择题

A1 型题

下列属于新生儿窒息复苏的关键步骤是

A. 保暖　　　　　　　　　　　　　　B. 给氧

C. 使用药物　　　　　　　　　　　　D. 再次评价

E. 保持呼吸道通畅

A2 型题

29 岁产妇因双胎妊娠行剖宫产娩出两活婴，新生儿均因轻度窒息转儿科治疗，该产妇因患有活动性乙肝。护士告知其需要退奶，产后第二天值班护士查房时发现产妇情绪低落，其可能的原因不包括

A. 母婴分离　　　　　　　　　　　　B. 手术后疲劳

C. 生产过程中缩宫素的使用　　　　　D. 产妇体内雌、孕激素水平急剧下降

E. 家属对新生儿的高度关注带来的失落感

A3/A4 型题

（1～2 题共用题干）

患者，女。平素月经规律，现孕 35 周。既往有心脏病史。10 天前出现胸闷、心慌等心衰症状，经治疗后心率降至 110 次／分，已能平卧，胎心音好，130 次／分。

1. 患者目前应采取的措施是

　　A. 第二产程应手术助产　　　　　　　B. 严密监护下继续妊娠

    C. 顺其自然待自然分娩   D. 立即行人工流产

    E. 剖宫产终止妊娠

2. 胎心监测中发现胎心 90 次/分，曲线显示胎心率减慢出现在子宫收缩开始后，持续时间长，恢复亦缓慢。此种情况为

    A. 正常胎心曲线   B. 早期减速

    C. 变异减速   D. 晚期减速

    E. 胎心加速

二、名词解释

高危妊娠

三、简答题

简述新生儿复苏的护理措施。

四、病例分析

患者，女，28 岁。G_2P_0，孕 39 周，规律腹痛 7 小时急诊入院。产科检查：宫高 34cm，腹围 100cm，胎位 ROA，胎心 130 次/分，胎膜已破，见羊水流出，色清；阴道检查示胎头平坐骨棘，宫口开大 5cm；行胎心电子监测，胎心基线率 140～160bpm。在宫缩时，胎心率下降 40bpm，持续 10 秒钟恢复正常。

根据以上资料，请回答：

1. 该患者目前最可能的临床诊断。

2. 该类患者主要的护理诊断及护理措施。

（徐爱群）

书网融合……

本章小结

题库

第八章　妊娠期并发症妇女的护理

PPT

📖 学习目标

通过本章内容的学习，学生能够达到：

基本目标：

1. 说出自然流产、异位妊娠、早产、妊娠期高血压疾病、前置胎盘、胎盘早期剥离、双胎妊娠、羊水过多、羊水过少、胎膜早破的定义及主要病因。

2. 陈述各种妊娠期并发症的临床表现及处理原则。

3. 概括各种妊娠期并发症的护理措施。

4. 区分自然流产、异位妊娠、妊娠期高血压疾病、前置胎盘、胎盘早期剥离的不同类型。

发展目标：

1. 综合运用所学知识对妊娠期并发症妇女实施护理评估、提出正确的护理诊断/问题、制定合理的护理计划、给予系统化整体护理并进行效果评价。

2. 应用护理措施，对妊娠期并发症妇女的健康需求提供健康指导。

女性从受孕开始，机体在激素和神经内分泌的影响下出现一系列的变化，这些变化可能会带来身体的不适，甚至会发生妊娠期并发症，严重者危及母儿的生命。因此，积极预防妊娠期并发症是保证母子平安的重要手段，也是医护人员的重要职责。

第一节　自然流产

➡ 案例引导

患者，女性，27 岁。停经 52 天，因少量阴道流血 3 天，伴下腹轻微隐痛和腰背痛就诊。妇科检查：见少量暗红色阴道流血，宫颈口未开，子宫大小与停经周数相符，子宫前位如孕 50 天大小。双附件区未及异常。尿妊娠试验（＋）。

根据以上资料，请回答：

1. 该孕妇最可能的临床诊断。

2. 该类孕妇常见的护理诊断及护理措施。

妊娠不足 28 周，胎儿体重不足 1000g 而终止者，称流产（abortion）。流产可分为自然流产和人工流产，本节主要阐述自然流产。自然流产的发病率占全部妊娠的 10%～15%，发生在 12 周前的流产称早期流产，占自然流产的 80% 以上，发生在 12 周或之后的流产称晚期流产。

【护理评估】

（一）生理评估

1. 病因

（1）胚胎因素　染色体异常是导致早期流产最常见的原因，占 50%～60%。染色体异常包括数目异常和结构异常，数目异常以三体最多见，其次为 X 单体，三倍体及多倍体等；结构异常并不常见，主要有染色体的平衡易位、倒置、缺失、重叠和嵌合体等。除遗传因素外，感染、药物等因素也可导致胚胎染色体异常。

（2）母体因素

1）全身性疾病　孕妇患全身性疾病，如高热、严重感染、严重贫血、心力衰竭、血栓性疾病等，可导致流产。

2）生殖器官异常　子宫畸形（如子宫发育不良、双子宫、纵隔子宫等）、子宫肌瘤、宫腔粘连等均可影响胚胎着床导致流产。如宫颈重度裂伤、宫颈内口松弛等，易引起胎膜早破导致晚期流产。

3）内分泌异常　内分泌功能异常，如黄体功能不全、甲状腺功能减退、糖尿病血糖控制不良等，均可导致流产。

4）强烈应激与不良习惯　严重的躯体创伤（手术、腹部直接撞击）或心理不良刺激（精神创伤、过度恐惧、紧张）、孕妇过量吸烟、酗酒、吸毒等均可导致流产。

5）免疫功能异常　包括自身免疫功能异常和同种免疫功能异常。前者在临床上可表现为自然流产，甚至复发性流产，后者有可能是不明原因复发性流产的原因。

（3）父亲因素　精子的染色体异常可以导致自然流产，但精子畸形率增高是否与自然流产有关尚无明确证据。

（4）胎盘因素　滋养细胞的发育和功能不全是胚胎早期死亡的重要原因。

（5）环境因素　妊娠期接触放射线、化学类物质以及外界不良因素影响等，也可导致流产。

2. 病理　妊娠 8 周前的流产，因早期胚胎多先死亡，胎盘绒毛尚未发育成熟，与子宫蜕膜联系不牢固，妊娠产物多可完整从子宫壁分离排出，出血不多；妊娠 8 周～12 周，胎盘绒毛发育旺盛，与蜕膜联系牢固，妊娠产物不易完整分离排出，出血较多；妊娠 12 周后，胎盘已完全形成，流产过程与足月产相似，先有腹痛然后排出胎儿、胎盘。如胎儿在宫腔内死亡时间过长，周围被血块包围，可形成血块样胎块而引起出血不止，也可能发生胎儿钙化形成石胎，偶尔可见纸样胎儿、浸软胎儿等病理表现。

3. 相关检查

（1）B 型超声检查　根据 B 型超声明确是否见到妊娠囊，妊娠囊的位置、形态及大小，有无胎心搏动，确定胚胎或胎儿是否存活及流产类型。

（2）实验室检查　抽血检查人绒毛膜促性腺激素（human chorionic gonadotropin，HCG）、人胎盘生乳素（human placental lactogen，HPL）、孕激素水平动态测定，有助于妊娠诊断和预后判断。

4. 临床类型及临床表现　流产的临床类型不同，症状和体征有所差异，但其主要临床表现为停经、腹痛及阴道流血。按自然流产发展的不同阶段分为以下类型。

（1）先兆流产（threatened abortion）　指妊娠 28 周前出现少量阴道流血，色暗红或血性白带，量比月经量少，伴有下腹阵发性疼痛或腰背痛，无妊娠物排出。妇科检查：宫颈口未开，胎膜未破，子宫大小与停经周数相符。经过休息及治疗后症状消失，可继续妊娠，若阴道流血量增多或下腹疼痛加剧，可发展为难免流产。

（2）难免流产（inevitable abortion）　由先兆流产发展而来，流产已不可避免。阴道流血量增多，下腹部阵发性疼痛加剧或出现阴道流液。妇科检查：宫颈口已扩张，有时可见胚胎组织或羊膜囊堵塞于宫颈口，子宫大小与停经周数基本相符或稍小。

（3）不全流产（incomplete abortion）　由难免流产发展而来，部分妊娠物排出宫腔，但仍有部分残留于宫腔内或嵌顿于宫颈口而影响子宫收缩。下腹部疼痛较重，可导致出血过多甚至休克。妇科检查：扩张的宫颈口有妊娠物堵塞并持续流血，子宫小于停经周数。

（4）完全流产（complete abortion）　指妊娠物已全部从母体排出。阴道流血逐渐停止，腹痛逐渐消失。妇科检查：宫颈口已关闭，子宫接近正常大小。自然流产临床过程简示如下：

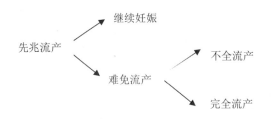

此外，流产还有 3 种特殊情况。

（1）稽留流产（missed abortion）　又称过期流产。指胚胎或胎儿在子宫腔内已死亡但未自然排出者。表现为子宫不随妊娠月份增大反而缩小，早孕反应消失，中期妊娠时不感腹部增大，胎动消失。妇科检查发现：宫颈口关闭，子宫小于妊娠月份，尿妊娠试验阴性。听诊未能闻及胎心音。

（2）复发性流产（recurrent spontaneous abortion，RSA）　指同一性伴侣连续发生 3 次或 3 次以上的自然流产，又称习惯性流产。每次流产常发生在同一妊娠月份，其临床经过与一般流产相同。复发性流产大多数为早期流产。

（3）流产合并感染（septic abortion）　流产过程中，如果阴道流血时间长、宫腔内有残留组织或非法堕胎等，有可能引起宫腔内感染。严重时可并发盆腔炎、腹膜炎、败血症，甚至感染性休克。

5. 处理原则

（1）先兆流产　要求保胎治疗者，绝对卧床休息，禁止性生活，减少刺激。给予黄体酮、维生素 E 等保胎治疗。采用 B 型超声和血 hCG 动态监测胚胎发育情况，给予相应处理。

（2）难免流产　一旦确诊，应尽早清除宫腔内胚胎及胎盘组织。早期流产应及时行清宫术，对妊娠物仔细检查，并送病理检查；晚期流产时，子宫较大，出血较多，可用缩宫素 10～20U 加于 5% 葡萄糖注射液 500ml 静脉滴注，促进子宫收缩。应给予抗生素预防感染。

（3）不全流产　一旦确诊，应尽早清除宫腔内残留组织。阴道大量流血伴休克者应输血、输液抗休克，清宫术后应用子宫收缩剂和抗生素，减少出血和感染。

（4）完全流产　随诊观察，如无感染征象，不需特殊处理。

（5）稽留流产　明确诊断后，应住院治疗，尽早排除宫腔内妊娠物。稽留流产时间长的患者可因坏死退化的胎盘蜕膜释放凝血酶进入血液循环引起弥散性血管内凝血（disseminated intravascular coagulation，DIC）的发生，因此处理前应行凝血功能、血常规及血小板计数检查，并做好备血、输血准备工作。如凝血功能正常，给予口服炔雌醇 1mg，每日 2 次，连用 5 日，提高子宫平滑肌对缩宫素的敏感性。子宫小于 12 周者，可行刮宫术，术中给予缩宫素减少出血。子宫大于 12 周者，可使用米非司酮加米索前列醇，或静脉滴注缩宫素，促使胎儿和胎盘排出。

（6）复发性流产　首先查找流产的原因，夫妻双方做染色体及血型鉴定；精液免疫功能系列检查；弓形体、沙眼衣原体、支原体检查以及宫颈内口的检查，找出流产的原因，并进行针对性治疗。如宫颈内口松弛者宜在妊娠 14～18 周之间行宫颈内口环扎术，术后定期随诊，近预产期时提前住院，分娩前拆除缝线。同时对保胎治疗成功的患者进行胎儿宫内发育监测和所生婴儿的出生缺陷筛查。

（7）流产合并感染　治疗原则是积极控制感染，尽快清除宫腔残留组织。如阴道流血不多，应用广谱抗生素 2～3 天，控制感染后再行清宫术；如阴道流血量多，先用卵圆钳将宫腔内残留大块组织夹出，同时给予抗生素静脉滴注，必要时输血，术后继续用抗生素，待感染控制后再彻底清宫。

（二）心理社会评估

孕妇和家属因阴道流血担心胎儿安危而感到焦虑和恐惧。先兆流产孕妇，担心出血会继续增多，保胎失败失去胎儿。复发性流产的孕妇承受巨大的精神压力，担心流产再次发生。因此，应评估孕妇及家属对流产的想法、心理承受能力和情绪反应，评估家庭成员能否给孕妇提供有力的心理支持。

【常见的护理诊断/问题】

1. 有感染的危险　与阴道出血时间过长、宫腔内容物残留及宫腔手术有关。

2. 焦虑　与担心胎儿健康等因素有关。

3. 预感性悲哀　与可能失去胎儿有关。

4. 潜在并发症　出血性休克、感染。

【护理措施】

1. 一般护理　建议孕妇卧床休息，禁止性生活、禁灌肠。为其提供日常生活护理，合理饮食，加强营养，防止贫血，增强机体抵抗力。

2. 心理护理　关心、体贴孕妇，观察情绪反应，重视患者的心理问题，针对性地进行心理疏导，给予心理支持；先兆流产孕妇保胎期间，稳定孕妇情绪，增强保胎信心；已流产者往往会出现伤心、悲哀、自责等情绪，给予同情和理解，倾听感受，耐心解答问题，并指导下次妊娠。

3. 缓解症状的护理

（1）先兆流产患者的护理　住院保胎的孕妇，应密切观察其腹痛程度、阴道流血量的变化，减少各种刺激，遵医嘱应用保胎药物。

（2）妊娠不能继续患者的护理　监测患者体温、脉搏及血压的变化；配合医师，采取积极措施，做好清宫术前的准备，协助医生完成手术过程，刮出组织及时送病检。术后严密观察体温、脉搏、血象、阴道流血、分泌物的性质、颜色、气味等，及早发现有无感染的现象，加强会阴部护理，保持会阴部清洁，出现感染征象时遵医嘱进行抗感染处理；嘱孕妇流产后1个月来院复查，确定无禁忌证后方可开始性生活。

4. 健康教育　与孕妇及家属共同讨论此次流产的原因，讲解流产的相关知识，为再次妊娠做好准备。有复发性流产史的孕妇在下一次妊娠确诊后应卧床休息，加强营养，禁止性生活等，治疗时间必须超过以往发生流产的妊娠月份。黄体功能不全者，遵医嘱使用黄体酮治疗；宫颈内口松弛者应行宫颈内口修补术，如已妊娠，可于妊娠14~18周行子宫内口缝扎术。

第二节　异位妊娠

⇒ 案例引导

患者，女性，28岁。继发不孕3年，平素月经规律，现停经45天，于今晨如厕后因突感右下腹撕裂样疼痛被家人急送入院。入院检查：T 36.2℃，P 110次/分，BP 80/60mmHg，神清、面色苍白、出冷汗。腹部检查：右下腹压痛、反跳痛，移动性浊音阳性，宫颈举痛（＋），子宫稍大、软，后穹隆饱满。HCG（＋）。

根据以上资料，请回答：

1. 该孕妇当前最可能的临床诊断。

2. 该类患者应采取的首要护理措施。

受精卵在子宫体腔以外着床发育时，称异位妊娠（ectopic pregnancy），习称宫外孕（extra uterine pregnancy）。是妇产科常见的急腹症，发病率2%～3%，是早期妊娠孕妇死亡的主要原因，早期的诊断和处理可提高患者的存活率和生育保留能力。

异位妊娠以受精卵在子宫体腔外种植部位不同而分为输卵管妊娠、卵巢妊娠、腹腔妊娠、阔韧带妊娠、宫颈妊娠。其中以输卵管妊娠最为常见，占95%左右。输卵管妊娠中，以输卵管壶腹部妊娠最多，约占78%，其次为输卵管峡部、伞部，间质部少见（图8-1）。本节主要阐述输卵管妊娠。

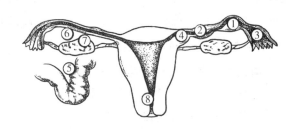

图8-1　异位妊娠部位

①输卵管壶腹部妊娠；②输卵管峡部妊娠；③输卵管伞部妊娠；
④输卵管间质部妊娠；⑤腹腔妊娠；⑥阔韧带妊娠；
⑦卵巢妊娠；⑧宫颈妊娠

【护理评估】

（一）生理评估

1. 病因　任何影响受精卵正常进入宫腔的因素都有可能导致输卵管妊娠。

（1）输卵管炎症　是输卵管妊娠的主要原因，输卵管黏膜炎可使输卵管管腔黏膜粘连、管腔变窄或纤毛缺损，导致受精卵在输卵管内运行受阻；输卵管周围炎因输卵管与周围组织粘连、输卵管扭曲、管腔狭窄、管壁蠕动减弱等，影响受精卵运行。

（2）输卵管妊娠史或手术史　有输卵管妊娠史及其他手术史者，输卵管妊娠的发生率为10%～20%。曾因不孕接受输卵管粘连分离术、输卵管成形术者，再妊娠时易发生输卵管妊娠。

（3）输卵管发育不良或功能异常　输卵管过长、肌层发育差、黏膜纤毛缺乏均可致输卵管妊娠；另外，精神因素可致输卵管痉挛和蠕动异常，干扰受精卵输送。

（4）其他　子宫肌瘤或卵巢肿瘤压迫输卵管，使受精卵运行受阻。输卵管子宫内膜异位可增加受精卵着床于输卵管的可能。

2. 病理　输卵管妊娠时，由于输卵管管腔小、管壁薄、缺乏黏膜下组织，不能适应受精卵的生长发育，因此，当输卵管妊娠发展到一定程度时，可出现以下结局。

（1）输卵管妊娠流产（tubal abortion）　多见于输卵管壶腹部妊娠，常于妊娠8～12周发生。由于输卵管妊娠时蜕膜形成不完整，发育中的囊胚向管腔突出，最终突破包膜而出血（图8-2）。

（2）输卵管妊娠破裂（rupture of tubal pregnancy）　多见于输卵管峡部妊娠，常于妊娠6周左右发生。囊胚生长时绒毛侵蚀管壁肌层、浆膜层，最终穿破浆膜层，形成输卵管妊娠破裂（图8-3），可发生短时间内大量的腹腔内出血。

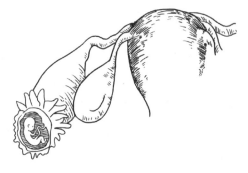

图8-2　输卵管妊娠流产

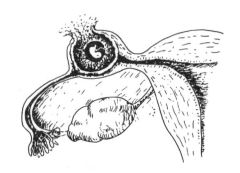

图8-3　输卵管妊娠破裂

（3）陈旧性宫外孕　输卵管妊娠流产或破裂，积聚在盆腔中的血块机化变硬，与周围组织粘连。

（4）继发性腹腔妊娠　输卵管妊娠流产或破裂后，胚胎排入腹腔内如仍存活，胚胎的绒毛组织附着于原处或种植于腹腔脏器、大网膜处获得营养而继续生长发育形成继发性腹腔妊娠。

输卵管妊娠和正常妊娠一样，滋养细胞产生的 HCG 维持黄体生长，使甾体激素分泌增加，因此月经停止来潮，子宫增大变软，但子宫增大与停经月份不相符，子宫内膜出现蜕膜反应。若胚胎死亡，滋养细胞则失去活力，蜕膜自宫壁剥离而发生阴道流血。有时蜕膜随阴道流血呈碎片排出，有时蜕膜完整剥离呈三角形的蜕膜管型排出。

3. 相关检查

（1）阴道后穹隆穿刺术 是一种简单、可靠的检查方法，主要用于怀疑腹腔有内出血的患者。腹腔内出血易积聚于子宫直肠陷凹，即使出血不多，也能经阴道后穹隆抽出血液。如抽出暗红色不凝血提示腹腔内有血。但穿刺阴性时也不能完全否定输卵管妊娠的诊断。

（2）HCG 与孕酮测定 血、尿 HCG 测定是早期诊断异位妊娠的重要方法，检测阳性有助于诊断；血清孕酮的测定对判断正常妊娠胚胎发育情况有帮助。

（3）B 型超声检查 对诊断异位妊娠必不可少，有助于明确异位妊娠的部位、大小。可见宫旁有轮廓不清的液性或实性包块，甚至可见胚囊或胎心搏动，但宫腔内无妊娠物。与血 HCG 测定相结合，对异位妊娠的诊断意义更大。

（4）腹腔镜检查 已不再是异位妊娠诊断的金标准，3%～4% 的患者因妊娠囊过小漏诊，也会因输卵管扩张和颜色改变而误诊，因此目前很少将腹腔镜作为检查的手段，更多用于手术治疗。

（5）子宫内膜病理检查 较少用，其目的是排除宫内妊娠流产。

4. 临床表现 输卵管妊娠的临床表现轻重与受精卵着床部位、有无流产或破裂、出血量多少、时间长短等有关。

（1）症状

1）停经 患者大都有 6～8 周的停经史，有 20%～30% 的患者将不规则阴道流血误认为是月经而主诉无停经史。

2）腹痛 是输卵管妊娠患者就诊的最主要症状，占 95%。如输卵管妊娠未发生流产或破裂之前，常表现为一侧下腹部隐痛或酸胀感。当发生输卵管妊娠流产或破裂，患者常突感一侧下腹部撕裂样疼痛伴恶心、呕吐。如血液局限在病变区，表现为下腹部疼痛，血液积聚在子宫直肠陷凹，可出现肛门坠胀感；随着血液由下腹部流向全腹，疼痛可由下腹部向全腹扩散；血液刺激膈肌，可出现肩胛放射性疼痛和胸部疼痛。

3）阴道流血 占 60%～80%。胚胎死亡后，阴道常有不规则流血，色暗红，量少，一般不超过月经量。流血时常伴有蜕膜管型或蜕膜碎片排出，为剥离的子宫蜕膜。

4）晕厥与休克 与输卵管妊娠破裂致大出血和疼痛有关，严重程度与腹腔内出血的量和速度成正比，但与阴道流血量不成正比。

5）腹部包块 输卵管妊娠流产或破裂所形成的血肿时间过久，血液凝固与周围组织器官发生粘连后可形成包块。

（2）体征

1）一般情况 由于失血，患者呈贫血貌；腹腔出血不多时血压可代偿性轻度升高，如短时间内有大量出血，可出现面色苍白、体温下降、脉搏细速、血压下降等休克表现。

2）腹部检查 下腹有明显的腹膜刺激征，以患侧为甚。出血较多时，叩诊有移动性浊音。有些患者可在下腹触及包块。

3）盆腔检查 阴道内有少量血液。输卵管妊娠流产或破裂者，阴道后穹隆因有积血而饱满、有触痛。将宫颈轻轻上抬或向左右摆动时引起剧烈疼痛，称为宫颈抬举痛或摇摆痛，此为输卵管妊娠的重要体征。内出血增多时，检查子宫有漂浮感。

5. 处理原则 异位妊娠的处理方法有药物治疗和手术治疗。

（1）药物治疗　主要适用于早期输卵管妊娠、要求保存生育能力的年轻患者。符合下列条件可采用此法。①无药物治疗的禁忌证；②输卵管妊娠未发生破裂；③妊娠囊直径≤4cm；④血 HCG < 2000IU/L；⑤无明显内出血者。常用药物为甲氨蝶呤（methotrexate，MTX），可抑制滋养细胞增生、破坏绒毛，使胚胎组织坏死、脱落和吸收。

（2）手术治疗　根据患者出血量的多少、是否保留生育功能以及对侧输卵管情况，分为保守治疗和根治手术。对大量腹腔内出血伴有休克症状者，应在积极纠正休克的同时行患侧输卵管切除术。近年来采用腹腔镜下手术治疗输卵管妊娠已经成为主要手段，可在腹腔镜直视下穿刺输卵管的妊娠囊吸出囊液或切开输卵管吸出胚胎、注入药物或行输卵管切除术。

（二）心理社会评估

由于输卵管妊娠流产或破裂，患者突发剧烈腹痛和急性出血，以及妊娠的终止，患者常有恐慌、害怕、焦虑、无助、哭泣等情绪的反应，有的患者还存在自尊问题及担心以后的受孕能力。因此，应评估患者及家属的心理承受能力和情绪反应，评估家庭成员能否给患者提供有力的心理支持。

【常见的护理诊断/问题】

1. 急性疼痛　与输卵管妊娠破裂及血液刺激腹膜有关。

2. 有休克的危险　与腹腔内出血有关。

3. 恐惧　与担心生命安危及手术治疗有关。

4. 有感染的危险　与失血后抵抗力降低有关。

【护理措施】

（一）一般护理

1. 卧床休息　避免因腹部压力增大导致输卵管妊娠破裂，卧床期间，为患者提供日常生活护理。

2. 加强营养　指导患者摄取足够的营养物质，尤其是富含铁、蛋白的食物，如动物肝脏、豆制品、黑木耳等，以促进血红蛋白的增加，纠正贫血，增强机体抵抗力。多食含粗纤维的食物，保持大便通畅，防止腹胀或便秘，避免用力排便诱发输卵管妊娠破裂。

（二）心理护理

1. 术前　向患者及家属解释手术的必要性及手术过程，以减少患者的紧张、恐惧心理，协助患者接受手术治疗方案。

2. 术后　帮助患者接受此次妊娠失败的事实，同时向她们讲解异位妊娠的相关知识，以缓解不良情绪，提高自我保健意识。

（三）缓解症状的护理

1. 手术治疗患者的护理

（1）配合医生积极纠正休克　严重内出血并发休克者，立即给患者取平卧位，给予氧气吸入，注意保暖。快速建立静脉通道，迅速补充血容量，做好交叉配血试验，准备输血。严密监测生命体征变化，每隔 10～15 分钟测量血压、脉搏、呼吸一次，观察患者的神志、意识等状况，并注意尿量的变化。

（2）做好手术前准备　在积极配合医生纠正休克的同时，在短时间内做好急诊手术前准备，如立即禁食禁饮、皮肤准备、药物皮试、配血、留置导尿管、术前给药等；配合医生行必要的检查，尽快确诊，如做好阴道后穹隆穿刺的术前准备。

（3）术后病情观察　严密观察手术后患者的生命体征，观察伤口有无渗血，有无阴道流血、腹痛、发热等情况。

2. 非手术治疗患者的护理

（1）避免刺激，告之患者避免突然改变体位、用力排便等增加腹压的动作，禁止性生活、禁止灌肠，忌按压患者下腹部，减少输卵管妊娠破裂的机会以免诱发活动性大出血。

（2）密切观察病情变化，及时发现病情变化，及早处理。如腹痛突然加重、肛门坠胀感明显或面色苍白、脉搏加快等应立即报告医生并做好急诊手术准备。

（3）保持外阴部清洁，每日擦洗外阴部，指导患者勤换会阴垫，避免感染。

（4）准确留取标本并送检，监测治疗效果。

（5）遵医嘱按时给予化疗药物治疗，用药期间应用 B 型超声和 hCG 严密监测疗效，并注意患者的病情变化及药物毒副反应。

（四）健康教育

1. 注意休息，加强营养，纠正贫血，增强机体抵抗力。

2. 注意外阴清洁，严禁性生活和盆浴 1 个月。

3. 预防和治疗盆腔炎症。

4. 下次妊娠时要及时就医，及早排除异位妊娠的发生。

第三节　早　产

⇒ 案例引导

> 患者，女性，35 岁。妊娠 31 周，因今晨起床如厕后出现少量阴道血性分泌物，继而出现不规律宫缩入院。入院后查：胎心监测示宫缩间歇 10～15 分钟，B 超检查宫颈长 20cm，胎心 132 次/分。
>
> 根据以上资料，请回答：
> 1. 该孕妇最可能的临床诊断。
> 2. 该类疾病的治疗原则。
> 3. 该类患者的护理措施。

早产（preterm birth）是指妊娠满 28 周至不足 37 周（196～258 日）间分娩者。此时娩出的新生儿称早产儿（preterm neonates），体重为 1000～2499g，且各器官发育不成熟。据统计，国内早产占分娩总数的 5%～15%。出生 1 岁以内死亡的婴儿约 2/3 为早产儿。因此防止早产是降低围生儿死亡率的重要措施。

【护理评估】

（一）生理评估

1. 早产的原因及分类　早产按原因可分为自发性早产（spontaneous preterm labor）和治疗性早产（preterm delivery for maternal or fetal indications）。前者又分为胎膜完整早产和胎膜早产（preterm premature rupture of membranes，PPROM）。

（1）胎膜完整早产　最常见的类型，约占 45%。发生机制主要为：①宫腔过度扩张；②母胎应激反应；③宫内感染。

高危因素：早产史、妊娠间隔短于 18 个月或大于 5 年、早孕期有先兆流产、宫内感染、细菌性阴道病、不良生活习惯（每日吸烟≥10 支、酗酒）、贫困和低教育人群、孕期高强度劳动、子宫过度膨胀及胎盘因素（前置胎盘、胎盘早剥等）。

（2）胎膜早破早产　病因及高危因素包括：PPROM 史、体重指数（BMI）< 19.0kg/m²、营养不良、吸烟、宫颈功能不全、子宫畸形、宫内感染、细菌性阴道病、子宫过度膨胀、辅助生殖技术受孕等。

（3）治疗性早产　由于母体或胎儿的健康原因不允许继续妊娠，未足 37 周时采取引产或剖宫产终止妊娠。终止妊娠的常见指征有子痫前期、胎儿窘迫、胎儿生长受限、羊水过多或过少、胎盘早剥、妊娠合并症等。

2. 相关检查

（1）早产的预测及检查方法　早产预测具有重要的意义：对有自发性早产高危因素的孕妇在 24 周以后定期预测，有助于评估早产风险。预测早产的检查方法有以下几种。①阴道超声检查：宫颈长度 < 25cm，或宫颈内口漏斗形成伴宫颈缩短，提示早产风险增大；②阴道后穹隆分泌物检测胎儿纤维连接蛋白（fetal fibronectin，fFN），对预测早产的发生有一定参考价值。

（2）胎心监护仪　连续监护胎心和宫缩的变化，可动态观察胎儿在宫腔内的状况。

（3）阴道 B 型超声　除检测胎盘功能、羊水量、宫颈长度及宫颈内口情况可预测是否会发生早产外，还可通过检测胎儿双顶径、股骨长度等评估胎儿体重及发育情况。

3. 临床表现　早产的主要临床表现是出现子宫收缩，最初为不规律宫缩，常伴有阴道少量出血或血性分泌物排出，后发展为规律宫缩。

（1）先兆早产　指规律或不规律宫缩，并伴宫颈管进行性缩短。

（2）早产临产　①出现规律宫缩，即 20 分钟≥4 次，或 60 分钟≥8 次，并伴有宫颈进行性改变；②宫口扩张至 1cm 以上；③宫颈展平≥80%。早产的分娩过程与足月产相似。

4. 处理原则　若胎膜未破，在母体允许情况下尽可能保胎至 34 周，若确诊为早产临产，应尽力抢救早产儿，提高其存活率。

（二）心理社会评估

当早产将成为事实时，孕妇会产生自责。同时，由于担心新生儿能否存活、早产带给新生儿不利影响等而产生严重的心理负担。因此，应评估孕妇及家属对早产的态度、心理承受能力和情绪反应，评估家庭成员能否给孕妇提供有力的心理支持。

【常见的护理诊断/问题】

1. 有围产儿受伤的危险　与早产儿发育不成熟、抵抗力低有关。

2. 焦虑　与担心早产儿安危有关。

3. 疼痛　与子宫收缩有关。

【护理措施】

（一）一般护理

先兆早产的孕妇，应绝对卧床休息，采取左侧卧位，给予氧气吸入。

（二）心理护理

患者可因担心新生儿能否存活，产生焦虑情绪和内疚感，应安定患者的情绪，讲解分娩过程、治疗程序，早产儿出生后将接受的治疗和护理等，以减轻焦虑情绪，使之积极配合治疗和护理。同时争取丈夫和家人的配合，提供心理支持。对缺乏护理和照顾早产儿经验而不安者，可提供相关照护技能，以缓解焦虑。

（三）缓解症状的护理

1. 用药的护理　先兆早产的治疗主要为抑制宫缩，常用抑制宫缩的药物有以下两类。

（1）硫酸镁　用25%硫酸镁20ml加于5%葡萄糖液20ml中，5～10分钟内缓慢注入静脉（加入5%葡萄糖液100～250ml中，30～60分钟缓慢滴注），至宫缩停止。硫酸镁可以降低妊娠32周前早产儿的脑瘫风险和严重程度，推荐妊娠32周前早产者常规应用硫酸镁作为胎儿中枢神经系统保护剂。使用时注意药物的毒性反应。

（2）β-肾上腺素受体激动剂　作用机制为激动子宫平滑肌β受体，使子宫肌肉松弛，从而抑制子宫收缩。常用药物有利托君、沙丁胺醇等。这类药物的副作用有心跳加速、血压下降、恶心、头痛等，使用时注意药物的剂量和滴速。

（3）钙通道阻滞剂　阻滞钙离子进入肌细胞而抑制宫缩。常用硝苯地平舌下含服，起始量为10mg，后可根据宫缩情况改为每次10～20mg口服，每日3～4次。但需要注意心率和血压的变化。

（4）阿托西班　是一种缩宫素的类似物，通过竞争子宫平滑肌细胞膜上的缩宫素受体，抑制由缩宫素所诱发的子宫收缩。副作用轻微，无明确禁忌证。

2. 预防早产儿并发症的护理

（1）保胎过程中，应每天监测胎心、胎动，如有异常及时采取有效措施。

（2）为促进胎肺成熟，避免发生新生儿呼吸窘迫综合征，对妊娠35周前早产者，分娩前应遵医嘱给予孕妇糖皮质激素类如地塞米松等。

3. 分娩准备

（1）早产不可避免者，应根据孕妇具体情况尽早决定分娩方式，如胎位异常，估计产程需要较长时间的可选用剖宫产，并做好术前准备。

（2）能经阴道分娩者，为了减少分娩过程中对胎头的压迫，应做好使用产钳和会阴切开术以缩短产程的准备。

（3）做好早产儿复苏和保暖准备。

（四）健康教育

1. 做好孕期保健指导，积极治疗泌尿道、生殖道感染，以免胎膜早破。
2. 避免诱发宫缩的活动，如性交、抚摸乳头、抬举重物等。
3. 高危孕妇卧床休息，休息时取左侧卧位。
4. 加强孕期营养，保持愉快的心情。
5. 宫颈内口松弛的孕妇，应于妊娠12～14周行宫颈内口环扎术。

⊕ **知识链接**

孕前宣教预防早产

　　避免低龄（<17岁）或高龄（>35岁）妊娠；提倡合理的妊娠间隔（>6个月）；避免多胎妊娠；提倡平衡营养摄入，避免体质量过低妊娠；戒烟、酒；控制好原发病如高血压、糖尿病、甲状腺功能亢进症、红斑狼疮等；停止服用可能致畸的药物。对计划妊娠妇女注意其早产的高危因素，对有高危因素者进行针对性处理。

第四节　妊娠期高血压疾病

⇨ 案例引导

患者，女性，38 岁。妊娠 33 周时诊断为妊娠期高血压疾病，自感一般情况尚好，未按医嘱复诊。现妊娠 37 周，因感头痛、视物模糊、恶心就诊。入院检查：BP 180/120mmHg，P 86 次/分，R 20 次/分，神清，尿蛋白（＋＋＋），血小板 90×10^9/L，胎心音 134 次/分，无宫缩，未见红及破水。

根据以上资料，请回答：

1. 该孕妇当前最可能的临床诊断。
2. 该疾病的治疗原则及其护理措施。

妊娠期高血压疾病（hypertensive disorders of pregnancy，HDP）是妊娠与血压升高并存的一组疾病，发生率为 5%～12%，是妊娠期特有的疾病。包括妊娠期高血压、子痫前期、子痫、慢性高血压并发子痫前期和妊娠合并慢性高血压。多数患者表现为妊娠期出现一过性高血压、蛋白尿等症状，分娩后随之消失。该病严重威胁母婴健康，是引起孕产妇、围产儿病死率升高的主要原因之一。

⊕ 知识链接

2022 年 4 月 8 日国家卫生健康委员会制定并颁布《国家卫生健康委关于贯彻 2021—2030 年中国妇女儿童发展纲要的实施方案》（简称《实施方案》），指出到 2030 年，妇女儿童健康主要目标是全国孕产妇死亡率下降到 12/10 万以下，新生儿死亡率降至 3.0‰，主要任务是从巩固母婴安全五项制度、实施母婴安全行动提升计划、全面落实妊娠风险筛查与评估、强化高危孕产妇专案管理等方面持续保障母婴安全。HDP 是导致孕产妇及围产儿病死率升高的主要原因之一，普遍存在因未能及早识别和及早发现，使其发现时已成为重症，对妇幼健康造成巨大的威胁。因此，切实落实《实施方案》，以目标和任务为导向，继续做好早期排查和筛选风险因素，早期预防和预警、早诊断、早干预、早处理，减少妊娠期高血压疾病相关的孕产妇死亡。

【护理评估】

（一）生理评估

1. 病因与高危因素　目前病因尚不清楚，可能与以下高危因素有关：初产妇；孕妇年龄 ≤18 岁或年龄 ≥35 岁；精神过度紧张或受刺激致中枢神经系统功能紊乱者；寒冷季节或气温变化过大；营养不良；体形矮胖者（BMI > 24kg/m²）；子痫前期病史；子痫前期家族史（母亲或姐妹）；子宫张力过高；妊娠间隔时间 ≥10 年以及早期收缩压 ≥130mmHg 或舒张压 ≥80mmHg；有高血压、慢性肾炎、糖尿病、营养不良等。

其病因主要有以下学说：①子宫螺旋小动脉重铸不足；②炎症免疫过度激活；③血管内皮细胞受损；④遗传因素；⑤营养缺乏；⑥胰岛素抵抗。

2. 病理生理变化　妊娠期高血压疾病的基本病理生理变化是全身小血管痉挛，内皮损伤及局部缺血。全身各脏器灌流减少，对母儿造成危害，甚至导致母儿死亡。由于小血管痉挛致管腔狭窄，造成周围血管阻力增大，血流减少，组织缺血缺氧，导致血管内皮细胞损伤，通透性增加，体液及蛋白质渗漏，继而出现血压升高、蛋白尿、水肿等表现。严重时致全身重要器官功能障碍甚至衰竭，出现昏迷、抽搐、脑水肿、肺水肿、胎盘早剥及凝血功能障碍而导致 DIC 的发生。

3. 相关检查

（1）常规检查　①血常规；②尿常规；③肝功能、血脂；④肾功能、尿酸；⑤凝血功能；⑥心电图；⑦胎心监测；⑧B 型超声检查胎儿、胎盘、羊水。

（2）子痫前期、子痫应增加以下检查项目　眼底检查，视网膜小动脉的痉挛程度反映全身小动脉痉挛程度，反映妊娠期高血压疾病的严重程度，当动静脉管径比由 2：3 变为 1：2，甚至 1：4，严重时出现视网膜水肿、剥离或渗出及出血，出现视物模糊或失明。

4. 临床表现与分类　见表 8 - 2。

表 8 - 2　妊娠期高血压疾病分类及临床表现

分类	临床表现
妊娠期高血压	妊娠 20 周后出现高血压，收缩压 BP≥140mmHg 和（或）舒张压 ≥90mmHg，并于产后 12 周恢复正常；尿蛋白（－）；产后方可确诊
子痫前期	妊娠 20 周后出现收缩压≥140mmHg 和（或）舒张压 ≥90mmHg，伴有蛋白尿≥0.9g/24h，或随机尿蛋白（＋） 或无蛋白尿，但合并下列任一项者： ·血小板减少（血小板 <100×10^9/L） ·肝功能损害（血清转氨酶水平为正常值 2 倍以上） ·肾功能损害（血肌酐水平大于 1.1mg/dl 或为正常值 2 倍以上） ·肺水肿 ·新发生的中枢神经系统异常或视觉障碍
子痫	子痫前期的孕妇发生抽搐，且不能用其他原因解释
慢性高血压并发子痫前期	慢性高血压孕妇妊娠前无尿蛋白，妊娠后蛋白尿≥0.3g/24h；或妊娠前有蛋白尿，妊娠后尿蛋白增加或血压进一步升高或血小板 <100×10^9/L，或出现其他肝肾功能损害、肺水肿、神经系统异常或视觉障碍等严重表现
妊娠合并慢性高血压	妊娠 20 周以前收缩压 BP≥140mmHg 和（或）舒张压 ≥90mmHg（除外滋养细胞疾病），妊娠期无明显加重；或妊娠 20 周后首次诊断高血压并持续到产后 12 周后

子痫是妊娠期高血压疾病进展严重的时期。子痫发生可分为产前、产时和产后子痫，以产前子痫最常见。子痫发作的典型表现为开始眼球固定，两眼凝视，牙关紧闭，随之口角及面部肌肉痉挛，进而发展为全身及四肢强直性收缩，双手紧握，双臂屈曲，而后出现强烈抽搐，抽搐时呼吸暂停，面部青紫、抽搐约 1 分钟~5 分钟后肌肉松弛，恢复呼吸，但仍处于昏迷状态，患者清醒后表现烦躁、易激惹。

⊕ **知识链接**

　　子痫始见于《诸病源候论·妇人妊娠诸候》云："体虚受风，而伤太阳之经，停滞经络，后复遇寒湿相搏，发则口噤背强，名之为痉。妊娠而发者闷冒不识人，须臾醒，醒复发，亦是风伤太阳之经作痉也。亦名子痫，亦名子冒也。"中医治疗原则以平肝息风，安神定痉，豁痰开窍为主。

　　本病主要病机是肝阳上亢，肝风内动；或痰火上扰，蒙蔽清窍。治疗以平肝息风，安神定痉为主。肝风内动者养阴清热，平肝息风，痰火上扰者清热开窍，豁痰息风。临床诊治时应树立防重于治的思想，"上工治未病"，及时诊断与治疗子肿、子晕，预防子痫的发生和控制病情的发展。子痫是这类病中最严重的阶段，病情发展迅速，病势危重，危及母子生命，应密切观察病情变化，尤其是孕妇全身情况、胎儿发育情况与胎盘功能，中西医结合积极救治，适时终止妊娠。

5. 处理原则 妊娠期高血压疾病治疗目的是控制病情、延长孕周、确保母儿安全。治疗基本原则是休息、镇静、解痉，有指征者降压、利尿，密切监测母儿状况，适时终止妊娠。

（1）妊娠期高血压 休息、镇静，密切监护母儿情况，间断吸氧，酌情降压。患者可住院治疗也可在家治疗。

（2）子痫前期 应住院治疗，防止子痫的发生。治疗原则是：镇静、解痉，有指征者降压，必要时利尿，密切监测母儿状况，适时终止妊娠。镇静可用冬眠药物、地西泮等；解痉药物首选硫酸镁；降压可用硝苯地平、硝酸甘油、硝普钠等。

（3）子痫 控制抽搐，纠正缺氧和酸中毒，控制血压，抽搐控制后终止妊娠。

（二）心理社会评估

孕妇及家属由于缺乏对妊娠期高血压疾病的正确认识，轻者往往不重视病情；重者当血压明显升高，出现自觉症状后，孕妇担心自己和胎儿的生命安危而出现紧张、恐惧心理；在接受药物治疗时，既希望得到有效的治疗又害怕药物会给胎儿造成伤害，因此，评估时应了解患者对疾病的认识程度、孕妇及家属的心理状态、家庭和社会支持度等。

【常见的护理诊断/问题】

1. 组织灌流量改变 与全身小动脉痉挛有关。

2. 有母儿受伤的危险 与子痫发作摔伤或昏迷时坠床有关。

3. 焦虑/恐惧 与担心自身及胎儿安全有关。

4. 潜在并发症 胎盘早剥、DIC、脑出血或心、肾衰竭等。

【护理措施】

（一）一般护理

1. 休息 每日睡眠不少于 10 小时，以左侧卧位为宜。

2. 镇静 对于精神紧张、焦虑或睡眠欠佳者，遵医嘱给少量镇静剂。

3. 饮食指导 孕妇每日摄入足够的蛋白质、新鲜蔬菜；非全身水肿者钠盐摄入量不必严格限制，并鼓励多食含铁、钙、锌等微量元素食品。

4. 加强产前检查 增加产前检查的次数，加强母儿的监测，询问孕妇是否出现头痛、视力改变、上腹不适等症状。嘱患者每日数胎动、测体重及血压，复查尿蛋白。密切观察病情变化。间断吸氧，以增加血氧含量。

（二）心理护理

告知孕妇妊娠期保持心情愉快，耐心回答孕妇和家属提出的疑问，解释治疗的方法和重要性，增强其信心，使其积极配合治疗。与患者多交流沟通、了解其心理需求，尽量给予满足，解除其恐惧心理。

（三）缓解症状的护理

1. 妊娠期高血压的护理

（1）休息、镇静、饮食同一般护理。

（2）病情观察 住院患者应注意观察有无头痛、头晕、上腹不适等自觉症状，每天监测血压和体重，如体重增加每周超过 0.5kg 者，应注意病情的严重性。每两天查尿蛋白。督促孕妇每天数胎动，及时发现异常。

2. 子痫前期的护理

（1）一般护理

1）卧床休息，左侧卧位。将患者安排在避光、安静的单间，各种治疗护理集中进行，避免刺激。床边备好舌钳、开口器、急救车等急救物品。

2）严密监测生命体征，观察患者有无头痛、头晕、恶心、呕吐、视物模糊、意识障碍等表现。

3）观察患者有无腹痛、阴道出血等症状，监测胎心、胎动及宫缩情况。

4）记录24小时尿量，查24小时尿蛋白、出凝血时间、肝肾功能等。

（2）用药护理

1）降压　预防子痫、心脑血管意外和胎盘早剥等严重母儿并发症。血压≥160/110mmHg必须降压治疗。常用药物有拉贝洛尔、肼屈嗪、硝苯地平、酚妥拉明、硝普钠等。应用时须严密监测血压，防止血压大幅升降。

2）解痉　药物首选硫酸镁。可采用肌内注射或静脉给药。负荷剂量硫酸镁4～6g，溶于25%葡萄糖20ml静推（15～20分钟）或者5%的葡萄糖100ml快速静滴（15～20分钟），继而1～2g/h静滴维持。或者夜间睡前停用静脉给药，改为肌注，用法：25%硫酸镁20ml+2%利多卡因2ml深部臀肌内注射。24小时硫酸镁总量一般不超过25g，用药时限一般不超过5日。

硫酸镁使用注意事项是用药期间，应定时检查。要求：①膝反射必须存在；②呼吸不少于16次/分；③24h尿量不少于400ml或每小时不少于17ml。④使用硫酸镁治疗时应准备钙剂，当发现硫酸镁中毒时，立即用10%葡萄糖酸钙10ml静脉推注（5～10分钟）。

3）镇静　镇静药物有解痉降压及抑制子痫抽搐的作用。多选用冬眠合剂1号。

4）有指征利尿　仅用于患者出现全身水肿、急性心力衰竭、肺水肿、脑水肿等情况时。常用利尿剂有呋塞米、甘露醇等。

（3）子痫的护理　子痫是妊娠期高血压疾病发展最严重的阶段，给母儿生命造成严重威胁，医护人员应分秒必争抢救患者。

1）专人护理　保持呼吸道通畅，抽搐或未清醒时将患者头偏向一侧，防止呕吐物误吸；抽搐发作时，防止舌咬伤、坠伤，必要时用舌钳将舌拉住，防止舌后坠堵塞呼吸道，放开口器或在上下齿间放置卷有纱布的压舌板，防止抽搐时咬伤舌唇；保持呼吸道通畅，及时吸出鼻腔和口腔分泌物；上紧床栏，以防摔伤；严密观察并记录抽搐频率、次数、持续时间、昏迷时间。

2）避免刺激　患者安置在单人病房，室内置深色窗帘遮光，光线要暗，所有的治疗和护理操作尽量轻柔、集中进行，避免声光刺激诱发抽搐。

3）严密观察病情　①定时监测血压、脉搏、呼吸的变化并记录；②行胎心监护、监测临产情况；③保持引流管通畅；④留置尿管、观察尿量及颜色，记录24小时出入量；⑤纠正缺氧和酸中毒，使用面罩或气囊吸氧；⑥注意观察有无脑出血、肺水肿、急性肾衰竭及DIC、胎盘早剥等并发症的表现。

4）终止妊娠的护理　终止妊娠是治疗妊娠期高血压疾病的最有效措施。子痫发作后往往会自然临产，应及时发现临产征兆，做好协助终止妊娠及抢救新生儿的准备。

终止妊娠的指征是：重度子痫前期患者；妊娠＜26周经治疗病情不稳定者；26～28周根据母儿情况决定是否期待治疗；28～34周促胎肺成熟后终止妊娠；孕龄超过34周，胎儿成熟后终止妊娠；妊娠＞37周重度子痫前期应终止妊娠；子痫控制后2小时后终止妊娠。

（四）健康教育

1. 知识指导　加强孕期健康宣教，让孕妇及家属了解妊娠期高血压疾病的相关知识及其对母儿的危害，告知定期产检的重要性，尤其是有妊娠期高血压疾病高危因素的孕妇应到产科高危门诊咨询，以便及早发现异常。向孕妇宣传孕期保健常识，教会孕妇及其家属自我监测胎动、胎心等。

2. 休息指导　指导患者休息时左侧卧位，每日睡眠保持8～10小时，以改善胎盘的血液供应。

3. 饮食指导 增加蛋白质、维生素及富含铁、钙、锌的食物，尤其是钙的摄入，可减少妊娠期高血压疾病的发生。

4. 出院指导 产后 6 周复诊时除常规检查外，还要复查尿蛋白，必要时做肝、肾功能及心电图检查。

第五节 前置胎盘

⇒ 案例引导

患者，女性，26 岁。因停经 34 周，无痛性阴道流血 3 小时入院，出血量比月经量少。孕期产检 B 超提示胎盘边缘覆盖宫颈口。入院检查：BP 120/82mmHg，P 89 次/分，R 24 次/分，无宫缩，胎心率 138 次/分。孕妇和家属十分紧张。

根据以上资料，请回答：

1. 该患者最可能的临床诊断。

2. 该类患者主要的护理诊断和护理措施。

妊娠 28 周后，胎盘附着于子宫下段或胎盘边缘达到或覆盖宫颈内口处，位置低于胎先露部，称前置胎盘（placenta previa）。前置胎盘是妊娠晚期严重并发症，也是妊娠晚期出血的主要原因之一，如处理不当可危及母儿生命。多见于经产妇及多产妇。

【护理评估】

（一）生理评估

1. 病因 病因目前尚不清楚，可能与下列因素有关。

（1）子宫内膜病变与损伤 多次流产、刮宫、多产、剖宫产、产褥感染等可以导致子宫内膜的损伤，而引起子宫内膜炎和内膜萎缩病变，使胎盘血供不足，妊娠后胎盘为了摄取足够营养，而扩大面积延伸到子宫下段，形成前置胎盘。

（2）胎盘异常 双胎，胎盘面积扩大。副胎盘、膜状胎盘等可延伸至子宫下段。

（3）受精卵滋养层发育迟缓 受精卵到达宫腔时因滋养层发育迟缓，尚未具备着床能力而继续下移至子宫下段，并在该处着床发育形成前置胎盘。

（4）其他高危因素 宫腔形态异常、辅助生殖技术、吸烟、吸毒等。

2. 相关检查

（1）B 型超声检查 可清楚看到子宫壁、胎盘、胎先露及宫颈的位置明确前置胎盘的类型。因具有准确性、安全性和无创伤性，并可重复检查的特点，是目前最安全有效的首选诊断方法。

（2）产后胎盘胎膜检查 产前有出血的患者应在产后检查胎盘，如有陈旧性凝血块附着或胎膜破口距胎盘边缘小于 7cm 者，诊断可成立。

3. 分类及临床表现

（1）分类 根据胎盘下缘与宫颈内口的关系，将前置胎盘分为 3 种类型（图 8-4）。

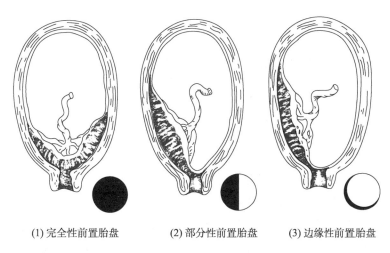

(1) 完全性前置胎盘　　　　(2) 部分性前置胎盘　　　　(3) 边缘性前置胎盘

图 8 - 4　前置胎盘的类型

1）完全性前置胎盘（complete placenta previa）　又称中央性前置胎盘（central placenta previa），宫颈内口全部被胎盘组织所覆盖。

2）部分性前置胎盘（partial placenta previa）　宫颈内口部分被胎盘组织所覆盖。

3）边缘性前置胎盘（marginal placenta previa）　胎盘边缘附着于子宫下段、未超越宫颈内口。

（2）症状　妊娠晚期或临产时突然发生无诱因、无痛性、反复阴道流血是前置胎盘的典型症状。阴道出血时间的早晚、量的多少、发作的次数与前置胎盘的类型有关。完全性前置胎盘往往初次出血的时间早，常在妊娠 28 周左右，称"警戒性出血"，并且出血的次数频繁，量较多。边缘性前置胎盘初次出血的时间较晚，多在妊娠晚期或临产后，量也较少。部分性前置胎盘初次出血时间和出血量介于上述两者之间。

（3）体征　由于反复多次或一次大量阴道流血，患者可呈现贫血貌，大量出血者可出现面色苍白、脉搏增快、血压下降等休克表现；如前置胎盘的位置在子宫前壁，在耻骨联合上方可听到胎盘杂音。

腹部检查：子宫软、无压痛，子宫大小与妊娠周数相符，胎位清楚、胎心正常，因胎盘占据了胎儿正常的胎位空间，影响胎先露部下降，1/3 合并胎位异常。

胎盘下缘与宫颈内口的关系可因宫颈管的消失、宫颈扩张而改变。目前临床上均依据处理前最后一次检查来决定其分类。

4. 处理原则　治疗原则是抑制宫缩、止血、纠正贫血、预防感染。根据阴道流血量、妊娠周数、胎儿是否存活、胎儿成熟度、产道条件、是否临产以及前置胎盘的类型等综合判断，给予相应治疗。

（1）期待疗法　在保证母儿安全的前提下，孕妇卧床休息等待胎儿达到或接近足月，以提高胎儿成活率。适用于妊娠 <36 周，胎儿体重 <2300g，胎儿存活，阴道流血量不多，一般情况良好的孕妇。

（2）终止妊娠　适用于孕妇反复大量阴道出血甚至休克者；胎龄达 36 周以上；胎儿肺成熟者；或胎龄未达 36 周，出现胎儿窘迫征象或胎心异常者；胎儿已死亡者。采用剖宫产和阴道分娩方式终止妊娠。剖宫产术能迅速结束分娩，提高胎儿存活率，减少出血，是处理前置胎盘的主要手段。

（二）心理社会评估

当发生妊娠晚期阴道流血，孕妇和家属常会感到紧张、恐惧和焦虑，一方面担心孕妇的生命安危，另一方面担心胎儿的安危。因此，评估时应了解患者对疾病的认识程度，孕妇及家属的心理状态，家庭和社会支持度等。

【常见的护理诊断/问题】

1. 潜在并发症 出血性休克。

2. 有感染的危险 与孕妇贫血、抵抗力下降及胎盘剥离面靠近子宫颈口，易上行感染有关。

3. 自理能力缺陷 与绝对卧床休息有关。

【护理措施】

（一）一般护理

1. 保证休息 孕妇绝对卧床休息，取左侧卧位，提供生活护理。

2. 注意观察胎心变化 教会孕妇自数胎动；间断吸氧以增加胎儿血氧供应。

3. 避免各种刺激 以减少出血的机会。医护人员进行腹部检查时动作要轻柔，禁止作阴道检查及肛查。增加粗纤维食物摄入，保持大便通畅，避免食用生冷食物引发腹泻，诱发宫缩。

4. 预防感染 保持外阴清洁，出血时勤换月经垫，会阴擦洗每日2次，严密观察感染征象，遵医嘱使用抗生素。

5. 纠正贫血 鼓励孕妇多进食含铁丰富的食物，如动物肝脏、绿叶蔬菜等，有利于纠正贫血、增加机体抵抗力，促进胎儿发育。

（二）心理护理

针对孕妇的心理变化，护士应给予患者和家属安慰，缓解其焦虑情绪。并将疾病情况、治疗方案及时讲解清楚，以取得理解，积极配合治疗。

（三）缓解症状的护理

1. 期待疗法患者的护理

（1）绝对卧床休息，避免各种刺激，同一般护理。

（2）观察生命体征，严密监测血压、脉搏，尤其是大出血时，观察休克的症状及体征。了解阴道流血情况，如有病情变化，及时处理。

（3）注意观察胎心变化，同一般护理。

（4）完全性前置胎盘的孕妇应提前住院待产。

2. 终止妊娠患者的护理

（1）严密观察孕妇生命体征的变化，积极配合医生纠正休克。快速建立静脉通道，做好输液、输血及术前准备，如皮肤准备、药物皮试、放置尿管、术前给药等。

（2）监测胎心的变化，做好母儿监护和抢救准备工作。

（3）术后严密观察患者伤口有无渗血、阴道出血、腹痛、发热等情况。

3. 产后护理 产后注意观察子宫收缩情况，防止产后出血。加强会阴护理。观察恶露性状、气味，遵医嘱应用抗生素，预防感染。

4. 健康教育

（1）做好宣教，避免多产、多次刮宫，减少子宫内膜损伤、宫腔感染。

（2）加强产前宣教，妊娠期如有阴道出血，及时就医以便早诊断、早处理。

第六节　胎盘早期剥离

⇒ 案例引导

　　患者，女性，27 岁，孕 32 周。因车祸撞击腹部，出现持续性腹痛而急诊入院。入院时检查：BP 90/50mmHg，P 120 次/分，面色苍白，四肢湿冷，下腹部压痛明显，子宫硬如板状，压痛，胎位触不清，胎心音听不到，阴道大量血性羊水。

　　根据以上资料，请回答：

　　1. 该患者最可能的临床诊断。

　　2. 该类患者主要的护理措施。

　　妊娠 20 周后或分娩期，正常位置的胎盘在胎儿娩出前，部分或全部从子宫壁剥离，称胎盘早期剥离（placental abruption），简称胎盘早剥，发病率约为 1%。是妊娠中晚期出血最常见的原因之一，也是妊娠期的严重并发症之一，起病急、进展快，如处理不及时可危及母儿生命。

【护理评估】

（一）生理评估

1. 病因　胎盘早剥的病因尚不完全清楚，可能与下列因素有关。

　　（1）血管病变　妊娠期高血压疾病、慢性肾炎等是导致胎盘早剥的主要原因。血管病变时，底蜕膜螺旋小动脉痉挛或硬化，引起远端毛细血管壁变性坏死甚至破裂出血，血液在底蜕膜层与胎盘之间形成胎盘后血肿，使胎盘与子宫壁剥离。妊娠晚期或临产后，如孕妇长时间仰卧位，子宫压迫下腔静脉使回心血量减少，可导致血压下降，子宫静脉淤血，静脉压力升高，蜕膜静脉淤血或破裂，形成胎盘后血肿，引起胎盘剥离。

　　（2）宫腔内压力突然改变　多见于胎膜早破、羊水过多、双胎妊娠等。胎膜早破后羊水突然流出过快、双胎妊娠分娩时第 1 个胎儿娩出过快，均可导致宫腔内压力骤减，子宫突然收缩，胎盘从子宫壁上剥离。

　　（3）机械性因素　腹部受到撞击或挤压、脐带过短（＜30cm）或脐带绕颈，当胎头下降牵拉脐带可导致胎盘剥离。

2. 病理　胎盘早剥的病理变化是底蜕膜出血形成血肿，使胎盘从附着处剥离。按病理分三种类型（图 8 - 5）。

　　（1）显性剥离（revealed abruption）　又称外出血。底蜕膜出血少，临床症状常不明显，仅在产后检查胎盘时发现母体面有凝血块及压迹而确诊，若底蜕膜继续出血，形成胎盘后血肿，胎盘剥离面随之扩大，血液冲开胎盘边缘并沿着胎膜与宫壁之间经宫颈流出。

　　（2）隐性剥离（concealed abruption）　又称内出血。如果胎盘边缘附着子宫壁，或胎膜与子宫壁未剥离，或胎头固定于骨盆入口时，血液积聚胎盘与子宫壁之间。

　　（3）混合性出血（mixed bleeding）　当内出血过多时，由于子宫内有妊娠产物存在，子宫肌不能有效收缩以压迫破裂的血窦而止血，胎盘后血肿越积越大，最终血液冲开胎盘与胎膜边缘沿宫颈口外出；如果出血穿破胎膜溢入羊水中，可以使羊水变成血性羊水。

　　子宫胎盘卒中（uteroplacental apoplexy），又称库弗莱尔子宫（Couvelaire uterus）。胎盘早剥时，随着胎盘后血肿压力的逐渐增加，血液向肌层内侵入，引起肌纤维的变性、分离、断裂，当血液渗透到子

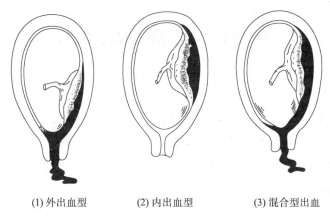

　　　(1) 外出血型　　　　　(2) 内出血型　　　　　(3) 混合型出血

图 8 - 5　胎盘早剥的类型

宫浆膜层时，子宫表面呈紫蓝色瘀斑，称子宫胎盘卒中。子宫肌层由于受血液浸润，直接影响收缩力，易造成产后出血。

　　严重的胎盘早剥可由于剥离处的胎盘和蜕膜释放了大量的组织凝血活酶进入母体血液循环，激活凝血系统而发生弥散性血管内凝血（DIC）。DIC 一旦发生，肺、肾等重要脏器易受到损害，出现难以纠正的功能衰竭。

　　3. 相关检查

　　（1）B 型超声检查　胎盘早剥时超声下多数可以见到胎盘与子宫壁之间出现边缘不清的液性低回声区即胎盘后血肿，是确诊胎盘早剥的重要辅助方法。同时可了解胎儿宫内状况。

　　（2）实验室检查　做全血细胞计数及凝血功能检查，可了解贫血程度、凝血功能并及早明确是否并发 DIC。

　　（3）电子胎儿监护　可出现胎心基线变异消失、变异减速、晚期减速、胎心过缓等。

　　4. 临床表现及分类　胎盘早剥的主要临床表现是妊娠晚期出现持续性疼痛，伴或不伴阴道流血，病情严重程度取决于胎盘剥离面积的大小和出血量的多少。

　　根据胎盘剥离面积和出血量的多少分为 3 度。①Ⅰ度：多见于分娩期，患者无明显自觉症状；孕妇子宫大小与妊娠周数相符，胎位清楚，胎心多正常。②Ⅱ度：剥离面为胎盘总面积的 1/3 左右，以内出血或隐性出血为主。患者常有突然发生的持续性腹痛，疼痛程度与胎盘后积血多少成正比，阴道流血量与贫血程度不相符。子宫大于妊娠周数，宫底因积血而升高，胎位能扪及。③Ⅲ度：剥离面超过胎盘总面积的 1/2，孕妇出现出血性休克的表现，即四肢湿冷、脉搏减弱、呼吸变浅变快、血压下降。子宫硬如板状，宫缩间歇期不松弛，不能触及胎位，胎心异常或消失。

　　5. 处理原则　胎盘早剥的处理原则是早期识别，纠正休克，及时终止妊娠，控制 DIC，减少并发症。如患者病情危重，处于休克状态，应立即建立静脉通道，输血、输液，给氧，纠正休克。Ⅱ、Ⅲ度胎盘早剥一旦确诊，须及时终止妊娠，同时积极处理 DIC、产后出血和肾衰竭等并发症。

　　（二）心理社会评估

　　胎盘早剥发生突然，病情变化快，一旦确诊需立即处理。孕妇及家属往往对此毫无准备，感到措手不及，会高度紧张和恐惧。发生胎盘早剥时，孕妇可因突然持续性腹痛、阴道流血而感到恐惧和惊慌，一方面担心自己生命的危险，另一方面担心胎儿的安危。如一旦知道胎心消失，孕妇及其家属更会出现过激和悲伤情绪。因此，应评估孕妇及家属对疾病的反应程度、认识程度和情绪状态等。

【常见的护理诊断/问题】

1. 潜在并发症　失血性休克、DIC、急性肾衰竭。

2. 恐惧　与担心病情重、母儿危险有关。

3. 预感性悲哀　与胎儿死亡、子宫切除有关。

【护理措施】

（一）一般护理

绝对卧床休息，取左侧卧位，以保证胎儿的血液供应。卧床期间应提供所有生活护理。

（二）心理护理

护士应陪伴并安慰患者，鼓励其表达内心感受，加强心理指导，帮助解除恐惧心理。并及时与家属沟通，取得家属的配合和理解，给予心理支持；对家属做好解释及安慰工作。对胎儿死亡者，耐心疏导，帮助度过哀伤期，并指导其为下次妊娠做好准备。

（三）缓解症状的护理

1. 病情观察

（1）严密观察患者生命体征的变化，定时测血压、脉搏、听胎心，注意阴道出血量及腹痛情况，发现异常及时报告医生。

（2）记录 24 小时出入量，观察尿量，当出现少尿或无尿时，应考虑肾衰竭的可能。

（3）密切观察凝血情况，若皮肤黏膜有出血点、注射部位出血、阴道流出不凝血等倾向，应考虑可能发生 DIC，立即报告医生处理。

2. 治疗配合

（1）积极配合医生抢救休克，迅速建立静脉通道，及时输液、输血，给孕妇吸氧、保暖，纠正休克。

（2）立即做好终止妊娠准备，需剖宫产者，协助做好术前准备。经阴道分娩者，配合人工破膜，并用腹带包压腹部，按医嘱用缩宫素缩短第二产程。胎心存在者做好新生儿抢救准备。

（3）并发症的处理：预防和治疗产后出血、凝血功能障碍、肾衰竭及感染。

（4）发生母婴分离者，指导产妇维持泌乳；对胎儿死亡者，遵医嘱产后给予退乳指导。

（四）健康教育

1. 孕期健康教育指导　孕妇妊娠晚期休息时取左侧卧位，避免外伤。有妊娠期高血压疾病或合并慢性高血压、慢性肾脏疾病的孕妇应及时到医院就诊治疗。

2. 出院指导　加强营养，纠正贫血，增加抵抗力；注意产褥期卫生，禁止盆浴、性交，防止感染，产后 42 日来院检查。下次妊娠应在医生的指导和监测下完成。

第七节　双胎妊娠

一次妊娠宫腔内同时有两个或两个以上胎儿时，称多胎妊娠（multiple pregnancy）。近年来，随着促排卵药物的应用以及辅助生育技术的发展，多胎妊娠率有明显增高的趋势。以双胎妊娠（twin pregnancy）最多见，本节仅讨论双胎妊娠。

⊕ **知识链接**

双胎输血综合征

90%～95%的单绒毛膜性双胎都存在胎盘血管吻合支，包括动脉–动脉吻合支（A–A）、静脉–静脉吻合支（V–V）、动脉–静脉吻合支（A–V）3种，其中A–A/V–V允许双向血流，A–V仅允许单向血流，两胎儿通过3种吻合支保持血流的动态平衡。两胎儿见血管吻合支数及分布异常进而造成两胎儿间血流灌注失衡是双胎输血综合征发生的主要机制。目前认为，A–V吻合支是双胎输血综合征的病理基础，A–A吻合支一般在双胎输血综合征的疾病发生发展过程中起保护作用，而V–V吻合支可能在双胎输血综合征的发展过程中起促进作用。

【护理评估】

（一）生理评估

1. 高发因素

（1）遗传　夫妻双方家族中有多胎妊娠史者，多胎的发生率升高。

（2）年龄和胎次　多胎发生率随着孕妇年龄增大而升高，尤其是35～39岁最多。孕妇胎次越多，发生多胎妊娠的机会越多。

（3）药物　曾因不孕症而使用了促排卵药物，导致多胎妊娠的发生率升高。

2. 分类　双胎妊娠又可分为双卵双胎和单卵双胎两类。

（1）双卵双胎　由两个卵子分别受精形成的双胎妊娠，称双卵双胎。约占双胎妊娠的70%。两个卵子分别受精形成两个受精卵，故两个胎儿的基因不完全相同，胎儿的血型、性别、容貌可相同或不同。两个受精卵可形成自己独立的胎盘、胎囊，两者间血液循环不相通。胎囊间的中隔由两层羊膜和两层绒毛膜组成，两层绒毛膜可融成一层（图8-6）。

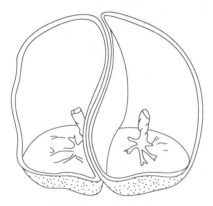 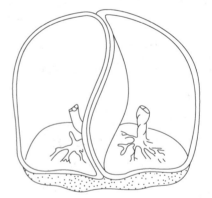

(1) 两个胎盘分开，两个绒毛膜，两层羊膜　　(2) 两个胎盘分开，两个绒毛膜已融合，两层羊膜

图8-6　双卵双胎的胎盘及胎膜示意图

（2）单卵双胎　由一个受精卵分裂形成的双胎妊娠，称单卵双胎（图8-7）。约占双胎妊娠的30%。形成原因不明。两个胎儿的基因相同，其血型、性别一致，容貌相似。单卵双胎的胎盘和胎膜按受精卵分裂时间的不同而有不同形式。①双绒毛膜双羊膜囊单卵双胎：分裂发生在桑葚期（早期胚胎），相当于受精后3日内，形成两个独立的受精卵、两个羊膜囊；②单绒毛膜双羊膜囊单卵双胎：分裂发生在受精后第4～8日，胚胎发育处于胚泡期，即已分化出滋养层细胞，羊膜囊尚未形成；③单绒

毛膜单羊膜囊单卵双胎：受精卵在受精后第9～13日分裂，此时羊膜囊已形成，两个胎儿共存于一个羊膜腔内，共有一个胎盘；④联体双胎：受精卵在受精第13日后分裂，此时原始胚胎已经形成，机体不能完全分裂成两个，形成不同形式的联体儿，极罕见。

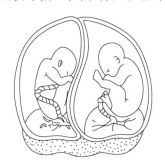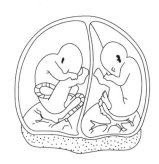

图8-7　受精卵在发育不同阶段形成单卵双胎妊娠的胎膜类型

3. 相关检查　B型超声检查可早期诊断双胎。在妊娠35日后，可见两个妊娠囊，妊娠6周后可见两个原始心管搏动。妊娠中晚期可筛查胎儿结构畸形。

4. 临床表现

（1）症状　早孕反应较重，子宫增大速度比单胎快，羊水量也较多。妊娠晚期可出现呼吸困难、胃部饱满、行走不便、下肢静脉曲张、水肿等压迫症状。

（2）体征　子宫大于停经月份，妊娠中晚期腹部可触及多个肢体。不同部位可听到两个胎心，同时计数1分钟，胎心率相差10次以上。

5. 处理原则

（1）妊娠期加强监护　为确诊双胎妊娠的孕妇制订严格的产前检查计划。加强营养，预防贫血和妊娠期高血压疾病；防治早产是双胎妊娠产前监护的重点；及时防治妊娠期并发症；监护胎儿生长发育情况及胎位变化。

（2）终止妊娠的指征　①合并急性羊水过多、压迫症状明显、孕妇腹部过度膨胀、呼吸困难、严重不适；②胎儿畸形；③母亲有严重的并发症，如子痫前期或子痫不允许继续妊娠时；④已到预产期尚未临产，胎盘功能减退者。

（3）分娩期

1）阴道分娩　双胎多数能经阴道分娩。分娩时严密观察产程及宫缩、胎心、胎位变化，做好输血、输液、抢救新生儿的准备。第一个胎儿娩出后，应立即断脐；将第二个胎儿固定成纵产式，使第二个胎儿能迅速分娩。若发现有脐带脱垂或疑有胎盘早剥，立即手术助产。若第一个胎儿为臀位，第二个胎儿为头位，应防止发生胎头交锁。

2）剖宫产指征　①异常胎先露；②脐带脱垂、胎盘早剥、前置胎盘、先兆子痫、子痫、胎膜早破、继发宫缩乏力，经处理无效者；③胎儿窘迫，短时间不能经阴道分娩者；④联体双胎孕周＞26周；⑤严重妊娠并发症，如重度子痫前期、胎盘早剥等。

（4）产褥期积极预防产后出血　①临产前备血；②胎儿娩出前建立静脉通道；③第二个胎儿娩出后立即使用缩宫素，并使其作用维持到产后2小时以上。

（二）心理社会评估

双胎妊娠属于高危妊娠，孕妇身体上要适应超过单胎的变化，心理上也存在更多的紧张、焦虑，因此，应评估孕妇是否适应了角色的转变，是否接受即将成为两个孩子妈妈的事实。此外，还应评估家属对双胎妊娠的反应。

【常见的护理诊断/问题】

1. 舒适改变 与双胎妊娠引起的呼吸困难、食欲下降、下肢水肿、腰背痛有关。

2. 潜在并发症 早产、脐带脱垂、胎盘早剥、产后出血。

【护理措施】

1. 一般护理

（1）增加产前检查的次数，监测宫高、腹围及体重。

（2）注意多休息，妊娠最后 2~3 个月，卧床休息，最好左侧卧位。

（3）加强营养，尤其注意补铁、钙、叶酸等以满足妊娠需要。

（4）分娩过程中严密观察产程进展及胎心变化，协助做好接产及抢救新生儿窒息的准备。

（5）提前 4 周做好分娩前的准备，预防流产与早产。

（6）加强孕期观察，及早发现并发症并处理。

2. 心理护理 帮助孕妇接受成为两个孩子母亲的事实，讲述双胎妊娠的相关知识，减少孕妇对母儿安危的担心。告之保持心情愉快、积极配合治疗的重要性。

3. 缓解症状的护理

（1）减轻水肿 嘱孕妇注意休息，左侧卧位，避免长时间站立，或指导孕妇穿着弹性袜或用弹性绷带，以减轻水肿和下肢静脉曲张。

（2）减轻压迫 指导孕妇穿戴托腹带，或侧卧位时腹下垫一个枕头，可减轻膨大的子宫引起的压迫症状。

（3）治疗配合 分娩时观察产程和胎心的变化，及时发现并处理并发症。

（4）预防产后出血 第二胎儿娩出后立即使用缩宫素，腹部放置沙袋，并以腹带裹紧腹部，防止腹压骤降引起休克。

（5）加强对早产儿的观察与护理。

4. 健康教育 指导产妇注意休息，加强营养。观察阴道出血以及子宫复旧的情况，防止产后出血。指导产妇正确进行母乳喂养，选择有效的避孕措施。

第八节　羊水量异常

一、羊水过多

⇒**案例引导**

> 患者，女性，26 岁。因停经 34 周，因产检时宫高及腹围明显大于正常孕周入院。查体：腹壁皮肤变薄，张力大，胎位触不清，胎心遥远。B 超检查羊水 AFV 13cm，AFI 38cm。
>
> 根据以上资料，请回答：
>
> 1. 该患者最可能的临床诊断。
>
> 2. 该类患者主要的护理诊断和护理措施。

妊娠期间羊水量超过 2000ml 称羊水过多（polyhydramnios）。其发生率为 0.5%~1%，羊水的外观、性状与正常无差异。羊水量在较长时期内缓慢增多，称为慢性羊水过多；少数孕妇羊水量在数日内急剧增多，称为急性羊水过多。

【护理评估】

(一) 生理评估

1. 病因　在羊水过多的孕妇中,约1/3患者原因不明,称为特发性羊水过多。明显羊水过多的患者常见于以下几种因素。

(1) 胎儿疾病　包括胎儿结构异常、胎儿肿瘤、神经肌肉发育不良、代谢性疾病、染色体或遗传基因异常等。胎儿结构异常以中枢神经系统和消化道畸形最为常见。神经系统多见于无脑儿、脊柱裂;消化道畸形多见于食管和十二指肠闭锁。

(2) 多胎妊娠　多胎妊娠羊水过多的发生率为10%,是单胎妊娠的10倍,尤以单绒毛膜卵双胎居多。还可能并发双胎输血综合征,两个胎儿之间血液循环相通,占优势的胎儿循环血量较多,尿量增加,以致羊水增多。

(3) 母体因素　妊娠合并糖尿病孕妇的胎儿血糖也高,胎儿多尿而排入羊水中;此外母儿血型不合时,胎儿免疫性水肿、胎盘绒毛水肿影响液体交换导致羊水过多。

(4) 胎盘脐带病变　巨大胎盘、胎盘绒毛血管瘤、脐带帆状附着等均可导致羊水过多。

2. 相关检查

(1) B型超声检查　是羊水过多的重要辅助检查方法,不仅能测量羊水量,还可了解胎儿情况,如无脑儿、脊柱裂、胎儿水肿及双胎等。通过测量羊水最大暗区垂直深度 (amniotic fluid volume, AFV) 和计算羊水指数 (amniotic fluid index, AFI),了解羊水量情况。B型超声诊断羊水过多的标准有:① AFV≥8cm诊断为羊水过多,其中 AFV 8~11cm 为轻度羊水过多,12~15cm 为中度羊水过多,>15cm 为重度羊水过多;②AFI≥25cm诊断为羊水过多,其中 AFI 25~35cm 为轻度羊水过多,36~45cm 为中度羊水过多,>45cm 为重度羊水过多。

(2) 孕妇血型检查　检查孕妇 Rh、ABO 血型,排除母儿血型不合。

(3) 胎儿染色体检查　羊水细胞培养、采集脐带血培养可作染色体核型分析,了解染色体数目、结构有无异常。

3. 临床表现

(1) 症状　急性羊水过多:较少见,常发生在妊娠20~24周,由于羊水在数日内急剧增多,孕妇腹腔脏器被向上推移,横膈上举,导致呼吸困难,不能平卧;腹部因张力过大而感到疼痛,进食减少,皮肤变薄,可见皮下静脉;当巨大子宫压迫下腔静脉时,静脉回流受影响,导致孕妇下肢及外阴部水肿及静脉曲张,行走不便。慢性羊水过多:较多见,常发生在妊娠晚期,羊水可在数周内缓慢增多,孕妇多无明显不适。

⊕ **知识链接**

妊娠5~6个月后出现胎水过多,腹大异常,胸膈胀满,甚或遍身浮肿,喘不得卧,称为"胎水肿满",亦称"子满"。胎水肿满属西医羊水过多范畴。部分是由于胎儿畸形、多胎妊娠、妊娠合并糖尿病、妊娠期高血压疾病等所致。因此,首先要判断胎儿是否正常。若胎儿畸形,则应下胎益母。本病主要发生机制是水湿无制,水渍胞中。其病机多属本虚标实,常由脾气虚弱和气滞湿阻所致。本着治病与安胎并举的原则,佐以养血安胎,使水行而不伤胎。对于糖尿病等引起的胎水肿满,要积极治疗原发疾病,对症处理。及时有效的治疗,可明显降低早产率,减少胎膜早破、胎盘早期剥离、产后出血等并发症的发生,降低围生儿死亡率。

(2) 体征　羊水过多的孕妇,腹部膨隆,宫高及腹围明显大于正常孕周;腹壁皮肤发亮、变薄;

触诊时感到皮肤张力大，胎位触不清；胎心遥远或听不清。

4. 处理原则

（1）羊水过多合并严重胎儿结构异常者及时终止妊娠。

（2）羊水过多，胎儿正常者，应寻找病因，治疗原发病。根据羊水过多的程度及胎龄大小决定处理方法。

胎肺不成熟者，应尽量延长孕周。症状轻时可以继续妊娠，嘱患者卧床休息，低钠饮食；症状重者可经腹羊膜腔穿刺放水，缓解症状。

药物控制：口服吲哚美辛有抗利尿作用，抑制胎儿排尿使羊水减少，每周监测羊水量，因该药物可使胎儿动脉导管闭合，不宜长期使用，且孕周大于 32 周不宜使用。

病因治疗：积极治疗妊娠合并症，如糖尿病、妊娠期高血压疾病等。

（二）心理社会评估

由于羊水过多有伴发胎儿结构异常的可能，孕妇及家属会紧张、焦虑、恐惧。同时，子宫过度膨胀引起身体不适，孕妇心情异常紧张，而过度紧张易诱发宫缩导致早产，因此，应评估孕妇及家属对疾病的认识和心理反应。

【常见的护理诊断/问题】

1. 舒适的改变　与羊水过多、腹部张力过大有关。

2. 有胎儿受伤的危险　与羊水过多易并发胎盘早剥、胎膜早破、脐带脱垂、早产有关。

3. 焦虑　与担心胎儿安全与胎儿畸形有关。

【护理措施】

（一）一般护理

1. 注意卧床休息，取左侧卧位，如有腹胀、呼吸困难等压迫症状的孕妇给予半卧位，适当抬高下肢，增加静脉回流，减轻压迫症状。

2. 注意孕妇生命体征的变化。间断吸氧每天 2 次，每次 30 分钟。

3. 建议摄取低钠饮食，多食蔬菜水果，防止便秘。

（二）心理护理

加强与孕妇的交流，提供心理支持，讲解羊水过多产生原因及预后，减轻孕妇的紧张、疑虑心理，使其主动配合治疗。

（三）缓解症状的护理

1. 病情监测

（1）定期产前检查，尽早发现妊娠并发症及胎儿发育异常等。

（2）孕期定期测宫高、腹围、体重，监测羊水量变化及胎儿发育情况，必要时行 B 型超声检查。

（3）分娩时，严密观察胎心、子宫收缩及产程进展情况。行人工破膜时，羊水应缓慢放出，防止发生胎盘早剥、脐带脱垂。

（4）产后应密切观察子宫收缩情况及阴道流血量，防止产后出血。

2. 治疗配合

（1）羊膜腔穿刺的护理　应向孕妇及家属讲解穿刺的目的、过程；穿刺前，排空膀胱；在 B 超监测下严格无菌操作，穿刺时避开胎盘，避免损伤胎儿，每次放羊水 500ml 左右，放液速度不宜过快，一次不得超过 1500ml；操作过程中严密观察孕妇的状况，密切观察宫缩、胎心及子宫轮廓的变化，防止胎盘早剥及早产的发生。

（2）人工破膜的护理　在严密消毒下，经阴道作针刺高位破膜，应使羊水缓慢流出，不宜过快过多，防止宫腔内压力骤降引起胎盘早剥、脐带脱垂，密切观察胎心及宫缩情况，同时注意观察孕妇血压、脉搏及阴道流血情况，避免因腹压骤降引起休克等严重并发症。

（四）健康教育

指导产妇出院后注意休息，加强营养，防止感染；再次妊娠时应进行遗传咨询和产前检查。

二、羊水过少

⇒ **案例引导**

患者，女性，30岁。停经35周，因产检发现宫高、腹围明显小于正常孕周入院，自诉胎动时感觉有腹痛，查体触及胎体无浮动感，B超检查羊水AFV 2cm，AFI 5cm。

根据以上资料，请回答：

1. 该患者最可能的临床诊断。

2. 该类患者主要的护理诊断和护理措施。

妊娠晚期羊水量少于300ml者，称羊水过少（oligohydramnios）。近年报告的发病率为0.4%～4%，羊水过少严重影响围生儿预后，羊水量少于50ml，围生儿死亡率高达88%，应高度重视。

【护理评估】

（一）生理评估

1. 病因　主要与羊水产生减少或羊水外漏增加有关。部分羊水过少原因不清，常见因素有以下几个。

（1）胎儿结构异常　以胎儿泌尿系统结构异常为主，如胎儿肾缺如、肾小管发育不全、输尿管或尿道梗阻引起少尿或无尿。染色体异常、法洛四联症、甲状腺功能减退等也可引起羊水过少。

（2）胎盘功能减退　过期妊娠、胎儿生长受限、妊娠期高血压疾病、胎盘退行性变等均能导致胎盘功能减退，从而使胎儿宫内慢性缺氧，为保障胎儿脑和心脏血供，肾血流量减少，胎儿尿生成减少。

（3）羊膜病变　某些原因不明的羊水过少与羊膜通透性改变，以及炎症、宫内感染有关。

（4）母体因素　脱水、血容量不足时，孕妇血浆渗透压增高能使胎儿血浆渗透压相应增高，尿液形成减少，从而羊水过少。服用某些抗利尿药物或一些免疫性疾病如系统性红斑狼疮、抗磷脂综合征等也可导致羊水过少。

2. 相关检查

（1）B型超声检查　是确诊羊水过少的辅助检查方法，通过测量羊水最大暗区垂直深度（AFV）和计算羊水指数（AFI），了解羊水量情况。妊娠晚期AFV≤2cm诊断为羊水过少，≤1cm为严重羊水过少。AFI≤5cm诊断为羊水过少，≤8cm为羊水偏少。B型超声检查还可发现胎儿畸形及胎儿是否生长受限。

（2）胎心电子监护　羊水过少胎儿的胎盘储备功能减退，无应激试验（NST）可呈无反应型，严重时发生胎儿窘迫，还可发现胎心变异减速和晚期减速。

（3）胎儿染色体检查　羊水或脐血穿刺获取胎儿细胞进行细胞或分子遗传学检查，了解胎儿染色体是否存在异常。

3. 临床表现　羊水过少的临床表现多不典型，孕妇可于胎动时感觉有腹痛，宫高、腹围明显小于正常孕周，触及胎体无浮动感，子宫敏感性增高。临产后阵痛明显，阴道检查发现前羊膜囊不明显，人工破膜时羊水量很少。

4. 处理原则

（1）羊水过少且合并胎儿严重致死性结构异常尽早终止妊娠。

（2）羊水过少胎儿正常者，妊娠足月应终止妊娠；妊娠未足月、胎肺未成熟者，应期待疗法，延长孕周，根据孕龄及胎儿宫内情况，适时终止妊娠。

（二）心理社会评估

孕妇和家属会因为担心胎儿可能出现畸形而紧张，产生焦虑心理。

【常见的护理诊断/问题】

1. 有胎儿受伤的危险 与羊水过少、胎儿宫内窘迫有关。

2. 焦虑 与担心胎儿畸形有关。

【护理措施】

1. 一般护理 嘱左侧卧位，以改善胎盘血液供应；注意观察胎心、胎动情况。

2. 心理护理 向孕妇及家属介绍羊水量少的相关知识，鼓励孕妇说出内心的担忧，给予及时、恰当的反馈，疏导心理，以减少不良情绪。如羊水过少合并胎儿结构异常者需手术终止妊娠者，应与家属配合给予孕妇开导和安慰，提供心理支持。

3. 缓解症状的护理

（1）病情观察 定期测量宫底高度、腹围及体重；定期 B 超复查羊水；每日两次胎心监测，教会孕妇自数胎动，了解胎儿宫内情况；进入产程后，严密观察产程进展，及早发现异常并予处理。

（2）治疗配合 协助羊膜腔灌注时注意严格无菌操作，根据医嘱给予药物预防感染。羊水过少合并胎儿窘迫需剖宫产者，积极做好术前准备，备好新生儿抢救物品，术后认真检查新生儿有无畸形。

4. 健康教育 教会孕妇自数胎动；指导产妇再次妊娠后应进行遗传咨询和产前检查，进行高危监护。

第九节　胎膜早破

⇨ 案例引导

> 患者，女性，28 岁。因停经 38 周，自诉突发阴道流液不能自控就诊，后出现不规律腹痛，急诊平车入院。查体：T 36.8℃，P 88 次/分，R 21 次/分，BP 110/68mmHg。阴道检查：阴道流液透明无色，宫颈口容受 1 指，未触及羊膜囊。
>
> 根据以上资料，请回答：
>
> 1. 该患者最可能的临床诊断。
>
> 2. 该类患者主要的护理诊断和护理措施。

胎膜早破（premature rupture of membranes，PROM）是指胎膜在临产前破裂。妊娠≥37 周发生者成为足月胎膜早破，妊娠＜37 周发生者成为未足月胎膜早破。孕周越小，围产儿预后越差。

【护理评估】

（一）生理评估

1. 病因

（1）生殖道感染 是导致胎膜早破的重要原因，感染导致胎膜局部张力下降，易破裂，且感染和胎膜早破常为因果关系，相互影响。

（2）胎膜发育不良 缺乏维生素 C、铜、锌及孕妇吸烟均可致胎膜发育不良。

（3）胎膜受力不均 常见于头盆不称、胎位异常、宫颈功能不全等。

（4）细胞因子（IL-6、IL-8、TNF-α）升高、机械性刺激、创伤或妊娠晚期性交等均有可能导致胎膜早破。

（5）羊膜腔压力升高 双胎妊娠、羊水过多、巨大儿等致宫内压力增加。

2. 病理 胎膜早破，病原微生物易上行致宫内和羊膜腔感染；胎膜突然破裂可引起胎盘早剥；胎膜早破可诱发早产；破膜后羊水外流易发生脐带受压及脐带脱垂，导致胎儿宫内窘迫的发生。

3. 相关检查

（1）阴道液 pH 测定 pH≥6.5（正常妊娠阴道液 pH 为 4.5~6.0），提示胎膜早破。

（2）阴道液涂片检查 可见羊齿植物叶状结晶。

（3）阴道窥器检查 可见液体从宫口流出，是诊断胎膜早破的直接证据。

（4）羊膜镜检查 可直视胎儿先露部，看不到前羊膜囊。

（5）胎儿纤维连接蛋白（fFN）测定 fFN 是胎膜分泌的细胞外基质蛋白。当宫颈及阴道分泌物内 fFN 含量 >0.05mg/L 时，胎膜抗张能力下降，易发生胎膜早破。

（6）宫颈阴道液生化检查 胰岛素样生长因子结合蛋白-1（insulin like growth factor binding protein-1，IGFBP-1）检测；可溶性细胞间黏附分子-1（soluble intercellular adhesion molecule-1，sICAM-1）检测；胎盘 α 微球蛋白-1（placenta alpha microglobulin-1，PAMG-1）测定。以上生化指标测定对诊断 PROM 均具有较高的敏感性和特异性，且不受精液、尿液、血液或阴道感染的影响。

（7）羊膜腔感染检测 ①羊水细菌培养；②羊水涂片革兰染色检查细菌；③羊水白细胞 IL-6 测定：IL-6≥7.9ng/ml，提示羊膜腔感染；④血 C-反应蛋白 >8mg/L，提示羊膜腔感染；⑤降钙素原结果分为 3 级（正常：<0.5ng/ml；轻度升高：≥0.5~2ng/ml；明显升高：≥10ng/ml），轻度升高表示感染存在。

4. 临床表现

（1）症状 孕妇突感有阴道流液或外阴湿润，无腹痛等其他产兆。

（2）体征 肛查时上推胎儿先露部可见阴道流液量增多，流出的液体可混有胎脂或胎粪。如羊膜腔感染，阴道流液可出现臭味，并伴有发热，同时可出现母儿心率增快、子宫压痛等。胎膜破裂流液后，常出现宫缩及宫口扩张。

5. 处理原则 关键是防止发生脐带脱垂和感染。

（1）妊娠 <24 周者，以引产为宜。妊娠 24~27^{+6} 周，根据孕妇及家属意愿、新生儿抢救能力等决定是否引产。

（2）妊娠 28~35 周，若胎肺不成熟，无感染征象、无胎儿窘迫时可期待治疗，但须排除绒毛膜羊膜炎。

（3）若胎肺成熟或有明显感染时，应立即终止妊娠。

（4）妊娠 >36 周，若出现胎儿窘迫，应终止妊娠。

（二）心理社会评估

由于孕妇突感有液体自阴道流出，担心会影响胎儿及自身健康和安危，常常会表现出惶恐不安的心理。

【常见的护理诊断/问题】

1. 有感染的危险 与胎膜破裂后，下生殖道的病原菌逆行感染有关。

2. 有胎儿或新生儿窒息的危险 与胎膜早破致脐带脱垂有关。

3. 恐惧 与胎膜早破诱发早产、担心胎儿及自身生命安危有关。

【护理措施】

（一）一般护理

1. 胎先露未衔接的孕妇应绝对卧床休息，积极预防卧床时间过久导致血栓形成、肌肉萎缩等。做好生活护理。监测体温、血常规、C-反应蛋白等。

2. 每日用消毒液冲洗外阴，使用消毒会阴垫。

3. 观察羊水的性状、气味，定期行胎心监护，以了解胎儿安危。

4. 破膜 12 小时仍未临产，遵医嘱使用抗生素，预防感染。

（二）心理护理

1. 及时评估产妇的心理状况，耐心向孕妇及家属进行胎膜早破知识宣教，让其了解胎膜早破对母子的影响及分娩的征兆，减轻焦虑。

2. 告知治疗方案及注意事项，耐心聆听并解答孕妇提出的各种疑问使之情绪稳定，保持良好的心态，积极配合治疗及护理，避免因心理因素造成早产或难产。

（三）缓解症状的护理

1. 期待疗法孕妇的护理

（1）预防脐带脱垂 胎先露未衔接的孕妇一旦发生胎膜早破，为防止发生脐带脱垂应嘱其绝对卧床休息，取侧卧位或平卧位，抬高臀部以防脐带脱垂或脐带受压致胎儿缺氧或宫内窘迫，并通过监测胎心变化以及早发现并纠正。

（2）预防感染

1）严密观察羊水性状、颜色、气味、胎心及孕妇生命体征、血常规、C-反应蛋白等，了解是否存在感染。

2）每日擦洗会阴部两次；勤换消毒会阴垫，以保持外阴清洁干燥。

3）破膜 12 小时以上者，遵医嘱使用抗生素。

（3）密切观察胎儿情况 监测胎心和胎动，及时发现胎儿缺氧及胎儿宫内窘迫。

1）妊娠＜35 周的胎膜早破孕妇，应按医嘱给予地塞米松 10mg 静脉滴注，以促进胎肺成熟。

2）妊娠＜37 周的已临产孕妇，或已达 37 孕周，破膜 12~18 小时后未临产孕妇，应遵医嘱采取措施，尽快结束分娩。

（4）监测宫缩 破膜后易引发宫缩，应注意观察宫缩情况，必要时遵医嘱使用宫缩抑制剂。如已近足月，胎膜破裂 24 小时后仍无宫缩者，可遵医嘱诱发宫缩促进临产。

2. 终止妊娠患者的护理 胎膜早破的分娩方式为阴道分娩或剖宫产，经阴道分娩者应观察产程进展，密切监护产程进展中的胎儿。剖宫产患者应按照腹部手术患者的护理进行监护。

（四）健康教育

1. 指导孕妇重视孕期卫生保健，积极参与产前保健指导活动。

2. 指导孕妇妊娠晚期禁止性交。

3. 保持外阴清洁，积极预防和控制生殖道炎症，以防胎膜感染而破裂。

4. 合理饮食保持孕期营养平衡，补充足够的维生素及微量元素铜、锌等。

5. 宫颈内口松弛者，应卧床休息，并于妊娠 14~16 周行宫颈环扎术。

答案解析

目标检测

一、选择题

A1 型题

1. 前置胎盘的孕妇，禁止为其做的检查是

    A. 测量血压   B. 胎心监护

    C. 超声检查   D. 腹部检查

    E. 阴道检查

2. 妊娠期高血压疾病最基本的病理变化是

    A. 胎盘绒毛退行变性   B. 全身小血管痉挛

    C. 肾功能衰竭   D. 水钠潴留

    E. DIC

A2 型题

1. 患者，女性，35 岁。因停经 17 周，1 个月来间断少量阴道出血就诊，检查腹部无明显压痛、反跳痛，子宫颈口未开，子宫增大如孕 8 周，最可能的诊断为

    A. 先兆流产   B. 难免流产

    C. 不全流产   D. 完全流产

    E. 稽留流产

2. 患者，女性，26 岁。初产妇，因妊娠 39 周、血压 160/110mmHg 入院。自觉无腹痛，尿蛋白（＋＋＋），有阴道少量出血。检查：无明显宫缩，胎心 164 次/分，临床诊断为妊娠期高血压合并

    A. 部分性前置胎盘   B. 边缘性前置胎盘

    C. 妊娠期高血压疾病患者应有的表现   D. 胎盘早期剥离

    E. 宫缩乏力

A3/A4 型题

(1~2 题共用题干)

患者，女性，31 岁。因妊娠 38 周，突感有较多液体自阴道流出就诊。检查：无明显宫缩，胎心 134 次/分。

    1. 首先考虑的诊断是

        A. 胎膜早破   B. 前置胎盘

        C. 胎盘早期剥离   D. 早产

        E. 羊水过少

    2. 检查胎先露未衔接，为防止脐带脱垂，采用的卧位是

        A. 半坐卧位   B. 中凹卧位

        C. 屈膝仰卧位   D. 头低足高位

        E. 头高足低位

二、名词解释

1. 前置胎盘   2. 胎膜早破

三、简答题

简述前置胎盘的分类及临床表现。

四、病例分析

患者，女性，28 岁，停经 34 周。因"头晕、头痛"就诊。查体：血压 160/115mmHg，水肿（＋）。实验室检查：尿蛋白定量 5.5g/24h。临床诊断为重度子痫前期。

根据以上资料，请回答：

1. 该类孕妇主要的护理诊断。

2. 该类孕妇主要的护理措施。

（田　恬）

书网融合……

本章小结　　　　　题库

第九章　妊娠期合并症妇女的护理

PPT

📖 **学习目标**

通过本章内容的学习，学生应能够达到：

基本目标：

1. 陈述妊娠合并心脏病早期心力衰竭的临床表现、妊娠期糖尿病的概念以及妊娠合并症的处理原则。

2. 比较说明妊娠与心脏病、妊娠与糖尿病的相互影响及其对母儿的影响。

3. 比较说明妊娠与病毒性肝炎、妊娠与贫血之间的相互影响及其对母儿的影响。

发展目标：

综合运用所学知识，应用护理程序为妊娠合并症妇女提供整体护理。

妊娠合并先天性心脏病占 35%～50%，位居第一位。妊娠 32～34 周、分娩期及产后 3 日内是心脏负担较重的时期，应严密监护。心力衰竭和感染是其主要死亡原因。对不宜妊娠者，应指导其采取有效的避孕措施，早期建议行治疗性人工流产；妊娠合并糖尿病孕妇 90% 以上为妊娠期糖尿病，孕妇对胰岛素的敏感性随着孕周增加而降低，严格控制血糖在正常水平，进而减少母儿并发症；妊娠合并病毒性肝炎以乙型病毒性肝炎最常见，妊娠合并重症肝炎是我国孕产妇死亡的主要原因之一，母婴垂直传播是乙型病毒性肝炎传播的主要途径，新生儿接受乙型肝炎免疫球蛋白注射和乙肝疫苗接种可有效阻断传播；缺铁性贫血是妊娠期最常见的贫血类型，孕妇外周血红蛋白 <110g/L 可诊断为妊娠期贫血。纠正导致贫血原因和正确服用铁剂，加强母儿监护，积极预防产后出血和感染。

第一节　妊娠合并心脏病

⇒ **案例引导**

患者，女性，32 岁。G_1P_0，妊娠 38 周，因晨起突发"腹部疼痛、腹痛 40 秒/5～6 分钟"而入院。妇科查体：子宫底高度 18cm，胎心率 140 次/分，宫口已开，胎方位为 LOA。体检：血压 120/80mmHg，心率 80 次/分，心律齐，心尖区闻及 II 级舒张期杂音，下肢水肿（＋）。肺部（－）。

根据以上材料，请回答：

1. 该孕妇最可能的临床诊断。

2. 该类孕妇常见的护理诊断及护理措施。

妊娠合并心脏病（包括妊娠前已有及妊娠后新发生的心脏病）是一种严重的妊娠合并症，属高危妊娠，常因妊娠期、分娩期及产褥期均可加重心脏病患者的心脏负担而诱发心力衰竭。在我国孕产妇死因顺位中高居第 2 位，为非直接产科死因的首位。其发病率各国报道为 1%～4%，我国发病率约为 1%。

先天性心脏病为妊娠合并心脏病的首位，占 35% ~50%。其次为风湿性心脏病、妊娠期高血压疾病性心脏病、围产期心肌病、贫血性心脏病和心肌炎等。心脏病对胎儿有较大影响，孕产期应加强监护与保健，以获得良好的妊娠结局。

（一）妊娠、分娩、产褥与心脏病的相互影响

1. 妊娠期 孕妇总血容量较非孕期增加，一般自妊娠第 6 周开始，32~34 周达高峰，较妊娠前增加 30%~45%，产后 2~6 周逐渐恢复正常。血容量的增加引起心排出量增加和心率加快。妊娠早期主要引起心排出量增加，妊娠中、晚期需增加心率以适应血容量增多，妊娠晚期，心排出量较孕前平均增加 30%~50%，心率每分钟平均约增加 10 次。妊娠晚期子宫增大，膈肌上升使心脏向左向上移位，心尖搏动向左、向上移位 2.5~3cm，由于心排出血量增加和心率加快，使心脏负荷进一步加重，易使患心脏病的孕妇发生心力衰竭而危及生命。

2. 分娩期 分娩期是心脏负担最重的时期。第一产程，每次宫缩 250~500ml 的液体被挤入体循环致回心血量增加，心排出血量约增加 24%；子宫收缩使右心房压力增高，平均动脉压增高约 10%，加重心脏负担。第二产程，除子宫收缩外，腹肌和骨骼肌的收缩使外周循环阻力增加，分娩时由于产妇屏气用力使肺循环压力增加，腹腔压力增高，内脏血液向心脏回流量进一步增加，此时心脏前后负荷显著加重。第三产程，胎儿娩出后，腹腔内压力骤降，大量血液涌向内脏，回心血量锐减；继之胎盘娩出后，胎盘循环停止，子宫收缩使子宫血窦内约有 500ml 血液突然进入体循环，使回心血量骤增。这两种血流动力学的急剧变化使妊娠合并心脏病孕妇极易诱发生心力衰竭和心律失常。

3. 产褥期 产后 3 日内，仍是心脏负担较重的时期。除子宫收缩使一部分血液进入体循环，孕期组织间潴留的液体也开始回流到体循环，使体循环血量仍有一定程度的增加；而且妊娠期出现的一系列心血管变化尚不能立即恢复到孕前状态，加之产妇伤口和宫缩疼痛、哺乳、休息不佳均增加心脏负担，仍需警惕心力衰竭的发生。

综上所述，妊娠 32~34 周、分娩期第二产程及产后 3 日内，是患有心脏病孕妇的最危险时期，易导致心力衰竭，护理时应严密监护，确保母婴安全。

（二）心脏病对妊娠、分娩的影响

心脏病不影响受孕。心脏病变较轻，心功能 Ⅰ~Ⅱ 级，既往无心力衰竭史，亦无其他并发症者，可以妊娠。但有下列情况者一般不宜妊娠：心脏病变较重、心功能 Ⅲ~Ⅳ 级、既往有心力衰竭史、有肺动脉高压、严重心律失常、右向左分流型先天性心脏病、风湿热活动期、并发细菌性心内膜炎、急性心肌炎、孕期极易发生心力衰竭，故不宜妊娠。年龄在 >35 者，心脏病病程较长者易发生心力衰竭。

心脏病孕妇心功能良好者，母儿相对安全，多以剖宫产终止妊娠。但不宜妊娠的心脏病患者一旦妊娠，妊娠后流产、早产、死胎、胎儿生长受限、胎儿宫内窘迫及新生儿窒息的发生率及围产儿死亡率均明显增高，是正常妊娠的 2~3 倍。某些治疗心脏病的药物对胎儿也存在潜在的毒性反应，如地高辛可通过胎盘到达胎儿体内。部分先天性心脏病与遗传因素相关，据报道，双亲中任何一方患有先天性心脏病，其后代先天性心脏病及其他畸形的发生机会较对照组增加 5 倍，如室间隔缺损、肥厚型心肌病、马方综合征等均有较高的遗传性。

【护理评估】

（一）生理评估

1. 病因

（1）心脏病类型 以先天性心脏病、风湿性心脏病为主，占 2/3~3/4。妊娠期高血压疾病性心脏病，此类疾病指以往无心脏病的病史，在妊娠期高血压疾病的基础上，突然发生以左心衰竭为主的全心衰竭。围产期心肌病，指既往无心血管疾病史孕妇，在妊娠晚期至产后6个月内发生的扩张性心肌病。

（2）病史　护士在孕妇就诊时，应详细了解产科病史和既往病史，包括有无不良孕产史，心脏病诊治史如心脏矫治术、瓣膜置换术、射频消融术等手术时间、手术方式，与心脏病有关的疾病史、相关检查、心功能状态及诊疗经过，有无心力衰竭史等。

（3）诱因　了解孕妇和家人对妊娠的适应状况及遵医行为，如用药情况、日常活动、休息与睡眠、营养与排泄等，动态观察孕妇的心功能状态和妊娠经过。

2. 临床表现

（1）症状

1）心功能分级　纽约心脏协会（NYHA）根据患者生活能力状况，将心脏病患者心功能分为4级。

Ⅰ级：一般体力活动不受限制。

Ⅱ级：一般体力活动轻度受限制，活动后心悸、轻度气短，休息时无症状。

Ⅲ级：一般体力活动明显受限制，休息时无不适，轻微日常工作即感不适、心悸、呼吸困难或既往有心力衰竭病史者。

Ⅳ级：一般体力活动严重受限制，不能进行任何体力活动，休息时有心悸、呼吸困难等心力衰竭表现。

此种心功能分级方案简便易行，不依赖任何器械检查。但不足之处是主观症状和客观检查并非完全一致。因此，NYHA对心脏病心功能分级进行多次修订，1994年采用并行两种分级方案。第一种是上述患者的主观能量（functional capacity），第二种是客观检查手段（心电图、负荷试验、X线、超声心动图等）评估心脏病变程度，后者将心脏病分为A、B、C、D共4级。

A级：无心血管病客观依据。

B级：客观检查表明属于轻度心血管病患者。

C级：客观检查表明属于中度心血管病患者。

D级：客观检查表明属于重度心血管病患者。

其中轻、中、重标准未做明确规定，由医师根据检查结果进行判定。分级方案将患者的两种分级并列，如患者无主观症状，但客观检查主动脉瓣中度反流，心脏扩大，则判定为Ⅰ级C。

2）早期心力衰竭的临床表现　①轻微活动后即出现胸闷、心悸、气短。②休息时心率超过110次/分，呼吸超过20次/分。③夜间常因胸闷而坐起呼吸，或需到窗口呼吸新鲜空气。④肺底部出现少量持续性湿啰音，咳嗽后不消失，患者出现上述征象应考虑为早期心衰，需及时处理。

（2）体征　与心脏病有关的体征如呼吸、心率、有无活动受限、发绀、心脏增大征、水肿、肝大等。尤其注意评估有无早期心力衰竭的临床表现，对于存在心力衰竭诱发因素的孕产妇，如感染、贫血、便秘等，更需及时识别心衰指征。

1）妊娠期　根据病情增加产前检查次数；评估胎儿宫内健康状况，如胎心、胎动计数；测量孕妇宫高、腹围是否符合妊娠月份；评估患者休息睡眠、活动、饮食及出入量等情况。

2）分娩期　评估宫缩及产程进展情况。

3）产褥期　评估母体康复及身心适应情况，尤其评估产后出血和产褥感染的症状和体征，如生命体征、宫缩、恶露的颜色、量和性状、疼痛和休息、母乳喂养及出入量等，注意及时识别心衰先兆。

3. 相关检查

（1）心电图　常规十二导联心电图帮助诊断心率（律）异常、心肌缺血、心肌梗死的部位等，可提示各种严重心律失常，如心房颤动、三度房室传导阻滞、ST 改变和 T 波异常等。

（2）X 线检查　限于妊娠前或分娩后检查，显示心脏扩大，尤其个别心腔扩大。

（3）超声心动图（UCG）　可精确反映各心腔大小的变化、心瓣膜结构与功能情况。

（4）胎儿电子监护仪、无应激试验、胎动评估　评估胎儿健康状况，预测宫内胎儿储备能力。

4. 处理原则　心脏病孕产妇的主要死亡原因是心力衰竭和感染。其处理原则如下。

（1）非孕期　根据患者所患心脏病类型、病情严重程度及心功能状态，进行妊娠风险咨询和评估，确定是否可以妊娠。对不宜妊娠者，应指导避孕。

（2）妊娠期　①终止妊娠：凡不宜妊娠者，应在妊娠早期行治疗性人工流产。妊娠超过 12 周者应根据妊娠风险分级、心功能状态、医院的医疗技术水平和条件、患者及家属的意愿和对疾病风险的了解以及承受程度等综合判断和分层管理。应密切监护，积极预防心力衰竭，使之渡过妊娠期与分娩期。对顽固性心力衰竭者，应与心内、心外、麻醉、重症科医师配合，在严密监护下行剖宫产术终止妊娠。②严密监护：继续妊娠者应由心内科医师和产科医师密切合作。定期产前检查，心脏病高危患者应接受多学科诊治和检测。正确评估母体和胎儿情况，积极预防和治疗各种引起心衰的诱因，动态观察心脏功能，减轻心脏负荷，及早发现心力衰竭的早期征象，适时终止妊娠。

（3）分娩期　妊娠晚期应提前选择适宜的分娩方式。①阴道分娩：心功能 I～II 级，胎儿不大，胎位正常，宫颈条件良好者，在严密监护下可经阴道分娩。第二产程需给予阴道助产，防治心力衰竭和产后出血发生。②剖宫产：心功能 III～IV 级，胎儿偏大，宫颈条件不佳，合并其他并发症者，可选择剖宫产终止妊娠，不宜再次妊娠者可同时行输卵管结扎术。

（4）产褥期　产后 3 日内，尤其是产后 24 小时内，仍是心力衰竭发生的危险时期，产妇须充分休息并密切监护。心功能 III 级及以上者不宜哺乳。

（二）心理社会评估

随着妊娠的进展，心脏负担逐渐加重，由于缺乏相关知识，孕妇及其家属心理负担较重，经常处于焦虑状态、顾虑重重，担心自己的健康状况能否承受妊娠，胎儿是否健康，能否安全阴道分娩或需要手术结束分娩等，甚至产生恐惧心理而不能合作。因此，应重点评估孕产妇及其家属的相关知识掌握情况、产妇母亲角色转换及心理状况。

【常见的护理诊断/问题】

1. 活动无耐力　与妊娠合并心脏病心功能差有关。

2. 自理能力缺陷　与心脏病活动受限及卧床休息有关。

3. 潜在并发症　心力衰竭、感染。

4. 焦虑　与知识缺乏、担心胎儿和自身安全有关。

【护理措施】

（一）一般护理

1. 非孕期　根据患者所患心脏病的类型、病情严重程度、心功能状态、是否有手术矫治史等具体情况进行妊娠风险咨询与评估，决定是否可以妊娠。对不宜妊娠者，应指导其采取有效的避孕措施严格避孕。

妊娠合并心脏病评估时间

2019 年美国妇产科医师学会（ACOG）《妊娠合并心脏病临床管理指南》建议对所有妇女在妊娠早期常规评估心脏病风险，对妊娠中晚期妇女新出现的心脏病症状即时进行评估。

指南建议产科医生利用改良的世界卫生组织妊娠风险系统进行患者分级管理，指导患者依据风险分级去对应级别医院行孕期保健、定期监测心功能。针对妊娠禁忌证的妇女，产科医生应建议其尽早终止妊娠。

2. 妊娠期　加强孕期保健定期产前检查或家庭访视，早期发现诱发心衰的各种潜在危险因素。妊娠 20 周前每 2 周产期检查 1 次，妊娠 20 周后，尤其在 32 周后，每周检查一次。了解心脏代偿功能的情况，有无心力衰竭的早期表现，如发现异常均应立即入院治疗。孕期经过顺利者应在 36 ~ 38 周提前住院待产。

3. 分娩期　经阴道分娩及处理需严密观察产程进展，防止心力衰竭发生。

（1）第一产程　①严密观察产妇心功能变化。遵医嘱给予高浓度面罩吸氧，或根据医嘱给以强心药物，同时观察用药后的反应。②严密观察产程及胎心变化。使用胎儿监护仪持续监护，每 15 分钟测血压、呼吸、脉搏和心率各 1 次，每 30 分钟测胎心率 1 次，凡产程进展不顺利或心功能不全加重，应及时做好剖宫产准备。

（2）第二产程　①避免产妇用力屏气加腹压，应行会阴后 - 侧切开、胎头吸引或产钳助产，尽量缩短第二产程。②分娩时采取半卧位，臀部抬高，下肢放低，下肢尽量低于心脏水平，以免回心血量过多加重心脏负担，同时做好新生儿的抢救准备。③继续观察心功能变化，按医嘱用药。

（3）第三产程　①胎儿娩出后立即在产妇腹部放置砂袋，持续 24 小时，以防腹压骤降诱发心衰。②严密观察产妇生命体征、出血量及子宫收缩情况。为防止产后出血过多，可静脉或肌内注射缩宫素 10 ~ 20U，禁用麦角新碱，以防静脉压升高，诱发心衰。③产后出血过多时，按医嘱输血、输液，但需注意输注速度，按医嘱应用抗生素预防感染。

4. 产褥期　产后 72 小时严密监测生命体征，及早识别早期心力衰竭的症状，按医嘱预防性应用抗生素及心血管活性药物，严密观察不良反应，无感染征象时停药。

（二）心理护理

1. 妊娠期　做好心理疏导，鼓励患者说出心理感受和关心的问题；鼓励家属陪伴，消除紧张情绪，协助并提高孕妇自我照顾能力；告知孕妇及其家属妊娠的进展情况、胎儿的监测方法，产时、产后的治疗和护理方法，以减轻焦虑心理，安全度过妊娠期。

2. 分娩期　专人守护，安慰鼓励产妇多休息。宜采取左侧卧位，两次宫缩间尽量完全放松，运用呼吸及放松技巧缓解不适。

3. 产褥期　促进母子互动，建立亲子关系。心脏病产妇既担心新生儿是否存在心脏缺陷，又不能亲自照顾，会产生愧疚、烦躁心理。因此，护理人员应详细评估其身心状况，如心功能状态尚可，增加母子互动，鼓励产妇适度地参与照顾新生儿。如果新生儿有缺陷或死亡，允许产妇表达其情感，给予理解和安慰，减少产后抑郁症的发生。

（三）缓解症状的护理

1. 急性心力衰竭的紧急处理　原则是减少肺循环血量和静脉回心血量、改善肺气体交换、增加心肌收缩力和减轻心脏前后负荷。

（1）体位　患者取半卧位或端坐位，双腿下垂，减少静脉血回流。

（2）吸氧　立即高流量鼻导管给氧，根据动脉血气分析结果进行氧流量调整，严重者采用无创呼吸机加压（continuous positive airway pressure，CPAP）增加肺泡内压，对抗组织液向肺泡内渗透。

（3）按医嘱用药　孕妇对洋地黄类药物耐受性较差，需注意其毒性反应。对妊娠晚期严重心力衰竭者，与心内科医师联系，控制心力衰竭的同时做好剖宫产的准备。

2. 剖宫产　近年主张对心脏病产妇放宽剖宫产指征，减少产妇因长时间宫缩所引起的血流动力学变化，减轻心脏负担。取硬膜外麻醉，麻醉时不加肾上腺素，麻醉平面不易过高。术中、术后应严格限制输液量，注意输液速度。

（四）健康教育

护士应向患者及家属讲解妊娠、分娩与心脏病之间的相互影响。预防和识别妊娠合并心脏病早期心力衰竭的临床表现。

1. 妊娠期

（1）指导孕妇及其家属了解妊娠合并心脏病的相关知识　包括如何自我照顾、限制活动程度、诱发心衰的危险因素及其预防、识别早期心力衰竭的常见症状和体征，尤其是遵医嘱服药的重要性，掌握抢救和应对措施。

（2）预防心力衰竭　①充分休息：提供良好的家庭支持系统，保持情绪稳定，避免过度劳累；保证充足睡眠，每天至少10小时睡眠且中午休息2小时，多数医生建议心脏病孕妇妊娠30周以后应绝对卧床休息，防止心衰与早产。休息时应采取左侧卧位或半卧位。②合理饮食：心脏病孕妇比一般孕妇更应注意营养。指导孕妇摄入高热量、高维生素、低盐低脂饮食，宜少量多餐。多吃水果蔬菜，防止便秘加重心脏负担。整个孕期孕妇体重增加不超过12kg。妊娠16周后，食盐量不超过4~5g/d。

（3）识别诱发心力衰竭的各种因素　如感染（尤其是上呼吸道感染）、贫血、心律失常、发热、妊娠期高血压疾病等。保持外阴清洁，预防泌尿系感染。如有感染征象，应给予有效的抗感染治疗，使用输液泵严格控制输液速度。风心病致心衰者，协助患者变换体位，活动双下肢，以防血栓形成。

2. 产褥期

（1）饮食与休息指导　少量多餐，清淡饮食，防止便秘，必要时给予缓泻剂，保持外阴清洁。制定自我照顾计划，逐渐恢复自理能力。嘱产妇继续卧床休息，取半卧位或左侧卧位，保障充足睡眠。在心脏功能允许的情况下，鼓励产妇早期下床适度活动，以防血栓形成。

（2）指导母乳喂养　心功能Ⅰ~Ⅱ级产妇可以哺乳，指导其正确母乳喂养，但应避免劳累。心功能Ⅲ级及以上者不宜哺乳，指导家属协助人工喂养，及时回乳但不宜用雌激素。

（3）采取适宜的避孕措施　病情稳定而需绝育者，应于产后1周行绝育术。未做绝育者要严格避孕。根据病情及时复诊，并加强随访。

第二节　妊娠合并糖尿病

→ 案例引导

　　患者，女性，35 岁。既往体健，平时月经规律。妊娠早期有轻微早孕反应，其他无异常。妊娠 26 周行 75g 葡萄糖耐量试验，空腹血糖 5.2mmol/L，服糖后 1 小时 11.5mmol/L，服糖后 2 小时 8.6mmol/L。其他未见异常。

　　根据以上材料，请回答：

　　1. 该孕妇最可能的临床诊断。

　　2. 该类孕妇主要的护理措施。

　　妊娠合并糖尿病包括两种情况，一种是妊娠前已有糖尿病（diabetes mellitus，DM）的患者占 10%，称为糖尿病合并妊娠，也称为孕前糖尿病（pre-gestational diabetes mellitus，PGDM）。另一种是妊娠前糖代谢正常，妊娠期才出现或首次发现糖尿病，又称为妊娠期糖尿病（gestational diabetes mellitus，GDM）。妊娠合并糖尿病孕妇 90% 以上为 GDM，且近年发病率有明显增高趋势。GDM 患者糖代谢异常多数于产后恢复正常，但将来患 2 型糖尿病的机会增加。糖尿病孕妇的临床过程比较复杂，对母儿均有较大危害，属高危妊娠。

（一）妊娠、分娩及产褥期对糖尿病的影响

　　妊娠可使原有糖尿病患者病情加重，使隐性糖尿病显性化，使既往无糖尿病的孕妇发生 GDM。

　　1. 妊娠期　正常妊娠，孕妇本身代谢增强，随着孕周的增加，胎儿从母体摄取葡萄糖增加，孕妇血浆葡萄糖水平随妊娠进展而降低，空腹血糖约降低 10%。①空腹血糖低：妊娠早期由于早孕反应，进食量减少，孕妇空腹血糖低于非孕妇，易发生低血糖和酮症酸中毒。②胰岛素需要量增加和糖耐量减低：妊娠后血容量增加，血液稀释，胰岛素相对不足；妊娠中晚期孕妇体内抗胰岛素样物质增加，如胎盘生乳素、雌激素、孕酮等使孕妇对胰岛素的敏感性随着孕周增加而降低，为了维持正常糖代谢水平，胰岛素需求量须相应增加；并且孕妇体内雌、孕激素可增加母体对葡萄糖的利用。③肾糖阈下降：妊娠期肾血流量及肾小球滤过率增加，但肾小管对糖的再吸收率不能相应增加，导致部分孕妇排糖量增加，同时造成肾糖阈减低，致使尿糖不能正确反映血糖水平。

　　2. 分娩期　分娩时因子宫收缩消耗大量糖原，进食量少，若不及时减少胰岛素用量，更易发生低血糖和酮症酸中毒。另外，产妇情绪紧张和疼痛可引起血糖较大波动，使胰岛素用量不宜掌握，因此应密切观察血糖变化。

　　3. 产褥期　胎盘娩出后，胎盘分泌的抗胰岛素物质迅速消失，全身内分泌激素逐渐恢复到非孕水平，使胰岛素需要量相应减少，不及时调整极易发生低血糖。

（二）糖尿病对母儿的影响

　　妊娠合并糖尿病对母儿的危害及其程度取决于糖尿病病情及血糖的控制水平。病情较重或血糖控制不良者，对母儿影响较大，母儿近、远期并发症较高。

🌐 知识链接

妊娠期糖尿病子代婴儿期健康管理的意义

根据"DOHaD 理论"及"生命 1000 天理论",从胎儿期至生后 2 年是儿童各器官系统发育的关键期,GDM 子代在营养失衡状态下通过适应性发育平衡以维持理想的体格生长。GDM 母亲子代婴儿期的健康管理模式,可以更好地监测体格生长和智能发育,早期综合健康管理模式可以降低 GDM 对子代的不良影响。构建 GDM 子代儿童期健康管理模式,将 GDM 婴幼儿作为高危儿童进行早期综合干预,可以及早发现异常并给予纠正,促进儿童健康成长,提高人口素质,对推进我国优生优育水平具有重要意义。

1. 对孕妇的影响 ①流产:高血糖可使胚胎发育异常甚至死亡,流产发生率达 15%~30%,多发生在早孕期,主要见于病情严重血糖未能控制者。②妊娠期并发症:糖尿病孕妇妊娠期高血压疾病发病率较正常孕妇高 2~4 倍,因糖尿病患者可导致小血管内皮细胞增厚及管腔狭窄,组织供血不足,伴有肾血管病变时更易发生。③感染:糖尿病孕妇抵抗力下降易合并感染,最常见泌尿系感染,也可发生产后子宫内膜炎和伤口感染,感染可加重糖尿病代谢紊乱,甚至诱发酮症酸中毒。④羊水过多:较非糖尿病孕妇多 10 倍,其原因可能与胎儿高血糖、高渗性利尿致胎尿排出增多有关。羊水过多又可增加胎膜早破和早产的发生率。⑤糖尿病孕妇巨大儿发生率高,导致头盆不称、宫缩乏力增加、剖宫产率升高。巨大儿经阴道分娩使难产机会增加,产程延长易发生产后出血。

2. 对胎儿的影响 ①巨大儿:发生率高达 25%~42%,原因为孕妇血糖高,胎儿长期处于母体高血糖状态所致的高胰岛素血症环境,促进蛋白质、脂肪合成和抑制脂解,促进胎儿宫内生长,导致躯干过度发育。②胎儿畸形:胎儿畸形率高于非糖尿病孕妇,严重畸形发生率为正常妊娠的 7~10 倍,与受孕后最初数周高血糖水平密切相关,是围生儿死亡的重要原因,以心血管畸形和神经系统畸形最常见。妊娠合并糖尿病患者应在妊娠期加强对胎儿畸形的筛查。③流产和早产:早产发生率为 10%~25%,其原因为合并妊娠期高血压疾病、羊水过多、胎儿宫内窘迫等并发症时,需提前终止妊娠。④胎儿生长受限(fetal growth restriction,FGR):发生率为 21%,妊娠早期高血糖可抑制胚胎发育,见于严重的糖尿病并发肾脏、视网膜血管病变。

3. 对新生儿的影响 ①新生儿呼吸窘迫综合征(neonatal respiratory distress syndrome,NRDS):高血糖刺激胎儿胰岛素分泌增加,形成高胰岛素血症,使胎儿肺表面活性物质产生与分泌减少,致使胎儿肺成熟延迟。②新生儿低血糖:新生儿出生后仍存在高胰岛素血症,若不及时补充糖,易发生新生儿低血糖,严重时可危及新生儿生命。

【护理评估】

(一)生理评估

1. 病因 评估 GDM 的高危因素包括以下几项。①孕妇因素:年龄≥35 岁、孕妇体重>90kg、糖耐量异常史、多囊卵巢综合征。②家族史:糖尿病家族史。③妊娠分娩史:不明原因反复流产、死胎、死产、巨大儿分娩史,呼吸窘迫综合征新生儿分娩史,胎儿畸形史。④本次妊娠因素:妊娠期胎儿大于孕周,羊水过多,外阴阴道假丝酵母菌感染反复发作史。

2. 临床表现

(1)症状和体征 ①妊娠期重点评估此次妊娠孕妇是否存在糖代谢紊乱综合征的表现,即多饮、多食、多尿"三多"症状,孕妇是否常发生皮肤瘙痒尤其是外阴瘙痒,是否出现视物模糊等;评估孕妇有无产科并发症，如低血糖、高血糖、妊娠期高血压疾病、酮症酸中毒和感染等；是否存在巨大儿或胎儿生长受限。②分娩期重点评估孕妇有无低血糖及酮症酸中毒症状，如心悸、出汗、面色苍白或恶心、呕吐、视物模糊、呼吸加快及带有烂苹果味的酮症酸中毒症状。监测产程进展、子宫收缩、胎心率和母体的生命体征等。③产褥期主要评估有无低血糖或高血糖症状，产后出血及感染征兆。评估新生儿状况。

（2）孕前糖尿病的诊断标准　妊娠前已经确诊为糖尿病；妊娠前未进行过血糖检查但存在糖尿病高危因素，如肥胖、一级亲属患 2 型糖尿病、GDM 史或大于胎龄儿分娩史、多囊卵巢综合征患者及妊娠早期空腹尿糖反复阳性，首次产前检查时应明确是否存在妊娠前糖尿病，达到以下任何一项标准者诊断为孕前糖尿病：①空腹血糖≥7.0mmol/L（126mg/dl）。②糖化血红蛋白（GHbA1c）≥6.5%。③伴有典型的高血糖或高血糖危险症状，同时随机血糖≥11.1mmol/L（200mg/dl）。

如果没有明确的高血糖症状，随机血糖≥11.1mmol/L（200mg/dl）需要次日复测空腹血糖或糖化血红蛋白确诊。不建议孕早期常规葡萄糖耐量试验（oral glucose tolerance test，OGTT）检查。

（3）妊娠期糖尿病的诊断　①推荐医疗机构在妊娠 24～28 周及以后首次就诊时，对所有尚未被诊断为 PGDM 或 GDM 的孕妇进行 75g OGTT。OGTT 的方法是 OGTT 前 1 日晚餐后禁食至少 8 小时至次日晨（最迟不超过上午 9 时），OGTT 试验前连续 3 日正常体力活动、正常饮食，即每日进食碳水化合物不少于 150g，检查期间静坐、禁烟。检查时，5 分钟内口服含 75g 葡萄糖的液体 300ml，分别抽取服糖前、后 1 小时、2 小时的静脉血（从开始饮用葡萄糖水计算时间）。空腹及服糖后 1 小时、2 小时的血糖值分别为 5.1mmol/L、10.0mmol/L、8.5mmol/L。任何一点血糖值达到或超过上述标准即诊断为 GDM。②孕妇具有 GDM 的高危因素或医疗资源缺乏地区，建议妊娠 24～28 周首先检查空腹血糖，空腹血糖≥5.1mmol/L，可以直接诊断为 GDM，不必再做 75g OGTT；而 4.4mmol/L≤FPG≤5.1mmol/L 者，应尽早做 75g OGTT；空腹血糖小于 4.4mmol/L，可暂不行 75g OGTT。

（4）糖尿病病情与预后评估　根据 White 分类法，依据患者发生糖尿病的年龄、病程长短以及是否存在血管病变进行分期，有助于判断病情的严重程度及预后（表 9－1）。

表 9－1　糖尿病合并妊娠的分期

分类	发病年龄（岁）、病程（年）、血管合并症或其他
A 级	妊娠期诊断的糖尿病
A1 级	经控制饮食，空腹血糖＜5.3mmol/L，餐后 2 小时血糖＜6.7mmol/L
A2 级	经控制饮食，空腹血糖≥5.3mmol/L，餐后 2 小时血糖≥6.7mmol/L
B 级	显性糖尿病，20 岁以后发病，病程＜10 年
C 级	发病年龄 10～19 岁，或病程达 10～19 年
D 级	10 岁前发病，或病程≥20 年，或合并单纯性视网膜病
F 级	糖尿病性肾病
R 级	眼底有增生性视网膜病变或玻璃体积血
H 级	冠状动脉粥样硬化性心脏病
T 级	有肾移植史

3. 相关检查

（1）空腹血糖测定　血糖是诊断糖尿病和监测糖尿病病情的重要指标。空腹血糖（fasting plasma glucose，FPG）≥7.0mmol/L 者，可诊断为糖尿病合并妊娠。医疗资源缺乏地区，建议妊娠 24～28 周首先检查 FPG。FPG≥5.1mmol/L 者，可直接诊断为 GDM。而 4.4mmol/L≤FPG＜5.1mmol/L 者，应尽早做 75g 葡萄糖耐量试验（OGTT），＜4.4mmol/L 者，可暂不行 75g OGTT。

（2）口服葡萄糖耐量试验　在妊娠 24～28 周及以后首次就诊时，对所有尚未被诊断为 PGDM 或 GDM 的孕妇进行 75g OGTT。方法：禁食 12 小时后，口服葡萄糖 75g，其正常上限为空腹 5.1mmol/L、1 小时 10.0mmol/L、2 小时 8.5mmol/L，任何一点血糖值达到或超过上述标准即诊断为 GDM。

（3）其他检查　包括糖化血红蛋白（glycosylated hemoglobin，HbA1c）、眼底检查、24 小时尿蛋白定量、肝肾功能检查等。另外，通过 B 型超声检查、胎儿成熟度与胎儿电子监护仪了解胎儿发育情况、胎儿成熟度等。

4. 处理原则　加强孕期母儿监护，严格控制孕产妇血糖值，选择正确的分娩方式，减少母儿并发症。

（1）糖尿病妇女孕前应判断糖尿病的严重程度，以确定是否适宜妊娠。不宜妊娠者严格避孕。

（2）允许妊娠者应在内分泌科医师、产科医师和营养师的密切配合指导下，尽可能使妊娠期血糖控制在正常或接近正常范围内，加强母儿监护，选择正确的分娩方式，以防止并发症的发生。

（二）心理社会评估

重点评估孕妇及其家属对妊娠合并糖尿病相关知识掌握的程度，孕妇是否有因担心饮食控制和用药会影响胎儿发育等紧张、焦虑心理，评估社会支持系统是否完善等。

【常见的护理诊断/问题】

1. 知识缺乏　缺乏饮食控制及胰岛素治疗的相关知识。

2. 有感染的危险　与糖尿病抵抗力下降有关。

3. 有受伤的危险（胎儿）　与巨大儿、畸形儿、胎肺成熟延迟有关。

4. 潜在并发症　低血糖、酮症酸中毒。

【护理措施】

（一）一般护理

1. 非孕期　妊娠前应寻求孕前咨询和详细评估糖尿病的严重程度，确定是否适宜妊娠。

（1）依据 White 分类法，病情达到 D、F、R 级，妊娠后易造成胎儿畸形、智力障碍、死胎等，并使原有的病情加重，不宜妊娠。严格避孕，若已妊娠尽早终止。

（2）对器质性病变较轻、血糖控制良好者，可在积极治疗和密切监护下继续妊娠。

（3）从孕期开始，由内分泌科医师、产科医师、营养师和糖尿病专科护士严格控制血糖值，确保孕期、妊娠期和分娩期血糖控制在正常水平。

2. 妊娠期　妊娠合并糖尿病妇女妊娠期糖代谢复杂多变，应严格控制血糖在正常或接近正常的范围内，加强产前监护，预防并减少孕妇和围生儿并发症，确保母婴的健康和安全，适时终止妊娠。

（1）饮食控制　多数 GDM 患者仅需要通过控制饮食量与种类，均能控制血糖在满意范围；但避免过分控制饮食，以免导致孕妇饥饿性酮症和胎儿宫内生长受限。根据体重计算每日需要的热量，体重≤标准体重 10% 者，每日需 36～40kcal/kg，体重标准者每日需 12～18kcal/kg。妊娠早期糖尿病孕妇需要的热卡与孕前相同。妊娠中期后，每周热量增加 200kcal，其中糖类占 50%～60%，蛋白质占 20%～25%，脂肪占 25%～30%，必要时与营养师共同制定营养配餐。提倡低盐饮食；同时每日补充钙剂 1～1.2g，叶酸 5mg，铁剂 15mg 和维生素等微量元素。

（2）适度运动　孕妇适度运动可提高对胰岛素的敏感性，改善血糖及脂代谢紊乱，利于糖尿病病情的控制和正常分娩。运动方式以有氧运动最佳，但以不引起心悸、宫缩和胎心率变化为宜，如散步、上臂运动和太极拳等。每日运动量和时间尽量保持恒定，以餐后 1 小时为宜，持续 20～40 分钟，以免发生低血糖。运动时如血糖小于 3.3mmol/L，或大于 13.9mmol/L，或出现宫缩、阴道出血和低血糖表现，应暂停并监测血糖情况。通过合理的饮食控制和适度运动治疗，使孕期体重增加控制在 10～12kg 内。先兆流产或合并其他严重并发症者不宜采取运动治疗。

（3）合理用药　口服降糖药如磺脲类及双胍类均能通过胎盘，对胎儿产生毒性作用，故孕妇不宜采用口服降糖药物治疗。对通过合理饮食不能控制的妊娠期糖尿病孕妇，胰岛素是主要的治疗药物。显性糖尿病孕妇应在孕前即改为胰岛素治疗，一般饭前半小时皮下注射，每日 3～4 次，用药期间密切观察用药反应。胰岛素用量个体差异较大，尚无统一标准供参考。一般从小剂量开始，并根据病情进展、孕期进展和血糖值加以调整，力求控制血糖在正常水平，避免妊娠期糖尿病酮症酸中毒的发生。

3. 分娩期

（1）分娩时间的选择　原则是在控制血糖，确保母儿安全的情况下，尽量推迟终止妊娠的时间，可等待至妊娠 38～39 周。若血糖控制不良，伴有严重合并症或并发症，如重度子痫前期、伴心血管病变、胎儿生长受阻和胎儿窘迫等情况下，及早抽取羊水，了解胎肺成熟情况，按照医嘱给予地塞米松促进胎儿肺成熟后立即终止妊娠。

（2）分娩方式的选择　妊娠合并糖尿病本身不是剖宫产的指征。有巨大胎儿、胎盘功能不良、糖尿病情较重、胎位异常或其他产科指征者，应行剖宫产。若胎儿发育正常，宫颈条件较好，可经阴道分娩。经阴道分娩者应严密观察产程进展及胎心变化，若有胎儿宫内窘迫或产程进展缓慢者行剖宫产。

4. 产褥期

（1）产褥期胎盘娩出后，母体内抗胰岛素激素迅速下降，需重新评估胰岛素的需要量，根据产妇血糖情况及时调整胰岛素用量。一般产后 24 小时内胰岛素用量减至原用量的 1/2，48 小时减少至原用量的 1/3，多数在产后 1～2 周胰岛素用量逐渐恢复至非孕期水平。

（2）预防产褥感染　糖尿病患者抵抗力下降，易合并感染，密切观察有无感染发生，如发热、子宫压痛、恶露异常等，并及时处理。轻症糖尿病产妇鼓励母乳喂养，尽早吮吸和按需哺乳。不宜哺乳者及时给予退乳并指导人工喂养。

（二）心理护理

妊娠合并糖尿病患者会因为无法完成"确保自己及胎儿安全顺利度过妊娠期和分娩期"这一母性心理发展任务而产生焦虑、恐惧和低自尊反应，甚至造成身体意象紊乱。如果妊娠期和分娩期不顺利，担心影响胎儿和新生儿，孕妇会产生更大的心理压力；糖尿病孕妇在分娩过程中，仍需维持身心舒适，给予支持以减缓分娩压力。所以，护士应加强健康教育，鼓励其讨论面临的问题和心理感受，减轻其心理负担，并协助澄清错误的观念和行为，确保母婴安全。

（三）缓解症状的护理

1. 孕期母儿监护

（1）加强产前检查　妊娠早期每周检查 1 次至 10 周，妊娠中期每 2 周检查 1 次，妊娠 32 周后每周检查 1 次，一般妊娠 20 周时需及时增加胰岛素用量。

（2）母儿监护　因妊娠合并糖尿病患者的血糖水平与孕妇和围生儿并发症密切相关，除常规的产前检查内容外，应对孕妇进行严密监护，降低并发症的发生。①妊娠期血糖控制目标：GDM 患者妊娠期血糖控制在餐前及餐后 2 小时血糖值分别为 ≤5.3mmol/L 和 6.7mmol/L；夜间血糖不低于 3.3mmol/L；妊娠期 HbA1c 宜 <5.5%。PGDM 患者妊娠期血糖控制目标：妊娠早期血糖勿过于严格控制，以防发生低血糖，妊娠期餐前、夜间血糖及 FPG 宜在 3.3～5.6mmol/L，餐后峰值血糖 5.6～7.1mmol/L，HbA1c

<6.0%。②肾功能、糖化血红蛋白监测和眼底检查：每次产前检查应做尿常规检查，15%孕妇餐后可出现尿糖，尿糖易出现假阳性，所以尿常规检查多用于监测尿酮体和尿蛋白。每月测定肾功能及糖化血红蛋白，同时进行眼底检查。妊娠32周后每周检查一次，注意血压、水肿、尿蛋白等情况。

（3）妊娠晚期应监测胎儿宫内情况　①自我监护胎动：妊娠28周后，指导孕妇自数胎动，若12小时胎动数<10次，或胎动次数减少超过原胎动计数50%而不能恢复者，表示胎儿宫内缺氧。②孕妇尿雌三醇或血中胎盘生乳素的测定：监测胎盘功能。③胎儿电子监护：无激惹试验自妊娠32周开始，每周1~2次，监测胎儿宫内储备能力。④定期B型超声检查：监测胎头的双顶径、羊水量和胎盘的成熟度。加强对胎儿发育、胎儿成熟度、胎儿胎盘功能等监测。教会孕妇及其家属进行自我监护，必要时及早住院。

2. 分娩时的护理　①注意休息，给予恰当饮食，加强胎儿监护，严密监测血糖、尿糖和尿酮体变化，及时调整胰岛素用量。②临产时产妇的情绪紧张和疼痛可使血糖波动，严格控制产时血糖水平对母儿尤为重要。临产后采用糖尿病饮食，产时血糖水平>5.6mmol/L，一般按每3~4g葡萄糖加1U胰岛素比例给予静脉输液，提供热量，预防低血糖。经阴道分娩者，鼓励产妇左侧卧位，改善胎盘血液供应，应在12小时内结束分娩，以免产程过长增加酮症酸中毒、胎儿缺氧和感染危险。③需剖宫产者做好术前准备，告知手术的必要性，使其配合治疗，尽量使术中血糖控制在6.67~10.0mmol/L。术后每2~4小时测1次血糖，直到饮食恢复。

3. 新生儿护理　①无论出生体重大与小，均视为高危新生儿，给予监护，注意保暖和吸氧，尽早哺乳，因为接受胰岛素治疗的糖尿病产妇，哺乳对新生儿不会产生不良影响。②新生儿出生时取脐血检测血糖，定时滴服25%葡萄糖液防止低血糖，同时注意预防低血钙、高胆红素血症及NRDS发生。多数新生儿在出生6小时内血糖值可恢复正常。

（四）健康教育

护士要向患者讲解妊娠合并糖尿病的有关知识，讲解降低血糖治疗的必要性和孕期血糖控制稳定的重要性，指导患者饮食选择策略、运动治疗和药物治疗的注意事项。

1. 指导患者及其家属掌握有关糖尿病的知识、技能，如胰岛素的注射方法、药物作用的药峰时间等，并能自行进行血糖或尿糖测试。教会孕妇掌握发生高血糖及低血糖的症状及紧急处理方法，鼓励其外出携带糖尿病识别卡及糖果，避免发生不良后果。

2. 饮食治疗　糖尿病患者饮食控制十分重要，其控制目标是保证母儿的热量和营养需要；保证胎儿宫内正常的生长发育。指导产妇产后随访及远期生活方式的调整，改善远期预后。

3. 药物治疗　不推荐口服降糖药物治疗。对不能通过饮食控制和适当运动治疗的糖尿病，应用胰岛素治疗。

4. 预防感染　妊娠合并糖尿病患者血糖高抑制白细胞的吞噬能力，机体对感染的抵抗力降低，同时又有利于某些细菌生长，导致孕产妇上呼吸道、泌尿生殖系统和皮肤均易感染，应注意指导孕产妇注意个人卫生，避免皮肤黏膜破损，尤其要加强口腔、皮肤和会阴部清洁，防止泌尿和生殖系统感染。

5. 随访指导与随访　指导产妇定期复查，尤其GDM孕妇再次妊娠时，复发率高达33%~69%。远期患糖尿病概率增加，17%~63%患有GDM者发展成为2型糖尿病、心血管疾病的发生率也高。糖尿病患者产后应长期避孕，建议使用安全套或结扎术，不宜采用避孕药及宫内避孕器具避孕。

第三节 妊娠合并病毒性肝炎

→ 案例引导

患者，女性，28 岁。孕 37 周，行常规产检，"乙肝两对半"检测：乙型肝炎表面抗原（HB-sAg）阳性，乙型肝炎表面抗体（HBsAb）阴性，乙型肝炎 e 抗原（HBeAg）阴性，乙型肝炎 e 抗体（HBeAb）阴性，乙型肝炎核心抗体（HBcAb）阳性。

根据以上材料，请回答：

1. 该孕妇最可能的临床诊断。
2. 该类孕妇常见的护理诊断及护理措施。

病毒性肝炎是由肝炎病毒引起，以肝实质细胞变性坏死为主要病变的传染性疾病，病毒性肝炎在孕妇中较常见，是妊娠期妇女肝病和黄疸最常见的原因。肝炎病毒包括甲型（HAV）、乙型（HBV）、丙型（HCV）、丁型（HDV）、戊型（HEV）等，其中以乙型最常见，我国约 8% 人群是慢性乙型肝炎病毒携带者。妊娠合并重症肝炎是我国孕产妇死亡的主要原因之一。

（一）妊娠、分娩对病毒性肝炎的影响

妊娠期某些生理变化可使肝脏负担加重或使原有肝脏疾病病情复杂化，从而发展为重症肝炎。

1. 妊娠本身并不增加肝炎病毒的易感性，但妊娠期由于早孕反应，母体摄入减少，体内蛋白质等营养物质相对不足；孕妇基础代谢率增高，营养物质消耗增多，肝内糖原储备降低，故使肝脏抗病能力下降。

2. 妊娠期孕妇体内产生的大量内源性雌激素需经肝脏灭活，胎儿代谢产物也需经母体肝内解毒，从而加重肝脏的负担，妊娠期内分泌系统变化，可激活体内 HBV。

3. 妊娠期某些并发症，分娩时体力消耗，酸性代谢产物增多和产后出血等均可进一步加重肝损害。

（二）病毒性肝炎对妊娠、分娩的影响

1. 对孕产妇的影响 ①病毒性肝炎发生在早期可使早孕反应加重，妊娠晚期使妊娠期高血压疾病发生率增高，可能与体内醛固酮的灭活能力下降有关。②孕产妇的死亡率高，分娩时因肝功能受损致凝血因子合成功能减退，易发生产后出血。同时重症肝炎的发生率高，为非孕妇女的 66 倍，在肝功能衰竭的基础上出现凝血功能障碍，如发生感染、上消化道出血等，极易诱发肝性脑病和肝肾综合征。

2. 对胎儿及新生儿的影响 ①围生儿患病率及死亡率增高：妊娠早期患病毒性肝炎，胎儿畸形发生率高于正常孕妇的 2 倍。肝功能异常的孕产妇流产、早产、死胎、死产和新生儿死亡率明显增加。②慢性病毒携带状态：妊娠期内，胎儿由于垂直传播而被肝炎病毒感染，以乙型肝炎病毒多见。围生期感染的婴儿，部分将转为慢性病毒携带状态，容易发展为肝硬化或原发性肝癌。

3. 肝炎病毒母婴传播

（1）甲型病毒性肝炎 由甲型肝炎病毒引起，经粪-口传播。一般不通过胎盘感染胎儿，因此孕期感染 HAV 不必终止妊娠，但妊娠晚期患甲型肝炎，分娩时可经接触母血、羊水吸入或粪-口途径感染新生儿。

（2）乙型病毒性肝炎 由乙型肝炎病毒引起，可经消化道、输血或血制品和注射用品等途径传播，但母婴传播是 HBV 传播的主要途径之一，导致的 HBV 感染约占我国婴幼儿感染的 1/3。母婴传播途径如下。①垂直传播：HBV 通过胎盘引起宫内传播。②产时传播：是 HBV 母婴传播的主要途径，占 40% ～

60%。胎儿通过接触母血、阴道分泌物、羊水，或分娩过程中子宫收缩使胎盘绒毛破裂，母血进入胎儿血液循环引起。③产后传播：通过母乳喂养和接触母亲唾液传播。

（3）丙型病毒性肝炎　妊娠晚期患丙型肝炎约 2/3 发生母婴传播，1/3 受感染者将来发展为慢性肝病。

（4）丁型病毒性肝炎　因丁型肝炎病毒（HDV）是一种缺陷性 RNA 病毒，必须依赖 HBV 重叠感染引起肝炎，母婴传播较少见。

（5）戊型病毒性肝炎　目前已有母婴传播的报道。传播途径及临床表现与甲肝相似，易急性发作，且多为重症。妊娠晚期感染孕妇死亡率高达 15% ~ 25%。

【护理评估】

（一）生理评估

1. 病因　评估有无与肝炎患者密切接触史或半年内曾输血、注射血制品史；有无肝炎病家族史等；重症肝炎者应评估其诱发因素，同时评估孕妇治疗用药情况以及家属对肝炎相关知识的了解程度。

2. 临床表现

（1）症状　HAV 的潜伏期 2 ~ 7 周（平均 30 天），起病急、病程短、恢复快。HBV 潜伏期为 1.5 ~ 5 个月（平均 60 天），病程长、恢复慢、易发展为慢性。①临床上孕妇常出现不明原因的食欲减退、恶心、呕吐、腹胀、厌油腻食物、乏力和肝区叩击痛等消化系统症状；②重症肝炎多见于妊娠晚期，起病急、病情重，常表现为畏寒发热、食欲极度减退、呕吐频繁、腹胀、腹水、肝臭气味，表现急性肾功能衰竭及不同程度的肝性脑病症状，如嗜睡、烦躁、神志不清、甚至昏迷。

（2）体征　皮肤、巩膜黄染，肝大、有触痛，肝区有叩击痛，部分患者脾脏肿大并可触及。重症患者可有肝脏进行性缩小、腹水及不同程度的肝性脑病。

3. 相关检查

（1）肝功能　检查血清中丙氨酸转氨酶（ALT）增高，数值常大于正常 10 倍以上，持续时间较长；血清总胆红素 > 171μmol/L（10mg/dl）；凝血酶原时间百分活度（prothrombin time activity percentage, PTA）的正常值为 80% ~ 100%，< 40% 是诊断重症肝炎的重要指标之一。PTA 是判断病情严重程度和预后的主要指标。

（2）病原学检测及其临床意义　①甲型病毒性肝炎：急性期患者血清中抗 HAV - IgM 阳性有诊断意义。②乙型病毒性肝炎：患者感染 HBV 后血液中可出现一系列有关的血清学标志物（表 9 - 2）。③丙型病毒性肝炎：血清中检测出 HCV 抗体多为既往感染，不可作为抗病毒治疗的证据。④丁型病毒性肝炎：急性感染时 HDV - IgM 出现阳性。慢性感染者 HDV - IgM 呈持续阳性。⑤戊型病毒性肝炎：由于 HEV 抗原检测困难，抗体出现较晚，需要反复检测。

表 9 - 2　乙型肝炎病毒血清病原学检测及其意义

项目	血清学标志物及意义
HBsAg	HBV 感染的特异性标志，见于慢性肝炎、无症状病毒携带者
HBsAb	机体曾经感染过 HBV，但已具有免疫力，也是评价接种疫苗效果的指标之一
HBeAg	肝细胞内有 HBV 活动性复制，具有转染性
HBeAb	血清中病毒颗粒减少或消失，传染性减低
HBcAb - IgM	抗 HBc - IgM 阳性可确诊为急性乙肝
HBcAb - IgG	肝炎恢复期或慢性感染

（3）凝血功能和胎盘功能　检查凝血酶原时间、HPL 及孕妇血和尿雌三醇检测等。B 型超声检查胎儿发育情况及胎儿胎盘是否成熟等。

4. 处理原则

（1）妊娠期轻型肝炎处理原则与非孕期肝炎相同。主要采用护肝、对症和支持疗法。有黄疸者立即住院，按重症肝炎处理。

（2）妊娠期重症肝炎应抗炎护肝，预防肝性脑病、DIC 及肾衰竭。妊娠末期重症肝炎者，经积极治疗 24 小时后，剖宫产结束妊娠。

（3）分娩期及产褥期妊娠合并病毒性肝炎不是剖宫产指征，但相对阴道分娩来说剖宫产可减轻肝功能损害，因而对于一般病情较重、凝血功能欠佳的患者可放宽剖宫产指征；备新鲜血；宫口开全行阴道助产以缩短第二产程；注意防止母婴传播、产后出血及感染；应用对肝脏损害较小的广谱抗生素预防产褥感染，避免感染后加重病情。

（二）心理社会评估

评估孕妇及其家属对疾病的认知程度和家庭支持系统是否完善。部分孕妇因担心感染胎儿，会产生焦虑、矛盾及自卑心理，应重点评估。

【常见的护理诊断/问题】

1. 知识缺乏　缺乏有关病毒性肝炎感染途径、传播方式、母儿危害和预防保健等知识。

2. 营养失调：低于机体需要量　与饮食、恶心、呕吐和营养摄入不足有关。

3. 预感性悲哀　与肝炎病毒感染造成的后果有关。

4. 潜在并发症　肝性脑病或产后出血。

【护理措施】

（一）一般护理

1. 加强围婚期生殖健康保健和孕前咨询　孕前重视围婚期生殖健康保健，做好婚前医学检查，夫妇一方患有肝炎者应使用避孕套以免交叉感染；已患肝炎的育龄妇女做好避孕；急性肝炎者应在痊愈后半年，最好在 2 年后在医师指导下妊娠。

2. 妊娠期

（1）妊娠早期患急性肝炎者，若为轻症应积极配合治疗，可继续妊娠；慢性活动性肝炎患者，妊娠后对母儿危害较大，积极治疗后应终止妊娠。

（2）妊娠期轻症肝炎护理措施同非孕期肝炎患者，更需注意以下几方面。①一般护理：卧床休息，避免过量活动。加强营养，增加优质蛋白、高维生素、足量糖类、低脂肪食物摄入，保持大便通畅。按医嘱给予保肝药物，避免应用可能损害肝脏的药物，如镇静剂、麻醉药等。②定期产前检查，防止交叉感染对肝炎孕妇应有专门隔离诊室，所有用物使用 2000mg/L 含氯制剂浸泡，定期消毒。定期对患者进行肝功能、肝炎病毒血清病原学检查。积极治疗各种妊娠并发症，按医嘱给予广谱抗生素，预防各种感染以防加重肝损害。加强母儿监护，适时终止妊娠。

3. 分娩期

（1）分娩方式的选择　经阴道分娩可增加胎儿感染病毒概率，虽非剖宫产的绝对指征，但主张剖宫产，以免过度体力消耗加重肝脏负担。密切观察产程进展，为产妇及其家人提供安全、舒适的待产分娩环境，注意语言表达，避免各种不良刺激，防止并发症发生。对重症肝炎，积极控制 24 小时后迅速终止妊娠。

（2）经阴道分娩者尽量避免软产道损伤和擦伤，正确处理产程，防止滞产，缩短第二产程，宫口开全后给予阴道助产，注意消毒隔离，胎肩娩出后立即静脉注射缩宫素，防止母婴传播及产后出血。胎儿娩出后，抽脐血做血清病原学和肝功能检查。

（3）预防感染并严格执行消毒隔离制度　产时严格消毒并应用广谱抗生素，凡病毒性肝炎产妇用过的医疗物品均需用 2000mg/L 含氯消毒液浸泡后再按有关规定处理。

4. 产褥期

（1）预防产后出血和感染　注意休息和营养，观察子宫收缩及阴道流血情况，加强基础护理，并继续按照医嘱给予对肝脏损害较小的广谱抗生素预防感染。同时开始评价母亲角色的获得，协助建立良好的亲子互动。

（2）指导母乳喂养　母血 HBsAg、HBeAg、抗－HBc 三项阳性及后二项阳性的产妇均不宜哺乳；乳汁中 HBV－DNA 阳性者不宜哺乳；目前主张新生儿接受免疫注射，母亲仅 HBsAg 阳性者分娩的新生儿经主动免疫、被动联合免疫后可母乳喂养。对不宜哺乳者，口服生麦芽冲剂或乳房外敷芒硝回乳，不宜用雌激素等对肝脏有损害的药物。不宜哺乳者，指导产妇及其家属人工喂养的知识和技能。

（二）心理护理

建立良好的护患关系，鼓励患者倾诉，给予心理支持。详细讲解病毒性肝炎的相关知识以及相应的隔离措施，取得孕妇及其家属的理解和配合。评估孕妇在妊娠期母亲角色的获得情况，并及时给予支持和帮助。

（三）缓解症状的护理

1. 妊娠合并重症肝炎者

（1）保护肝脏，积极防治肝性脑病　按医嘱给予保肝药物，如高血糖素－葡萄糖－胰岛素联合应用，可防止肝细胞坏死和促进肝细胞再生。输新鲜血浆，补充凝血因子。严格限制蛋白质的摄入量，增加糖类，每日热量维持 7431.2kJ（1800kcal）以上。保持大便通畅，严禁肥皂水灌肠，遵医嘱口服新霉素或甲硝唑抑制大肠埃希菌，减少游离氨及其他毒素的形成和吸收。严密观察患者有无性格改变和行为异常、扑翼样震颤等肝性脑病前驱症状。

（2）预防 DIC 和并发肾衰竭　遵医嘱补充凝血酶原复合物、纤维蛋白原和维生素 K_1 等。有 DIC 者在凝血功能检测下遵医嘱应用肝素治疗，应注意观察有无出血倾向，且量宜小不宜大；为预防产后出血，产前 4 小时至产后 12 小时内不宜使用肝素治疗。严密监测生命体征，并发肾衰竭者按急性肾衰竭护理，严格限制入液量，记录液体出入量，一般每日入液量为前日尿量加 500ml 液体量，避免应用损害肾脏的药物。

2. 肝炎病毒的母婴传播阻断

（1）甲型肝炎　孕妇接触甲型肝炎后，应于 7 日内肌内注射丙种球蛋白 2～3ml。新生儿出生时及出生后 1 周各注射 1 次丙种球蛋白可以预防感染。甲型肝炎急性期禁止哺乳。

（2）乙型肝炎　母婴传播的阻断措施包括 ①所有孕妇应筛查夫妇双方的 HBsAg。②妊娠中晚期 HBV DNA 载量 $\geq 2 \times 10^6$ IU/ml，在与孕妇充分沟通和知情同意后，于妊娠 24～28 周开始给予替诺福韦或替比夫定进行抗病毒治疗，减少 HBV 母婴传播。③分娩时应尽量避免产程延长、软产道裂伤和羊水吸入。④产后新生儿尽早联合应用乙型肝炎免疫球蛋白（hepatitis B immunoglobulin，HBIG）和乙肝疫苗可有效阻断母婴传播（表 9－3）。

表 9-3 新生儿 HBV 母婴阻断方案

母体情况	胎儿情况	接种方案	随访
孕妇 HBsAg（－）	足月新生儿 早产儿且出生体重≥2000g 早产儿且出生体重<2000g	疫苗行 3 针方案：即 0、1、6 个月各注射 1 次 疫苗行 3 针方案：即 0、1、6 个月各注射 1 次 待新生儿体重增至≥2000g 时，实行疫苗 4 针方案：即出生 24 小时内、1~2 个月、2~3 个月、6~7 个月各注射 1 次	无需随访； 最好在 1~2 岁再加强一针疫苗； 可不随访或最后 1 针后 1~6 个月随访
孕妇 HBsAg（＋）	足月新生儿 早产儿，无论出生时情况及体重	出生 12 小时内（越早越好）注射 HBIG 100~200IU；并行 3 针方案：即 0、1 个月、6 个月各注射 1 次 出生 12 小时内（越早越好）注射 HBIG 100~200IU，3~4 周后重复 1 次； 疫苗行 4 针方案：即出生 24 小时内、3~4 周、2~3 个月、6~7 个月各注射 1 次	7~12 月龄随访 最后 1 针后 1~6 个月

随访检测结果有：①HBsAg 阴性，抗－HBs 阳性，且>100mU/ml，说明预防成功，无需特别处理。②HBsAg 阴性，抗－HBs 阳性，但<100mU/ml，表明预防成功，但对疫苗应答反应较弱，可在 2~3 岁加强接种 1 针，以延长保护年限。③HBsAg 和抗－HBs 均阴性（或<10mU/ml），说明没有感染 HBV，但对疫苗无应答，需再次全程接种（3 针方案）后再复查。④HBsAg 阳性，抗－HBs 阴性，高度提示免疫预防失败；6 个月后复查 HBsAg 仍阳性，确定预防失败，已为慢性 HBV 感染。

（3）丙型肝炎 尚无特异的免疫方法。减少医源性感染是预防丙肝的重要环节。对易感人群可用丙种球蛋白行被动免疫。对抗－HCV 抗体阳性母亲的婴儿，在 1 岁前注射免疫球蛋白可对婴儿起保护作用。

（四）健康教育

重视孕期监护，提高肝炎病毒的检出率。要向患者及家属讲解消毒隔离的重要性。指导不宜哺乳者回奶方法和乳房护理方法。肝功能异常者产后遵医嘱应继续保肝治疗，并加强产妇产后饮食指导，避免过度油腻饮食，避免劳累。采取适宜的避孕措施，肝功异常者慎用激素类避孕药物。做好新生儿母婴阻断的指导，及时进行疫苗接种。

第四节 妊娠合并缺铁性贫血

贫血（anemia）是妊娠期较常见的合并症，由于妊娠期血容量增加，并且血浆增加多于红细胞增加，血液呈稀释状态，又称"生理性贫血"。贫血由多种病因引起，通过不同的病理过程，使人体外周血红细胞容量减少，低于正常范围下限的一种常见临床症状。常以血红蛋白（Hb）浓度作为诊断标准。妊娠期贫血的诊断标准不同于非孕妇女，WHO 标准孕妇外周血 Hb<110g/L 及血细胞比容<0.33 为妊娠期贫血。在妊娠各类贫血中以缺铁性贫血（iron deficiency anemia，IDA）最为常见，占妊娠期贫血的 95%。

妊娠期贫血的程度根据血红蛋白水平分为三类。轻度贫血：Hb 100~109g/L；中度贫血：Hb 70~99g/L；重度贫血：Hb 40~69g/L；极重度贫血：Hb<40g/L。

贫血与妊娠的相互影响如下。

1. 对母体的影响 贫血在妊娠各期对母儿均造成一定的危害。①妊娠可使原有贫血病情加重，而贫血则使妊娠风险增加。由于贫血孕妇的抵抗力下降，对分娩、手术和麻醉的耐受力降低，孕妇容易产生疲倦感，从而影响孕妇在妊娠期的心理调适。②重度贫血可导致贫血性心脏病、妊娠期高血压疾病性心脏病、产后出血、失血性休克和产褥感染等并发症，危及孕产妇生命。

2. 对胎儿的影响 ①孕妇骨髓与胎儿在竞争摄取母体血清铁的过程中，一般以胎儿组织占优势，铁通过胎盘由孕妇运至胎儿为单向运输，因此胎儿缺铁程度不会太严重。②若孕妇患重度贫血时，缺乏胎儿生长发育所需的营养物质和胎盘供氧，易造成胎儿生长受限、胎儿宫内窘迫、早产或死胎等不良后果。

【护理评估】

（一）生理评估

1. 病因　评估既往有无月经过多、消化道疾病引起的慢性失血性病史，有无不良饮食习惯或胃肠功能紊乱导致的营养不良病史。

2. 临床表现

（1）症状　轻度贫血患者多无明显症状；严重贫血可表现为面色苍白、头晕、乏力、耳鸣、水肿、心悸、气短、食欲不振、腹胀、腹泻等症状。甚至出现贫血性心脏病、妊娠高血压疾病性心肌病、胎儿生长受限、胎儿窘迫、早产、死胎和死产等并发症相应的症状。贫血可使孕产妇抵抗力低下导致各种感染性疾病。

（2）体征　皮肤黏膜苍白、毛发干燥无光泽易脱落、指（趾）甲扁干、脆薄易裂、反甲（指甲呈勺状），可伴发口腔炎、舌炎等。临产后，部分孕妇出现脾脏轻度肿大。

（3）贫血程度　WHO 妊娠期贫血的诊断标准为外周血血红蛋白值 < 110g/L，血细胞比容 < 33% 为妊娠期贫血。血红蛋白 < 70g/L 为重度贫血。

3. 相关检查

（1）血象　外周血涂片为小细胞低色素性贫血，Hb < 110g/L，血细胞比容 < 0.30，红细胞 < 3.5×10^{12}g/L，即可诊断为贫血，白细胞计数和血小板计数均在正常范围。

（2）血清铁浓度　血清铁下降可出现在血红蛋白下降前，是缺铁性贫血的早期表现。正常成年妇女血清铁为血清铁 7 ~ 27μmol/L。若孕妇血清铁 < 6.5μmol/L，可诊断为缺铁性贫血。

（3）骨髓象　诊断困难时可做骨髓检查，骨髓象表现为红细胞系统呈轻度或中度增生活跃，以中、晚幼红细胞增生为主。骨髓铁染色可见细胞内外铁均减少，尤其以细胞外铁减少明显。

4. 处理原则　补充铁剂和纠正导致缺铁性贫血的原因；一般性治疗包括增加营养和含铁丰富的饮食。积极预防产后出血和感染。

（二）心理社会评估

重点评估孕妇因长期疲倦或相关知识缺乏造成的倦怠心理。同时评估孕妇及家人对缺铁性贫血疾病的认知情况、家庭支持系统是否完善等。

【常见的护理诊断/问题】

1. 活动无耐力　与贫血引起的疲倦有关。

2. 有感染的危险　与贫血引起的血红蛋白低、机体免疫力低有关。

3. 有胎儿受伤的危险　与母亲贫血、早产等有关。

【护理措施】

（一）一般护理

1. 妊娠期

（1）饮食护理　纠正偏食、挑食等不良饮食习惯；制定合理的膳食计划，鼓励孕妇摄取高蛋白及含铁丰富食物，如黑木耳、海带、紫菜、猪（牛）动物肝脏、蛋类等。

（2）加强母儿监护　产前检查时注意观察孕妇的自觉症状、皮肤黏膜颜色有无改变、水肿情况等；定期给予血常规检测，尤其妊娠晚期应重点复查。注意胎儿宫内生长发育状况的评估，积极预防各种感染，避免加重心脏负担诱发急性左心衰竭。

2. 分娩期　中、重度贫血产妇临产前遵医嘱给予维生素 K_1、卡巴克洛（安络血）和维生素 C 等药物，并配血备用。严密观察产程进展，鼓励产妇进食并做好生活护理和心理支持；加强胎心监护，给予低流量吸氧；必要时阴道助产以减少产妇体力消耗和缩短第二产程。产妇因贫血对出血的耐受性差，少量出血易引起休克，应积极预防产后出血。胎儿前肩娩出时，遵医嘱肌注或静脉注射 10～20U 缩宫素或麦角新碱 0.2mg；产程中严格无菌操作，产时及产后遵医嘱使用广谱抗生素预防感染。

3. 产褥期　产妇应保证足够的休息及营养，避免疲劳。密切观察子宫收缩、阴道流血和伤口愈合情况。按医嘱补充铁剂，纠正贫血并继续应用抗生素预防和控制感染。定期复查红细胞计数及 Hb。

（二）心理护理

告知孕妇及其家属贫血对母儿的影响，鼓励孕妇说出内心的感受，提供良好的情感和心理支持。

（三）缓解症状的护理

正确服用铁剂：铁剂补充以口服给药为主，建议妊娠 4 个月后遵医嘱每日服用铁剂，如硫酸亚铁 0.3g，每日 3 次口服，同时服维生素 C 300mg 和 10% 稀盐酸 0.5～2ml 以促进铁吸收。铁剂对胃黏膜有刺激作用，可引起恶心、呕吐和胃部不适等症状。因此，口服者饭后或餐中服用以减轻胃肠道反应；服用铁剂后常有黑便，给予解释；服用抗酸药时需与铁剂交错时间服用。对妊娠晚期重度缺铁性贫血或严重胃肠道反应不能口服者，可采用深部肌内注射法，首次给药应从小剂量开始，常用制剂为右旋糖酐铁或山梨醇铁。

（四）健康教育

1. 孕前预防　孕前应积极治疗慢性失血性疾病如月经过多，改变长期偏食等不良饮食习惯，适度增加营养，必要时补充铁剂，以增加铁的储备。

2. 孕期注意休息和合理膳食　轻度贫血孕妇可适当减轻工作量；重度贫血者应在餐前、餐后、睡前和晨起时用漱口液漱口；重度口腔炎孕妇应做口腔护理，有溃疡者按医嘱局部用药。

3. 产褥期母乳喂养指导　对于因重度贫血不宜哺乳者，耐心解释并指导产妇及家人掌握人工喂养方法。正确回乳，如口服生麦芽冲剂或芒硝外敷。

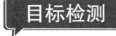

目标检测

答案解析

一、选择题

A1 型题

1. 妊娠合并心脏病最常见的类型是

 A. 心肌炎   B. 风湿性心脏病

 C. 先天性心脏病   D. 贫血性心脏病

 E. 高血压性心脏病

2. 妊娠期血容量增加达高峰是在

 A. 24～26 周   B. 27～28 周

 C. 29～30 周   D. 32～34 周

E. 36 ~ 40 周

3. 妊娠期糖尿病患者控制血糖的正确方法是

    A. 增加运动量   B. 不用控制饮食

    C. 应用胰岛素治疗   D. 服用磺脲类降糖药物

    E. 空腹血糖控制在 4.0 ~ 6.0mmol/L

4. 诊断妊娠合并糖尿病的主要依据是

    A. 尿糖   B. 血糖

    C. 尿酮体   D. 50g 葡萄糖耐量试验

    E. 75g 葡萄糖耐量试验

5. 妊娠合并病毒性肝炎最常见的肝炎病毒为

    A. 甲型   B. 乙型

    C. 丙型   D. 丁型

    E. 戊型

6. 妊娠合并贫血最常见的类型是

    A. 缺铁性贫血   B. 再生障碍性贫血

    C. 慢性失血性贫血   D. 营养不良性贫血

    E. 巨幼细胞贫血

A2 型题

1. 患者，女性，妊娠 11 周，休息时仍胸闷、气短。心率 120 次/分，呼吸 22 次/分，心界向左侧扩大，心尖区有 II 级收缩期杂音，性质粗糙，肺底有湿啰音，咳嗽后不消失，此时首选的处理措施是

    A. 立即终止妊娠   B. 限制钠盐摄入

    C. 加强产前检查   D. 控制心衰继续妊娠

    E. 控制心衰后终止妊娠

2. 某患者妊娠合并糖尿病，孕期无其他合并症。于妊娠 39 周剖宫产一健康男婴，对于该新生儿应重点监测的内容是

    A. 大小便   B. 体重

    C. 黄疸   D. 血糖

    E. 体温

3. 孕妇，30 岁。孕 24 周，G_2P_0。75g 口服葡萄糖耐量试验：空腹血糖 6.2mmol/L，服糖后 1 小时血糖 10.6mmol/L。无糖尿病病史，最可能的诊断是

    A. 糖尿病合并妊娠   B. 妊娠期糖尿病

    C. 肾性糖尿病   D. 其他特殊类型糖尿病

    E. 继发性糖尿病

A3/A4 型题

(1 ~ 2 题共用题干)

患者，女性，25 岁。孕 8 周，先天性心脏病，妊娠后表现为一般体力活动受限制，活动后感觉心悸、轻度气短，休息时无症状。

1. 患者现在很紧张，询问是否能继续妊娠。护士应告诉她做决定的依据主要是

    A. 年龄   B. 心功能分级

C. 胎儿大小　　　　　　　　　　D. 心脏病种类

E. 病变发生部位

2. 患者整个妊娠期心脏负担最重的时期是

A. 孕 12 周内　　　　　　　　　　B. 孕 24～26 周

C. 孕 28～30 周　　　　　　　　　D. 孕 32～34 周

E. 孕 36～38 周

（3～4 题共用题干）

患者，女性，26 岁。妊娠 7 个月。孕期检查发现：尿糖（＋＋＋），空腹血糖 7.8mmol/L，餐后 2 小时血糖 16.7mmol/L，诊断为妊娠期糖尿病。

3. 该患者最适宜的治疗是

A. 单纯饮食控制治疗　　　　　　　B. 运动治疗

C. 综合生活方式干预治疗　　　　　D. 口服降糖药治疗

E. 胰岛素注射治疗

4. 治疗过程中，如果患者出现极度乏力、头晕、心悸、多汗等，应考虑该孕妇发生

A. 上呼吸道感染　　　　　　　　　B. 饥饿

C. 高血糖反应　　　　　　　　　　D. 低血糖反应

E. 糖尿病酮症酸中毒

二、名词解释

1. 妊娠期糖尿病　　　　　　　　　　2. 妊娠期缺铁性贫血

三、简答题

1. 简述妊娠合并心脏病早期心力衰竭的临床表现。

2. 简述妊娠合并糖尿病新生儿的护理措施。

四、病例分析

患者，女性，32 岁，G_1P_0。现妊娠 38 周。检查：血压 120/80mmHg，下肢水肿（＋），心率 80 次/分，心律齐，心尖区闻及 II 级舒张期杂音，肺部（－）。子宫底高度 18cm，胎心率 140 次/分，HBsAg（＋），尿蛋白（±），空腹血糖 5.6mmol/L。今晨突然腹痛，来院检查，宫口已开，胎方位为 LOA，胎心 100 次/分。

根据以上资料，请回答：

1. 该患者主要的医疗诊断。

2. 该患者宜采用的分娩方式。

3. 该类患者应采取的护理措施。

（柳韦华）

书网融合……

本章小结　　　　　　　　　　题库

第十章　异常分娩妇女的护理

PPT

学习目标

通过本章内容学习，学生能够达到：

基本目标：

1. 识记产力异常的临床表现、处理原则。

2. 复述骨产道各平面狭窄的临床表现及护理。

3. 描述持续性枕横位、持续性枕后位、臀先露、肩先露的临床表现及处理原则。

发展目标：

1. 能识别产力异常的类型，并采取相应的护理。

2. 能为异常分娩产妇实施整体护理。

3. 引导学生坚守护士职业规范，及时准确的识别异常分娩。

影响产妇分娩过程能否顺利进行的因素有产力、产道、胎儿和待产妇的社会心理因素。其中任何一个或一个以上因素发生异常，或这些因素之间不能相互适应而使分娩过程受阻，称为异常分娩（abnormal labor），又称难产（dystocia）。异常分娩会对母儿造成不良影响，甚至会危及母儿生命。因此，及时准确识别产程异常，并适时恰当的正确处理，是医护人员保障母儿安全的主要责任和社会担当。

第一节　产力因素

⇒ 案例引导

患者，女性，初产妇，26岁。G_1P_0，宫内妊娠39周，因阵发性腹痛16小时入院。查体：产妇精神过度紧张、乏力。心率78次/分，血压120/70mmHg，心肺未闻及异常，下肢无水肿。产科检查：骨盆外测量未见异常，宫高33cm，腹围100cm，宫缩20~30秒/7~8分钟，胎心146次/分。引导指检：宫口开大2cm，S^{-2}，LOA，胎膜未破。其他未见异常。

根据以上资料，请回答：

1. 该产妇最可能的临床诊断。

2. 该类产妇常见的护理诊断及护理措施。

产力是分娩的动力，在无其他因素影响和作用下，有效的产力可使宫口扩张，胎先露下降，产程不断进展。产力异常主要是子宫收缩力异常，在分娩过程中，子宫收缩的节律性、对称性及极性不正常或强度、频率有改变，称为子宫收缩力异常（abnormal uterine action）。临床上分为子宫收缩乏力（uterine inertia）（简称宫缩乏力）和子宫收缩过强（uterine hypercontractility）（简称宫缩过强）两类，每类又分为协调性子宫收缩和不协调性子宫收缩（图10-1）。

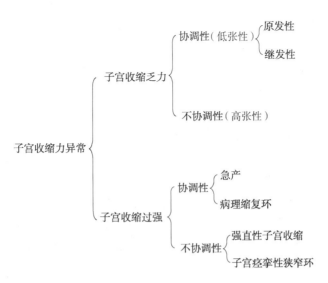

子宫收缩力异常 — 子宫收缩乏力 — 协调性（低张性）— 原发性 / 继发性；不协调性（高张性）；子宫收缩过强 — 协调性 — 急产 / 病理缩复环；不协调性 — 强直性子宫收缩 / 子宫痉挛性狭窄环

图 10-1　子宫收缩力异常的分类

一、子宫收缩乏力

子宫收缩乏力分为协调性子宫收缩乏力和不协调性子宫收缩乏力。

【护理评估】

（一）生理评估

1. 病因　子宫收缩乏力的原因常见有以下几种。

（1）精神心理因素　初产妇（尤其是 35 岁以上高龄初产妇）多见，由于缺乏对分娩知识的了解，因此对分娩产生恐惧、担忧，精神过度紧张，影响了中枢神经系统的正常功能，导致宫缩异常。

（2）产道与胎儿因素　临产后，当头盆不称或胎位异常时，胎儿先露部下降受阻，不能紧贴子宫下段及宫颈内口，因而不能引起反射性子宫收缩，是导致继发性子宫收缩乏力的最常见原因。

（3）子宫因素　子宫壁过度膨胀（如多胎妊娠、巨大胎儿、羊水过多等）可使子宫肌纤维过度伸展，使子宫肌纤维失去正常收缩能力；经产妇和子宫急慢性炎症、子宫肌纤维变性及结缔组织增生等影响子宫收缩；子宫发育不良、子宫畸形（如双角子宫等）、子宫肌瘤等均能引起子宫收缩乏力。

（4）内分泌失调　临产后，产妇体内雌激素、缩宫素、前列腺素、乙酰胆碱等分泌不足，孕激素下降缓慢，子宫对乙酰胆碱的敏感性降低等，均可影响子宫肌兴奋阈，致使子宫收缩乏力。电解质（钾、钠、钙、镁）异常，影响子宫肌纤维收缩的能力，导致子宫收缩乏力。

（5）药物影响　临产后大剂量使用镇静剂，如吗啡、硫酸镁、氯丙嗪、哌替啶、巴比妥类等，致使子宫收缩受到抑制。

（6）其他　营养不良、贫血和其他慢性疾病所致体质虚弱者、饮食和睡眠不足、产妇过度疲劳、膀胱直肠充盈、前置胎盘影响先露下降等，均可导致宫缩乏力。

2. 相关检查

（1）胎心监测　胎儿电子监护仪连续监测宫缩的节律性、强度和频率的改变。

（2）实验室检查　尿常规检查尿酮体阳性提示存在热量供应不足、产妇体力过度消耗；血液生化检查，有无出现钾、钠、氯、钙电解质改变及二氧化碳结合力改变。

3. 临床表现

（1）协调性子宫收缩乏力（低张性子宫收缩乏力）　表现为子宫收缩具有正常的节律性、对称性和极性，但收缩力弱，持续时间短，间歇期长且不规律，宫缩小于 2 次/10 分。当子宫收缩达高峰期时，子宫体不隆起、不变硬，用手指压宫底部肌壁仍可出现凹陷，产程延长或停滞。根据其在产程中出现的时间可分为：①原发性子宫收缩乏力，是指产程开始子宫收缩乏力，宫口不能如期扩张，胎先露部不能如期下降，产程延长；②继发性子宫收缩乏力，是指产程开始子宫收缩正常，只是在产程进展到某阶段（多在活跃期或第二产程），表现为子宫收缩较弱，产程进展缓慢，甚至停滞。

（2）不协调性子宫收缩乏力（高张性子宫收缩乏力）　多见于初产妇，表现为子宫收缩的极性倒置，宫缩失去了正常的节律性、对称性和极性，宫缩的兴奋点不是起源于两侧子宫角部，而是来自子宫下段某处或宫体多处，频率高，节律不协调。宫缩时宫底部不强，而是中段或下段强，宫缩间歇期子宫壁不能完全松弛，表现为子宫收缩不协调，这种宫缩不能使宫口扩张和先露下降，属无效宫缩。这种宫缩容易使产妇自觉宫缩强，持续腹痛，拒按，精神紧张，烦躁不安，体力消耗，产程延长或停滞，严重者出现脱水、电解质紊乱、肠胀气、尿潴留。由于胎儿–胎盘循环障碍，可出现胎儿宫内窘迫，严重威胁胎儿生命。

4. 对母儿的影响

（1）对产妇的影响

1）体力消耗　由于产程延长，产妇休息不好，进食少，严重时可引起脱水、酸中毒、低钾血症。精神与体力消耗，可出现疲乏无力、肠胀气、排尿困难等，加重宫缩乏力。

2）产伤　由于第二产程延长，膀胱被压迫于胎先露部（尤其是胎头）和耻骨联合之间，可导致组织缺血、水肿、坏死，形成膀胱阴道瘘或尿道阴道瘘。

3）产后出血　产后宫缩乏力影响胎盘剥离和子宫壁的血窦关闭，容易引起产后出血。

4）产后感染　产程进展慢、滞产、胎膜早破、产后出血、多次阴道检查等可增加感染机会。

（2）对胎儿、新生儿的影响　不协调性子宫收缩乏力子宫壁不能完全放松，导致胎盘血液循环受阻，供氧不足。产程延长使胎头及脐带受压，新生儿窘迫增加，手术干预机会增多和并发产伤等，新生儿颅内出血发病率和死亡率增加。

5. 处理原则

（1）协调性子宫收缩乏力　不论是原发性还是继发性，首先应寻找原因，针对原因进行恰当处理。

（2）不协调性子宫收缩乏力　原则上是恢复子宫收缩的生理极性和对称性，然后按协调性子宫收缩乏力处理，但在子宫收缩恢复其协调性之前，严禁使用缩宫素。

（二）心理社会评估

产程延长时，产妇不知是否能够顺利分娩，担心胎儿安危，常表现为焦虑、紧张。由于疼痛引起睡眠不安、食欲减退，导致精力、体力下降。评估产妇及家属对分娩知识的掌握情况，是否能够理解自身产程进展及所给予的护理措施。

⊕ **知识链接**

接受产时干预措施产妇的关爱护理

对于经历了产程延长或需要加强宫缩的产妇，需要关注疼痛对其精神和情绪的影响。由于不断增加的干预措施使产妇感到恐惧和无助，产妇可能会对分娩经历产生负面情绪。护理人员和助产士要有同理心，帮助产妇理解所采取的干预措施。经历了产程延长后的产妇，相当于从一个急性的和突发事件中康复。产妇出院前，助产士寻求机会和产妇讨论这次分娩经历。并评估产妇生理状态情绪精神及社会适应情况，能够帮助产妇产后恢复和良好的适应母亲角色。

【常见的护理诊断/问题】

1. 疲乏　与孕妇体力消耗、产程延长、水电解质紊乱有关。

2. 焦虑　与宫缩乏力、产程延长、担心自身及胎儿安危有关。

3. 有胎儿受伤的危险　与产程延长、手术产有关。

4. 有感染的危险　与产程延长、破膜时间较长、多次阴道检查及肛门检查有关。

5. 有体液不足的危险　与产程延长过度消耗有关。

【护理措施】

（一）一般护理

1. 休息　提供安静、舒适的环境，以左侧卧位使产妇充分的休息，消除其恐惧与紧张的心理。

2. 饮食　鼓励产妇进食易消化、清淡、高热量的食物。

3. 减轻或缓解疼痛　指导产妇采用呼吸减痛法、音乐疗法、与人交流分散注意力，或腹部和背部按摩形式缓解疼痛。

（二）心理护理

1. 减少恐惧与焦虑　重视评估产妇的心理状况，及时给予解释和支持，鼓励家属陪伴。指导产妇放松方法，进行心理调整，耐心倾听产妇的内心感受，减轻焦虑。

2. 稳定情绪　向产妇和家属解释分娩的有关知识，鼓励产妇和家属说出他们的担忧，及时回答他们提出的问题，耐心疏导，消除紧张情绪。

3. 树立自信　随时将产程进展情况和护理计划告知产妇，让产妇正确对待分娩异常，鼓励产妇树立信心，与医护人员配合，充分调动产妇的积极性。

（三）缓解症状的护理

1. 协调性子宫收缩乏力的护理

（1）第一产程的护理

1）改善全身情况　保证休息，首先要关心和安慰产妇，消除精神紧张与恐惧心理。产妇休息后体力有所恢复，子宫收缩力也得以恢复。对产程时间长、产妇过度疲劳或烦躁不安者按医嘱可给镇静剂，如地西泮 10mg 缓慢静脉推注或哌替啶 50～100mg 肌内注射，帮助宫颈平滑肌松弛，软化宫颈，促进宫口扩张。鼓励产妇进食易消化、高热量食物，必要时根据医嘱给予静脉补液，纠正电解质紊乱和酸碱平衡。保持膀胱和直肠呈空虚状态，自然排尿有困难者可先行诱导法，无效时应予导尿，因排空膀胱能增宽产道。经上述处理后，子宫收缩力可加强。

2）加强子宫收缩　如经上述处理 2～4 小时子宫收缩仍乏力，且能排除头盆不称、胎位异常和骨盆狭窄，无胎儿窘迫，产妇无剖宫产史，则按医嘱可选择以下方法加强子宫收缩。

针刺穴位，通常针刺合谷、三阴交、太冲、关元、中极等穴位，有增强宫缩的效果。刺激乳头，可加强宫缩。

人工破膜，宫颈扩张 3cm 及以上，无头盆不称、胎头已衔接者，可行人工破膜，破膜后，胎头直接紧贴子宫下段及宫颈内口，引起反射性子宫收缩，加速产程进展。

3）剖宫产术的准备　如经上述处理产程仍无进展或出现胎儿宫内窘迫、产妇体力衰竭等，应立即行剖宫产的术前准备。

（2）第二产程的护理　第一产程经过各种方法处理后，宫缩一般可转为正常，进入第二产程。如第二产程出现子宫收缩乏力，也应给予缩宫素静脉滴注加速产程。若胎头双顶径已经通过坐骨棘平面，等待自然分娩并做好阴道助产和抢救新生儿的准备。如出现胎儿窘迫征象，应行剖宫产。

⊕ **知识链接**

缩宫素在协调性子宫收缩乏力中的应用

静脉滴注缩宫素，适用于协调性子宫收缩乏力、胎心良好、胎位正常、头盆相称者。将缩宫素 2.5U 加入生理盐水 500ml 内，从 4 ~ 5 滴/分开始，根据宫缩强弱进行调整，调整间隔为 15 ~ 30 分钟，最快不超过 60 滴/分，维持宫缩时宫腔内压力达 50 ~ 60mmHg，间歇 2 ~ 3 分钟，持续 30 ~ 60 秒。如出现宫缩持续 1 分钟以上或胎心率有变化，应立即停止滴注。如发现血压升高，应减慢滴速。缩宫素静脉滴注，必须专人监护，随时调节剂量、浓度和滴速，以免因子宫收缩过强而发生子宫破裂或胎儿窘迫。第一产程，严禁肌内注射缩宫素。

（3）第三产程的护理　预防产后出血及感染。按医嘱于胎儿前肩娩出时立即将缩宫素 10 ~ 20U 加入 25% 葡萄糖液 20ml 内静脉推注，预防产后出血。凡破膜时间超过 12 小时、总产程超过 24 小时、阴道助产者，按医嘱应用抗生素预防感染。密切观察子宫收缩、阴道出血情况及生命体征的各项指标。产后 2 小时内，是产后出血的高发时期，每 15 ~ 30 分钟按压宫底 1 次，观察子宫收缩及阴道流血情况等。

2. 不协调性子宫收缩乏力的护理

（1）镇静　按医嘱给予哌替啶 100mg 或吗啡 10 ~ 15mg 肌注，确保产妇充分休息。多数产妇均能恢复为协调性宫缩。若不协调性宫缩已被纠正，但宫缩较弱时，然后按协调性宫缩的方法处理。在未恢复协调性宫缩之前严禁使用缩宫素。

（2）减轻疼痛　医护人员要关心患者，耐心细致地向产妇解释疼痛的原因，指导产妇宫缩时做深呼吸、腹部按摩，稳定情绪，减轻疼痛。鼓励陪伴分娩，稳定其情绪。若宫缩仍不协调或伴胎儿窘迫、头盆不称等，应及时通知医生，并做好剖宫产术和抢救新生儿的准备。

（四）健康教育

1. 一般护理　鼓励产妇增加营养，提高身体素质，让产妇了解宫缩乏力与饮食及休息的关系，预防宫缩乏力。

2. 预防感染　宫缩乏力、产程延长的患者，易发生产褥感染，指导患者勤换内衣及每日擦洗外阴，保持清洁。教会患者观察恶露的性状，发现异常及时向医护人员报告。

二、子宫收缩过强

子宫收缩过强分为协调性子宫收缩过强和不协调性子宫收缩过强。不协调性子宫收缩过强又分为强直性子宫收缩和子宫痉挛性狭窄环。

【护理评估】

（一）生理评估

1. 病因　目前尚不清楚，但与以下几种因素有关。

（1）缩宫素使用不当　如产妇对缩宫素过于敏感、剂量过大、胎盘早剥血液浸润子宫肌层等均可导致子宫强直性收缩。

（2）产妇原因　产妇的精神过度紧张、疲乏无力、产程延长、粗暴地多次宫腔内操作等，均可引起子宫壁某局部肌肉呈痉挛性不协调性宫缩过强。

2. 相关检查

（1）胎心监测　观察胎心有无异常。

（2）实验室检查　检查出凝血时间、交叉配血等手术前相关检查。

3. 临床表现

（1）协调性子宫收缩过强　表现为子宫收缩的节律性、对称性和极性均正常，仅子宫收缩力过强、过频（10分钟内有5次或以上的宫缩且持续达60秒或更长），如产道无阻力、无头盆不称及胎位异常，往往产程进展很快，宫颈口在短时间内迅速开全，分娩在短时间内结束，造成急产，即总产程不超过3小时，多见于经产妇。产妇往往有痛苦面容，大声喊叫。由于宫缩过强过频易致产道损伤、胎儿缺氧、胎死宫内或新生儿外伤等。

（2）不协调性子宫收缩过强

1）强直性子宫收缩　并非子宫肌组织功能异常，而是宫颈口以上部分的子宫肌层由于外界因素引起强直性痉挛性收缩。宫缩间歇期短或无间歇，产妇持续性腹痛、拒按、烦躁不安。胎方位触不清，胎心音听不清。有时可在脐下或平脐处见一环状凹陷，即病理性缩复环。导尿时有血尿等先兆子宫破裂的征象。

2）子宫痉挛性狭窄环　子宫壁局部肌肉呈痉挛性不协调性收缩所形成的环状狭窄，持续不放松，称子宫痉挛性狭窄环（图10-2）。狭窄环可发生在宫颈、宫体的任何部位，多在子宫上下段交界处，也可在胎体的某一狭窄部，以胎颈、胎腰处多见。产妇持续性腹痛、烦躁，宫颈扩张慢，胎先露下降停滞，胎心率不规则。阴道检查时在宫腔内可触及较硬而无弹性的狭窄环。此环特点是不随宫缩上升，不同于病理性缩复环。

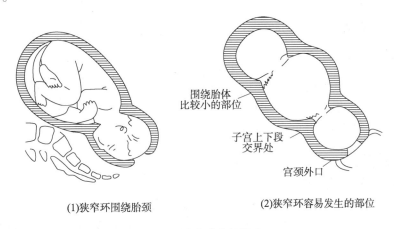

(1)狭窄环围绕胎颈　　　　　(2)狭窄环容易发生的部位

图10-2　子宫痉挛性狭窄环

4. 对母儿的影响

（1）对产妇的影响　协调性子宫收缩过强可致急产，易造成软产道裂伤，甚至子宫破裂。若有不协调性子宫收缩过强形成子宫痉挛性狭窄环或强直性子宫收缩时，可导致产程异常、胎盘嵌顿、产后出血、产褥感染及手术产的概率增加。

（2）对胎儿、新生儿的影响　宫缩过强、过频影响子宫胎盘的血液循环，使胎儿宫内缺氧，易发生胎儿窘迫、新生儿窒息或死亡。由于胎儿娩出过快，胎头在产道内受到的压力突然解除而导致新生儿颅内出血。若来不及消毒分娩，新生儿易发生感染。如果坠地，可导致骨折、外伤等。

5. 处理原则

（1）协调性子宫收缩过强　有急产史的产妇，提前住院待产，以免先兆临产后发生意外。提前做好接生及新生儿窒息抢救准备工作，胎儿娩出时嘱产妇勿向下屏气。若发生急产，新生儿应肌注维生素K_1预防颅内出血，并尽早肌注破伤风抗毒素1500U和抗生素预防感染。产后仔细检查宫颈、阴道、外阴，如有撕裂应及时缝合，并给予抗生素预防感染。

（2）不协调性子宫收缩过强　正确对待发生急产的高危人群和急产征兆，出现强直性子宫收缩，给予恰当处理，预防并发症，抑制宫缩。若属梗阻性原因，应立即行剖宫产术。对于子宫痉挛性狭窄环，应寻找原因，及时给予纠正。停止一切刺激，如无胎儿窘迫征象，可给予镇静剂如哌替啶或吗啡，若处理无效或伴有胎儿窘迫征象，均应行剖宫产术。

（二）心理社会评估

子宫收缩过强时产妇疼痛严重，常表现为极度痛苦面容，疼痛不已，烦躁焦虑，担心胎儿安危，家属也面临着巨大的精神压力。护士应注意在处理过程中给予产妇及家属精神支持，讲清要进行的医疗护理措施及其意义，帮助产妇及家属适应变化，积极配合处理。

【常见的护理诊断/问题】

1. 急性疼痛　与子宫收缩过强、过频有关。

2. 焦虑　与担心自身及胎儿安危有关。

3. 有新生儿受伤的危险　与子宫收缩过强有关。

4. 潜在并发症　子宫破裂、产后出血、软产道裂伤、胎儿窘迫等。

【护理措施】

（一）一般护理

最好采取左侧卧位休息，进食高热量、易消化饮食，补充水和电解质。产妇要求解大小便时，先判断宫口大小及胎先露下降情况，以防分娩在厕所内发生意外，并做好接产及抢救新生儿的准备工作。

（二）心理护理

有产兆后，提供缓解疼痛、减轻焦虑的支持性措施。指导产妇深呼吸，帮助背部按摩。密切观察产程进展及产妇、胎儿状况，与产妇交谈分散产妇的注意力，减轻产妇的紧张和焦虑，鼓励产妇增加分娩自信心，发现异常及时通知医生并配合处理。

（三）缓解症状的护理

1. 协调性子宫收缩过强的护理

（1）预防宫缩过强对母儿的损伤　有急产史的孕妇提前 1~2 周住院待产，以防院外分娩，造成损伤和意外。经常巡视孕妇，嘱其勿远离病房，一旦发生产兆，卧床休息，最好左侧卧位。需解大小便时，先查宫口大小及胎先露的下降情况，以防分娩在厕所内造成意外伤害。有产兆后提供缓解疼痛、减轻焦虑的支持性措施。鼓励产妇做深呼吸，提供背部按摩，嘱其不要向下屏气，以减慢分娩过程。

（2）密切观察宫缩与产程进展　密切监测宫缩、胎心及母体生命体征变化。观察产程进展，发现异常及时通知医师，与医师配合做妥善处理。提前做好接生及抢救新生儿窒息的准备。准备吸痰管、氧气、人工呼吸机、电动吸引器及急救药品。

（3）分娩期及新生儿的处理　分娩时尽可能采取会阴侧切术，预防会阴撕裂；随时发现宫颈、阴道、会阴撕裂伤时应及时进行修补。若急产来不及消毒或新生儿坠地者，新生儿应肌内注射维生素 K_1 10mg 预防颅内出血，并尽早肌注破伤风抗毒素 1500U 和抗生素预防感染。

2. 不协调性子宫收缩过强的护理

（1）强直性子宫收缩　应及时给予宫缩抑制剂，如特布他林或 25% 硫酸镁 20ml 加入 25% 葡萄糖 20ml 缓慢静脉推注，时间不少于 5 分钟，或用肾上腺素 1mg 加入 5% 葡萄糖 250ml 静脉滴注。产道有梗阻，应立即行剖宫产术结束分娩。

（2）子宫痉挛性狭窄环　应寻找原因，及时给予纠正。停止一切刺激，如禁止阴道操作，停用缩宫素，给予吸氧，若无胎儿窘迫征象，应用宫缩抑制剂，如特布他林或硫酸镁等，必要时使用哌替啶100mg或吗啡10mg肌内注射，一般可消除异常宫缩，恢复正常的宫缩后，可采用阴道助产术或等待自然分娩。若经过上述处理，症状不能缓解，或出现胎儿窘迫征象等，应行剖宫产术结束分娩，做好抢救新生儿窒息的准备工作。

（四）健康教育

1. 有急产史的孕妇宜提前住院待产，以防发生损伤和意外。

2. 指导产妇产后 42 日到门诊选择合适的避孕措施。

第二节　产道因素

案例引导

患者，女性，初产妇，28 岁。G_1P_0，宫内妊娠 39^{+3} 周，因不规律阵发性腹痛 6 小时入院。入院后查体：心率 80 次/分，血压 120/80mmHg，心肺未闻及异常，下肢无水肿。产科检查：骨盆出口横径 7cm，出口后矢状径 7cm，其余径线未见异常。宫高 33cm，腹围 98cm，宫缩 30 秒/4~5 分钟，胎心 146 次/分。阴道检查：宫口开大 2cm，先露位于棘上 2cm，胎方位 LOA，胎膜未破。根据以上资料，请回答：

1. 该产妇最可能的临床诊断。

2. 该类产妇主要的护理措施。

产道包括骨产道（骨盆腔）和软产道（子宫下段、宫颈、阴道、外阴），是胎儿娩出的通道。产道异常可使胎儿娩出受阻，临床上以骨产道异常多见。骨产道异常是指骨盆径线过短或形态异常，使骨盆腔小于胎先露部能通过的限度，阻碍了胎先露的下降，影响产程顺利进展，又称狭窄骨盆。狭窄骨盆可以为一个径线过短或多个径线同时过短，也可以为一个平面狭窄或多个平面同时狭窄。软产道异常所致的难产少见，容易被忽视。应在妊娠早期常规行双合诊检查，了解软产道有无异常。

【护理评估】

（一）生理评估

1. 骨产道异常及临床表现

（1）骨盆入口平面狭窄　常见于扁平骨盆，其入口平面呈横扁圆形，骶耻外径 <18cm，入口前后径 <10cm，对角径 <11.5cm。我国妇女常见以下两种类型，即单纯扁平骨盆（图 10-3）和佝偻病性扁平骨盆（图 10-4）。单纯扁平骨盆（rachitic flat pelvis）：入口横径正常，前后径缩短，呈横扁圆形，骶岬向前下突起，骶凹存在。佝偻病性扁平骨盆（rachitic flat pelvis）：入口前后径明显缩短，呈横的肾形，骶向前突，骶骨下段平直后移，骶凹消失，尾骨前翘，坐骨结节外翻使耻骨弓角度及坐骨结节间径增大。

胎头衔接受阻，一般情况下初产妇在妊娠末期，即预产期前 1~2 周或临产前胎头已衔接。若入口平面狭窄时，即使已临产胎头仍不能入盆，前羊水囊受力不均，易致胎膜早破、脐带脱垂，或胎头入盆不均，或胎头骑跨在耻骨联合上方，胎头不能紧贴宫颈内口诱发反射性宫缩，常表现为继发性宫缩乏力，潜伏期或活跃期延长。

根据入口平面狭窄程度分为 3 级：Ⅰ级临界性狭窄，骶耻外径 18cm，对角径 11.5cm，入口前后径

10.0cm；Ⅱ级相对性狭窄，骶耻外径 16.5～17.5cm，对角径 10.0～11.0cm，入口前后径 8.5～9.5cm；Ⅲ级绝对性狭窄，骶耻外径≤16.0cm，对角径≤9.5cm，入口前后径≤8.0cm。

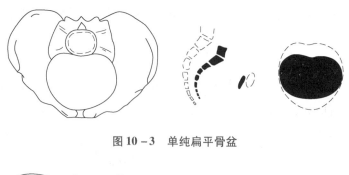

图 10 - 3　单纯扁平骨盆

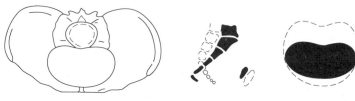

图 10 - 4　佝偻病性扁平骨盆

（2）中骨盆及骨盆出口平面狭窄　常见于漏斗型骨盆，是指骨盆入口平面各径线正常，两侧骨盆壁向内倾斜，状似漏斗。特点是中骨盆及骨盆出口平面明显狭窄，使坐骨棘间径、坐骨结节间径缩短，耻骨弓角度 <90°。坐骨结节间径与出口后矢状径之和 <15cm（图 10 -5）。胎头能正常衔接，潜伏期及活跃期早期进展顺利。胎头下降至中骨盆和出口平面时胎头俯屈和内旋转受阻，不能顺利转为枕前位，形成持续的枕横位或枕后位，同时出现继发性宫缩乏力，活跃晚期及第二产程延长甚至第二产程停滞。

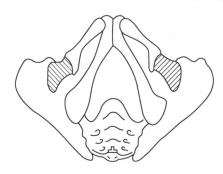

图 10 - 5　漏斗型骨盆

（3）骨盆 3 个平面均狭窄　骨盆外形属女性骨盆，但骨盆入口、中骨盆及骨盆出口平面的每条径线均小于正常值 2cm 或更多，又称均小骨盆，多见于身材矮小、体型匀称的妇女。

（4）畸形骨盆　骨盆失去正常形态称畸形骨盆。一种为骨软化症骨盆，其骨盆入口平面呈凹三角形，现已罕见。另一种为骨关节病所致的偏斜骨盆。

2. 软产道异常及临床表现

（1）外阴异常

1）会阴坚韧　多见于初产妇，尤其是 35 岁以上高龄初产妇更多见。由于组织坚韧缺乏弹性，会阴伸展性差，在第二产程常出现胎先露部下降受阻，胎头娩出时造成会阴严重裂伤。

2）外阴水肿　多见于重度子痫、重症贫血、心脏病及慢性肾炎孕妇，在有全身水肿的同时，可有重度外阴水肿，分娩时妨碍胎先露部下降，造成组织损伤、感染和愈合不良等情况。在临产前，可局部应用 50% 硫酸镁湿热敷。临产后，仍有严重水肿者，可在严格消毒下进行多点针刺皮肤放液。分娩时，

可行会阴后 – 侧切开。产后加强局部护理，预防感染。

3）外阴瘢痕 外伤、药物腐蚀或炎症后遗症瘢痕挛缩，可使外阴及阴道口狭小，影响胎先露部下降。若瘢痕范围不大，分娩时可作会阴后 – 侧切开。若瘢痕过大、扩张困难者，应行剖宫产术。

（2）阴道异常

1）阴道横隔 横隔较坚韧，多位于阴道上、中段。在横隔中央或稍偏一侧常有一小孔，易被误认为宫颈外口。若仔细检查，在小孔上方可触及逐渐开大的宫口边缘，而该小孔的直径并不变大。阴道横隔影响胎先露部下降，当横隔被撑薄，此时可在直视下自小孔处将隔作 X 形切开。隔被切开后，因胎先露部下降压迫，通常无明显出血，待分娩结束再切除剩余的隔，用肠线间断或连续锁边缝合残端。如横隔高且坚厚，阻碍胎先露部下降，则需行剖宫产术结束分娩。

2）阴道纵隔 阴道纵隔若伴有双子宫、双宫颈，位于一侧子宫内的胎儿下降，通过该侧阴道分娩时，纵隔被推向对侧，分娩多无阻碍。当阴道纵隔发生于单宫颈时，有时纵隔位于胎先露部的前方，胎先露部继续下降，若纵隔薄可自行断裂，分娩无阻碍。若纵隔厚阻碍胎先露部下降时，须在纵隔中间切断，待分娩结束后，再剪除剩余的隔，用肠线间断或连续锁边缝合残端。

3）阴道狭窄 由产伤、药物腐蚀、手术感染致使阴道瘢痕挛缩形成阴道狭窄者，若位置低、狭窄轻，可作较大的会阴后侧 – 切开，经阴道分娩。若位置高、狭窄重、范围广，应行剖宫产术结束分娩。

4）阴道尖锐湿疣 妊娠期尖锐湿疣生长迅速，早期可治疗。体积大、范围广泛的疣可阻碍分娩，易发生裂伤、血肿及感染。为预防新生儿患喉乳头瘤需行剖宫产术。

5）阴道囊肿和肿瘤 阴道壁囊肿较大时，阻碍胎先露部下降，此时可行囊肿穿刺抽出其内容物，待产后再选择时机进行处理。阴道内肿瘤阻碍胎先露部下降而又不能经阴道切除者，均应行剖宫产术，原有病变待产后再行处理。

（3）宫颈异常

1）宫颈外口粘合 多在分娩受阻时发现。当宫颈管已消失而宫口却不扩张，仍为一很小的孔，通常用手指稍加压力分离粘合的小孔，宫口即可在短时间内开全。但有时为使宫口开大，需行宫颈切开术。

2）宫颈水肿 多见于扁平骨盆、持续性枕后位或滞产，宫口未开全过早使用腹压，致使宫颈前唇长时间被压于胎头与耻骨联合之间，血液回流受阻引起水肿，影响宫颈扩张。轻者可胎高产妇臀部，减轻胎头对宫颈压力，也可于宫颈两侧各注入 0.5% 利多卡因 5～10ml 或地西泮 10mg 静脉推注，待宫口近开全，用手将水肿的宫颈前唇上推，使其逐渐越过胎头，可经阴道分娩。若经上述处理无明显效果，宫口不继续扩张，可行剖宫产术。

3）宫颈坚韧 常见于高龄初产妇，宫颈缺乏弹性或精神过度紧张使宫颈挛缩，宫颈不易扩张。此时静脉注射地西泮 10mg，也可于宫颈两侧各注入 0.5% 利多卡因 5～10ml，若不见缓解，应行剖宫产术。

4）宫颈瘢痕 宫颈锥形切除术后、宫颈裂伤修补术后感染、宫颈深部电烙术后等所致的宫颈瘢痕，虽于妊娠后软化，若宫缩很强，宫口仍不扩张，不宜久等，应行剖宫产术。

5）子宫颈癌 宫颈硬而脆，缺乏伸展性，临产后影响宫口扩张，若经阴道分娩，有发生大出血、裂伤、感染及癌扩散等危险，不应经阴道分娩，应行剖宫产术，术后放疗。若为早期浸润癌，可先行剖宫产术，随即行广泛性子宫切除术及盆腔淋巴结清扫术。

6）宫颈肌瘤 生长在子宫下段及宫颈部位的较大肌瘤，占据盆腔或阻塞于骨盆入口时，影响胎先露部进入骨盆入口，应行剖宫产术。若肌瘤在骨盆入口以上而胎头已入盆，肌瘤不阻塞产道则可经阴道分娩，肌瘤等产后再行处理。

3. 对母儿的影响

（1）对母体的影响　影响胎先露部衔接，容易发生胎位异常，由于胎先露部在骨盆入口平面之上，不能入盆，下降受阻，引起继发性子宫收缩乏力，导致产程延长或停滞。影响胎头内旋转及俯屈，容易发生持续性枕横位或枕后位，造成难产。胎头长时间嵌顿于产道内，压迫软组织引起局部缺血、水肿、坏死、脱落，与产后形成生殖道瘘。由于易发生胎膜早破、产程延长及手术助产机会增加，感染发生率高。若出现子宫收缩乏力者可引起产后出血。严重梗阻性难产如不及时处理，可导致先兆子宫破裂，甚至子宫破裂，危及产妇生命。

⊕ **知识链接**

估计头盆关系

　　此项检查在初产妇预产期前 2 周或经产妇临产后胎头尚未入盆时，有一定的临床意义。具体方法为：孕妇排空膀胱，仰卧，两腿伸直。检查者将右手放在耻骨联合上方，左手将浮动的胎头向骨盆腔方向推压，如胎头低于耻骨联合平面，表示胎头可以入盆，头盆相称，称为跨耻征阴性；如胎头与耻骨联合在同一平面，表示可疑头盆不称，称为跨耻征可疑阳性；如胎头高于耻骨联合平面，表示头盆明显不称，称为跨耻征阳性。对出现跨耻征阳性的孕妇，应让其取两腿屈曲半卧位，再次检查胎头跨耻征，如转为阴性，提示骨盆倾斜度异常，而不是头盆不称，仍有经阴道分娩的可能。

（2）对胎儿及新生儿的影响　头盆不称容易发生胎膜早破、脐带脱垂，导致胎儿窘迫、胎死宫内、新生儿窒息和死亡等。产程延长，胎头下降受阻、受压，缺血、缺氧易发生颅内出血。手术助产机会增多，易发生新生儿产伤及感染，围生儿死亡率增加。

4. 相关检查　可借助 B 型超声观察胎先露与骨盆的关系，测量胎头双顶径、胸径、腹径、股骨长度等情况，预测胎儿体重，判断能否顺利通过产道。

5. 处理原则　首先应明确狭窄骨盆的类别和程度，了解胎位、胎儿大小、胎心率、宫缩强弱、宫口扩张程度、胎先露下降程度、破膜与否，结合年龄、产次、既往分娩史综合判断，决定分娩方式。软产道异常的根据局部组织的病变程度及对阴道分娩的影响，选择局部用药、局部手术或行剖宫产结束分娩。

（二）心理社会评估

　　骨盆狭窄引起产妇及家属的焦虑、恐惧不安，要合理评估产妇及家属焦虑程度及紧张情绪，护士需要将各种处理措施及可能结果，及时与陪伴者沟通。

【常见的护理诊断/问题】

1. 潜在并发症　子宫破裂、胎儿窘迫。

2. 恐惧和焦虑　与知识缺乏、分娩过程的结果未知有关。

3. 有感染的危险　与胎膜早破、产程延长、手术操作有关。

4. 有新生儿窒息的危险　与产道异常、产程延长、脐带脱垂有关。

【护理措施】

（一）一般护理

　　让产妇充分休息，左侧卧位，鼓励进食，补充营养、水分。必要时按医嘱补充水、电解质、维生素 C，以保持良好体力。

（二）心理护理

为产妇及家属提供心理支持。详细解答产妇及家属提出的疑问，并解释当前的情况与进展；向产妇及家属介绍产道异常对胎儿的影响，使产妇及家属消除对未知的焦虑，以得到良好的配合；向产妇及家属讲清阴道分娩的可能性及优点，提供最佳服务，以增强其自信心和安全感，缓解恐惧心理，顺利度过分娩期。

（三）缓解症状的护理

1. 骨盆入口平面狭窄的护理

（1）绝对性骨盆入口平面狭窄，胎头跨耻征阳性，不宜试产，按医嘱做好剖宫产术的术前准备与术后护理。

（2）相对性骨盆入口平面狭窄时，产妇一般状况及产力良好，足月胎儿体重<3000g，胎位、胎心正常时，破膜后子宫颈口扩张≥6cm，可进行试产，试产时间以4~6小时为宜。试产过程一般不用镇静剂、镇痛药，少肛查，禁灌肠。试产2~4小时，胎头仍未入盆，并有胎儿窘迫者，则停止试产，及时行剖宫产术结束分娩。破膜后立即听胎心，注意羊水的情况，若羊水污染或伴有胎儿窘迫征象，及时行剖宫产术结束分娩。专人守护，关心产妇营养饮食、休息，必要时按医嘱补充水、电解质和维生素C，保证良好的体力。

2. 中骨盆平面狭窄的护理　中骨盆平面狭窄主要影响内旋转和极度俯屈，易发生持续性枕横位、枕后位。若宫口已开全，胎头双顶径达坐骨棘水平或接近，可采用阴道助产术结束分娩，并做好抢救新生儿的准备；若胎头未达坐骨棘水平，或出现胎儿窘迫征象，应做好剖宫产术前准备。

3. 骨盆出口平面狭窄的护理　骨盆出口平面是产道的最低部分，在临产前对胎儿大小及头盆关系作充分估计，决定分娩方式，诊断为骨盆出口平面狭窄者不应进行试产，需做好剖宫产术前准备。

4. 骨盆三个口平面均狭窄的护理　主要是均小骨盆，若胎儿较大，有明显头盆不称，胎儿不能通过产道，应尽早行剖宫产术结束分娩。

5. 软产道异常的处理　由于会阴疾病、瘢痕等原因导致会阴伸展性差，可在分娩时预防性进行会阴切开，以保证胎先露的下降，并避免会阴部过度损伤。产后仔细检查软产道损伤情况，及时进行有效地缝合和压迫止血，避免大量的渗血或血肿形成。积极预防伤口感染，保持外阴清洁，每日定期擦洗外阴，使用消毒会阴垫。会阴伤口可使用红外线照射，促进伤口愈合。

（四）健康教育

1. 加强产前及产时健康教育，向产妇及家属讲清楚阴道分娩的可能性及优点，增强其自信心。

2. 指导孕妇自我监测的方法，自觉胎动异常、胎膜早破时立即到医院就诊。

第三节　胎儿因素

胎儿的胎位异常和发育异常均可导致不同程度的异常分娩，造成难产。

【护理评估】

（一）生理评估

1. 胎位异常及临床表现　胎位异常是造成难产的常见因素之一。分娩时枕前位约占90%，而胎位异常约占10%。其中胎头位置异常居多，占6%~7%。有持续性枕横位、持续性枕后位、面先露、额先露等。胎产式异常的臀先露占3%~4%，肩先露极少见，虽然少见，却是胎儿宫内窘迫和围生儿死亡的原因之一。

（1）持续性枕后位、枕横位　在分娩过程中，胎头以枕后位或枕横位衔接。在下降过程中，胎头枕部因强有力的宫缩绝大多数能向前转90°~135°，转成枕前位而自然分娩。若胎头枕骨持续不能向前旋转，直至分娩后期仍然位于母体骨盆的后方或侧方，致使分娩发生困难者，称为持续性枕后位（persistent occiput posterior）（图10-6）或持续性枕横位（persistent occiput transverse position）（图10-7）。多因骨盆异常、胎头俯屈不良、子宫收缩乏力、头盆不称等造成。此外，前置胎盘、膀胱充盈、子宫下段肌瘤等亦可影响胎头内旋转，导致持续性枕后位或枕横位。临床表现为胎先露部不易紧贴子宫下段及宫颈内口，常导致协调性子宫收缩乏力及宫颈口扩张缓慢。枕后位时，因枕骨持续位于骨盆后方压迫直肠，产妇自觉肛门坠胀及排便感，致使宫口尚未开全而过早使用腹压，容易导致宫颈前唇水肿和产妇疲劳，影响产程进展。持续性枕后位常致第二产程延长。若阴道口虽已见到胎发，但经历多次宫缩屏气却不见胎头继续顺利下降时，应考虑持续性枕后位。

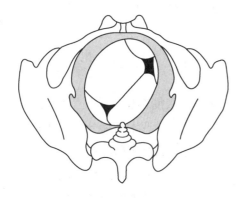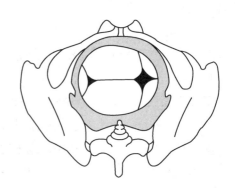

图10-6　持续性枕后位　　　　　　　　　图10-7　持续性枕横位

（2）臀先露　臀先露（图10-8）是最常见的异常胎位，是指胎儿以臀、膝、足为先露，以骶骨为指示点，在骨盆的前方、后方和侧方构成的六种不同的胎位，即骶左前、骶左横、骶左后、骶右前、骶右横、骶右后。因胎头比胎臀大，且分娩时后出胎头娩出困难，易造成脐带脱垂、胎膜早破、胎儿窘迫、窒息、新生儿产伤等并发症，同时围生儿死亡率增高，是枕先露的3~8倍。根据胎儿两下肢所取的姿势不同将其分为以下几种。

1）全臀位　大腿屈曲，膝关节弯曲，足盘坐。经产妇常见。

2）单臀位　大腿伸直，腿部和膝关节均为伸展状态，并平行于躯干，足跟接近胎儿的头部，是最常见的臀先露。

3）膝先露　单侧或者双侧膝关节位于胎儿大转子下方，单侧或双侧的髋关节伸展而膝关节屈曲时，称为膝先露。

4）足先露　单足或双足位于臀部的下方，膝部和大腿伸展，较少见。

临床表现为孕妇常感肋下或上腹部有圆而硬的胎头，由于胎臀不能紧贴子宫下段及宫颈，常导致子宫收缩乏力，宫颈扩张缓慢，致使产程延长，手术产机会增多。

（3）肩先露　为横产式，胎儿纵轴与母体纵轴垂直，以胎肩（手）为先露，称为横位，是最危险的胎位（图10-9），但临床少见。横位足月活胎不能经阴道自娩，需要及时剖宫产术。

（4）其他　面先露、额先露、复合先露等均为胎位异常，易导致分娩困难。

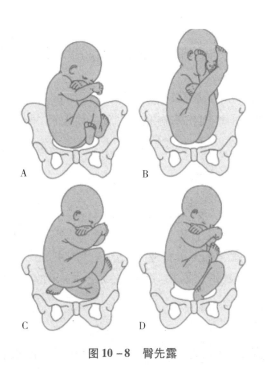

图 10 - 8　臀先露

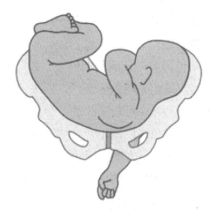

图 10 - 9　肩先露

2. 胎儿发育异常及临床表现

（1）巨大胎儿　胎儿体重达到或超过 4000g 者，称为巨大胎儿，占出生总数的 6.4%，常引起头盆不称、肩难产、软产道损伤、新生儿产伤等不良后果，多见于父母身材高大、糖尿病、过期妊娠等。近年来因营养过度而致巨大儿的孕妇有逐渐增多的趋势。临床表现：有巨大胎儿分娩史或糖尿病史。妊娠晚期出现呼吸困难，腹部沉重、两肋胀痛。孕妇体重增加迅速。

（2）胎儿畸形

1）脑积水　胎儿脑积水是指脑室内外有大量脑脊液（500～3000ml）蓄积于颅腔内，致颅缝明显变宽，颅腔体积增大，囟门显著增大，常常压迫正常脑组织。脑积水常伴脊柱裂、足内翻等。临床表现：腹部检查可触到宽大、骨质薄软、有弹性的胎头。临产后胎头不能入盆。

2）无脑儿　是先天畸形胎儿中最常见的一种。女胎比男胎多 4 倍，由于胎头颅盖骨缺失，颅底部脑髓暴露，眼睛突出，常与脊柱裂并存，多伴有羊水过多，易发生早产。胎儿不能存活。临床表现：腹部检查腹形大，羊水多，胎头小。阴道及肛门检查时可触及凹凸不平的颅底部。实验室检查：羊水中甲胎蛋白明显升高。孕妇尿雌三醇降低。

3）其他　连体胎儿，发生率为 0.02%，常见于第二产程胎先露下降受阻，经阴道检查时被发现。B 型超声可以确诊。此外胎儿颈、胸、腹发育异常或肿瘤也可导致难产。确诊后应采取对母体最安全的方法，及时结束分娩。

3. 相关检查　B 型超声检查可准确探清胎儿位置、胎儿畸形、胎儿大小，根据胎先露与骨盆关系确诊胎方位。

4. 对母儿的影响

（1）对母体影响　持续性枕后位、枕横位时，常出现产程曲线异常，如活跃期延长、活跃期停滞及第二产程延长等。软产道损伤、产后出血及感染因宫缩乏力、产程延长或手术助产所致。胎头长时间压迫软产道，可发生缺血、坏死、脱落，形成生殖道瘘。

臀先露时不能紧贴子宫下段及子宫颈内口而造成胎膜早破或继发性宫缩乏力。产程延长，常需手术助产，因而产后出血、产褥感染以及软产道损伤的机会增加。臀位行阴道助产分娩时，若宫口未开全强行过度牵拉易导致宫颈撕裂,严重者可导致子宫破裂。

(2)对胎儿、新生儿的影响　第二产程延长和手术助产的机会增多,常引起胎儿窘迫和新生儿窒息,使围生儿死亡率增高。

臀位常导致胎膜早破,脐带脱垂、受压致胎儿窘迫或死亡。胎膜早破使早产儿及低体重儿增多;由于后出胎头牵出困难,可发生新生儿窒息、脑幕撕裂、臂丛神经损伤、胸锁乳突肌损伤及颅内出血等,使围生儿的发病率和死亡率均有升高。

5. 处理原则

(1)胎位异常　定期孕期检查,及时发现臀先露和肩先露。臀位一般在妊娠30周后予以矫正胎位,如矫正失败,提前1周入院待产,以决定分娩方式。初产妇臀位胎儿偏大时多选择剖宫产结束分娩,经产妇或初产妇胎儿小可行臀位助产分娩。横位足月活胎不能经阴道自娩,需要及时剖宫产术。持续性枕后位、枕横位时可在阴道助产中协助转成枕前位娩出。面先露、额先露者常需要剖宫产结束分娩。

(2)胎儿异常　如发现巨大儿可能,及时查明原因,如妊娠合并糖尿病,要积极控制血糖,并适时终止妊娠。如为胎儿畸形,应及时引产终止妊娠。

(二)心理社会评估

产程进展中如发现胎位异常或胎儿发育异常,产妇常担心胎儿是否安全,是否需急诊手术而焦虑不安,护士要正确评估产妇的焦虑状态,了解产妇及家属担心的原因,评价家属是否有分娩经历,对产妇分娩是否起积极作用。

【常见的护理诊断/问题】

1. 潜在并发症　软产道损伤、产后出血和感染等。

2. 焦虑　与不了解产程进展情况、惧怕难产及担心胎儿安危有关。

3. 有胎儿受损的危险　与胎位异常、脐带脱垂、手术助产等有关。

【护理措施】

(一)一般护理

1. 妊娠期　加强饮食指导,及时纠正并发症如糖尿病,防止体重增加过快,加强活动,保持腹肌张力,有助于正常胎位的维持。定期产前检查,及时发现异常。

2. 妊娠30周以前　臀先露多能自行转为头先露,妊娠30周后仍为臀先露应予矫正。常用的方法:胸膝卧位(图10-10)让孕妇排空膀胱,松解裤带,臀部抬高,胸部尽可能接触床面利用重力作用使胎先露移出盆腔发生转位,每日2次,每次15分钟,连续做一周后复查。

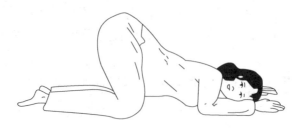

图10-10　胸膝卧位

(二)心理护理

对于产妇及家属的疑问、焦虑和恐惧,护理人员在执行医嘱和护理过程中,应给予充分的解释,消除产妇和家属的精神紧张,并将产程进展过程与状况及时告诉产妇与家属。不能经阴道分娩者,向产妇及家属解释行剖宫产术的必要性及术前术后注意事项，使产妇理解并接受，在产程进展过程中可提供舒适感的措施，如身体放松、背部按摩等。鼓励产妇与医护人员配合，增强其自信心，安全顺利的度过分娩。

（三）缓解症状的护理

1. 保证产妇充分的营养和休息，产妇取胎背对侧方向卧卧，以利于胎头枕部转向前方。若宫缩欠佳，应尽早静脉滴注缩宫素。宫口开全之前，嘱产妇不要过早使用腹压，教会产妇放松技巧，以免引起宫颈水肿而阻碍产程进展。若产程无明显进展、胎头较高或出现胎儿窘迫征象，应考虑剖宫产结束分娩。

2. 产妇应侧卧，不宜站立走动，少做肛查，禁止灌肠，尽量避免胎膜早破。一旦破膜，应立即听胎心。若胎心变慢或变快，应行肛查，必要时行阴道检查，了解有无脐带脱垂。

3. 协助医师做好阴道助产及新生儿窒息抢救的准备，必要时为缩短第二产程可行阴道助产。新生儿出生后应仔细检查有无产伤。第三产程应仔细检查胎盘、胎膜是否完整及母体产道的损伤情况。按照医嘱及时应用缩宫素与抗生素，预防产后出血与感染。

（四）健康教育

1. 保证充分的休息，合理饮食，加强营养。

2. 嘱孕妇定期做产前检查，对于胎位异常的孕妇正确指导纠正方法，减少难产的发生。

3. 对因为胎儿畸形而失去胎儿者，指导他们积极查找原因，进行优生优育咨询；再次妊娠者作好相关的产前检查及宫内诊断。

4. 指导母乳喂养的方法以及新生儿随访的计划。

目标检测

答案解析

一、选择题

A1 型题

1. 中骨盆狭窄的孕妇，最容易导致

    A. 胎头跨耻征阳性   B. 持续性枕后位

    C. 胎膜早破   D. 胎位异常

    E. 胎先露入盆受阻

2. 关于协调性宫缩乏力，下列描述正确的是

    A. 不易静脉滴注缩宫素   B. 容易发生胎儿窘迫

    C. 子宫收缩极性倒置   D. 不易发生胎盘残留

    E. 产程常延长

A2 型题

1. 孕妇，妊娠 6 个月，产前检查时发现胎儿臀位，护士指导其纠正胎位应采取的体位是

    A. 膝胸位   B. 头低足高位

    C. 头高足低位   D. 截石位

    E. 半坐卧位

A3 型题

(1~2 共用题干)

初产妇，29 岁。对其骨盆行 B 超测量，结果显示：入口平面前后径 11cm，横径 13cm，中骨盆横径 9.5cm，前后径 11.5cm，出口横径 8.3cm，后矢状径 6.5cm，根据检查结果。

1. 其骨盆形态为

    A. 畸形骨盆   B. 扁平骨盆

    C. 漏斗骨盆   D. 均小骨盆

    E. 正常骨盆

2. 该产妇是否可以试产，试产的时间是

    A. 不可试产   B. 可试产 1 小时

    C. 可试产 2 小时   D. 可试产 3 小时

    E. 可试产 4 小时

二、名词解释

产力异常

三、简答题

简述子宫收缩过强对母儿的影响。

四、病例分析

产妇，28 岁。G_2P_0，孕 40 周，规律宫缩 16 小时，现产妇屏气感强烈，阴道少许血性分泌物，胎膜未破，查体宫口扩张 3cm，S^{-1}，胎心正常。

根据以上资料，请回答：

1. 该产妇目前可能的临床诊断。

2. 该产妇应进一步收集的资料。

3. 针对该产妇的护理措施。

（伊焕英）

书网融合……

本章小结   题库

第十一章　分娩期并发症妇女的护理

PPT

分娩是一个正常的生理过程，但因产妇自身原因、医务人员不规范操作等因素，在分娩过程中会出现一些威胁到母儿安全的并发症，如产后出血、子宫破裂、羊水栓塞；早期识别、及时处理是抢救的关键。医务人员严格遵守职业道德规范，掌握子宫收缩药物使用方法，杜绝无指征的人工破膜和会阴侧切等，可在一定程度上减少并发症的发生。

第一节　产后出血

➡️ 案例引导

患者，女性，33 岁。G_3P_0，3 年内行人工流产 2 次。现宫内孕 39 周，规律宫缩 16 小时，因第二产程延长行会阴切开娩出一女活婴，体重 3950g，胎儿娩出后出现鲜红色、持续性阴道流血约 300ml，15 分钟内又间歇流出 500ml 暗红色血液，检查胎盘仍未完全剥离，立即行人工剥离胎盘术完整娩出胎盘；产后 1 小时产妇出现面色苍白，打哈欠，烦躁不安，四肢湿冷，血压 80/50mmHg。腹部检查：子宫轮廓不清，宫底升高，下压宫底有大量血块流出（约 400ml）。

根据以上资料，请回答：

1. 该产妇产后出血可能的原因。

2. 该产妇常见的护理诊断及护理措施。

胎儿娩出后 24 小时内出血量超过 500ml，剖宫产时超过 1000ml 者，称为产后出血（postpartum hemorrhage，PPH）。大多数发生在胎儿娩出后 2 小时内。产后出血是产科常见的严重并发症，位居我国孕产妇死亡原因的首位。在短期内大量失血可迅速发生失血性休克，休克时间过长可引发脑垂体缺血性坏死，继发垂体功能减退，而致希恩综合征（Sheehan syndrome）。

【护理评估】

（一）生理评估

1. 病因

（1）子宫收缩乏力（uterine atony）　是产后出血最常见的原因，占产后出血总原因的70%～80%。

1）全身性因素　产妇精神过度紧张；临产后过多使用镇静剂、麻醉剂；产程延长或难产使产妇体力衰竭；妊娠合并急慢性全身性疾病，如重度贫血等。

2）局部因素　多胎妊娠、巨大儿、羊水过多等导致子宫壁过度膨胀、伸展，影响肌纤维的缩复功能；子宫畸形、妊娠合并子宫肌瘤、多产、剖宫产术和肌瘤剔除术等导致子宫肌纤维发育不良或退行性变，影响肌纤维正常收缩；妊娠期高血压疾病、严重贫血、子宫胎盘卒中等导致子宫肌壁水肿、渗血；前置胎盘附着于子宫下段，收缩力差以致血窦不易关闭等。

（2）胎盘因素　胎儿娩出后超过30分钟胎盘尚未娩出者，称为胎盘滞留（retained placenta）；根据其剥离情况分为以下几种类型。

1）胎盘剥离不全　见于宫缩乏力、胎盘未剥离过早牵拉脐带或揉挤子宫使部分胎盘或副胎盘自宫壁剥离，影响子宫收缩引起出血不止。

2）胎盘完全剥离后滞留　因宫缩乏力或膀胱过度充盈等使已全部剥离的胎盘不能及时排出，滞留在宫腔影响子宫收缩而出血。

3）胎盘嵌顿　宫缩剂使用不当或粗暴按摩子宫等引起宫颈内口的平滑肌呈痉挛性收缩而形成狭窄环，使已全部剥离的胎盘嵌顿在宫腔内引起出血。

4）胎盘粘连　胎盘全部或部分与宫壁粘连不能自行剥离者称为胎盘粘连。当全部粘连时可无出血；若部分粘连可因剥离部分的内膜血窦开放，以及因胎盘滞留而影响宫缩引起产后出血。胎盘粘连的原因有子宫内膜炎和多次人工流产所致的子宫内膜损伤。

5）胎盘植入　如子宫蜕膜层发育不良使胎盘绒毛植入子宫肌层称为胎盘植入，临床上较少见。根据植入面积分为完全性和部分性两类，前者胎盘未剥离不出血，后者往往发生致命的大出血。

6）胎盘和胎膜残留　部分胎盘小叶、副胎盘或部分胎膜残留于宫腔，影响子宫收缩而出血，常因过早牵拉脐带或用力挤压子宫所致。

（3）软产道裂伤　宫缩过强、胎儿过大、产程过快、接产时保护会阴不当或阴道手术助产操作粗暴等，均可引起会阴、阴道、宫颈裂伤导致产后出血，严重者裂伤可达阴道穹窿、子宫下段甚至盆壁，形成腹膜后血肿和阔韧带内血肿。如过早行会阴正中或侧斜切开术也可引起失血过多。

（4）凝血功能障碍（coagulation defect）　临床少见，但后果严重。妊娠合并症（如血小板减少症、白血病、再生障碍性贫血、重症肝炎等）和妊娠期并发症（如妊娠期高血压疾病的子痫前期、重型胎盘早剥、羊水栓塞、死胎滞留过久等）均可发生凝血功能障碍导致难以制止的产后大出血。

2. 相关检查

（1）准确估计出血量

1）面积法　根据接血纱布（4层纱布）血湿面积估算，$10cm^2 \approx 10ml$出血量，但当混入羊水时，测值不准确。

2）称重法　失血量（ml）＝［胎儿娩出后接血敷料湿重（g）－接血前敷料干重（g）］/1.05［血液比重（g/ml）］，与面积法一样，当混入羊水时，测值不准确。

3）容积法　用刻度器皿测定弯盘或专用产后接血器中的血液，较简便、准确、常用，同样存在混入羊水时测值不准的问题。

4）休克指数（shock index，SI）法　休克指数＝脉率/收缩压（mmHg）。当SI＝0.5，血容量正常；

SI＝1.0 时为轻度休克；1.0～1.5 之间，失血量为总血容量的 20%～30%；1.5～2.0 之间，失血量为总血容量的 30%～50%；SI 为 2.0 以上，失血量大于总血容量的 50%，为重度休克。

（2）实验室检查

1）血常规、血型检查　了解产妇血红蛋白含量和红细胞数量，做好交叉配血。

2）凝血功能检查　产后出血过多者应检测出凝血时间、血小板计数、纤维蛋白原、凝血酶原时间等，及时发现 DIC。

3. 临床表现　产后出血的主要表现为阴道出血量过多，继发失血性休克和感染。病因诊断有利于及时有效的止血。胎儿娩出后立即持续性出血，血色鲜红者，多考虑软产道裂伤；胎儿娩出后稍迟呈间歇性出血，血色暗红者，多考虑胎盘因素引起。

（1）子宫收缩乏力性出血　多有产程延长、产妇衰竭、胎盘剥离延缓等病史。出血的特点为阴道流血量多，呈间歇性、暗红色，多伴有血凝块；如短期内迅速大量出血，则产妇很快进入休克状态。腹部检查：子宫体松软似袋状，甚至轮廓不清；有时阴道流血量不多，但子宫底逐渐升高，按压宫底部时有大量血块自阴道内涌出，提示宫缩乏力致隐性出血。

（2）胎盘因素引起的出血　胎盘娩出前有间歇性、暗红色多量流血时，首先考虑胎盘因素所致的出血。如胎盘部分粘连或部分植入、胎盘剥离不全或剥离后滞留，常表现为胎盘娩出延迟和（或）伴有子宫收缩乏力；若胎盘嵌顿时，在子宫下段有时可发现狭窄环。根据胎盘娩出情况，或徒手剥离胎盘时胎盘与宫壁粘连面积大小、剥离的难易程度，以及胎盘娩出后仔细检查其完整性，做出病因诊断。

（3）软产道损伤性出血　发生在胎儿娩出后，立即持续不断流血，血色鲜红能自凝。出血量与裂伤的程度、部位以及是否伤及大血管有关。宫颈裂伤多发生在 3 点和 9 点处，也可呈花瓣状裂伤，严重者延及子宫下段，出血凶猛；阴道裂伤多发生在侧壁、后壁和会阴部，呈不规则裂伤；会阴裂伤按其程度分为 4 度。

Ⅰ度：系指会阴皮肤及阴道入口黏膜撕裂，未达肌层，一般出血不多。

Ⅱ度：会阴部皮肤及其皮下组织和（或）阴道黏膜撕裂，出血较多。

Ⅲ度：在Ⅱ度撕裂的基础上，肛门括约肌筋膜及部分（或完全）肛门括约肌撕裂。

Ⅳ度：在肛门括约肌完全撕裂基础之上，撕裂累及直肠阴道壁、直肠壁及黏膜。

（4）凝血功能障碍性出血　在孕前或孕期已患有易发生出血倾向的原发性疾病，在胎盘剥离或软产道裂伤时，由于凝血功能障碍，表现为皮下、注射针孔、伤口、胃肠道黏膜等全身不同部位的出血，多见于子宫大量出血或少量持续不断出血，出血不凝。根据病史、出血特点及血小板计数、凝血酶原时间、纤维蛋白原等有关凝血功能的实验室检查可协助诊断。

4. 处理原则　查明出血原因，迅速止血；补充血容量，抗休克；防治感染。

（二）心理社会评估

发生产后出血时，产妇及家属会异常害怕、恐惧，担心产妇会有生命危险，尤其发生失血性休克时，家属更是惊恐不安，希望医护人员尽快救治，使产妇尽早脱离危险。休克时间过长可引发脑垂体缺血性坏死，继发垂体功能减退而致希恩综合征，给社会及家庭带来负担。

【常见的护理诊断/问题】

1. 组织灌注量不足　与大量出血有关。

2. 恐惧　与大出血危及生命有关。

3. 有感染的危险　与各种检查、手术操作及失血抵抗力降低有关。

4. 活动无耐力　与失血导致贫血、体质虚弱有关。

5. 潜在并发症　失血性休克。

【护理措施】

（一）一般护理

1. 产前预防

（1）做好孕前及孕期保健工作　对患有凝血功能障碍疾病者，应积极治疗，实施严格避孕措施；已经妊娠者，在早孕期终止妊娠。

（2）积极治疗各种妊娠合并症和并发症　对有可能发生产后出血倾向的孕妇，如羊水过多，妊娠期高血压疾病及妊娠合并糖尿病、血液病等，应提前住院待产；对胎盘早剥、死胎稽留、宫缩乏力、产程延长等及时处理，以防产后出血的发生。

🌐 **知识链接**

人工流产的危害

反复人工流产，引起子宫内膜受损变薄，导致胎盘前置、胎盘粘连和胎盘植入的增加，胎盘前置、胎盘粘连和胎盘植入等会影响产后子宫的有效收缩，从而引起产后出血。党的十九大报告提出，"要完善国民健康政策，为人民群众提供全方位全周期健康服务"。因此，作为护理人员，需从"全方位、全周期保障人民健康"的角度向女性及家属开展科学避孕、珍爱生命和生命伦理的健康教育，提高避孕意识，帮助女性及时落实科学避孕方法，加强人工流产危害的宣传，避免意外怀孕带来的身心伤害。

2. 产时预防

（1）密切观察第一产程　消除产妇紧张情绪，保证充分休息，加强营养，密切观察产程进展，防止产程延长和宫缩乏力。

（2）重视第二产程的处理　指导产妇适时正确运用腹压，防止胎儿娩出过快，造成软产道损伤；掌握会阴切开术的适应证及手术时机；按操作规程助产，避免软产道损伤；对已有宫缩乏力者，恰当选用宫缩剂，减少产后出血的发生。

（3）正确处理第三产程　若胎盘未娩出前有较多量阴道流血，或胎儿娩出后30分钟胎盘未剥离者，应行宫腔探查及人工剥离胎盘术；术中剥离有困难者，切勿强行剥离；胎盘娩出后仔细检查胎盘、胎膜是否完整，有无副胎盘、软产道撕裂或血肿形成，如有裂伤及时按解剖层次缝合；产后按摩子宫以促进宫缩；准确收集并测量产后出血量。

3. 产后预防　在胎盘娩出后严密观察产妇2小时，注意产妇的面色、血压、脉搏、宫缩及阴道出血情况；鼓励产妇按时排尿；早期开奶促进宫缩，减少流血量；送回休养室前尽可能挤出子宫和阴道内积血；产后2小时向产妇交代注意事项，医护人员定时巡视病房，及时发现异常并给予恰当处理。

（二）心理护理

耐心听取患者的叙述，给予心理支持。选择适当时间告诉产妇简单的病情经过，增强其安全感。传授一些放松疗法，如深呼吸、与婴儿沟通，听音乐等，分散其注意力。医护人员在为产妇诊疗护理过程中，要有精湛的业务水平、强烈的责任心、同情心和良好的服务态度，赢得产妇及家属的信任感，增强其战胜疾病的信心。

（三）针对原因，纠正休克，控制感染

1. 急救护理

（1）产妇取头低平卧位，给予保暖、吸氧。密切监测生命体征、神志变化。注意皮肤、口唇、指甲的颜色，触摸四肢的温湿度，观察尿量变化，及早发现休克的早期征兆。

（2）迅速建立静脉通路，加快输液速度，遵医嘱输血，以维持足够的有效循环血量。准确收集并测量出血量，观察其颜色、有无凝血块及嗅其气味等。遵医嘱应用止血药、宫缩剂，密切观察其疗效。积极配合医生查找出血原因，争分夺秒进行抢救工作。

2. 查明原因，迅速止血

（1）子宫收缩乏力性出血

1）按摩或按压子宫　①经腹壁按摩子宫底：一手在耻骨联合上缘下压，将子宫向上推，另一手置于宫底部，拇指在子宫前壁，其余4指在子宫后壁，均匀有节律地按摩宫底（图11-1）。②经腹部-阴道双手按摩子宫：一手半握拳掌心向前置于阴道前穹隆，顶住子宫前壁，另一手自腹壁按压子宫后壁使宫体前屈，双手相对紧压子宫并作按摩（图11-2）。按压时间以子宫恢复正常收缩，并能保持良好收缩状态为止。按摩时严格无菌操作。

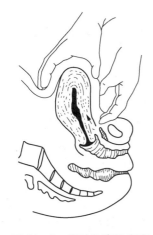

图11-1　腹壁按摩子宫底

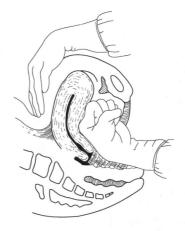

图11-2　腹部-阴道双手按摩子宫

2）应用宫缩剂　按摩子宫的同时，肌内或静脉（缓慢）注射缩宫素（oxytocin）。缩宫素是预防和治疗产后出血的一线药物，治疗方法为：10～20U加入晶体液500ml中静脉滴注；或缩宫素10U肌内注射或子宫肌层注射或宫颈注射，但24小时内总量应控制在60U内。也可运用麦角新碱（心脏病、高血压患者禁用）促使子宫体及子宫下段平滑肌收缩，在前置胎盘胎儿娩出后出血时应用效果更佳。

3）宫腔填塞无菌纱条　若经上述处理仍出血不止，当地又无条件继续抢救，在转诊患者时应用无菌纱布条填塞子宫腔，有局部压迫止血作用。

（2）胎盘因素引起的出血　根据不同原因，尽早采取相应措施。术前排空膀胱，术中严格无菌操作。

1）胎盘剥离后滞留者　如为膀胱过度充盈所致，协助产妇排空膀胱后一手按摩宫底，另一手轻轻牵拉脐带协助娩出。

2）胎盘剥离不全或粘连者　行人工徒手剥离胎盘术。

3）植入性胎盘者　行子宫切除术；如出血不多，需保留子宫者，用氨甲蝶呤保守治疗。

4）胎盘、胎膜残留者　如残留少、出血不多徒手取出困难者，严密观察下，用抗生素及宫缩剂2～3日后待宫体缩小再行清宫术。

5）胎盘嵌顿者　如剥离后嵌顿于狭窄环以上者，在解痉或麻醉下，等待狭窄环松解后用手取出胎盘。

（3）软产道裂伤　做到及时、准确、有效缝合裂伤，尽可能恢复原有的解剖关系。

1）子宫颈裂伤　消毒下暴露宫颈，进行缝合。

2）阴道、会阴裂伤　按解剖关系逐层缝合，最后一针以处女膜缘为标志缝合会阴皮肤（图11-3）。

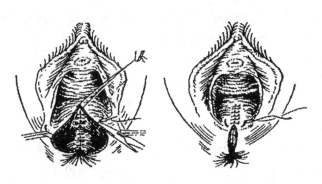

图 11-3　会阴-阴道裂伤缝合术

（4）凝血功能障碍性出血　如患有全身出血性疾病，妊娠早期在内科医生的协助下，尽早行人工流产术。分娩期出血者除积极止血外，还应注意针对病因治疗，如血小板减少症、再生障碍性贫血等，应输新鲜血或成分输血。

3. 抗休克　产妇取平卧位，保暖、吸氧，立即快速输血、输液，首选输新鲜血，紧急情况输低分子右旋糖酐，以补充血容量，及时纠正酸中毒。

4. 抗感染　选用大剂量抗生素，观察体温变化，注意恶露的量、气味和性状；保持外阴清洁、干燥；加强营养，积极纠正贫血。

（三）预防感染的护理

病室环境整洁，每天通风换气 2 次，每次 30 分钟，定期进行室内空气消毒。床铺平整、干燥、柔软，经常更换卫生垫。保持会阴清洁，每天用 1‰新洁尔灭液擦洗会阴 2 次。遵医嘱应用抗生素。

（四）健康教育

保证充足睡眠，加强营养，少量多餐，多食富含铁的食物。病情稳定后鼓励产妇下床活动，活动量应逐渐增加。协助产妇进行母乳喂养，刺激子宫收缩，利于恶露排出。保持会阴清洁，告知产妇出院后每天清洗会阴 1 次，产褥期禁止性生活、盆浴、游泳、阴道冲洗，注意观察恶露的量、性状、气味及体温变化。若出现阴道流血多、恶露异味、腹痛、发热等应及时就诊。告知产妇产后复查的目的及时间。

第二节　子宫破裂

⇒ **案例引导**

患者，女性，35 岁。G_2P_1，4 年前行剖宫产产下一女婴。本次妊娠宫内孕 40 周，已临产 4 小时，产妇腹痛难忍、烦躁不安，呼吸急促。产科检查：胎心 152 次/分，宫缩 50 秒/1~2 分钟，胎儿体重约 4000g，胎方位 LOA，宫口开 2cm，胎膜已破，先露位于棘上 4cm，耻骨联合上 8cm 处可见一环形凹陷，且局部有明显压痛，尿液呈血性。

根据以上资料，请回答：

1. 该产妇最可能的临床诊断。

2. 该类产妇常见的护理诊断及护理措施。

子宫破裂（rupture of uterus）指在妊娠晚期或分晚期子宫体部或子宫下段发生破裂。是产科最严重的并发症之一，多发生于经产妇。若不及时诊治，母儿死亡率均较高。

【护理评估】

（一）生理评估

1. 病因

（1）子宫手术史（瘢痕子宫） 是近年来导致子宫破裂的常见原因，如剖宫产术、子宫肌瘤剔除术、子宫成形术后形成瘢痕，在妊娠晚期或分娩期由于宫腔内压力增高可使瘢痕破裂。前次手术后伴感染、切口愈合不良、剖宫产后间隔时间过短而再次妊娠者，临产后发生子宫破裂的风险更高。子宫本身病变如子宫肌退行性变（如多产、感染），子宫发育不良，子宫畸形，子宫壁瘢痕（如剖宫产术后、刮宫创伤、子宫肌瘤剔除术）等，产程中子宫收缩牵拉及宫腔内压力升高，致使肌纤维过度伸展而断裂，导致子宫破裂。

（2）胎先露下降受阻 如骨盆狭窄、头盆不称、胎位异常、胎儿畸形、软产道阻塞等。在分娩过程中子宫上段为了克服产道阻力而产生强烈收缩使之变厚，下段被动扩张拉长变薄，当压力超过宫壁的最大承受限度时，可发生子宫破裂。

（3）手术创伤及外伤 多发生于不适当或粗暴的阴道助产手术、植入性胎盘强行剥离术、毁胎术、穿颅术等。多见于宫颈撕裂，严重时可波及子宫下段。

（4）宫缩剂使用不当 如适应证掌握不当，或药物使用不规范，或子宫对宫缩剂过于敏感，或在用药中缺乏监护等，均可使宫口来不及扩展或先露下降受阻时，宫腔内压力增高超过宫壁的承受力，而致子宫破裂。

2. 相关检查

（1）超声检查 协助确定破口部位及胎儿与子宫关系。

（2）实验室检查 血常规检查可发现血红蛋白值下降，白细胞计数增加；尿常规检查可见肉眼血尿，或尿中红细胞。

3. 临床表现 子宫破裂多数发生于分娩期，典型的子宫破裂经过两个阶段。

（1）先兆子宫破裂 分娩中当产程延长，胎先露下降受阻时，子宫强有力的收缩使子宫下段拉长、变薄，子宫体部增厚、变短，两者间形成环形凹陷。随着产程进展此凹陷逐渐上升达脐平甚至脐上，子宫下段膨隆、压痛明显，其外形呈葫芦状，称为病理缩复环（pathologic retraction ring）（图11-4）。产妇下腹剧痛难忍、烦躁不安、呼叫不已，呼吸、脉搏加快，呈痛苦面容。由于膀胱受牵拉和胎先露的压迫使之充血，出现排尿困难甚至有血尿。子宫收缩过强，胎盘血供受阻，导致胎心率异常。如不能迅速缓解，子宫将在病理缩复环处或其下方发生破裂。

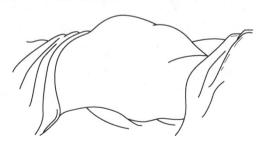

图11-4 病理缩复环

（2）子宫破裂 根据子宫破裂的程度，临床上分为两种。

1）不完全性子宫破裂 指子宫肌层全部或部分破裂，浆膜层仍保持完整，子宫腔和腹腔不相通，胎儿及其附属物仍在宫腔内。腹部检查：在子宫破裂处有明显压痛，若破裂口累及两侧子宫血管，可形成阔韧带内血肿，在宫旁可触及逐渐增大有压痛的包块，胎心多不规则或消失。

2）完全性子宫破裂　指子宫壁全层破裂，宫腔和腹腔直接相通。

症状：子宫破裂前产妇突然感到下腹部呈撕裂样剧痛，一旦破裂则宫缩骤停，产妇感觉腹痛缓解，待血液、羊水、胎儿进入腹腔，很快转为持续性全腹疼痛。孕妇伴有面色苍白、出冷汗、呼吸表浅、脉搏细数、血压下降，进入休克征象。

体征：腹膜刺激征阳性，腹壁下清楚地触及胎体，胎心音消失。阴道有鲜血流出，量可多可少，已拨露或下降的胎先露消失，已扩张的宫颈口缩小，有时可触及子宫破裂口。B型超声提示胎儿位于腹腔，子宫体缩小，腹腔内有游离液体。

4. 处理原则　根据子宫破裂发生的阶段，分别做如下处理。

（1）先兆子宫破裂　立即采取有效措施抑制子宫收缩，如乙醚吸入麻醉或肌内注射哌替啶，之后立刻实施剖宫产术，以防止子宫破裂。

（2）子宫破裂　无论胎儿是否存活，均应在抢救休克的同时及时进行手术，以挽救产妇生命。术中根据产妇的状态、子宫破裂的部位、程度、有无感染以及产妇有无子女等情况综合考虑是否保留子宫。如第一胎、子宫破口小且边缘整齐、无明显感染者，可行裂口修补术；如破口大而边缘不整齐或有明显感染者，多行子宫次全切除术；如破裂口延伸至子宫颈者，应行子宫全切术。无论有无感染，术后常规给予抗生素预防感染；如当地无手术条件时，应在大量输液、输血的同时包扎腹部后，迅速实施转院。

（二）心理社会评估

产妇出现先兆子宫破裂时，感到胎儿的生命受到严重威胁，产妇出现情绪紧张、恐惧。发生破裂后，产妇常因胎儿死亡，而自己可能不会再孕感到悲伤、愤怒。家属得知详情后常表现为震惊、悲哀、否认等。

【常见的护理诊断/问题】

1. 急性疼痛　与宫缩过强、子宫破裂，血液、胎儿和羊水进入腹腔有关。

2. 潜在并发症　失血性休克、感染等。

3. 胎儿受损　与强烈的宫缩、子宫破裂、失血性休克等有关。

4. 恐惧　与疼痛、手术、胎儿预后结果未知等有关。

【护理措施】

（一）一般护理

加强计划生育工作的实施及宣传教育，减少早婚、早育和多产。做好产前检查，及时诊断胎位、胎儿及产道异常。有异常妊娠病史者提前入院待产，并给予及时恰当的处理。严格掌握宫缩剂使用的适应证，产前用药须先行阴道检查，了解有无产道异常；宫缩剂引产时要专人监护，有条件者用胎儿电子监护仪。瘢痕子宫、畸形子宫和胎位异常者，在试产中要密切观察，试产时间不宜过长，必要时行剖宫产术。避免损伤性较大的阴道助产术，如中、高位产钳术；人工剥离胎盘困难时，严禁用手强行剥离胎盘。预防子宫破裂的发生。

（二）心理护理

对产妇及其家属因子宫破裂造成的心理反应和需求表示理解，并及时解释治疗计划及对未来妊娠的影响。对胎儿已死亡的孕妇，应主动听其诉说内心感受，表示理解和同情，要帮助其度过悲伤阶段，尽快稳定产妇及家属的情绪。为产妇及家属提供舒适的环境，通过沟通和生活上的关怀，帮助产妇调整情绪，面对现实，适应新生活。

（三）缓解症状的护理

1. 先兆子宫破裂产妇的护理

（1）密切观察产程进展，做好胎心监测，及时发现导致难产的诱因。

（2）在待产时，产妇如出现病理缩复环，应停止使用宫缩剂及一切操作。严密观察产妇生命体征，按医嘱给予有效抑制宫缩、吸氧并做好剖宫产术前准备。

（3）协助医师向家属交代病情，并获得家属签署手术同意书。

2. 子宫破裂产妇的护理

（1）迅速建立静脉通道，遵医嘱输液、输血、吸氧、给药。做好术前准备；保持外阴清洁，手术前后遵医嘱使用广谱抗生素。

（2）密切观察病情　定时监测、记录生命体征，记录失血量和液体出入量。

（四）健康教育

1. 加强孕期保健和检查，及时发现和矫正异常胎位。

2. 提前住院待产。有高危因素者应在预产期前 2 周住院待产，有异常及时采取措施。

3. 避孕指导。行修补术的产妇，应严格避孕 2 年后再妊娠，再妊娠时应及时到产科门诊检查。

4. 康复指导。为产妇提供产褥期休养计划，以促进身体尽快恢复。

第三节　羊水栓塞

⇒ 案例引导

患者，女性，初产妇，27 岁。G_1P_0，宫内妊娠 39^{+2} 周。因阵发性腹痛 10 小时入院。入院后查体：心率 80 次/分，血压 120/80mmHg，心肺未闻及异常，下肢无水肿。产科检查：骨盆外测量未见异常，宫高 33cm，腹围 96cm，宫缩 40～50 秒/2～3 分钟，胎心 146 次/分。宫口开全，头位于棘下 2cm，胎头矢状缝与骨盆前后径一致，大囟门在骨盆前方。

根据以上资料，请回答：

1. 该产妇最可能的临床诊断。

2. 该类产妇主要的护理措施。

羊水栓塞（amniotic fluid embolism，AFE）是指在分娩过程中羊水进入母体血液循环引起的急性肺栓塞、过敏性休克、弥散性血管内凝血和肾功能衰竭等一系列严重症状的综合征。多发生于足月分娩时，发病急，病情重，产妇死亡率 19%～86%，是极其严重的分娩并发症。

【护理评估】

（一）生理评估

1. 病因　羊水栓塞是由羊水中有形物质（毳毛、胎脂、角化上皮、胎粪）通过开放静脉和胎盘附着处开放的静脉血窦进入母体血液循环所致。

（1）羊水栓塞形成的条件　①胎膜破裂；②羊膜腔内压力过高，如宫缩过强、子宫强直性收缩；③子宫壁有开放的血管，如胎膜与宫颈壁的分离处血管损伤、宫颈裂伤、前置胎盘、胎盘早剥、子宫破裂、剖宫产术、羊膜腔穿刺术、大月份钳刮术等。

（2）诱发因素　高龄产妇、多产妇、宫缩过强、急产、胎膜早破、前置胎盘、胎盘早剥、子宫破裂、剖宫产术等。

2. 病理生理

（1）肺动脉高压　羊水含有许多有形物质，如毳毛、胎脂、上皮细胞、胎粪等，这些物质随羊水进入母体血循环后，在肺内形成小栓子，造成肺小血管机械性阻塞，并且还可以激活凝血系统，使毛细血管内形成广泛的血栓，进一步阻塞肺小血管，同时这些物质刺激肺释放前列腺素 $F_{2\alpha}$、5 - 羟色胺等，使肺血管反射性痉挛，导致肺动脉高压。这将反射性引起迷走神经兴奋，继而致小支气管痉挛。肺动脉高压可引起急性右心衰竭，继而呼吸循环功能衰竭。

（2）过敏休克　羊水成分作为致敏原引起 I 型变态反应，导致过敏性休克。表现为血压骤降，甚至消失。休克后出现心肺功能衰竭。

（3）弥散性血管内凝血（DIC）　羊水中含有大量促凝物质，可激活凝血系统，使得血管内广泛形成微血栓，消耗大量凝血物质和纤维蛋白原，导致 DIC 发生。羊水中含有大量纤溶激活酶，在消耗纤维蛋白原的同时激活纤溶系统，使产妇的血液由高凝迅速变为纤溶亢进，血液不凝，发生严重出血和失血性休克。

（4）急性肾功能衰竭　休克和 DIC 都可以可导致肾脏急性缺血，继而发生肾功能衰竭。

3. 相关检查

（1）下腔静脉血涂片检查　镜下可见羊水中的有形物质，如胎儿的鳞状上皮细胞、毳毛等，是确诊羊水栓塞的主要依据。

（2）床旁胸部 X 线片　双肺可见弥散性点、片状浸润阴影，沿肺门周围呈扇形分布。

（3）床边心电图检查　提示右心扩大、心排出量下降、心肌劳损。

（4）血凝障碍检查　DIC 各项检查阳性。

（5）其他　如尸检。

4. 临床表现　羊水栓塞起病急，来势汹。90% 以上的病例发生于分娩过程中，尤其是胎儿娩出前后；羊水栓塞的典型临床经过分为三个阶段。

（1）呼吸循环衰竭和过敏性休克　胎膜破裂后，产妇突然出现烦躁不安、寒战、恶心、呕吐、气急等先兆症状，随之出现呛咳、呼吸困难、发绀、面色苍白、四肢厥冷、肺部湿啰音、心率加快、血压下降、抽搐、昏迷等现象；严重者发病急骤，没有先兆症状，仅惊叫一声或打一哈欠，血压迅速下降或消失，呼吸循环停止，于数分钟内死亡。

（2）DIC　患者渡过第一阶段，继之发生难以控制的全身广泛性出血，如阴道大量流血、伤口渗血、全身皮肤黏膜出血、针眼出血甚至出现消化道大出血等。

（3）急性肾功能衰竭　羊水栓塞后期，肾脏缺血、缺氧，出现少尿、无尿和尿毒症的表现。

5. 处理原则　确诊后应立即抢救产妇，主要原则是解除肺动脉高压，缓解低氧血症，纠正呼吸循环功能衰竭；抗过敏、抗休克；防止 DIC 和肾功能衰竭。

最初阶段抗休克、抗过敏，解除肺动脉高压，纠正缺氧及心衰。DIC 阶段早期抗凝，晚期抗纤溶，同时补充凝血因子。肾功能衰竭期及时应用利尿剂。下腔静脉保留插管，测量中心静脉压，指导补充血容量，同时抽血查找羊水中的有形成分和血液生化检查。

【常见的护理诊断/问题】

1. 气体交换受损　与肺动脉高压、肺水肿等有关。

2. 组织灌注量不足　与过敏性休克、血管内凝血等有关。

3. 恐惧　与病情危急、预后差有关。

4. 潜在并发症　休克、肾功能衰竭、DIC 等。

5. 有胎儿受损的危险　与胎儿窘迫、胎死宫内有关。

【护理措施】

（一）一般护理

加强产前检查，注意消除诱发因素。正确掌握使用宫缩剂的指征和方法。人工破膜宜在宫缩间歇期进行，做到破口小、流速慢、位置高。中期妊娠引产时，行羊膜腔穿刺术不超过 3 次。钳刮术时要先刺破胎膜，使羊水流出后再钳夹胎块。

（二）心理护理

羊水栓塞起病急骤，病情凶险，产妇会表现焦虑、恐惧等，护理人员应鼓励并安慰产妇。允许家属适当陪伴患者，告知其疾病和治疗信息。患者及家属对突如其来的不良结局表现出否认与激动，护士应给予适当的解释与安慰，帮助其适应和渡过哀伤。

（三）缓解症状的护理

1. 积极配合医生进行抢救

（1）出现呼吸困难、发绀者，立即面罩给氧。必要时行气管插管正压给氧，协助医生行气管切开。

（2）遵医嘱使用氨茶碱等解痉和抗过敏药物，以缓解肺动脉高压，改善肺血流灌注。

（3）保持静脉通道通畅，配合医生积极抗休克和纠正酸中毒，合理使用强心苷和抗凝药物，并注意观察其疗效和毒副反应。

2. 观察病情变化　注意产妇的生命体征、尿量、意识状态、皮肤黏膜有无出血点或瘀斑，针眼、切口有无渗血，有无呕血、便血和血尿，出血是否凝固。

3. 产科处理　羊水栓塞发生后，应积极配合医生进行抢救，产妇病情稳定后，立即结束分娩。如羊水栓塞发生在第一产程，剖宫产终止妊娠；如羊水栓塞发生于第二产程，配合医生实施阴道手术助娩；产后大量出血者，为挽救产妇生命，需行子宫切除术者，做好术前准备。

（四）健康教育

1. 加强产前检查，重视羊水栓塞诱发因素人群的检测。

2. 做好产褥期保健知识的宣教，向胎儿存活者讲解新生儿护理知识与技能；出院前嘱其复查，告知复查目的、内容及时间。

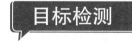

答案解析

一、选择题

A1 型题

产后出血最常见的病因是

A. 子宫收缩乏力　　　　　　　　　　　B. 凝血功能障碍

C. 软产道裂伤　　　　　　　　　　　　D. 子宫破裂

E. 胎盘因素

A2 型题

1. 初产妇，孕 38 周，胎儿估计 3800g，在人工破膜 + 缩宫素静脉点滴的处理下，6 小时宫口开大

9cm，检查发现脐下2指处可见病理性缩复环，导尿浅粉色，最适宜的处理为

A. 立即停用缩宫素，等待自然分娩

B. 立即行产钳助产术

C. 立即停用缩宫素，给予镇静剂后行剖宫产术

D. 给予镇静剂后行阴道助产

E. 给予镇静剂后等待自然分娩

2. 产妇，32岁，G₃P₁，孕40周。现产程进展顺利，胎儿娩出后30分钟，胎盘仍未娩出，亦无剥离迹象，阴道无出血，最可能的原因是

A. 胎盘剥离不全
B. 胎盘剥后滞留
C. 胎盘嵌顿

D. 胎盘完全植入
E. 胎盘部分性粘连

A3/A4 型题

（1~2题共用题干）

产妇，26岁。娩出一体重4000g的胎儿后，见大量阴道出血，暗红色。检查：胎盘、胎膜完整，子宫时软时硬，轮廓不清，患者面色苍白，血压下降，烦躁不安。

1. 该产妇目前主要的护理诊断是

A. 恐惧
B. 组织灌注量不足
C. 躯体移动障碍

D. 潜在并发症
E. 预感性悲哀

2. 该产妇出血的原因可能为

A. 胎盘植入
B. 宫颈裂伤
C. 子宫收缩乏力
D. 胎盘滞留
E. DIC

二、名词解释

1. 产后出血
2. 子宫破裂

三、简答题

简述预防羊水栓塞发生的主要措施。

四、病例分析

产妇，29岁，G₂P₁。足月分娩，分娩过程中潜伏期延长，第二产程时产妇疲惫，宫缩乏力，予缩宫素2.5U加0.9%生理盐水500ml静脉滴注加强宫缩。后因胎儿宫内窘迫行会阴侧切，产钳助产娩出一男婴，体重3950g，胎盘胎膜自然娩出、完整。胎盘娩出后子宫收缩欠佳。出产房后1小时产妇出现阴道流血增多、色红，挤压宫腔排出凝血块约300g，子宫软、轮廓不清，产妇诉心慌、口渴、眩晕。

根据以上资料，请回答：

1. 该产妇出现产后出血的主要原因。

2. 该产妇目前主要的护理诊断和护理措施。

（伊焕英）

书网融合……

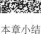
本章小结

题库

第十二章 产褥期疾病妇女的护理

PPT

📖 学习目标 ┄┄

通过本章内容学习，学生能够达到：

基本目标：

1. 识记产褥感染、产褥病率及产后抑郁症的概念。

2. 列举出产褥感染的病因、临床表现及护理措施；列举出产后抑郁症的病因及护理措施。

3. 比较产褥感染和产褥病率的异同点。

发展目标：

运用所学知识对产后抑郁症患者及其家人提供健康教育。

产褥期为女性一生生理及心理发生急剧变化的时期之一，多数产妇恢复良好，少数可能发生产褥期疾病。产褥期康复对母儿的健康都至关重要，护理人员应该掌握产褥期常见疾病的知识，为产褥期妇女提供整体护理，避免产褥期疾病的发生和发展，保证产褥期妇女的康复。

第一节 产褥感染

⇒ 案例引导 ┄┄

患者，女性，30 岁。G_1P_0，足月妊娠，胎膜早破，破膜后 16 小时临产，因持续性枕横位分娩过程中行会阴侧切术并予产钳助娩。胎盘自然娩出完整，产后出血 200ml。产后第 4 天发热，偶有寒战，会阴部疼痛。体格检查：T 39℃，P 103 次/分，BP 110/75mmHg，急性面容，面部潮红，呼吸急促。乳房无异常，腹软，宫底脐平，宫体明显压痛。妇科检查：会阴伤口红肿，有脓性分泌物渗出，压痛明显，血性恶露，量多，有臭味。辅助检查：血常规 WBC 18.9×10^9/L，中性杆状粒细胞 75%。B 型超声检查示：子宫 24cm×18cm×16cm，宫腔内未见残留组织，双附件区未见包块。该产妇精神萎靡，自诉失眠。

根据以上材料，请回答：

1. 该产妇最可能的临床诊断。

2. 该产妇主要的护理诊断。

3. 该类产妇所采取的护理措施。

产褥感染（puerperal infection）是指分娩及产褥期生殖道受病原体侵袭，引起产妇局部或全身感染，其发病率约为 6%。目前产褥感染与产后出血、妊娠合并心脏病、子痫构成了导致孕产妇死亡的四大原因。产褥病率（puerperal morbidity）是指分娩 24 小时以后至 10 日内，用口表每日测量体温 4 次，间隔时间 4 小时，有 2 次体温≥38℃。产褥病率的主要原因是产褥感染，其次还包括生殖道以外的感染，如急性乳腺炎、上呼吸道感染、泌尿系统感染、血栓性静脉炎等。

【护理评估】

（一）生理评估

1. 病因

（1）全身因素　产妇体质虚弱、贫血、营养不良、肥胖、免疫低下及慢性疾病等。

（2）与分娩有关的因素　产程延长、胎膜早破、羊膜腔感染、宫内胎儿监测、分娩过程中频繁的阴道检查、产后出血、产后留置尿管等。

（3）手术因素　剖宫产、急诊手术、人工剥离胎盘、产钳或胎头吸引术助产、会阴切口裂伤等。

（4）病原体　产褥感染可为单一的病原体感染，也可为多种病原体的混合感染，以混合感染多见。正常女性阴道寄生大量微生物，包括需氧菌、厌氧菌、真菌、衣原体和支原体，可分为致病微生物和非致病微生物。其中致病性病原体包括多源性和内源性两种。①外源性：以性传播疾病的病原体为主，如支原体、衣原体、淋病奈瑟菌等。②内源性：孕期及产褥期生殖道内寄生大量需氧菌、厌氧菌、假丝酵母菌等，以厌氧菌为主。许多非致病菌在特定的环境下可以致病，称为条件致病菌。常见的病原体如下。

1）需氧菌　①链球菌：是外源性产褥感染的主要致病菌，β溶血性链球菌的致病性最强，能使病变迅速扩散导致严重感染，其临床特点是发热早、寒战、体温 >38℃、心率快。腹胀、子宫或附件区触痛，甚至并发脓毒血症。②葡萄球菌：金黄色葡萄球菌和表皮葡萄球菌为主要致病菌。前者多为外源性感染，容易引起伤口严重感染；后者存在于阴道菌群中，引起的感染较轻。③杆菌：以大肠埃希菌、克雷伯菌属、变形杆菌属多见。大肠埃希菌与其相关的革兰阴性杆菌、变形杆菌常寄生于阴道、会阴、尿道口周围，能产生内毒素，是菌血症和感染性休克最常见的病原菌。

2）厌氧菌　①革兰阳性球菌：消化链球菌和消化球菌存在于正常阴道内，当产道损伤、胎盘或胎膜残留、局部组织坏死缺氧时，细菌迅速繁殖，若与大肠埃希菌混合感染，可发出异常恶臭的气味。②芽胞梭菌：主要是产气荚膜梭菌，产生外毒素，毒素可溶解蛋白质而产气及溶血。产气荚膜梭菌引起的感染，轻者为子宫内膜炎、腹膜炎、脓毒血症，重者可引起溶血、黄疸、血红蛋白尿、急性肾衰竭、循环衰竭、气性坏疽而死亡。③革兰阴性杆菌：可加速血液凝固，引起邻近部位发生血栓性静脉炎。

3）支原体　可在女性生殖道内寄生，引起生殖道感染，其感染多无明显症状，临床表现轻微。

此外，沙眼衣原体、淋病奈瑟菌等均可引起产褥感染。

（5）感染途径

1）内源性感染　寄生于正常孕妇生殖道的微生物，多数并不致病，但当抵抗力降低和（或）细菌数量及毒力增加等感染诱因时，可由非致病菌转为致病菌而引起感染，以厌氧菌多见。研究表明，内源性感染不但可导致产褥感染，而且能在妊娠期通过胎盘、胎膜、羊水间接感染胎儿，导致流产、早产、胎膜早破、胎儿生长受限、死胎等。

2）外源性感染　指外界病原菌进入产道而导致的感染。通过医务人员消毒不严格或被污染的衣物、用具、各种手术器械及产妇临产前性生活等途径侵入机体造成感染，以溶血性链球菌为主。

2. 相关检查

（1）血、尿常规、C反应蛋白血常规　白细胞计数增高，尤其是中性粒细胞升高明显，血沉加快；尿常规可见脓细胞、白细胞；血清C反应蛋白 >8mg/L，有助于早期诊断感染。

（2）B型超声　检查确定炎性包块、脓肿、血栓的位置及形状。

（3）后穹隆穿刺　急性盆腔腹膜炎时，直肠子宫陷凹脓肿形成，后穹隆穿刺有脓液。

（4）分泌物或穿刺物培养和药敏试验　取宫颈、宫腔分泌物及穿刺物进行细菌培养及药敏试验，可确定病原体，为选择有效的抗菌药物奠定基础。宫颈、宫腔分泌物培养可帮助诊断子宫内膜炎；后穹隆脓液培养可帮助诊断盆腔炎、腹膜炎；如产妇出现寒战、高热等全身中毒症状应作血培养，多次采集血样可提高阳性率。

3. 临床表现

（1）症状 产褥感染的三大主要症状是发热、疼痛与异常恶露。由于感染的发生部位、程度、扩散范围不同，其临床表现也不同。

1）急性外阴、阴道、宫颈炎 会阴裂伤或会阴后－侧切开伤口感染，以葡萄球菌和大肠杆菌感染为主。会阴裂伤或会阴侧切伤口感染，表现为会阴部疼痛，坐位困难，可有低热。局部伤口红肿、发硬、伤口裂开，压痛明显，脓性分泌物流出，较重时可出现低热。阴道裂伤及挫伤感染表现为黏膜充血、水肿、溃疡、脓性分泌物增多。感染部位较深时，可引起阴道旁结缔组织炎。宫颈裂伤感染向深部蔓延，可达宫旁组织，引起盆腔结缔组织炎。

2）子宫感染 包括急性子宫内膜炎、子宫肌炎。病原体经胎盘剥离面侵入，扩散至子宫蜕膜层称为子宫内膜炎，侵入子宫肌层称为子宫肌炎。若为子宫内膜炎，子宫内膜充血、坏死，阴道内有大量脓性分泌物且有臭味。若为子宫肌炎，腹痛，恶露增多呈脓性，子宫压痛明显，子宫复旧不良，可伴发高热、寒战、头痛，白细胞明显增高等全身感染症状。

3）急性盆腔结缔组织炎和急性输卵管炎 病原体沿宫旁淋巴和血行达宫旁组织，出现急性炎性反应而形成炎性包块，同时波及输卵管，形成急性输卵管炎。临床表现为下腹痛伴肛门坠胀，可伴寒战、高热、脉速、头痛等全身症状。体征为下腹明显压痛、反跳痛、肌紧张；宫旁一侧或两侧结缔组织增厚、压痛和（或）触及炎性包块，严重者整个盆腔累及并粘连形成"冰冻骨盆"。淋病奈瑟菌沿生殖道黏膜上行感染，达输卵管与盆腹腔，形成脓肿后，高热不退。患者白细胞持续增高，中性粒细胞明显增多，核左移。

4）急性盆腔腹膜炎及弥漫性腹膜炎 炎症继续发展，扩散至子宫浆膜，形成盆腔腹膜炎。继而发展成弥漫性腹膜炎，全身中毒症状明显，高热、恶心、呕吐、腹胀，检查时下腹部明显压痛、反跳痛。腹膜面分泌大量渗出液，纤维蛋白覆盖引起肠粘连，也可在直肠子宫陷凹形成局限性脓肿，若脓肿波及肠管与膀胱，会出现腹泻、里急后重与排尿困难。急性期治疗不彻底可发展成盆腔炎性疾病后遗症而导致不孕。

5）血栓性静脉炎 盆腔内血栓性静脉炎常侵及子宫静脉、卵巢静脉、髂内静脉、髂总静脉及阴道静脉，厌氧菌为常见病原体。病变单侧居多，产后 1～2 周多见，表现为寒战、高热，症状可持续数周或反复发作。下肢血栓性静脉炎常继发于盆腔静脉炎，病变多发生在股静脉、腘静脉及大隐静脉，表现为弛张热，下肢持续性疼痛，血液回流受阻，引起下肢水肿，皮肤发白，习称"股白肿"。

6）脓毒血症 感染血栓脱落进入血循环可引起脓毒血症，继而可并发感染性休克和迁徙性脓肿（肺脓肿、左肾脓肿）。若病原体大量进入血循环并繁殖可形成败血症，表现为持续高热、寒战、全身明显中毒症状，可危及生命。

（2）体征 仔细检查腹部、盆腔及会阴伤口，确定感染部位和严重程度。

1）局部感染 会阴侧切或腹部伤口触痛。

2）子宫内膜炎、肌炎 子宫复旧差，有轻触痛。

3）子宫周围结缔组织炎、盆腔腹膜炎和弥漫性腹膜炎 下腹部一侧或两侧有明显压痛、反跳痛、肌紧张，肠鸣音减弱或消失。宫旁一侧或两侧结缔组织增厚、压痛和（或）触及炎性包块，严重者侵及整个盆腔形成冰冻骨盆。

4）血栓性静脉炎 下肢局部静脉可有压痛或触及硬索状。

4. 处理原则 清除宫腔残留物；正确使用抗生素，控制感染；加强产妇营养，增加机体抵抗力，缓解症状。

（1）支持疗法 加强营养，增加机体抵抗力，纠正水、电解质失衡。病情严重或贫血者，多次少量输新鲜血或血浆。取半卧位，利于恶露引流或使炎症局限于盆腔。

（2）胎盘胎膜残留处理　抗感染治疗的同时，清除宫腔残留物。若急性感染伴发高热，应有效控制感染，待体温下降后，再彻底刮宫，避免因刮宫引起感染扩散、子宫内膜破坏和子宫穿孔。

（3）应用抗生素　未确定病原体时，应选用广谱高效抗生素，然后依据细菌培养和药敏试验结果调整抗生素的种类和剂量。中毒症状严重者，短期可加用肾上腺皮质激素，提高机体应激能力。

（4）抗凝治疗　若发生血栓静脉炎，应用抗生素同时，可加用肝素钠，即150U/（kg·d）肝素加入5%葡萄糖液500ml静脉滴注，每6小时1次，体温下降后改为每日2次，连用4~7日；尿激酶40万U加入0.9%氯化钠注射液或5%葡萄糖注射液500ml，静脉滴注10日。用药期间监测凝血功能。同时，还可口服双香豆素、阿司匹林等其他抗凝药物。

（5）手术治疗　会阴伤口或腹部切口感染，应及时切开引流；盆腔脓肿可经腹或后穹隆穿刺或切开引流；子宫严重感染，经积极治疗无效，炎症继续扩展，出现不能控制的出血、脓毒血症或感染性休克时，应及时行子宫切除术，清除感染源，挽救患者生命。

（6）多科合作　对于血栓静脉炎及脓毒血症、败血症等严重产褥感染的治疗应强调多科合作，与感染科、血管外科等科室共同制订治疗方案。

（二）心理社会评估

产褥感染影响产妇的产后恢复及母乳喂养，尤其高热、疼痛严重者，产妇感到恐惧和焦虑，甚至失眠；随着医疗检查及医护活动的增加，产妇会感到害怕、无助，原有的虚弱、疲倦感加重；产妇对医护人员及家庭支持的依赖性增加，希望得到更多的帮助。护理人员应通过对产妇语言、行为的观察，了解产妇的情绪变化。

【常见的护理诊断/问题】

1. 体温过高　与感染的发生有关。

2. 疼痛　与生殖道局部感染有关。

3. 焦虑　与疾病及母子分离或护理孩子的能力受影响有关。

4. 母乳喂养中断　与败血症有关。

5. 知识缺乏　缺乏产褥感染相关的知识。

【护理措施】

（一）一般护理

保持病室的安静、整洁、空气新鲜。保持床单及衣物、用物清洁。保证产妇休息充足，多饮水，给予高蛋白、高热量、高维生素易消化饮食，以增强机体抵抗力。取半卧位，利于恶露引流或使炎症局限于盆腔。

（二）心理护理

1. 了解产妇和家属的心理状态，对于产妇及家属的疑问、焦虑与恐惧，应给予充分的解释，消除其不良的心理因素，减轻产妇因母婴分离而导致的焦虑情绪。

2. 及时向产妇提供新生儿的信息，鼓励产妇与新生儿进行交流、接触，增加产妇的自信心，使其更好地配合治疗。

3. 改善家庭关系，发挥社会支持系统的作用。

（三）缓解症状的护理

1. 用药护理

（1）未能确定病原体时，应根据临床表现及临床经验选用广谱高效抗生素，首选青霉素类或头孢类药物，同时加用甲硝唑。青霉素类和头孢类药物过敏患者，可选用大环内酯类抗菌药物，必要时选用喹诺酮或氨基糖苷类抗菌药物，用药期间需告知产妇停止哺乳。

（2）待细菌培养和药敏试验结果明确后，遵医嘱调整抗生素种类和剂量，足量、及时、规范给药时间和给药途径，保持有效血药浓度。

2. 手术前后护理 配合做好脓肿引流术、阴道后穹隆穿刺术和清宫术的术前准备、术中配合及术后护理。

3. 特殊护理

（1）生命体征的观察 密切观察产妇生命体征的变化，尤其体温，每4小时测量体温1次，并观察有无寒战、恶心、呕吐、全身乏力、腹胀、腹痛等症状，如发现异常，及时记录并通知医师。高热者应及时采取有效的物理降温措施，并注意保持水、电解质平衡。

（2）伤口与恶露的观察 注意观察产妇腹部或会阴部伤口是否出现红、肿、热、痛等感染征象，会阴伤口红肿，每日行会阴擦洗后用红外线照射会阴部，每日2次，每次15~20分钟。做好会阴护理，及时更换会阴垫，会阴伤口硬结及早期感染者可予以会阴湿热敷或遵医嘱使用抗炎药物。观察子宫复旧情况，了解宫底的高度、硬度及有无压痛。观察产妇恶露情况，如恶露的量、颜色、性状、持续时间发生改变，提示有感染的可能。

（3）其他 下肢血栓性静脉炎者应抬高患肢，局部热敷或中药外敷，限制活动。严重病例有感染性休克或肾功能衰竭者应积极配合抢救。

（四）健康教育

1. 预防产褥感染 加强孕期保健和卫生宣传，加强营养，增强体质，告知孕妇临产前2个月应避免性生活及盆浴；及时治疗外阴炎、阴道炎及宫颈炎等慢性疾病和并发症；避免胎膜早破、胎盘滞留、软产道损伤与产后出血；定期消毒待产室、产房及各种器械，接产严格无菌操作；正确掌握手术指征，减少不必要的阴道检查及手术操作，保持外阴清洁；必要时给予广谱抗生素预防感染。

2. 出院指导 指导产妇进食高热量、高蛋白、高维生素饮食，保证足够的液体摄入，增强机体抵抗力，纠正水、电解质失衡；建立良好的个人卫生习惯，保持会阴清洁干燥，及时更换会阴垫，使用自己的便盆及会阴清洁用具；采取半卧位，促进恶露引流，炎症局限，防止感染扩散，鼓励产妇早期下床活动；正确的母乳喂养，定时挤奶维持泌乳；教会产妇识别产褥感染复发征象，如恶露异常、腹痛、发热等，如有异常情况及时就诊；鼓励家属及亲友为产妇提供良好的社会支持。

⊕ **知识链接**

1952年，毛泽东亲自倡导发展爱国卫生运动。医院在爱国卫生运动中的实践可以追溯到，五六十年代，以张孝骞、林巧稚、曾宪九、黄家驷教授这些大家为代表，帮助改善农村医疗卫生理念，推动广大农民健康行为的改善和提高。

近年来，以习近平新时代中国特色社会主义思想为指导，坚持以人民为中心的发展思想，牢固树立"大卫生、大健康"理念，坚持预防为主、防治结合的原则，制定了《健康中国行动（2019—2030年）》。其中提出了医务人员应掌握与岗位相适应的健康科普知识，并在诊疗过程主动提供健康指导。建立医疗机构和医务人员开展健康教育和健康促进的绩效考核机制，从而提高居民健康素养水平。

第二节 产后抑郁症

⇒ **案例引导**

患者，女性，初产妇，36岁。因精神过度紧张、焦虑、恐惧导致产程异常，遂行剖宫产分娩一健康男婴。产后7天，出现情绪低落、失眠、懒言少动，拒绝给新生儿哺乳，不愿参与新生儿的护理工作。该产妇平日性格内向、敏感，不愿与他人交往。体格检查无异常。

根据以上资料，请回答：

1. 该产妇最可能的临床诊断。
2. 该类产妇应给予的护理措施。

产后抑郁症（postpartum depression，PPD）指产妇在产褥期间出现抑郁症状，是产褥期非精神病性精神综合征中最常见的一种类型。主要表现为持续和严重的情绪低落及一系列症候群，如动力减低、失眠、悲观等，甚至影响对新生儿的照料能力。其发病率国外报道约30%，我国报道发病率11%～52%不等，且近年来呈现上升趋势。本病预后良好，约70%患者于1年内治愈，极少数患者持续1年以上。再次妊娠复发率约20%。产后抑郁症对产妇身心恢复及新生儿健康成长均有不良影响，近年来发病率有上升趋势。

【护理评估】

（一）生理评估

1. 病因 目前关于产后抑郁症的病因尚不明确，现代医学认为可能与下列因素有关。

（1）生理因素 临产前胎盘类固醇的释放达到最高值的时间与产前的情绪高涨时期正相吻合，而分娩后胎盘类固醇分泌突然减少，人绒毛膜促性腺激素（hCG）、人胎盘生乳素、孕激素、雌激素含量急剧下降，以及雌、孕激素不平衡在产后心理障碍的发生上均起着一定的作用。

（2）分娩因素 产时并发症、产后并发症、难产、滞产、手术产等均使产妇感到紧张与恐惧，担心胎儿和自身的生命安全，是产后抑郁症不可忽视的诱因。

（3）心理因素 产妇分娩后，新生儿的出生使家庭的重心从产妇转移到新生儿，使产妇产生爱的被剥夺感；产妇初为人母的强烈依赖感和护理新生儿能力及经验的缺乏，常导致其因无法应对角色期望带来的社会压力而对母亲角色出现认同缺陷，导致情绪紊乱；具有焦虑、敏感、情绪不稳定、强迫个性、社交能力不良以及过度自我控制、性格内向、保守固执性格特点的产妇是产后抑郁症的好发人群。

（4）社会因素 孕产期不良生活事件可导致产妇发生产后抑郁症，如夫妻关系紧张、婚姻破裂、孕产期丧失亲人、缺少家庭与社会支持、产妇家庭经济困难、文化水平低、围生期保健缺乏、分娩过程医护人员的态度不良及家人对男孩的期望过高等。

（5）遗传因素 家族有精神病史，特别是有抑郁症病史的产妇，其发生产后抑郁症的危险可达20%～30%。

2. 相关检查 目前国内外尚无专用的辅助诊断产后抑郁症的心理量表，但是在产科工作中常用的量表有以下几种。

（1）爱丁堡产后抑郁量表（Edingburgh postnatal depression scale，EPDS） 国际上广泛使用，是Cox等人于1987年编制的用于产后抑郁初步筛查的理想自评量表，包括10项内容，4级评分。最佳筛查时间在产后2～6周。当产妇总分≥13时需要进一步确诊（表12-1）。

表 12 − 1 爱丁堡产后抑郁量表

序号	测评项目及评分标准			
	在过去的 7 日			
1	我能够笑并观看事物有趣的方面			
	如我总能做到那样多	0 分	现在不是那样多	1 分
	现在肯定不多	2 分	根本不	3 分
2	我期待着享受事态			
	如我能做到那样多	0 分	较我原来做得少	1 分
	肯定较原来做得少	2 分	全然难得有	3 分
3	当事情做错，我多会责备自己			
	是，大多时间如此	3 分	是，有时如此	2 分
	并不经常	1 分	不，永远不	0 分
4	没有充分的原因我会焦虑或苦恼			
	不，总不	0 分	极难得	1 分
	是，有时	2 分	是，非常多	3 分
5	没有充分的理由我感到惊吓或恐慌			
	是，相当多	3 分	是，有时	2 分
	不，不多	1 分	不，总不	0 分
6	事情对我来说总是发展到顶点			
	是，大多情况下我全然不能应付	3 分	是，有时我不能像平时那样应付	2 分
	不，大多数时间我应付得相当好	1 分	我应付与过去一样好	0 分
7	我难以入睡，很不愉快			
	是，大多数时间如此	3 分	是，有时	2 分
	并不经常	1 分	不，全然不	0 分
8	我感到悲伤或痛苦			
	是，大多数时间如此	3 分	是，相当经常	2 分
	并不经常	1 分	不，根本不	0 分
9	我很不愉快，我哭泣			
	是，大多数时间	3 分	是，相当常见	2 分
	偶然有	1 分	不，根本不	0 分
10	出现自伤想法			
	是，相当经常	3 分	有时	2 分
	极难得	1 分	永不	0 分

（2）产后抑郁筛查量表（postpartum depression screening scale，PDSS） 包括睡眠/饮食失调、焦虑/担心、情绪不稳定、精神错乱、丢失自我、内疚/羞耻及自杀想法 7 个因素，共 35 个条目，分 5 级评分，一般以总分≥60 分作为筛查产后抑郁症的临界值。

⊕ 知识链接

美国精神病学会（1994）制定的产后抑郁症的诊断标准

1. 在产后 2 周内出现下列 5 条或 5 条以上的症状，必须具备（1）（2）两条

（1）情绪抑郁

（2）对全部或多数活动明显缺乏兴趣或愉悦

（3）体重显著下降或增加

（4）失眠或睡眠过度

（5）精神运动性兴奋或阻滞

（6）疲劳或乏力

（7）遇事均感毫无意义或有自罪感

（8）思维能力减退或注意力不集中

（9）反复出现想死亡的想法

2. 在产后 4 周内发病

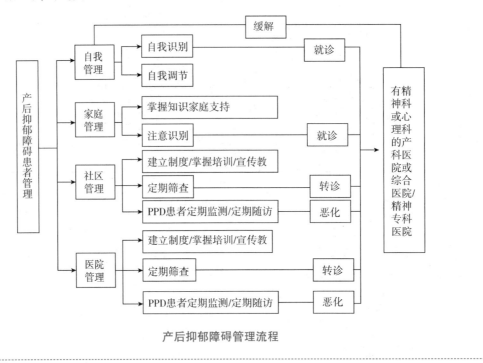

产后抑郁障碍管理流程

3. 临床表现 产后抑郁症多于产后 2 周内发病，产后 4~6 周症状明显，病程可持续 3~6 个月。主要有以下表现。

（1）情绪改变 心情压抑、情绪淡漠，甚至焦虑、恐惧、易怒，夜间加重；有时表现为孤独、不愿见人或伤心、流泪。

（2）自我评价降低 自暴自弃、自罪感、对身边的人充满敌意，与丈夫及其他家庭成员关系不协调。

（3）创新性思维受损，主动性降低。

（4）对生活缺乏信心，感觉生活无意义，出现厌食、睡眠障碍、易疲倦、性欲减退，严重者出现绝望、自杀或杀婴倾向，有时陷于错乱或昏迷状态。

4. 处理原则　进行心理治疗或抗抑郁药物治疗的综合治疗方法。

（1）心理治疗为重要的治疗手段。包括心理支持，心理咨询与社会干预等。通过心理咨询，解除致病的心理因素（如婚姻关系紧张、性别期待失望、社会支持系统不良等）。为产妇提供更多的情感支持和社会支持，指导产妇对情绪和生活进行自我调节。

（2）药物治疗适用于中、重度抑郁症及心理治疗无效患者。

1）5 - 羟色胺再吸收抑制剂　首选药物，为不进入乳汁的抗抑郁药。

2）三环类抗抑郁药　如阿米替林，应在专科医师指导下用药为宜，可根据以往疗效及个性化选择药物。

（二）心理社会评估

产褥期妇女情感处于脆弱阶段，特别是产后 1 周内情绪变化最为明显，心理处于严重不稳定状态。产妇情绪低落，心绪欠佳，不愿与人交流，护理孩子时可表现为明显不悦，夫妻关系或产妇与家庭中其他成员的关系紧张，周围亲人对产妇态度冷淡。

【常见的护理诊断/问题】

1. 家庭运作过程失常　与无法承担母亲角色有关。

2. 有对自己实行暴力的危险　与产后严重心理障碍有关。

3. 个人应对无效　与产后抑郁有关。

4. 睡眠型态紊乱　与抑郁有关。

【护理措施】

（一）一般护理

房间应安静、清洁、温暖、阳光充足、空气新鲜。产妇的体力和精力消耗巨大，过度的困乏直接影响产妇的情绪，产后需要有充分的睡眠和休息。应加强护理工作的效率，治疗、护理时间要相对集中，减少不必要的打扰，落实好陪伴制度。

（二）心理护理

1. 心理咨询是心理护理的重要措施。产后抑郁往往是产妇对事情的认证曲解所致的心情不好，故应首先解除致病的心理因素，如婚姻关系紧张、想生男孩却生的是女孩、既往有精神障碍史等，使产妇的情感得到疏泄、释放。同时，应重视开展人际心理治疗的护理工作。

2. 在了解产妇心理状态及个性特征的基础上，对产褥期产妇所面临的身心的改变予以解释、疏导和鼓励，提出指导性的建议或劝告，使其增强生活自信心，改变价值观念，做好自我调整和适应。避免敏感话题，如婴儿的性别、产妇体形的恢复、孩子出生后经济负担的加重等。

3. 在家庭成员及社会各方面的支持与协作下，调节夫妻之间或产妇与其他家庭成员间的矛盾冲突。鼓励产妇学会寻求丈夫、家人和朋友的帮助，遇到不顺心的事情应主动倾诉，对他人宽容理解，保持乐观的心态。

（三）缓解症状的护理

1. 用药护理

（1）病情严重者，应根据疾病的严重程度及是否进行母乳喂养，选用对母婴安全的最低有效剂量的药物治疗，并与心理治疗相结合，一般可获良好效果。

（2）遵医嘱给予抗抑郁药物，如帕罗西汀、氟西汀、阿米替林等。在用药的过程中，应注意观察药物的效果和有无副反应的发生。

2. 特殊护理

（1）护理人员应主动与产妇交流，教会护理孩子的一般知识和技能，消除产妇自认为无能的心态。

（2）及时进行母乳喂养和新生儿抚触的指导，通过哺乳和对新生儿抚触增进母子间的情感交流。

（3）鼓励家庭成员在生活上关心、体贴产妇，倾听其诉说，使产妇感受到自己在家庭中的地位和重要性，树立信心，消除苦闷心理。

（4）对于重症患者，应高度警惕产妇的伤害性行为，避免危险因素，注意采取安全保护措施，并及时请心理医师或精神科医师给予治疗。

（四）健康教育

产后心理障碍不仅影响产妇的精神和身体健康，重者甚至导致夫妻分离、家庭破裂和社会的不安定，更重要的是还可能影响婴儿的发育，因此这不是产妇一个人的问题，而是以家庭为单位的整体问题。产后抑郁症虽预后良好，但再次妊娠者，复发率为20%，而且对子代的认知能力会受到一定影响。因此必须重视对本病的认识，从生理、心理、社会等方面积极预防，减少产后心理障碍的发生。

1. 加强婚前保健　婚前通过各种健康教育形式，使欲婚青年了解性生理、性心理、性卫生；知道如何正确地选择避孕方法和计划受孕；学习有关孕期保健、新生儿保健和影响男女婚育的常见疾病及遗传病等医学知识。

2. 加强孕期保健　重视孕妇心理卫生的咨询与指导，对既往有产后抑郁症或家族中有产后心理障碍史、筛查发现有精神症状的高危孕妇进行监测和必要的干预。鼓励孕妇及其丈夫一起参加孕妇学习班，学习妊娠和分娩的相关知识，了解分娩过程、分娩时的放松技巧及如何与助产人员配合，减轻孕妇对妊娠、分娩的紧张情绪，完善自我保健。

3. 提倡新型分娩模式　积极开展"导乐"或"陪伴"分娩的新型模式，让有分娩经历的人员或其丈夫、其他亲人陪伴在产妇身边，共同参与分娩过程，给予产妇心理支持。在分娩过程中，护理人员应运用医学心理学、社会学知识对产妇多加关心和爱护，尤其对产程长、精神压力大的产妇，更需要耐心解释分娩的过程，给予心理支持。同时，应提高产科质量，开展分娩镇痛，减少产时、产后并发症的发生。

4. 重视产褥期保健　倾听产妇诉说心理问题，做好产妇心理疏通工作。对分娩时间长、难产、有不良妊娠结局或个性不良的产妇，应重点做好心理护理，耐心解释分娩时间延长的原因，用友善、亲切、温和的语言给予关心，增加产妇自信心；对以往有精神抑郁史、情绪低落的产妇要给予足够的重视，定期密切观察，避免一切不良刺激，给予更多的关爱、指导；实行母婴同室、大力提倡母乳喂养，促进和帮助产妇适应母亲角色，指导产妇与婴儿进行交流、接触，为婴儿提供照顾，培养早期母婴情感交流；指导产妇学会与婴儿同步休息，养成良好的睡眠习惯。

5. 发挥社会支持作用　社会支持是影响妊娠妇女抑郁发生频度的主要因素，良好的社会支持可以对应激状态下的个体提供保护。护理人员应向家属讲解产后抑郁症发生的原因，指导产妇的丈夫及其他家属在新生儿娩出后，仍给予产妇足够的重视，满足产妇在身体和心理方面的需要，避免产妇因家庭重心转移而感到孤独和失落。

答案解析

目标检测

一、选择题

A1 型题

产褥感染时应采取的体位是

A. 膀胱截石位　　　　　　　　　　B. 去枕平卧

C. 膝胸卧位　　　　　　　　　　　D. 侧卧位

E. 半卧位

A3/A4 型题

（1~2 题共用题干）

患者，女。自然分娩后第 6 天，体温 39.8℃，恶心、呕吐，下腹部胀痛（＋），反跳痛（＋）。

1. 此患者最可能的诊断是

A. 急性盆腔腹膜炎　　　　　　　　B. 急性子宫内膜炎

C. 急性肾盂肾炎　　　　　　　　　D. 急性乳腺炎

E. 肠梗阻

2. 对于该患者，当前正确的处理是

A. 立即手术，做好术前准备　　　　B. 立即腹部理疗以减轻疼痛

C. 宜取半卧位，使炎症局限　　　　D. 化验结果回报后再选用抗生素治疗

E. 口服解热止痛药

二、名词解释

产褥感染

三、简答题

简述产后抑郁症患者的护理措施。

四、病例分析

患者，女。初产妇，足月产，总产程共 28 小时。自然分娩后 9 天，现体温 38.7℃，下腹部疼痛，脓血性恶露，量多、有异味，宫底平脐、压痛明显，诊断为子宫内膜炎。

根据以上资料，请回答：

1. 该患者发生感染的诱因。

2. 该类患者主要的护理措施。

（朱芸芸）

书网融合……

本章小结

题库

第十三章 生殖系统炎症妇女的护理

PPT

📖 **学习目标** --

通过本章内容学习，学生能够达到：

基本目标：

1. 说出外阴炎、阴道炎、宫颈炎、盆腔炎、淋病、尖锐湿疣、梅毒的护理评估内容。

2. 列举外阴及阴道炎、宫颈炎、盆腔炎、淋病、尖锐湿疣、梅毒的常见诊断/问题及护理措施。

3. 理解女性生殖器官的自然防御功能、女性生殖系统炎症常见病原体及传染途径。

发展目标：

1. 学会运用护理程序为生殖系统炎症患者实施整体护理。

2. 学会医护沟通技巧，能够与患者进行良好的沟通。培养正确的医学伦理观、责任感、同情心和正直、严谨的科学态度。

第一节 概 述

（一）女性生殖系统的自然防御功能

女性生殖器的解剖和生理特点使妇女具有比较完善的自然防御功能，一般不发生炎症。其防御功能主要表现在以下几个方面。

1. 两侧大阴唇自然合拢，遮盖阴道口与尿道口，防止外界微生物侵入。

2. 由于盆底肌的作用，阴道口闭合，阴道前、后壁紧贴，可以防止外界微生物侵入。

3. 阴道具有自净作用。阴道上皮在卵巢分泌的雌激素影响下增生变厚，增加抵抗病原体侵入的能力，同时上皮细胞中含有丰富糖原，可在阴道乳杆菌作用下，转化为乳酸，维持阴道正常的酸性环境（pH≤4.5，多在3.8~4.4），从而抑制适应在弱碱性环境中繁殖的病原体。

4. 宫颈阴道部黏膜覆以复层鳞状上皮，具有较强的抗感染能力。

5. 子宫颈内膜所分泌的黏液形成碱性黏液栓，堵塞子宫颈管，抑制嗜酸性病原体的活动与繁殖，且宫颈内口平常紧闭，可防止病原体侵入。

6. 育龄妇女子宫内膜周期性剥脱，可及时消除宫腔内的感染。

7. 输卵管黏膜上皮细胞的纤毛向子宫腔方向摆动以及输卵管的蠕动，均有利于阻止病原体的侵入。

虽然女性生殖系统在解剖、生理生化方面具有较强的自然防御功能，但因外阴前与尿道毗邻、后与肛门邻近，易受污染。而外阴与阴道又是性交、分娩及各种宫腔操作的必经通道，容易受到损伤及各种外界病原体的感染。另外，妇女在特殊生理时期如月经期、妊娠期、分娩期及产褥期，机体免疫功能下降，病原体容易侵入生殖道引起炎症的发生。

（二）病原体

1. 细菌 多为化脓菌如葡萄球菌、链球菌、大肠埃希菌、厌氧菌、变形杆菌、淋病奈瑟菌、结核杆菌等。

葡萄球菌为革兰阳性球菌，是手术后、产后生殖器炎症及伤口感染常见的病原菌，以金黄色葡萄球菌致病力最强。革兰阳性链球菌的种类很多，其中乙型溶血性链球菌的致病力强，可使感染扩散，并引起败血症。大肠埃希菌为革兰阴性杆菌，为寄生于肠道及阴道的正常菌群，一般不致病，但当机体抵抗力严重低下时可引起严重感染，甚至产生内毒素。厌氧菌主要有革兰阳性消化链球菌、消化球菌及革兰阴性脆弱类杆菌等，以脆弱类杆菌致病力最强，可形成盆腔脓肿、感染性血栓性静脉炎。消化链球菌和消化球菌多见于产褥感染、感染性流产、输卵管炎。

2. 原虫 以阴道毛滴虫最为多见，其次为阿米巴原虫。

3. 真菌 以假丝酵母菌为主。

4. 病毒 以疱疹病毒、人乳头瘤病毒多见。

5. 螺旋体 多见苍白密螺旋体。

6. 衣原体 常为沙眼衣原体，感染症状不明显，但常导致严重的输卵管黏膜结构及功能破坏，且可引起盆腔广泛粘连。

7. 支原体 是正常阴道菌群的一种，在一定条件下可引起生殖道炎症。

（三）传播途径

1. 沿生殖道黏膜上行蔓延 病原体侵入外阴、阴道后，沿宫颈、子宫内膜、输卵管黏膜面蔓延至卵巢及腹腔。淋病奈瑟菌、沙眼衣原体及葡萄球菌多以此途径扩散。

2. 经血液循环蔓延 病原体先侵入人体的其他系统，再经血液循环感染生殖器官，是结核杆菌感染的主要途径。

3. 经淋巴系统蔓延 病原体经外阴、阴道、宫颈及宫体创伤处的淋巴管侵入盆腔结缔组织及内生殖器其他部分。是产褥感染、流产后感染及宫腔操作后感染的主要传播途径，多见于链球菌、大肠埃希菌及厌氧菌感染。

4. 直接蔓延 腹腔其他脏器感染后，直接蔓延到内生殖器官，如阑尾炎可直接蔓延引起右侧输卵管炎。

（四）炎症的发展与转归

1. 痊愈 当患者抵抗力强、病原体致病力弱或治疗及时、有效时，病原体完全被消灭，炎症很快被控制，炎性渗出物完全被吸收，称为痊愈。一般痊愈后组织结构、功能都可以恢复正常。但如果坏死组织、炎性渗出物机化形成粘连或瘢痕时，虽炎症完全消失，但其组织结构和功能不能完全恢复。

2. 转为慢性 当炎症治疗不彻底、不及时或病原体对抗生素不敏感时，身体的防御功能和病原体的作用处于相持状态，使得炎症长期存在。机体抵抗力强时，炎症可以被控制并逐渐好转。一旦机体抵抗力降低，慢性炎症可急性发作。

3. 扩散与蔓延 患者抵抗力低下、病原体作用强时，炎症可经淋巴和血液扩散等各种途径蔓延或扩散到邻近器官。严重时可形成败血症，危及生命。

⊕ **知识链接**

阴道微生态

阴道微生态是指由阴道微生物群、宿主内分泌系统、阴道解剖结构、阴道局部免疫系统共同组成的生态系统。在维持阴道微生态平衡的因素中局部 pH、雌激素、乳杆菌及阴道黏膜的免疫系统起重要作用。这些因素之间的相互关系失衡即意味着阴道微生态平衡被打破，可以导致阴道感染发生。

【护理评估】

（一）生理评估

1. 询问病史 询问患者的年龄、月经史、婚育史、哺乳史、生殖系统手术史、性生活史、糖尿病病史及肺结核病史，了解有无输血史、吸毒史及接受大剂量雌激素治疗或长期应用抗生素治疗病史。有无宫腔内手术操作后、产后或流产后感染史，采用的避孕或节育措施、个人卫生及月经期卫生保健等情况。发病后有无发热、寒战、腹痛、阴道分泌物增多、阴道分泌物性状和颜色发生改变，有无排尿、排便异常改变，外阴有无痒、痛、肿胀、灼热感等，了解此次疾病的治疗经过和效果等。

2. 临床表现

（1）外阴 询问外阴皮肤有无瘙痒、疼痛、烧灼等主观感觉，及其与活动、性交、排尿、排便的关系。

（2）白带 白带是由阴道黏膜渗出液、宫颈腺体及子宫内膜的分泌物混合而成，正常情况下呈白色稀糊状或蛋清样，高度黏稠，无腥臭味，量少，对健康无不良影响。生殖系统有炎症时白带量往往增多，性状、气味均发生改变。炎症患者白带性状可有黏液脓性、稀薄泡沫状、稠厚凝乳状、豆腐渣状及血性等类型。

（3）阴道流血 除正常月经外，女性生殖道任何部位均可发生异常出血。应评估患者的阴道流血量、出血时间（经前、经间、经后、性交后、停经后或绝经后）及伴随症状。阴道流血可见于外阴溃疡、阴道炎、宫颈炎、宫颈息肉、子宫内膜炎等疾病。

（4）炎症扩散症状 当炎症扩散到盆腔时，可引起腰骶部疼痛、盆腔部下坠痛，多在劳累、性交后及月经前后加剧。若有腹膜炎，则可出现恶心、呕吐、腹胀、腹泻等消化系统症状。若有脓肿形成，可有下腹部包块及局部压迫刺激症状。

（5）不孕 因炎性分泌物不利于精子通过，或输卵管粘连堵塞、蠕动受限等原因，可引起不孕。

（6）全身症状 精神不振、食欲减退、体重下降、乏力、头痛、四肢疼痛等。

3. 相关检查

（1）妇科检查

1）外阴 检查外阴部有无充血、肿胀、糜烂、溃疡、皮肤增厚或粗糙情况，有无抓痕、压痛情况。阴蒂、大小阴唇、肛门周围、尿道口、阴道口等部位有无丘疹、斑疹及乳头状疣等。

2）阴道 观察阴道黏膜炎性改变情况，阴道后穹隆处分泌物的量及性状。

3）宫颈 观察宫颈有无充血、水肿、糜烂、肥大及肥大的程度，有无息肉、外翻、裂伤、宫颈腺囊肿，检查宫颈举痛情况。

4）子宫 双合诊或三合诊检查宫体大小、位置、质地、活动及压痛情况。

5）附件 检查有无肿块、增粗、压痛等。如扪及肿块，注意其位置、大小、质地、表面光滑度、活动度、有无压痛及与子宫、盆壁的关系。

（2）实验室检查

1）阴道分泌物检查 在阴道分泌物中寻找病原体如滴虫、假丝酵母菌、细菌（包括淋病奈瑟菌）、支原体、衣原体等，必要时可作细菌培养。

2）宫颈刮片或分段诊刮术 对有血性白带者，应与子宫恶性肿瘤相鉴别，需常规作宫颈刮片，必要时行分段诊刮术。

3）阴道镜检查 此项检查对发现宫颈病变有帮助。

4）聚合酶链式反应（PCR） PCR方法简便、快速、灵敏度高，特异性强，可检测、确诊人乳头瘤病毒感染、淋病奈瑟菌感染等。

5）局部组织活检　活体组织检查可明确诊断。

6）腹腔镜　能直接观察到子宫、输卵管浆膜面，并可取腹腔液行细菌培养。能在病变处做活组织检查。

7）B型超声　可了解子宫、附件情况。

4. 处理原则

（1）病因治疗　积极寻找病因，针对病因进行治疗。针对病原体选用相应抗生素进行治疗，治疗原则是及时、足量、规范、彻底、有效。抗生素可经全身或局部使用。必要时可加用辅助药物以提高疗效。

（2）局部治疗　包括局部药物热敷、坐浴、熏洗或冲洗等，也可用抗生素软膏局部涂抹，每天 1 ~ 2 次。

（3）物理或手术治疗　物理治法包括微波、短波、超短波、激光、冷冻、离子透入（可加入各种药物）等，治疗原理是促进局部血液循环，改善组织营养状态，提高新陈代谢，以利于炎症吸收和消退。手术治疗可根据情况选择经阴道、经腹部手术或腹腔镜手术，手术治疗时注意应彻底治愈，避免遗留病灶复发。

（4）中药治疗　根据病情不同，选用清热解毒、清热利湿或活血化瘀的中药。

（二）心理社会评估

通过与患者接触、交谈，观察其行为变化，了解其情绪与心理状态的改变。多数患者在出现典型的临床症状后，出于无奈被迫就医。有些未婚女性，常因害羞、恐惧、害怕遭人耻笑和遗弃等原因未及时就诊，或自行寻找非正规医疗机构诊治，以致延误病情，给治疗和护理带来一定困难。

【常见的护理诊断/问题】

1. 组织完整性受损　与炎性分泌物刺激引起局部瘙痒及搔抓损伤有关。

2. 舒适度减弱　与炎症引起的外阴瘙痒、灼热及分泌物多有关。

3. 焦虑　与治疗效果不佳有关。

【护理措施】

1. 一般护理　嘱患者多休息，避免劳累，急性炎症期如急性盆腔炎时，应卧床休息，帮助其取合理体位。指导患者养成良好个人卫生习惯，保持外阴部清洁、干燥。指导患者便后按由前向后、从尿道到阴道顺序擦洗，以保持会阴部清洁。增加营养，进食高热量、高蛋白、高维生素饮食，增强体质。对于发热患者，应鼓励其多饮水。

2. 心理护理　因炎症部位为患者的隐私处，患者往往有害羞心理，不愿就医，应耐心向患者进行解释，告之及时就医的重要性，并鼓励其坚持治疗和随访。对慢性炎症患者应做好心理评估，尊重患者，耐心倾听其诉说，主动向患者解释各种诊疗的目的、作用、方法、副反应和注意事项，与患者及家属共同讨论治疗、护理方案，减轻患者的恐惧和焦虑，争取患者家属的理解和支持。

3. 缓解症状的护理

（1）用药护理　疼痛症状明显者，应指导放松技巧，转移注意力，缓解不适，或按照医嘱给予止痛剂。局部奇痒难忍时，遵医嘱给予止痒药膏，并嘱其避免搔抓。因瘙痒及疼痛而出现睡眠困难的患者，应教会其诱导睡眠的技巧，必要时遵医嘱给予镇静药物，提高睡眠质量。

（2）特殊护理　炎症急性期患者应采取半卧位姿势，以利于分泌物积聚于子宫直肠陷凹而使炎症局限和便于引流。为发热患者做好物理降温并及时观察降温效果和记录，做好患者舒适护理。评估患者对诊疗方案的了解程度及执行能力后，帮助护理对象接受妇科诊疗时的体位、方法及各种治疗措施，尽可能陪伴患者并为其提供有助于保护隐私的环境，解除其不安、恐惧的情绪。执行医嘱时应尽量使用通俗易懂的语言与患者及家属沟通，认真回答其问题，准确执行医嘱。及时、正确收集各种送检标本，协助医师完成诊疗过程。巡视过程中，认真对待患者的主诉，注意密切观察患者生命体征、分泌物的量和性状、用药反应等情况并详细记录，如有异常情况及时与医师取得联系。

4. 健康教育

（1）卫生宣教　指导患者穿用棉质内裤并勤更换，以保持外阴部清洁，减少局部刺激。嘱治疗期间勿去公共浴池、游泳池，浴盆、浴巾等用具应消毒，并避免性生活。注意经期、孕期、分娩期和产褥期的卫生。

（2）普查普治　积极开展普查普治，指导患者定期进行妇科检查，及早发现异常，并及早积极治疗。

（3）指导用药　生殖器炎症常需局部用药，要耐心教会患者局部用药的方法及注意事项，如坐浴、阴道上药等。此外，向患者讲解有关药物的作用、副反应，使患者明确各种不同剂型药物的用药途径，以保证疗程和疗效。

（4）知识宣教　向患者及家属讲解常见妇科炎症的病因、诱发因素及预防措施，并与患者及家人共同讨论适用于个人、家庭的防治措施，并鼓励其使用。

第二节　外阴部炎症

⇒ **案例引导**

　　患者，女性，22岁。因"外阴瘙痒伴灼热疼痛3天"就诊。妇科检查可见外阴部充血、发红、肿胀、有糜烂，有明显抓痕。阴道分泌物无异常改变。该患者平素喜好穿紧身化纤内裤，喜欢用卫生护垫。

　　根据以上资料，请回答：

　　1. 该患者最可能的临床诊断。

　　2. 该类患者常见的护理诊断及护理措施。

一、非特异性外阴炎

非特异性外阴炎（non-specific vulvitis）主要指由化学、物理因素而非病原体导致的发生于女性外阴部皮肤与黏膜的炎症。因外阴部暴露于外，又与尿道、阴道、肛门邻近，易引起炎症的发生，其中以大、小阴唇为最多见。

【护理评估】

（一）生理评估

1. 病因　因外阴部易受到尿液或粪便污染，或阴道分泌物、炎症分泌物及月经血、产后恶露刺激，糖尿病患者糖尿的刺激，尿瘘患者的尿液、粪瘘患者粪便的刺激，或穿紧身化纤内裤，月经垫透气性差，局部经常潮湿或外阴不洁等，均使外阴部易发生炎症。

2. 临床表现

（1）症状　外阴皮肤可有瘙痒、红肿、疼痛、灼热感，于性交、活动、排尿、排便时加重。病情严重时可形成外阴溃疡而致行走不便或排尿、排便困难。

（2）**体征** 妇科检查可见局部充血、肿胀、糜烂，多有抓痕，严重者局部皮肤形成湿疹或溃疡。慢性炎症者，可见外阴局部皮肤或黏膜粗糙、增厚、皲裂等，甚至可发生苔藓样变。

3. 处理原则 包括病因治疗和局部治疗。

（1）**病因治疗** 积极寻找病因，由尿瘘、粪瘘引起的外阴炎则应及时修补。由糖尿病患者糖尿刺激引起的外阴炎，应治疗糖尿病。

（2）**局部治疗** 局部采用1∶5000高锰酸钾或0.1%聚维酮碘液坐浴，水温41～43℃，每日2次，每次15～30分钟，5～10次为一疗程。坐浴后涂抗生素软膏或紫草油，也可用中药水煎熏洗外阴部，每日1～2次。炎症急性期可配合微波或红外线局部物理治疗。

（二）心理社会评估

评估患者对症状的反应，有无害羞、恐惧、害怕遭人耻笑和烦躁不安等心理反应。了解病程，评估可能的诱因。评估有无影响睡眠的情况等。

【常见的护理诊断/问题】

同本章第一节。

【护理措施】

（一）一般护理

针对病因指导患者注意个人卫生，穿纯棉透气内衣并勤更换，保持外阴部清洁与干燥，消除刺激的来源。

（二）心理护理

对妇女进行外阴部清洁及疾病预防知识的教育，增加对疾病的了解，减轻其心理负担。

（三）缓解症状的护理

1. 用药护理 指导患者正确的坐浴方法，包括坐浴药液的配制、坐浴药液的温度要求、坐浴时间及注意事项。坐浴药液的配制：取高锰酸钾结晶加温开水配成1∶5000高锰酸钾溶液或1∶20碘伏坐浴。每日两次，每次15～30分钟，注意水温为41～43℃。月经期禁止坐浴。

2. 特殊护理

（1）**配制坐浴溶液** 应注意浓度不宜过浓，以免灼伤皮肤。坐浴时要使会阴部浸没于溶液中。

（2）**局部严禁搔抓** 外阴溃破者要预防继发感染，使用柔软无菌会阴垫，减少摩擦和混合感染的机会。

（3）勿用刺激性药物或肥皂擦洗，易引起局部干燥增加瘙痒不适。

（四）健康教育

1. 指导患者注意个人卫生，每日清洁外阴，勤换内衣，保持外阴清洁、干燥。

2. 注意经期、孕期、分娩期及产褥期的外阴卫生。

3. 勿饮酒，少进辛辣食物。

二、前庭大腺炎

前庭大腺炎（bartholinitis）是指病原体侵入前庭大腺引起的炎症，以育龄期妇女多见，幼女及绝经后期妇女少见。前庭大腺位于两侧大阴唇后1/3深部，腺体开口位于小阴唇与处女膜之间。性兴奋时，分泌出黏液。前庭大腺在性交、分娩等情况污染外阴部时可感染而发生炎症。如炎性渗出物堵塞腺管开口，脓液积聚在腺管内不能排出则形成前庭大腺脓肿（abscess of bartholin gland）。如急性炎症消退后，分泌物因腺管堵塞而无法排出，脓液转为清液而形成前庭大腺囊肿（bartholin cyst）。

【护理评估】

（一）生理评估

1. 病因　主要病原体为葡萄球菌、链球菌、大肠埃希菌、肠球菌等，随着性传播疾病发病率的增加，淋病奈瑟菌及沙眼衣原体也成为常见病原体。在性交、流产、分娩或其他情况污染外阴部时，病原体侵入引起炎症。

2. 病理　急性炎症发作时，细菌先侵犯腺管，腺管口因炎症肿胀阻塞，渗出物不能外流、积存而形成脓肿。当急性炎症消退后，腺管口粘连闭塞，分泌物不能排出，脓液逐渐转为清液而形成前庭大腺囊肿。

炎症多为一侧，炎症初起时局部皮肤红肿、疼痛、发热、有明显压痛，患侧前庭大腺开口处，或见有白色小点。有脓肿形成时，疼痛加剧，脓肿直径可达 3~6cm，局部可触及波动感，周围组织水肿。部分患者可有不同程度的淋巴结肿大。

3. 临床表现

（1）症状　外阴部皮肤瘙痒、疼痛、红肿、有灼热感，在性交、活动、排尿、排便时加重，严重时形成外阴溃疡而致行走不便，或大小便困难。

（2）体征　妇科检查可见局部皮肤充血、红肿、发热，且明显压痛，腺体开口处可见白色小点。脓肿形成时，部分患者可有发热等全身症状，腹股沟淋巴结可呈不同程度增大。脓肿内压力增大时，表面皮肤变薄，脓肿可自行破溃，如破孔大，脓液自行流出，炎症较快消退；如破孔小，脓液排出不畅，炎症持续不消退，或反复急性发作。急性炎症消退后可形成前庭大腺囊肿，囊肿多为单侧，也可为双侧，大小不等，可持续数年不增大，直径一般不超过6cm，在大阴唇外侧明显隆起。患者往往无明显症状，囊肿大者外阴有坠胀感或性交不适。

4. 相关检查

（1）分泌物检查　以寻找病原体。

（2）血常规检查　根据白细胞和中性粒细胞升高程度以了解感染程度。

（3）尿常规检查　以了解有无糖尿病等。

5. 处理原则

（1）急性炎症期根据分泌物细菌培养和药敏试验，选择抗生素或磺胺类药物。

（2）手术治疗　脓肿形成后可切开引流并行造口术。

（二）心理社会评估

评估患者的心理压力，了解有无因怕疼痛、害羞而未能及时诊治的心理障碍，需行前庭大腺囊肿或脓肿手术时有无害怕及紧张等心理反应。了解家属对其的协助情况及以往应对问题的方式。

【常见的护理诊断/问题】

1. 组织完整性受损　与前庭大腺局部化脓感染有关。

2. 舒适度减弱　与急性炎症导致的疼痛和局部肿胀不适有关。

3. 焦虑　与疼痛或治疗效果不佳有关。

【护理措施】

1. 一般护理　急性炎症期应卧床休息，局部热敷或坐浴，注意保持外阴部清洁、干燥，纠正不良卫生习惯。在经期、妊娠期、产褥期时，应每天清洗外阴，勤更换内裤，在月经期、产褥期禁止性交，经期使用消毒卫生巾。

2. 心理护理 护士应尊重患者，鼓励患者表达焦虑或害怕的情绪，帮助其建立治愈疾病的信心。

3. 缓解症状的护理

（1）用药护理 取分泌物作细菌培养和药敏试验，根据病原体遵医嘱选择适宜抗生素行抗感染全身治疗，局部可用 1∶5000 高锰酸钾坐浴治疗或用消毒液擦洗，每日 2 次，或用清热解毒中药，如蒲公英、紫花地丁、金银花、连翘等局部热敷或坐浴，每日 2 次。

（2）手术前后护理 脓肿形成后可协助医生切开引流并作造口术。手术前后应注意局部清洁与卫生，所用器械严格消毒后使用。

（3）特殊护理 观察患者体温、疼痛及局部肿块的变化。患者疼痛严重时可给予止痛药。脓肿切开术后，局部放置引流条进行引流，引流条应每日更换。

4. 健康教育

（1）对患者及家属讲解前庭大腺炎的相关防治知识。

（2）嘱患者在经期、产褥期禁止性交。

（3）平时注意局部卫生，每天清洗外阴。

（4）指导患者月经期使用消毒卫生巾。

第三节 阴道炎症

案例引导

患者，女性，42 岁。确诊糖尿病 3 年，血糖控制欠佳。近 2 日患者出现外阴瘙痒、奇痒难忍、坐卧不宁，伴阴道分泌物增多，白色稠厚似豆渣样。妇科检查：外阴充血、水肿，有白色块状分泌物附着；阴道黏膜充血，有白色膜状样，擦除后露出红肿黏膜面。

根据以上资料，请回答：

1. 该患者最可能的临床诊断。

2. 该类患者常见的护理诊断及护理措施。

一、滴虫阴道炎

滴虫阴道炎（trichomonal vaginitis，TV）是最常见的阴道炎症，也是临床常见的性传播疾病。

【护理评估】

（一）生理评估

1. 病因 滴虫阴道炎是由阴道毛滴虫引起的阴道炎症。

2. 病理 滴虫呈梨形，体积约为多核白细胞的 2~3 倍，其顶端有 4 根鞭毛，体侧有波动膜，后端尖有轴柱凸出，性状无色透明如水滴。鞭毛随波动膜的波动而活动。滴虫适宜生长的温度为 25~40℃、pH 为 5.2~6.6 的潮湿环境。滴虫滋养体能在 3~5℃生存 21 天，在 46℃生存 20~60 分钟，在半干燥环境中生存约 10 小时，脱离人体后仍能生存数小时，故极易传播。滴虫在 pH 为 5.0 以下或 7.5 以上的环境中则不生长。滴虫阴道炎患者的阴道 pH 一般在 5.0~6.6，多数大于 6.0。在月经前后阴道 pH 发生变化时，阴道内接近中性环境，故隐藏在腺体及阴道皱襞中的滴虫于月经前后得以繁殖，引起炎症的发作。其次，妊娠期、产后等阴道环境改变，适于滴虫生长繁殖而发生滴虫性阴道炎。滴虫能消耗或吞噬阴道上皮细胞内的糖原，阻碍乳酸生成，以降低阴道酸度而有利于繁殖。滴虫不仅寄生于阴道，还侵入尿道或尿道旁腺，甚至膀胱、肾盂以及男方的包皮皱褶、尿道或前列腺中。

滴虫性阴道炎的传染途径有：①经性交直接传播；②经公共浴池、浴盆、浴巾、游泳池、坐式便器、衣物等间接传播；③医源性传播：通过污染的器械及敷料传播，其中经性交直接传播是其主要传播途径。

3. 临床表现

（1）症状　潜伏期为 4~28 天。有 25%~50% 的患者在感染初期无症状，典型症状是阴道分泌物增多，分泌物性状呈稀薄的灰黄色泡沫状白带，伴有外阴瘙痒。若合并其他细菌混合感染则分泌物呈脓性、黄绿色、有臭味。瘙痒部位主要为阴道口及外阴，间或有灼热、疼痛、性交痛。如合并尿道感染，可有尿频、尿痛，甚至可见血尿。阴道滴虫能吞噬精子，并能阻碍乳酸生成，影响精子在阴道内存活，可致不孕。少数患者阴道内有滴虫存在而无炎症反应，称为带虫者。

（2）体征　妇科检查时见阴道黏膜充血，严重者有散在出血斑点，形成"草莓样宫颈"，阴道后穹隆处有多量白带，呈灰黄色、黄白色稀薄液体或黄绿色脓性泡沫样分泌物。

4. 相关检查

（1）湿片法　于载玻片上放 1 滴加温生理盐水，从阴道后穹隆处取少许阴道分泌物混于其中，立即于低倍显微镜下观察，可见呈波状运动的滴虫及增多的白细胞被推移。阳性率可达 60%~70%。

（2）培养法　对可疑患者，多次湿片法未能发现滴虫时，可送培养，准确率达 98%。

5. 处理原则　切断传染途径，全身用药，杀灭阴道毛滴虫，恢复阴道正常 pH，保持阴道自净功能。

（1）全身治疗　甲硝唑 400mg，每天 2~3 次口服，7 天为一疗程；或替硝唑 500mg，每天 2 次口服，7 天为一疗程。对初次患病者单次口服甲硝唑 2g，可收到同样效果。口服吸收好，疗效高，毒性小，应用方便，便于性伴侣同时治疗。服药后偶有胃肠道反应、白细胞减少、头痛、皮疹等，一旦发现应立即停药。因此药可通过胎盘进入胎儿体内，也可通过乳汁排泄，故孕早期及哺乳期妇女应慎用，甲硝唑用药期间及停药 24 小时内、替硝唑用药期间及停药 72 小时内避免哺乳。

（2）局部治疗　不适宜全身用药或不能耐受口服用药者，可以局部单独给药，或作为全身用药的辅助治疗，全身及局部联合用药效果更佳。甲硝唑泡腾片 200mg 每晚塞入阴道 1 次，7 次为一疗程。

（二）心理社会评估

评估患者出现典型症状后所产生的情绪变化，是否有因治疗效果不佳或反复发作产生的焦虑情绪和接受盆腔检查的顾虑，了解患者丈夫对于同时接受治疗的理解与配合。

【常见的护理诊断/问题】

同本章第一节。

【护理措施】

（一）一般护理

1. 指导患者自我护理，注意局部用药前后的个人卫生，保持外阴部清洁、干燥，减少感染的机会。

2. 嘱患者尽量避免搔抓外阴部致皮肤破损。

3. 治疗期间禁止性生活，勤换内裤，内裤及洗涤用物应煮沸消毒 5~10 分钟以消灭病原体，避免交叉和重复感染的机会。

（二）心理护理

告知患者及丈夫滴虫阴道炎的传播途径、临床表现、治疗方法和注意事项，减轻患者及丈夫的焦虑心理，鼓励患者及丈夫坚持治疗。

（三）缓解症状的护理

1. 用药护理　告知患者各种剂型的阴道用药方法。在月经期间暂停阴道用药。指导患者用药前洗净双手后戴手套，将药物送达阴道深部，为保证药物持续发生作用，应在晚上睡觉前放置。甲硝唑口服后偶见胃肠道反应，如食欲减退、恶心、呕吐，偶见头痛、皮疹、白细胞减少等，一旦发现应报告医师并停药。由于此类药物抑制酒精在体内氧化而产生有毒的中间代谢产物发生戒酒硫样反应，故甲硝唑用药期间及停药 24 小时内、替硝唑用药期间及停药 72 小时内应禁酒。甲硝唑及替硝唑可从乳汁中排泄，故哺乳期用药不宜哺乳。

2. 特殊护理

（1）指导患者配合检查　告知患者取分泌物前 24～48 小时避免性交、阴道灌洗或局部用药。分泌物取出后应及时送检并注意保暖，否则滴虫活动力减弱，造成辨认困难。

（2）强调治愈标准及随访　滴虫阴道炎常于月经后复发，故治疗后检查滴虫阴性时，仍应每次月经干净后复查白带，若经连续 3 次检查均阴性，方可称为治愈。

（3）解释坚持治疗的重要性　向患者解释坚持按照医嘱正规治疗的重要性。治疗后检查滴虫阴性时，仍应于下次月经后继续治疗一个疗程，以巩固疗效。

（4）说明治疗中的注意事项　已婚者还应检查男方是否有生殖器滴虫病，前列腺液有无滴虫，若为阳性，应同时治疗，才能达到理想效果。

（5）对于随访及治疗失败者，由于滴虫阴道炎患者再感染率很高，最初感染 3 个月内需要追踪、复查。妊娠期滴虫阴道炎可导致胎膜早破、早产以及低出生体重儿等不良妊娠结局，应予以重视。

（四）健康教育

1. 指导自我护理　指导患者注意个人卫生，保持外阴部清洁与干燥，避免搔抓外阴部致皮肤及黏膜受损。治疗期间禁止性生活，勤换内裤。内裤、盆浴所用器物及洗涤用物应高温煮沸消毒 5～10 分钟消灭病原体，避免交叉和重复感染。

2. 坚持正规治疗　向患者解释坚持治疗的重要性，告知治疗后滴虫检查为阴性时，仍应于下次月经干净后继续治疗一个疗程，以巩固疗效。

二、外阴阴道假丝酵母菌病

外阴阴道假丝酵母菌病（vulvovaginal candidiasis，VVC）是由假丝酵母菌引起的外阴阴道炎症，曾称外阴阴道念珠菌病。据国外资料显示，约 75% 妇女一生中至少患过 1 次外阴阴道假丝酵母菌病，45% 妇女经历过 2 次或 2 次以上的发病。

【护理评估】

（一）生理评估

1. 病因　80%～90% 病原体为白假丝酵母菌，10%～20% 为光滑假丝酵母菌、近平滑假丝酵母菌、热带假丝酵母菌。假丝酵母菌适宜在酸性环境生长，有假丝酵母菌感染的患者阴道 pH 多在 4.0～4.7，通常 < 4.5。只有在全身及阴道局部细胞免疫能力下降、假丝酵母菌大量繁殖并转变为菌丝相，才出现症状。常见发病诱因有：应用广谱抗生素、妊娠、糖尿病、大量应用免疫抑制剂如皮质类固醇激素或免疫缺陷综合征、机体抵抗力降低等。其他诱因有胃肠道假丝酵母菌感染、穿紧身化纤内裤及肥胖，后者可使会阴局部温度及湿度增加，假丝酵母菌易于繁殖引起感染。

2. 病理　白假丝酵母菌为双相菌，有酵母相和菌丝相，酵母相为芽生孢子，菌丝相为芽生孢子伸长成假菌丝。假丝酵母菌对热的抵抗力不强，在 60℃ 环境下 1 小时即死亡，但对干燥、日光、紫外线及化学制剂等抵抗力较强。10%~20%非孕妇女及30%孕妇阴道中有此菌寄生，但菌量极少，呈酵母相，并不引起症状。

外阴阴道假丝酵母菌病传播途径为：①主要为内源性传染，假丝酵母菌作为条件致病菌除寄生阴道外，也可寄生在人的口腔、肠道，一旦条件适宜可引起感染。这3个部位的假丝酵母菌可互相传染。②少部分患者可通过性交直接传染。③极少通过接触感染的衣物间接传染。

3. 临床表现

（1）症状　主要为外阴及阴道部奇痒、坐卧不安、异常痛苦，外阴部灼热、疼痛、性交痛，排尿时尿液刺激水肿的外阴导致排尿性疼痛。部分患者阴道分泌物增多，其特征为白色稠厚呈凝乳或豆腐渣样。

（2）体征　外阴部炎症可见外阴地图样红斑、水肿，常伴有抓痕，严重者可见皮肤皲裂、表皮脱落。阴道炎可见黏膜红肿、小阴唇内侧及阴道黏膜附有白色膜状物，擦除后露出红肿黏膜面，急性期还可能见到糜烂及浅表溃疡。

根据其流行情况、临床表现、微生物学、宿主情况及对治疗的反应，VVC可分为单纯性外阴阴道假丝酵母菌病（uncomplicated VVC）和复杂性外阴阴道假丝酵母菌病（complicated VVC），见表13-1。其中VVC的临床表现按VVC评分标准划分，评分≥7分为重度VVC，而<7分为轻、中度VVC，见表13-2。10%~20%的妇女为复杂性VVC。

表13-1　VVC临床分类

	单纯性VVC	复杂性VVC
发生频率	散发或非经常发作	复发性
临床表现	轻到中度	重度
真菌种类	白假丝酵母菌	非白假丝酵母菌
宿主情况	免疫功能正常	免疫功能低下或应用免疫抑制剂或未控制糖尿病、妊娠

表13-2　VVC临床评分标准

评分项目	0	1	2	3
瘙痒	无	偶有发作，可被忽略	能引起重视	持续发作，坐立不安
疼痛	无	轻	中	重
阴道黏膜充血、水肿	无	轻	中	重
外阴抓痕、皲裂、腐烂	无	/	/	有
分泌物量	无	较正常稍多	量多，无溢出	量多，有溢出

4. 相关检查

（1）湿片法　于载玻片上加1滴并加温生理盐水或10%氢氧化钾溶液，将少许阴道分泌物与之混匀，在低倍显微镜下观察，如见孢子和假菌丝即可确诊。

（2）培养法　若为顽固病例，为确诊是否为非白假丝酵母菌感染，可采用培养法。

（3）pH测定　对于是否为混合感染具有重要鉴别意义。若pH<4.5，可能为单纯假丝酵母菌感染；若pH>4.5，可能存在混合感染，尤其是细菌性阴道病的混合感染。

5. 处理原则　消除诱因，根据患者情况选择局部或全身应用抗真菌药物。

（1）消除诱因　患糖尿病者应积极治疗糖尿病，及时停用广谱抗生素、雌激素及皮质类固醇激素。勤换内裤，用过的内裤、盆及毛巾均开水烫洗。

（2）单纯性VVC的治疗　可局部用药，或全身用药，主要以局部短疗程抗真菌药物为主。全身用药与局部用药的疗效相似，治愈率达80%~90%。

局部用药：①咪康唑栓剂，每晚1粒（200mg），连用7日；或每晚1粒（400mg），连用3日；或1粒（1200mg），单次用药。②克霉唑栓剂，每晚1粒（150mg），塞入阴道深部，连用7日，或每日早、晚各1粒（150mg），连用3日；或1粒（500mg），单次用药。③制霉菌素栓剂，每晚1粒（10万U），连用10~14日。

全身用药：对于未婚妇女及不宜采用局部用药者，可选用氟康唑150mg，顿服。

（3）复杂性VVC的治疗　①重度VVC的治疗：无论局部用药还是全身口服用药均应延长治疗时间。局部用药时间延长为7~14日；口服氟康唑150mg者，72小时后加服1次。症状严重者，局部应用低浓度糖皮质激素软膏或唑类霜剂。②复发性外阴阴道假丝酵母菌病（recurrent vulvovaginal candidiasis，RVVC）的治疗：一年内有症状并经真菌学证实的VVC发作4次或以上，称为RVVC，发生率约5%。抗真菌治疗分为初始治疗及巩固治疗。根据药物敏感试验和病原体培养结果选择药物。在初始治疗达到真菌学治愈后，给予巩固治疗至半年。初始治疗若为局部治疗，延长治疗时间为7~14日；口服氟康唑150mg者，第4日、第7日各加服1次。巩固治疗方案：目前国内外尚无成熟方案，可口服氟康唑150mg，每周1次，连续6个月；也可根据复发规律，在每月复发前给予局部用药巩固治疗。治疗期间应定期复查监测疗效及药物副作用，一旦发现副作用，立即停药。

（二）心理社会评估

评估患者出现典型症状后所产生的情绪变化，外阴阴道严重瘙痒可使患者痛苦不堪，严重影响睡眠和休息。部分患者可因害羞延误治疗，充满矛盾心理。

【常见的护理诊断/问题】

同本章第一节。

【护理措施】

（一）一般护理

1. 指导患者自我护理。积极治疗糖尿病，长期应用抗生素、雌激素者应停药。

2. 嘱患者保持心情舒畅，注意个人卫生，保持外阴清洁、干燥，内裤及清洗会阴用物应煮沸5~10分钟，清洁外阴用的盆具等消毒后使用，避免重复感染。

（二）心理护理

尊重患者，鼓励其表达焦虑、害怕、内疚等不良情绪，给予心理引导。告知患者外阴、阴道假丝酵母菌病的病因、治疗方法及注意事项等，消除患者顾虑，积极配合治疗。

（三）缓解症状的护理

1. 用药护理　教会患者正确的局部用药方法。月经期时禁止阴道局部用药。注意用药前后的个人卫生。

2. 特殊护理

（1）妊娠期妇女应积极治疗，否则阴道分娩时新生儿易发生感染患鹅口疮，治疗应选择局部治疗，禁用口服唑类药物。

（2）无需对性伴侣进行常规治疗。约15%男性与女性患者接触后患有龟头炎，对有症状男性应进行假丝酵母菌检查及治疗，预防女性重复感染。

（3）患者取分泌物或复查前24~48小时内，禁止性交、阴道冲洗、局部用药。

（四）健康教育

1. 因本病易于复发，嘱患者治疗后应随访。若症状持续存在或诊断后2个月内复发者，需再次复诊。对 RVVC 在治疗结束后 7~14 日、1 个月、3 个月和 6 个月各随访 1 次，3 个月及 6 个月建议同时进行真菌培养。

2. 作好卫生宣传教育，养成良好卫生习惯，做好外阴清洁，易换内裤，穿纯棉内裤，少用卫生护垫。使用过的器物应煮沸消毒。

3. 鼓励患者坚持用药，不可随意中断治疗。

4. 指导正确应用抗生素、雌激素，积极治疗糖尿病，以免诱发假丝酵母菌病的发生。

⊕ 知识链接

细菌性阴道病

细菌性阴道病（bacterial vaginosis，BV）是阴道内正常菌群失调引起的混合性感染。多发于性活跃期妇女。其发病原因尚不明确，可能与多个性伴侣、频繁性交及用碱性药液灌洗阴道有关。临床症状主要为患者阴道分泌物增多，呈灰白色，质稀薄、均匀、有鱼腥臭味，伴有外阴瘙痒。妇科检查可见分泌物黏附于阴道壁表面，易于擦除，但阴道黏膜无充血。处理原则为抗厌氧抗菌治疗，可用甲硝唑和克林霉素口服或局部用药。妊娠合并本病可导致绒毛膜炎、早产或胎膜早破。

三、萎缩性阴道炎

萎缩性阴道炎（atrophic vaginitis）是因自然绝经或人工绝经后雌激素水平下降，局部抵抗力降低引起的以需氧菌感染为主的炎症。

【护理评估】

（一）生理评估

1. 病因　妇女自然绝经或人工绝经后局部抵抗力降低，其他致病菌侵入或过度繁殖引起炎症。此外，萎缩性阴道炎也可见于手术切除双侧卵巢、盆腔放疗后、卵巢功能早衰、产后闭经或药物假绝经治疗。

2. 病理　因妇女绝经后卵巢功能衰退，雌激素水平下降，阴道壁萎缩，黏膜变薄，上皮细胞内所含糖原减少，阴道内 pH 增高，多为 5.0~7.0，嗜酸性的乳酸杆菌不再为优势菌，局部抵抗力降低，其他致病菌侵入或过度繁殖引起炎症。

3. 临床表现

（1）症状　阴道分泌物增多及外阴瘙痒、灼热不适。阴道分泌物质稀薄，呈淡黄色，感染严重时可呈脓血样白带。因阴道黏膜萎缩，可伴有性交痛。

（2）体征　阴道呈萎缩性改变，上皮皱襞消失、平滑、萎缩、菲薄。阴道黏膜充血，常伴有散在小出血点或点状出血斑，严重时见浅表溃疡。溃疡面可与对侧粘连，严重时造成阴道腔狭窄甚至闭锁，炎性分泌物排出不畅积聚而形成阴道积脓或宫腔积脓。

4. 相关检查

（1）悬滴法　取阴道分泌物检查，显微镜下见大量基底细胞及白细胞，而无滴虫及假丝酵母菌。

（2）宫颈细胞学检查　对有血性白带者，应与子宫恶性肿瘤相鉴别。

（3）宫颈刮片检查　有助于鉴别子宫恶性肿瘤。

（4）局部活组织检查　对于阴道壁肉芽组织及溃疡，应与阴道癌相鉴别。

5. 处理原则　补充雌激素增加阴道抵抗力，抗生素抑制致病菌生长。

（1）增加阴道抵抗力　针对病因，补充雌激素增加阴道抵抗力，是萎缩性阴道炎的主要治疗方法。

雌激素制剂可局部用药，也可全身给药。可用雌三醇软膏局部涂抹，每日 1~2 次，连用 14 日为 1 疗程。为防止复发，可全身用药，对需要性激素替代治疗的患者，可给予替勃龙 2.5mg，每日 1 次。

（2）抑制细菌生长 可阴道局部应用抗生素如诺氟沙星 100mg，放于阴道深部，每日 1 次，连续使用 7~10 日。也可选用中药如保妇康栓等。对阴道局部明显干涩者，可应用润滑剂。

（二）心理社会评估

评估患者出现典型症状后产生的情绪变化，有无因阴道疼痛、白带增高甚至出血而产生焦虑，但又不愿意诊治，评估其不愿诊治的原因。了解家属对其的协助情况及以往应对问题的方式。

【常见的护理诊断/问题】

同本章第一节。

【护理措施】

1. 一般护理 嘱患者保持外阴部清洁和干燥，勤换内裤，穿棉质透气性好的内裤，减少刺激等。指导患者注意局部用药前后的卫生，减少感染的机会。

2. 心理护理 尊重患者，耐心为患者介绍萎缩性阴道炎的病因、治疗方法及注意事项，帮助患者减轻焦虑。

3. 缓解症状的护理

（1）用药护理 告知患者雌激素治疗的目的及原则。告知患者使用雌激素治疗后可能出现的症状，嘱乳腺癌患者或子宫内膜癌患者慎用雌激素制剂。

（2）手术前后护理 严重阴道炎症者，溃疡与对侧粘连引起阴道腔狭窄甚至闭锁者，需行分离粘连术。告知患者分离粘连术的注意事项，配合医生准备手术器物，并严格消毒后使用，术后监测生命体征。

（3）特殊护理 告知患者阴道局部用药的目的及注意事项，指导患者阴道上药的方法，采取下蹲位将药片送入阴道后穹隆部。患者本人操作有困难时，指导家属协助操作。

4. 健康教育

（1）向围绝经期及老年期妇女宣传有关萎缩性阴道炎的相关保健知识，告知预防措施和保健方法，一旦出现症状应及时就医。

（2）加强营养，增加机体抵抗力。

（3）注意个人卫生，保持会阴部清洁，勤换内裤。

（4）指导患者用药的方法，用药前洗净双手及会阴，减少感染机会。

（5）指导卵巢切除、卵巢早衰、盆腔放疗后的患者给予必要的雌激素替代治疗。

第四节 子宫颈炎症

⇨ 案例引导

患者，女性，32 岁。主诉阴道分泌物增多，伴外阴瘙痒 10 天。妇科检查：宫颈充血、水肿，宫颈口发红，有大量脓性分泌物流出；宫颈管黏膜外翻，质脆，用棉拭子擦拭后有轻微出血。

根据以上资料，请回答：

1. 该患者最可能的临床诊断。

2. 该类患者常见的护理诊断及护理措施。

子宫颈炎症是妇科常见疾病之一，根据发病部位可分为子宫颈阴道部炎症及子宫颈管黏膜炎症。由于子宫颈阴道部鳞状上皮与阴道鳞状上皮相延续，阴道炎症可引起子宫颈阴道部炎症。因子宫颈管黏膜上皮为单层柱状上皮，抗感染能力较差，易于发生感染。根据子宫颈炎症病程发展又有急性和慢性之分。临床多见的子宫颈炎是急性子宫颈管黏膜炎，若急性子宫颈炎未经及时诊治或病原体持续存在，也可导致慢性子宫颈炎症。

一、急性子宫颈炎

急性子宫颈炎（acute cervicitis）指子宫颈发生急性炎症，表现为局部充血、水肿、坏死、上皮变性、坏死，黏膜、黏膜下组织、腺体周围可见大量中性粒细胞浸润，腺腔中有脓性分泌物。

【护理评估】

（一）生理评估

1. 病因　急性子宫颈炎可由多种病原体引起，也可由化学因素、物理因素刺激，机械性子宫颈损伤、子宫颈异物伴发感染所致。急性子宫颈炎的病原体包括如下。①性传播疾病病原体：沙眼衣原体及淋病奈瑟菌，见于性传播疾病的高危人群；②内源性病原体：部分子宫颈炎的病原体与细菌性阴道病病原体、生殖支原体感染有关。部分患者的病原体不清楚。

2. 病理　沙眼衣原体及淋病奈瑟菌均可感染子宫颈管柱状上皮，沿黏膜面扩散引起浅层感染，以子宫颈病变明显。淋病奈瑟菌除侵袭子宫颈管柱状上皮外，还常侵袭尿道旁腺、尿道移行上皮及前庭大腺。

3. 临床表现

（1）症状　大部分患者无症状。有症状者主要表现为阴道分泌物增多，呈黏液脓性，因大量阴道分泌物刺激可引起外阴瘙痒及灼热感。还可出现经间期出血、性交后出血等症状。合并尿路感染时，可有尿频、尿急、尿痛。

（2）体征　可见子宫颈组织充血、水肿、黏膜外翻，有多量黏液脓性分泌物附着于子宫颈表面或从子宫颈管流出，子宫颈管黏膜质脆，易于诱发出血。淋病奈瑟菌感染时，因尿道旁腺、前庭大腺受累，可见有尿道口、阴道口黏膜充血、水肿及多量脓性分泌物。

4. 相关检查

（1）特征性体征检查　急性宫颈炎有两个特征性体征，具备一个或同时具备。①于子宫颈管或子宫颈管棉拭子标本上，肉眼见到脓性或黏液脓性分泌物。②用棉拭子擦拭子宫颈管时，易于诱发子宫颈管内出血。

（2）白细胞检测　急性炎症时子宫颈管分泌物或阴道分泌物中白细胞增多，阴道分泌物增多时应先排除阴道炎症。①子宫颈管脓性分泌物涂片作革兰染色，中性粒细胞 > 30/HP。②阴道分泌物湿片检查白细胞 > 10/HP。

（3）病原体检测　应作沙眼衣原体、淋病奈瑟菌的检测，及时排除细菌性阴道病及滴虫性阴道炎。①检测淋病奈瑟菌常用的方法如下。分泌物涂片革兰染色：查找中性粒细胞内有无革兰阴性双球菌，因子宫颈分泌物的敏感性及特异性均较差，不推荐用于女性淋病的诊断方法。淋病奈瑟菌培养：为诊断淋病的金标准方法。核酸检测：包括核酸杂交及核酸扩增，尤其核酸扩增方法诊断淋病奈瑟菌感染的特异性及敏感性较高。②检测沙眼衣原体常用的方法如下。衣原体培养：由于操作方法复杂，临床已较少使用。酶联免疫吸附试验：检测沙眼衣原体抗原，为临床常用的方法。核酸检测：包括核酸杂交及核酸扩增，尤其是核酸扩增为检测衣原体感染的较敏感和特异性强的方法。但应做好质量控制，避免污染。

5. 处理原则　主要应用抗生素药物进行抗炎治疗。可根据不同情况采用经验性抗生素治疗及针对病原体选取适宜抗生素治疗。病原体为沙眼衣原体或淋病奈瑟菌者，性伴侣需同时检查及治疗。

（1）经验性抗生素治疗 对有性传播疾病高危因素的患者（如年龄<25岁，有多个性伴侣或新性伴侣，且为无保护性性交），在未获得病原体检测结果时，可遵医嘱采用针对衣原体的经验性抗生素治疗，方案为阿奇霉素1g，单次顿服；或多西环素100mg，每日2次，连服7日为1疗程。

（2）针对病原体的抗生素治疗 已获得病原体者，针对病原体选择适宜的抗生素。①单纯急性淋病奈瑟菌感染：主张大剂量、单次给药。常用药物有头孢菌素类药物，如头孢曲松钠250mg，单次肌内注射；头孢噻肟钠500mg，肌内注射；或头孢唑肟500mg，肌内注射；头孢西丁2g，肌内注射，加用丙磺舒1g口服；或头孢克肟400mg，单次口服。也可选择氨基糖苷类抗生素，如大观霉素4g，单次肌内注射。②沙眼衣原体感染：可选择四环素类药物，如多西环素100mg，每日2次，连服7日；米诺环素100mg，每日2次，连服7~10天；氟喹诺酮类：如氧氟沙星300mg，每日2次，连服7日；左氧氟沙星500mg，每日1次，连服7日；莫西沙星400mg，每日1次，连服7日。大环内酯类：阿奇霉素1g，单次口服；克拉霉素0.25g，每日2次，连服7~10天；红霉素500mg，每日4次，连服7天。

因淋病奈瑟菌感染常伴有衣原体感染，故淋菌性子宫颈炎治疗时除选用抗淋病奈瑟菌药物外，还应选用抗衣原体感染药物。

（3）合并细菌性阴道病 同时治疗细菌性阴道病，否则将导致子宫颈炎持续存在。

（4）性伴侣的处理 若子宫颈炎患者的病原体为沙眼衣原体或淋病奈瑟菌，应对其性伴侣进行相应的检查及治疗。

（二）心理社会评估

评估患者的精神状态、思想压力，应对此次疾病的心理反应，了解家属对其的理解及配合。

【常见的护理诊断/问题】

1. 组织完整性受损 与炎性分泌物刺激引起局部瘙痒及搔抓损伤有关。

2. 舒适度减弱 与炎症引起的外阴瘙痒、灼热、分泌物多及尿频、尿急等症状有关。

3. 焦虑 与治疗效果不佳有关。

【护理措施】

1. 一般护理 做好生活护理，保证患者充分休息。向患者讲解急性宫颈炎的治疗目的及预防治疗知识。嘱患者注意个人卫生，每天更换内裤，保持外阴及阴道清洁。增加营养，增强机体抵抗力。适当运动，保持心情舒畅。

2. 心理护理 尊重患者，告知患者急性宫颈炎的发病原因、治疗方法及注意事项，鼓励患者表达焦虑的情绪，积极配合治疗，增加患者治愈疾病的信心。

3. 缓解症状的护理

（1）用药护理 根据病原体类型，遵医嘱给予敏感抗生素，遵循及时、足量、规范、彻底的用药原则。

（2）特殊护理

1）脓性分泌物较多时，应每日一次给患者清洗消毒外阴，保持清洁与干燥。

2）治疗期间禁止性生活，如为淋病奈瑟菌或沙眼衣原体感染，性伴侣应同时检查及治疗。

4. 健康教育

（1）注意个人卫生，保持外阴清洁，勤行外阴清洗和更换内裤，穿透气性好的内裤。

（2）禁忌有多个性伴侣和不洁性生活。

（3）坚持治疗直至治愈，避免病情反复迁延不愈转为慢性。

二、慢性子宫颈炎

慢性子宫颈炎（chronic cervicitis）指子宫颈间质内有大量慢性炎细胞浸润如淋巴细胞、浆细胞等，可同时伴有子宫颈腺上皮及间质的增生和鳞状上皮的化生。

【护理评估】

（一）生理评估

1. 病因 慢性子宫颈炎症可由急性子宫颈炎症未及时或有效治愈迁延而来，也可由病原体持续感染引起，多见于分娩、流产、手术损伤宫颈后，病原体侵入引起感染，也有因局部卫生不良或雌激素缺乏、局部抵抗力低下引起的。病原体与急性子宫颈炎相似，主要为葡萄球菌、链球菌、大肠埃希菌、厌氧菌、沙眼衣原体、淋病奈瑟菌等。

2. 病理 慢性子宫颈炎的病理改变有以下几种类型。

（1）慢性子宫颈管黏膜炎 因子宫颈管黏膜皱襞较多，感染后易于形成持续性子宫颈黏膜炎，表现为宫颈外口有子宫颈管黏液及脓性分泌物堵塞，宫颈口充血发红并反复发作。

（2）子宫颈息肉（cervical polyp） 由慢性炎症长期刺激引起子宫颈管腺体和间质的局限性增生，向子宫颈外口突出形成息肉。检查可见子宫颈息肉多为单个，也可为多个，呈舌型，色红，质软而脆，可有蒂，根部可在子宫颈管内，也可附着在子宫颈外口。光镜下可见息肉表面覆盖高柱状上皮，间质内有水肿、丰富的血管及慢性炎性细胞浸润。

（3）子宫颈肥大 慢性炎症的长期刺激，使宫颈组织充血、水肿，腺体及间质增生。此外，子宫颈深部黏液潴留形成的腺囊肿均可使子宫颈呈不同程度肥大，但表面多光滑，有时可见潴留的囊肿突起。炎症日久因纤维结缔组织增生，使宫颈硬度增加。

⊕ **知识链接**

子宫颈柱状上皮异位和子宫颈上皮内瘤变

除慢性宫颈炎外，子宫颈的生理性柱状上皮异位、子宫颈上皮内瘤变均可呈现子宫颈糜烂样改变。生理性柱状上皮异位即子宫颈外口处的子宫颈阴道部外观呈细颗粒状的红色区，阴道镜下可见宽大的转化区，肉眼所见的红色区为柱状上皮覆盖，因柱状上皮菲薄，其下间质透出而成红色。曾将此种情况称为"宫颈糜烂"，并认为是慢性宫颈炎最常见的病理类型之一。但目前已明确"宫颈糜烂"并不是病理学上的上皮溃疡、缺失而致的真性糜烂，也与慢性子宫颈炎的定义即间质中出现慢性炎细胞浸润并不一致。故"宫颈糜烂"作为慢性子宫颈炎的诊断术语已不再恰当。

---

3. 临床表现

（1）症状 大多无明显症状，少数患者有阴道分泌物增多，淡黄色或呈脓性，偶有分泌物刺激引起外阴瘙痒或不适。可有性交后出血，经间期出血。

（2）妇科检查 子宫颈可呈糜烂样改变，或有黄色分泌物从子宫颈口流出或堵塞子宫颈口，也可表现为子宫颈肥大或子宫颈息肉。

4. 相关检查 应注意将妇科检查所发现的阳性体征与子宫颈的常见病理生理改变进行鉴别。

（1）阴道镜检查 可见子宫颈糜烂样改变，但因子宫颈生理性柱状上皮异位和子宫颈上皮内瘤变、早期子宫颈癌均可呈现糜烂样改变，因此对于子宫颈糜烂样改变者需行子宫颈细胞学检查和（或）HPV

检测，必要时行活组织检查以除外子宫颈上皮内瘤变或子宫颈癌。

（2）病理组织检查　子宫颈息肉应与子宫颈的恶性肿瘤以及子宫体的恶性肿瘤相鉴别，因后两者也可呈息肉状，从子宫颈口突出，鉴别行子宫颈息肉切除，病理组织学检查确诊。

（3）子宫颈细胞学检查　对性生活出血或子宫颈肥大者，需行子宫颈细胞学检查，必要时行子宫颈管搔刮术以排除内生型子宫颈癌尤其腺癌。

（4）确定病原体　以培养法进行淋病奈瑟菌检测；以酶联免疫吸附试验检测沙眼衣原体；悬滴法排除滴虫阴道炎和外阴阴道假丝酵母菌病。

5. 处理原则　不同病变采用的治疗方法各有差异。对于宫颈糜烂样改变但无症状的生理性柱状上皮异位无需处理。对糜烂样改变伴有分泌物增多、乳头状增生或接触性出血，可给予局部物理治疗，如激光、冷冻、微波等方法，也可给予中药保妇康栓作为物理治疗前后的辅助治疗，但治疗前须排除子宫颈上皮内瘤变和子宫颈癌。

（1）慢性子宫颈管黏膜炎　对持续性子宫颈管黏膜炎症，需了解有无沙眼衣原体及淋病奈瑟菌的再次感染、性伴侣是否已进行治疗、阴道微生物群失调是否持续存在。针对病因给予治疗。

（2）子宫颈息肉　行息肉摘除术，术后将切除息肉送病理组织学检查。

（3）子宫颈肥大　一般无需治疗。

（二）心理社会评估

评估患者的精神状态、思想压力，面对症状出现的心理反应，了解患者有无因害怕、因担心癌变而焦虑、拒绝性生活等。评估家属对其的理解与配合。

【常见的护理诊断/问题】

同本章第一节。

【护理措施】

1. 一般护理　加强会阴护理，穿纯棉内裤并每日更换，保持会阴部清洁、干燥。指导育龄妇女如何采取避孕措施，减少人工流产的发生。

2. 心理护理　为患者耐心讲解慢性子宫颈炎的发病原因、临床表现、治疗方法及注意事项，解除焦虑和担心，鼓励患者积极配合治疗。允许患者表达心理感受，并给予心理支持。

3. 缓解症状的护理

（1）用药护理　根据病原体类型，遵医嘱给予敏感抗生素。对于宫颈糜烂面积小和炎症浸润较浅的患者，可用保妇康栓，阴道上药，每日 1 次，每次 1 枚，连用 7～10 日。指导患者注意局部用药前后的个人卫生，减少感染的机会。

（2）手术前后护理　对表现为糜烂样改变，无症状者可无需处理。糜烂伴有分泌物增多、乳头状增生或接触性出血者，可行局部物理治疗术。其作用效果较好、疗程短。治疗原理是使糜烂面的柱状上皮坏死、脱落，重新再生鳞状上皮，为期 3～4 周，炎症较重者需 6～8 周。治疗方法包括激光、冷冻、红外线及微波疗法等。宫颈息肉应行手术摘除，可疑癌变者，可行宫颈锥形切除术。对摘除息肉及切除后的组织送组织病理学检查明确诊断。手术前应测量血压及体温，指导患者排空膀胱。术后保持外阴部清洁，每日清洗外阴 2 次。

（3）特殊护理　物理治疗注意事项是：①治疗前，常规行子宫颈癌筛查。②有急性生殖道炎症禁行物理治疗。③治疗时间应在月经干净后 3～7 日内进行。④物理治疗后有阴道分泌物增多，甚至有大量水样排液，术后 1～2 周脱痂时可有少许出血，应避免剧烈活动及搬运重物而引起出血量过多。⑤在创面尚未完全愈合期间（4～8 周）禁阴道冲洗、盆浴和性交。⑥物理治疗有引起术后出血、不孕、感染及子宫颈狭窄的可能，治疗后应定期复查。观察创面愈合情况及有无子宫颈管狭窄，直至创面完全愈合。

4. 健康教育

（1）告知患者预防和治疗慢性子宫颈炎的相关知识，有异常及时到医院诊治。

（2）注意个人卫生，每天更换内裤，清洗外阴。

（3）定期到医院行妇科检查及宫颈细胞学检查，以早期发现癌前病变。

第五节　盆腔炎性疾病

⇒ 案例引导

患者，女性，26 岁，主诉下腹部疼痛伴发热 2 天。就诊时患者呈急性病容，自述 2 天前无明显诱因出现下腹疼痛，伴腰酸。体温升高，自测体温 39℃，伴寒战、头痛；阴道分泌物增多、呈脓性，有臭味。查体：下腹部有压痛、反跳痛及肌紧张。妇科检查：阴道充血、有大量脓性分泌物，宫颈充血、水肿、有举痛；子宫及双侧附件区有压痛。T 39.1℃，R 20 次/分，P 93 次/分。实验室检查：白细胞计数 10×10^9/L，中性粒细胞百分比 90%。

根据以上资料，请回答：

1. 该患者最可能的临床诊断。

2. 该类患者常见的护理诊断及护理措施。

盆腔炎性疾病（pelvic inflammatory disease，PID）指女性上生殖道的感染性疾病，主要包括子宫内膜炎、输卵管炎、输卵管卵巢脓肿、盆腔腹膜炎。炎症可局限于一个部位，也可同时累及几个部位，最常见的是输卵管炎及输卵管卵巢炎，单纯的子宫内膜炎或卵巢炎较少见。盆腔炎性疾病大多发生于性活跃期，有月经的妇女。初潮前、绝经后或未婚者很少发生盆腔炎性疾病。盆腔炎性疾病如未得到正确的诊断或治疗，可能会发生盆腔炎性疾病后遗症（sequelae of PID），导致不孕、输卵管妊娠、慢性盆腔痛，严重影响妇女生殖健康。

引起盆腔炎性疾病的病原体有两个来源：①内源性病原体来自原寄居于阴道内的菌群，包括需氧菌及厌氧菌；②外源性病原体，如淋病奈瑟菌、沙眼衣原体、结核分枝杆菌等。

病原体的感染途径主要有：①沿生殖道黏膜上行蔓延是非妊娠期、非产褥期盆腔炎性疾病的主要感染途径。淋病奈瑟菌、沙眼衣原体及葡萄球菌等，常沿此途径扩散。②经淋巴系统蔓延是产褥感染、流产后感染及放置宫内节育器后感染的主要感染途径。链球菌、厌氧菌、大肠埃希菌就是以此途径蔓延。③经血循环传播是结核菌感染的主要途径。④直接蔓延即腹腔其他脏器感染后，直接蔓延到内生殖器，如阑尾炎可引起右侧输卵管炎。

【护理评估】

（一）生理评估

1. 病因

（1）产后或流产后感染　分娩后或流产后产道损伤、组织残留于宫腔内，或手术无菌操作不严格，均可发生急性盆腔炎性疾病。

（2）宫腔内手术操作后感染　如刮宫术、输卵管通液术、子宫输卵管造影术、宫腔镜检查等，由于手术消毒不严格引起感染或术前适应证选择不当引起炎症发作并扩散。

（3）经期卫生不良 使用不洁的月经垫、经期性交等，均可引起病原体侵入或大量繁殖引起炎症发作。

（4）下生殖道炎症上行蔓延 下生殖器炎症后，病原体沿黏膜上行蔓延至盆腔结缔组织。

（5）邻近器官炎症 如膀胱炎、尿道炎、阑尾炎累及到盆腔内生殖器引起炎症发生。

2. 病理

（1）急性子宫内膜炎及子宫肌炎 可见子宫内膜水肿、充血，有炎性渗出物，严重者可致子宫内膜坏死、脱落形成溃疡。镜下可见大量白细胞浸润。

（2）急性输卵管炎、输卵管积脓、输卵管卵巢脓肿 子宫内膜炎时，炎症沿黏膜上行蔓延至输卵管黏膜，引起输卵管黏膜炎，输卵管黏膜肿胀、间质水肿、充血，上皮退行性改变或脱落，黏膜粘连，可致输卵管管腔或伞端闭锁，如脓液积聚可形成输卵管积脓。若炎症经宫颈淋巴管扩散则首先累及输卵管浆膜层，称输卵管周围炎，进一步可累及到肌层。轻者输卵管轻度肿胀、充血，黏膜层不受累或轻度受累，故仍可保持通畅；重者输卵管明显增粗、弯曲，与周围组织粘连。

（3）急性盆腔腹膜炎 盆腔炎症蔓延到盆腔腹膜，可见腹膜充血、水肿、炎性渗出，形成盆腔脏器粘连。脓液积聚在粘连的间隙内可形成散在小脓肿，积聚于直肠子宫陷凹可形成盆腔脓肿，脓肿可破入直肠使症状突然减轻，或破入腹腔引起弥漫性腹膜炎。

（4）急性盆腔结缔组织炎 病原体经淋巴管进入盆腔结缔组织，引起组织充血、水肿、中性粒细胞浸润。以宫旁结缔组织炎常见，可向两侧骨盆侧壁呈扇形浸润，若形成盆腔腹膜外脓肿，可自行破入阴道或直肠。

（5）败血症和脓毒败血症 当病原体毒性强、数量多、患者抵抗力低下时，常发生败血症。若身体其他部位发现多处脓肿或炎症病灶时，则应考虑有脓毒败血症存在。

（6）肝周围炎 为肝包膜炎症而无肝实质损害的病变。沙眼衣原体及淋病奈瑟菌均可引起，因肝包膜水肿，吸气时右上腹疼痛。临床多见继下腹疼痛后出现右上腹疼痛，或同时出现上下腹痛。

⊕ **知识链接**

盆腔炎性疾病后遗症

盆腔炎性后遗症多由盆腔炎性疾病未得到及时正确的诊断或治疗，病情迁延而致。既往称慢性盆腔炎。主要病理改变为组织破坏、广泛粘连、增生及瘢痕形成，导致输卵管增粗或阻塞、输卵管卵巢粘连形成肿块、输卵管积水或输卵管卵巢囊肿、子宫固定。其临床表现为不孕、异位妊娠、慢性盆腔痛或盆腔炎性疾病反复发作。妇科检查可见：若为单纯输卵管炎，可触及条索状增粗的输卵管，有明显压痛；若为输卵管积水或输卵管卵巢囊肿，可触及囊性肿物，活动多受限；若有脓肿形成，可触及包块，不活动，且压痛明显。若盆腔结缔组织病变，子宫常呈后屈后倾，活动受限，子宫一侧或两侧有片状增厚、压痛，宫骶韧带增粗、变硬，有明显触痛。治疗需根据不同情况选择不同治疗方案，如辅助生育技术、中药治疗、物理治疗、抗生素治疗或手术治疗。

---

3. 临床表现

（1）症状 常见症状为发热、下腹疼痛伴有阴道分泌增多。腹痛多呈持续性，在性交或活动后加重。病情严重者可有高热、寒战、头痛、食欲不振等表现。月经期发病可有经量增多、经期延长。有腹膜炎时，可有恶心、呕吐、腹泻、腹胀等消化系统症状。有泌尿系统感染时可有尿频、尿急、尿痛等症状。有脓肿形成时，可有下腹包块及局部压迫或刺激症状，如排尿困难、尿频、排便困难、腹泻、里急后重等。盆腔炎性疾病后遗症可有不孕、异位妊娠、慢性盆腔痛及盆腔炎性疾病反复发作。

（2）体征　严重病例的典型体征为急性病容，体温升高，心率加快，下腹部有压痛、反跳痛、肌紧张；严重者肠鸣音减弱甚至消失。阴道可见阴道黏膜充血、宫颈及后有大量脓性分泌物，有臭味；宫颈充血、水肿、有明显举痛；后穹隆有明显触痛；子宫体增大，有压痛，活动受限；子宫两侧附件区有明显压痛。

4. 相关检查

（1）血常规检查　可见血白细胞总数及中性粒细胞增高。血沉加快。

（2）宫颈分泌物检查、病原体培养、药敏试验　可明确致病菌。

（3）B 型超声检查　提示盆腔内有炎性渗出或炎性包块、脓肿、囊肿的部位与大小。

（4）腹腔镜检查　输卵管炎时可见输卵管表面明显充血、管壁水肿、伞端或浆膜面有脓性渗出物。此法对于诊断输卵管炎症准确率高，且可直接采取感染部位分泌物做细菌培养。但临床应用有一定局限性，如对轻度输卵管炎症或单独存在的子宫内膜炎诊断价值不高。

5. 处理原则　采用支持疗法、药物治疗、中药治疗和手术治疗等措施控制炎症、消灭病原体、消除病灶。

（1）门诊治疗　若患者一般状况好，症状轻，可耐受口服抗生素，可门诊口服或肌内注射抗生素治疗。常用方案：①头孢曲松钠 250mg，单次肌内注射，或头孢西丁钠 2g，单次肌内注射（也可选用其他三代头孢类抗生素如头孢噻肟、头孢唑肟钠），同时口服甲硝 400mg 每 12 小时 1 次，连用 14 日。②氧氟沙星 400mg 口服，每日 2 次，连用 14 日（或左氧氟沙星 500mg 口服，每日 1 次，连用 14 日），同时加服甲硝唑 400mg，每日 2~3 次，连用 14 日。

（2）住院治疗　若患者一般情况差，病情严重，伴有发热、恶心、呕吐；或输卵管卵巢脓肿；或有盆腔腹膜炎；或不能耐受口服抗生素；或门诊治疗无效，均应住院给予抗生素治疗为主的综合治疗。

1）支持疗法　卧床休息，取半卧位有利于脓液积聚于直肠子宫陷凹，给予高热量、高蛋白、高维生素流食，高热者给予物理降温。

2）抗生素治疗　常用配伍方案如下。

方案 A：头霉素类或头孢菌素类药物配伍应用，如头孢西丁钠 2g，静脉滴注，每 6 小时 1 次；加多西环素 100mg，每 12 小时 1 次，静脉滴注或口服，连用 14 日。

方案 B：克林霉素与氨基糖苷类药物联合，如克林霉素 900mg，每 8 小时 1 次，静脉滴注（或林克霉素 900mg，每 8 小时 1 次，静脉滴注），加用硫酸庆大霉素，首次负荷量 2mg/kg，每 8 小时 1 次静脉滴注或肌内注射，维持剂量 1.5mg/kg，每 8 小时 1 次。临床症状体征改善后继续应用 24~48 小时，克林霉素转为口服 450mg 日 4 次，连用 14 天或口服多西环素 100mg，每 12 小时 1 次，连续 14 日。

方案 C：青霉素类与四环素类药物联合方案：氨苄西林/舒巴坦钠 3g，静脉滴注，每 6 小时 1 次（或阿莫西林克拉维酸钾 1.2g，每 6~8 小时 1 次）静脉滴注，加多西环素 100mg，每 12 小时 1 次，口服 14 日。

方案 D：喹诺酮类药物与甲硝唑联合用药：氧氟沙星 400mg，静脉滴注，每 12 小时 1 次；加用甲硝唑 500mg，静脉滴注，每 12 小时 1 次。

3）手术治疗　适用于药物治疗无效、脓肿持续存在、脓肿破裂者，应根据情况选择经腹手术或腹腔镜手术。选择手术范围的原则以切除病灶为主，但年轻患者应尽量保留生育功能。

（3）中药治疗　主要为清热解毒、活血化瘀药物，如银翘解毒汤、安宫牛黄丸、紫血丹等。

⊕ **知识链接**

《抗菌药物临床应用管理办法》

　　为加强医疗机构抗菌药物临床应用管理，规范抗菌药物临床应用行为，提高抗菌药物临床应用水平，促进临床合理应用抗菌药物，控制细菌耐药，保障医疗质量和医疗安全，我国的《抗菌药物临床应用管理办法》已于 2012 年 2 月 13 日经原卫生部审议通过，并自 2012 年 8 月 1 日起施行。其中所称抗菌药物是指治疗细菌、支原体、衣原体、立克次体、螺旋体、真菌等病原微生物所致感染性疾病病原的药物，但不包括治疗结核病、寄生虫病和各种病毒所致感染性疾病的药物以及具有抗菌作用的中药制剂。

（二）心理社会评估

　　评估患者因疾病不适而引起的心理反应，如疼痛、分泌物增多、高热等，加强其心理调适。盆腔炎性疾病后遗症患者有无因病程长、易于反复发作或不孕而引起的情绪改变，有无焦虑、紧张甚至抑郁等精神心理障碍。

【常见的护理诊断/问题】

1. 急性疼痛　与盆腔炎性改变、脓肿形成有关。

2. 体温过高　与炎症引起体温升高有关。

3. 焦虑　与担心治疗效果不佳、可能影响生育等有关。

【护理措施】

1. 一般护理　加强卫生宣教，嘱患者注意个人卫生，保持外阴部清洁与干燥。告知患者盆腔炎性疾病的治疗目的、治疗方法与注意事项，减轻患者焦虑的情绪。鼓励患者坚持正规治疗，直到治愈，防止病情迁延转为盆腔炎性疾病后遗症。加强营养，给予高热量、高蛋白、高维生素的流质或半流质饮食，及时补充丢失的液体。保证休息与睡眠，适度运动，增强机体抵抗力。做好床边消毒隔离。禁止经期性交、阴道灌洗及不必要的妇科检查，防止炎症扩散。

2. 心理护理　尊重与关心患者，鼓励患者表达其思想顾虑的问题并耐心解答，和患者及家属共同讨论适合患者的最佳治疗方案，取得患者家属的理解和帮助，减轻患者的焦虑和心理压力，增加其治愈疾病的信心。

3. 缓解症状的护理

　　（1）用药护理　遵医嘱给予足量抗生素。因静脉滴注起效快，故用药途径以静脉滴注为主，注意观察输液反应。因耐喹诺酮类药物淋病奈瑟菌株的出现，喹诺酮类药物不能作为首选用药。若存在淋病奈瑟菌地区流行、不能应用头孢菌素类药物时，可考虑应用喹诺酮类药物，但在治疗前，必须进行淋病奈瑟菌检测。

　　（2）手术前后护理　对于盆腔脓肿、输卵管积水或输卵管卵巢囊肿需手术治疗、盆腔炎性疾病反复发作者，可根据具体情况，选择手术治疗。应做好术前准备，手术器械严格消毒，术中严格执行无菌操作。宫腔手术后注意外阴清洁卫生，避免发生感染，加强营养，增强体质。

　　（3）特殊护理　协助患者休息时取半卧位，有利于脓液积聚于盆腔而使炎症局限，且有利于引流。高热时给予物理降温，注意观察体温变化及不适症状。避免不必要的妇科检查及阴道冲洗，以免引起炎症扩散，有腹胀者应行胃肠减压。每 4 小时测量体温、脉搏和呼吸。观察患者疼痛的改变，及早发现病情恶化给予积极处理。正确采集各种血、尿、分泌物、穿刺抽吸物等检验标本，及时送检并收集结果。

需配合物理治疗者应告知患者物理治疗的原理是促进局部血液循环，改善组织营养状态，提高新陈代谢，从而有利于炎症的消散和吸收，使患者理解接受并配合治疗。

4. 健康教育

（1）嘱患者做好经期、孕期及产褥期的卫生，养成良好卫生习惯。积极锻炼身体，提高机体抵抗力。

（2）指导患者性生活卫生，避免过早性生活、过频性生活或多个性伴侣，减少性传播疾病的发生。

（3）告知患者盆腔炎性疾病的相关知识，出现症状应及时就医，妇科炎症性疾病应做好早期治疗、及时治愈。

（4）沙眼衣原体及淋病奈瑟菌感染的急性盆腔炎患者，应于治疗后 4~6 周复查病原体。

第六节　性传播疾病

一、淋病

淋病（gonorrhea）是由革兰染色阴性的淋病奈瑟菌（简称淋菌）感染引起，以侵袭生殖、泌尿系统黏膜的柱状上皮和移行上皮为特点。为我国发病率最高的性传播疾病，可发生于各年龄段，以 20~30 岁者多见。淋菌在较湿润的环境中及脓液中传染性可保持十余小时，甚至数天，但在完全干燥或离开人体后则不易生长，一般消毒剂或肥皂液均能使其迅速灭活。

【护理评估】

（一）生理评估

1. 病因　淋病因感染革兰阴性淋病奈瑟菌而引起，其传播途径为：①性交直接传播：成人 99%~100% 为此途径传播，通常男性先感染淋菌后再传播给女性；②间接传播：接触被淋菌污染的衣物、毛巾、浴盆、床单等物品及消毒不彻底的检查器械等感染，以幼女多见；③母婴传播：新生儿多在分娩通过软产道时接触污染的阴道分泌物被传染。

2. 病理　对妊娠、分娩、胎儿及新生儿的影响包括以下几个方面。①对妊娠的影响：妊娠早期，淋菌性子宫颈管炎可导致人工流产后感染或感染性流产；妊娠晚期可使胎膜脆性增加，易引起胎膜早破或绒毛膜羊膜炎。②对分娩的影响：可使产程延长，产后易发生感染。③对胎儿的影响：早产发病率约为 17%，并可引起胎儿窘迫、胎儿宫内感染、胎儿生长受限，甚至导致死胎、死产。④对新生儿的影响：胎儿分娩时通过软产道感染淋病，可引起新生儿淋菌性结膜炎、肺炎，甚至出现淋菌败血症，使围产儿死亡率明显增加。

3. 临床表现

（1）症状　潜伏期为 2~10 日，平均为 3~5 日。有 50%~70% 妇女感染淋菌后临床症状轻微或无症状。感染初期病变仅局限于下生殖道、泌尿道，随病情发展可累及到上生殖道。①下生殖道感染：典型症状为外阴瘙痒或灼热感，阴道分泌物增多，呈脓性；②上生殖道感染：多于经期或经后一周内发病，起病急，可突然寒战、高热、头痛、恶心、白带增多、双侧下腹痛，若正值经期发病可有经量增多，经期延长。

（2）体征　妇科检查可见宫颈充血、宫颈口有多量脓性分泌物，宫颈触痛，触之易出血；若有盆腔腹膜炎则下腹部出现压痛、肌紧张及反跳痛，若有输卵管卵巢脓肿，可于附件区触及囊性包块，有明显压痛。

4. 相关检查

（1）革兰染色检查　取宫颈管分泌物行革兰染色检查，可见中性粒细胞内有革兰阴性双球菌。

（2）淋菌培养　宫颈管分泌物淋菌培养，可见典型革兰阴性双球菌。

5. 处理原则　治疗应遵循尽早、及时、足量、彻底、规则用药的原则。首选治疗药物为头孢曲松钠，因20%~40%淋病患者合并有沙眼衣原体感染，故应同时应用抗沙眼衣原体药物。孕期禁用喹诺酮及四环素类药物。性伴侣应同时治疗。

（二）心理社会评估

评估患者性接触史及出现典型症状后的心理反应，有无焦虑、害怕、不安等不良情绪，了解其家庭关系等情况。

【常见的护理诊断/问题】

1. 舒适度减弱　与外阴瘙痒、灼热感或阴道分泌物增多、腹痛有关。

2. 焦虑　与担心病情或担心胎儿、新生儿预后有关。

【护理措施】

1. 一般护理　嘱患者卧床休息。增加营养，提高机体抵抗力。注意个人卫生，保持外阴部清洁。指导患者自行消毒隔离方法，如患者的内裤、浴巾等应煮沸消毒5~10分钟。治疗期间严禁性交。

2. 心理护理　尊重并保护患者的隐私，给予关心、安慰，解除其思想顾虑，鼓励患者及时到正规医院接受治疗，避免传染给他人，帮助患者树立治愈疾病的信心。

3. 缓解症状的护理

（1）用药护理　对淋病患者轻症者可使用大剂量单次给药方法，使血液中有足够的药物浓度杀灭淋菌；头孢曲松1g肌内注射或静脉给药，单次给药，或大观霉素2g（宫颈炎4g）肌内注射，单次给药；替代方案：头孢噻肟1g肌内注射，单次给药，或其他第3代头孢菌素类，如已证明其疗效较好，亦可选作替代药物。如果衣原体感染不能排除，加上抗沙眼衣原体感染药物。妊娠期淋病按照其不同感染类型采用相应的非妊娠期患者的治疗方案。但对于推断或确诊合并有沙眼衣原体感染的孕妇，推荐加用红霉素或阿莫西林治疗。妊娠期禁用氟喹诺酮类和四环素类药物。依据我国淋球菌耐药监测结果，临床上需注意耐药菌株感染，密切观察疗效并及时调整治疗方案，防止治疗失败。

淋病治愈标准：治疗结束后两周内，无性交，临床症状和体征全部消失，在治疗结束后4~7日取宫颈管分泌物涂片及培养复查淋菌，连续3次为阴性，方能确定为治愈。

（2）特殊护理

1）孕妇护理　严密做好床边隔离，将患者接触过的生活用品及器具用1%苯酚溶液浸泡消毒，防止发生交叉感染。

2）新生儿护理　对新生儿应用0.5%红霉素眼膏预防淋菌性眼炎。加强观察新生儿播散性淋病的发生，如淋菌关节炎、脑膜炎、败血症一经发现及时通知医生给予治疗。

4. 健康教育

（1）淋病高发地区，孕妇应常规筛查淋菌，妊娠早、中、晚期各作一次宫颈分泌物涂片镜检淋菌及淋菌培养，以便及时诊断，及时治疗。

（2）保持会阴部的清洁卫生，避免不洁的性关系。

（3）被污染的衣裤、生活用品要及时消毒。

（4）配偶或性伴侣应同时接受治疗。

二、尖锐湿疣

尖锐湿疣（condyloma acuminate）是由人乳头瘤病毒（human papilloma virus，HPV）感染所致的鳞状上皮增生性疣状病变，为一种性传播疾病。

【护理评估】

（一）生理评估

1. 病因 尖锐湿疣主要与HPV感染有关，其高危因素有多个性伴侣、早年性交、免疫力低、吸毒和高性激素水平等。其传播途径主要为经性交直接传播；偶有通过污染的衣物、浴盆、浴巾及器械等间接传播；新生儿通过HPV感染的产妇软产道传播，为母婴垂直传播。

2. 病理 尖锐湿疣患者感染人乳头瘤病毒后，可见鳞状上皮增生，黏膜局部突起呈疣样改变。其对孕妇、胎儿、婴幼儿的影响为：妊娠期因细胞免疫功能下降，类固醇激素水平增加，局部血液循环丰富，尖锐湿疣生长迅速，巨大尖锐湿疣可阻塞产道，影响分娩。妊娠期尖锐湿疣组织脆弱，经阴道分娩时易致大出血。胎儿宫内感染不多见，多数因分娩时通过软产道感染，在幼儿期可能发生喉乳头瘤。

3. 临床表现

（1）症状 潜伏期2周~8个月，平均为3个月。多发于年轻妇女，好发部位为舟状窝附近、大小阴唇、阴道前庭、尿道口、肛门周围，或阴道和宫颈部。通常临床症状不明显，部分患者有外阴瘙痒、烧灼痛或性交后疼痛不适。

（2）体征 初期可见外阴有微小散在的乳头状疣，质软，有细小的指样突起；或为小而尖的丘疹，质地稍硬，孤立、散在或呈簇状，呈粉色或白色；病灶逐渐增大、增多，互相融合成鸡冠状或菜花状，顶端可有角化或感染性溃疡。

4. 相关检查

（1）醋酸白试验 可见组织变白为阳性。

（2）病理组织学检查 可观察组织或细胞形态学改变，且可对HPV进行分型检测，是较理想的病理学检测及研究方法。

5. 处理原则

（1）未孕或妊娠36周前者，病灶小且位于外阴者，可选用5%氟尿嘧啶软膏、苯甲酸酊、80%~90%三氯醋酸局部涂擦；若病灶大，有蒂，可行物理（如激光、冷冻等）及手术治疗；巨大尖锐湿疣可手术切除疣体，待愈合后再采用药物局部治疗。

（2）妊娠近足月或足月者，病灶局限于外阴者，可行冷冻或手术切除病灶，可经阴道分娩；若病灶广泛，可行剖宫产。

（二）心理社会评估

评估患者患病后的心理反应以及家庭关系等情况。

【常见的护理诊断/问题】

1. 皮肤组织完整性受损 与手术切除外阴湿疣有关。

2. 舒适度减弱 与治疗的不适感有关。

3. 焦虑 与治疗后易复发及担心传染胎儿有关。

【护理措施】

1. 一般护理 向患者讲解尖锐湿疣的相关防治知识。增加营养，增强机体抵抗力。注意个人卫生，养成良好卫生习惯及性交习惯。

2. 心理护理　尊重患者，保护患者的隐私，以热情、诚恳的态度对待患者，解除其思想顾虑，嘱患者接受正规诊断和治疗，帮助其树立治愈疾病的信心。

3. 缓解症状的护理

（1）用药护理　指导患者阴道上药的操作方法；告知其物理治疗的原理及方法和注意事项，使其接受并配合治疗；遵医嘱给予局部治疗药物。

（2）围手术期护理　巨大尖锐湿疣可行手术治疗切除湿疣主体，待愈合后再采用药物局部治疗。妊娠期尖锐湿疣若病灶大、影响阴道分娩者应选择剖宫产术，并为其提供相应的手术护理。

（3）特殊护理　做好妊娠期外阴护理，保持外阴部清洁与干燥。因分娩后病灶有可能自主消退可暂不处理。配偶或性伴侣应同时接受治疗。

4. 健康教育

（1）保持会阴部的清洁卫生，避免不洁的性关系。

（2）被污染的衣裤、生活用品要及时消毒。

（3）配偶或性伴侣应同时接受治疗。

三、梅毒

梅毒（syphilis）是由苍白密螺旋体引起的慢性全身性疾病，属性传播疾病。苍白密螺旋体不适宜在体外干燥条件下生存，一般消毒剂及肥皂水即能将其杀灭。但其耐寒力强，4℃环境下可存活3天，−78℃可存活数年，且仍具有传染性。

【护理评估】

（一）生理评估

1. 病因　因感染苍白密螺旋体引起的性传播疾病。其传播途径有以下三种。①性交传播：为最主要的传播途径，未经治疗的患者在感染后1年内最具传染性。②间接传播：接触污染的物品间接传播，也可通过输血感染，但概率较小。③母婴垂直传播：患梅毒的孕妇通过妊娠期的胎盘感染胎儿，引起先天性梅毒，新生儿也可在分娩通过软产道时被感染。

2. 病理　苍白密螺旋体感染对胎儿及婴幼儿影响表现在：患一期、二期梅毒者传染性最强，未经治疗的孕妇几乎100%感染胎儿，苍白密螺旋体在胎儿内脏和组织中大量繁殖，易引起妊娠16周后的流产、死胎、死产。早期潜伏梅毒孕妇感染胎儿的可能性达80%以上，可有20%早产。晚期梅毒未治疗的感染胎儿的可能性约为30%，晚期潜伏梅毒孕妇，性接触已无传染性，但感染胎儿的可能性仍有10%，若娩出先天梅毒儿，病情较重。早期表现有皮肤大疱、皮疹、鼻炎及鼻塞、肝脾大、淋巴结肿大等；晚期先天梅毒多出现在2岁以后，表现为楔状齿、鞍鼻、间质性角膜炎、骨膜炎、神经性耳聋等。

3. 临床表现

（1）症状　潜伏期为2~4周，病变早期主要表现为皮肤黏膜受损，晚期致病菌可侵犯心血管、神经系统等重要脏器，造成劳动力丧失甚至死亡。

（2）体征　在口唇、生殖道及乳房等部位可见硬下疳、边界清楚、直径1~2cm、表面可糜烂或浅溃疡，患者无痒痛感，继而在躯干、四肢等部位可见对称分布的梅毒皮疹，在掌跖可见棕铜色脱屑性斑丘疹。

4. 相关检查　通过病原学检查，用梅毒血清学检查即可确诊。

5. 处理原则　早期明确诊断，早期治疗，用药足量，疗程规范。首选青霉素抗炎治疗。

（二）心理社会评估

评估患者对疾病的认识，以及患病后出现的心理反应及行为表现。评估家庭及社会对患者的心理支持。

【常见的护理诊断/问题】

1. 皮肤完整性受损 与病原菌引起的皮肤黏膜糜烂或溃疡有关。

2. 舒适度减弱 与疾病累及相应组织器官引起的功能障碍或不适症状有关。

3. 焦虑 与担心自身及胎儿或新生儿的预后有关。

【护理措施】

1. 一般护理 做好患者外阴部的清洁护理,教会患者清洁会阴的方法及注意事项。告知患者梅毒的病因、预防及治疗方法和注意事项,减轻患者焦虑情绪,增加患者治疗信心。鼓励患者坚持正规治疗。

2. 心理护理 尊重患者,注意保护其隐私。对患者实施耐心、细致的心理疏导,帮助其建立治愈疾病的信心和生活的勇气。

3. 缓解症状的护理

(1)用药护理 向患者强调坚持早期、正规、足量治疗的重要性和必要性。根据医嘱及时正确给药,早期和晚期梅毒孕妇,首选青霉素治疗,若青霉素过敏,改用红霉素,禁用喹诺酮及四环素类药物。

(2)特殊护理 指导患者注意个人卫生,勤换洗内裤,保持外阴部清洁干燥。掌握自行消毒隔离的方法,将内裤、浴巾应高温煮沸 5~10 分钟,以利于消灭致病菌。

4. 健康教育

(1)治疗期间禁止性生活,性伴侣共同检查及治疗。

(2)治疗后随访:第 1 年每 3 个月复查 1 次,以后每半年复查 1 次,连续 2~3 年。

(3)嘱患者注意个人卫生,做好自行消毒隔离。

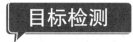

答案解析

一、选择题

A1 型题

1. 阴道内有大量黄绿色脓性呈泡沫状分泌物,最可能的疾病是

　　A. 假丝酵母菌阴道炎　　　　B. 细菌性阴道病　　　　C. 老年性阴道炎

　　D. 滴虫性阴道炎　　　　　　E. 宫颈柱状上皮异位

2. 关于急性盆腔炎的预防,以下说法**不正确**的是

　　A. 做好经期、孕期及产褥期的卫生宣教　　　　B. 严格执行手术指征,注意无菌操作

　　C. 宫腔操作选择在月经干净后半个月　　　　　D. 治疗急性盆腔炎症时应及时彻底

　　E. 注意性生活卫生

A2 型题

1. 患者,女性,33 岁。外阴肿胀、疼痛 3 天,查体见左侧外阴局部皮肤红肿、发热、压痛明显。触之有波动感,周围组织水肿。诊断为前庭大腺炎。外阴用 1:5000 高锰酸钾坐浴治疗,每天

　　A. 1 次　　　　B. 2 次　　　　C. 3 次　　　　D. 4 次　　　　E. 5 次

2. 患者,女性,33 岁。因白带增多,腰骶部疼痛,性交后出血就诊。妇科检查宫颈糜烂样改变。此患者最可能的诊断是

A. 急性子宫颈炎　　　　　B. 慢性子宫颈炎　　　　　C. 盆腔炎性疾病

D. 非特异性外阴炎　　　　E. 外阴阴道假丝酵母菌病

A3/A4 型题

（1~2 题共用题干）

患者，女性，32 岁。以"阴道分泌物增多，伴外阴瘙痒 5 天"主诉就诊。妇科检查：宫颈充血、水肿，宫颈口发红，有大量脓性分泌物流出；宫颈管黏膜外翻，质脆，用棉拭子擦拭后有轻微出血。

1. 此患者最可能的诊断是

A. 急性子宫颈炎　　　　　B. 慢性子宫颈炎　　　　　C. 盆腔炎性疾病

D. 非特异性外阴炎　　　　E. 外阴阴道假丝酵母菌病

2. 关于该病的临床表现，不正确的是

A. 阴道分泌物增多，呈黏液脓性　　　　B. 子宫颈组织充血、水肿

C. 外阴瘙痒及灼热感　　　　　　　　　D. 宫颈黏膜外翻

E. 地图样红斑

二、名词解释

1. 非特异性外阴炎　　　　　　　　　　2. 前庭大腺脓肿

三、简答题

1. 简述萎缩性阴道炎的处理原则。

2. 简述慢性宫颈炎的病理分型。

四、病例分析

患者，女性，52 岁，确诊糖尿病 3 年。近 2 日患者出现外阴瘙痒、奇痒难忍、坐卧不宁，伴阴道分泌物增多，白色稠厚似豆渣样。妇科检查：外阴充血、发红，有白色块状分泌物附着；阴道黏膜充血，有白色膜状样，擦除后露出红肿黏膜面。其他未见异常。

根据以上资料，请回答：

1. 该患者目前最可能的临床诊断。

2. 该类患者主要的护理诊断。

3. 该类患者相应的护理措施。

（郝云涛）

书网融合……

本章小结

题库

第十四章　女性生殖内分泌疾病妇女的护理

PPT

学习目标

通过本章内容学习，学生能够达到：

基本目标：

1. 描述无排卵性及排卵性异常子宫出血的临床表现、处理原则，并列举护理措施。
2. 说出闭经的概念、病因及处理原则，并叙述护理措施。
3. 复述痛经、经前期综合征的概念及临床表现，列举出痛经及经前期综合征的护理措施。
4. 重述绝经综合征概念，阐述绝经综合征的病因、临床表现、护理措施。

发展目标：

应用所学知识对各类常见生殖内分泌疾病妇女及其家人提供护理及健康教育。

女性生殖内分泌疾病是妇科常见疾病，通常由下丘脑－垂体－卵巢轴功能异常或靶器官效应异常所致，部分还涉及遗传因素、女性生殖器官发育异常等。女性生殖内分泌疾病包括经前期综合征、异常子宫出血、痛经、闭经、绝经综合征等。此类疾病临床主要表现为月经周期、经期、经量的变化或伴其他异常情况。护理人员的主要责任是帮助该类妇女和家属正确认识此类疾病的病因，并提供积极的护理措施，以便及时纠正不良反应，提高妇女及家庭成员生活质量。

第一节　经前期综合征

经前期综合征（premenstrual syndrome，PMS），是指反复在月经前周期性出现以情感、行为和躯体障碍为特征的综合征，月经来潮后，症状自然消失。该病多见于 25～45 岁妇女，发病率为 30%～40%，重症患者占其中的 5%～10%。伴有严重情绪反应的经前期综合征称为经前焦虑性障碍，经前焦虑性障碍的诊断由心理医生完成。

【护理评估】

（一）生理评估

1. 病因　目前并无确切发病原因，但可能与精神社会因素、卵巢激素、神经递质改变有关。

（1）精神社会因素　临床发现精神紧张会使 PMS 患者原有症状加重，使用安慰剂治疗时治愈率高达 30%～50%，提示社会环境因素与精神心理之间的相互作用与本病的发病关系密切。

（2）卵巢激素失调　可能与黄体后期雌、孕激素下降有关。临床上通过补充雌、孕激素以减轻性激素的周期性波动，可有效缓解该症状。

（3）神经递质异常　神经类阿片肽在月经周期中对性激素的波动和变化敏感，黄体晚期因循环中类阿片肽浓度下降而引起紧张、忧虑、易激动和攻击行为，从而引起 PMS。

（4）其他　维生素 B_6 是合成多巴胺和 5－羟色胺的辅酶，由于经前期综合征患者缺乏维生素 B_6，致使血液 5－羟色胺水平下降，脑组织在 5－羟色胺活性降低时机体对应激刺激的敏感性增加、对环境的应激处理能力降低，可引起行为和精神症状。

2. 病理　PMS 的病理生理存在多种因素的相互作用，雌、孕激素是 PMS 的必要因素，但是其本身不足以引起 PMS。PMS 的易感因素可能与患者本身的神经敏感体质或其他异常如维生素 B_6 缺陷有关。

3. 相关检查　全身检查有浮肿体征，但妇科检查常无异常。可进行心脏及腹部超声检查等，排除心、肝、肾等疾病引起的水肿。开展精神疾病专科检查，以排除精神疾病。

4. 临床表现　本病多见于 25～45 岁妇女，症状常出现于月经前 1～2 周，逐渐加重，至月经前 2～3 日最为严重，月经来潮后迅速明显减轻至消失，有周期性和自止性特点。主要症状包括以下内容。

（1）精神症状　表现为易怒、焦虑、抑郁、情绪起伏不定、疲乏及睡眠、性欲改变等。易怒是其主要症状。

（2）躯体症状　头痛、背痛、乳房胀痛、腹部胀满、便秘、肢体水肿、体重增加、运动协调功能减退。

（3）行为改变　注意力不集中、工作效率低、记忆力减退、神经质、易激动等。

5. 处理原则　临床处理包括非药物治疗和药物治疗。首选非药物治疗，包括心理治疗和调整生活状态。通过提供心理安慰与疏导、饮食指导、加强运动与锻炼、促使患者处于精神松弛状态等。必要时配合药物治疗，服用利尿、镇静、止痛等药物以减轻和消除症状。

（1）非药物治疗　帮助患者调整心理状态，认识疾病，建立信心；选择高碳水化合物低蛋白饮食，限制盐的摄入以改善水钠潴留的症状；咖啡和浓茶可诱发紧张情绪，在经前期应该减少饮用。

（2）药物治疗

1）抗焦虑药　适用于有明显焦虑者，经前口服阿普唑仑（alprazolam），每次 0.25mg，每日 2～3 次，逐渐递增至最大剂量每日 4mg，至月经来潮第 2～3 日。

2）抗抑郁药　于黄体期口服，可明显缓解精神症状及行为改变，常用氟西汀（fluoxetine），20mg，每日 1 次。

3）醛固酮受体的竞争性抑制剂　通过利尿和对血管紧张素的直接抑制作用来缓解经前水钠潴留，并改善患者精神症状。适用于月经前体重增加明显者，常选用螺内酯 20～40mg，每日 2～3 次。

4）维生素 B_6　可调节自主神经系统与下丘脑－垂体－卵巢轴的关系，还可抑制催乳素的合成而减轻抑郁症状。10～20mg，每日三次口服，可改善症状。

5）口服避孕药　避孕药物可通过抑制排卵而缓解症状，并能减轻水钠潴留症状。还可通过使用促性腺激素释放激素激动剂抑制排卵。一般连续使用 4～6 个周期。

（二）心理社会评估

1. 心理评估　该病的发生与精神心理社会因素关系密切，评估患者心理状态对于全面了解病情及确定治疗及护理方案至关重要。经前周期性出现的身体不适，常使患者感到焦虑、恐惧，甚至畏惧月经来潮，而这种心态又会加重经前期综合征的症状。

2. 社会评估　应注意评估有无诱发因素、压力源和应对压力的措施，家庭及社会支持系统是否建立，所采取的应对措施能否有效缓解症状。

【常见的护理诊断/问题】

1. 焦虑　与月经前周期性出现不适症状有关。

2. 体液过多　与雌、孕激素失调有关。

【护理措施】

1. 一般护理　指导患者均衡饮食，多摄取富含 B 族维生素、维生素 E 和微量元素镁的食物；有水肿者限制盐、糖、咖啡因、酒精等的摄入；鼓励患者加强有氧运动如舞蹈、慢跑、游泳等，可协助缓解神经紧张和焦虑。

2. 心理护理　帮助患者调整心理状态，给予心理安慰与疏导，使精神放松。鼓励表达内心感受，提供缓解及应对压力的技巧，如腹式呼吸、生物反馈训练、渐进性肌肉松弛。

3. 缓解症状的护理　向患者讲解每种药物的作用、使用方法及可能出现的副作用，指导患者正确使用药物。

4. 健康教育　向患者和家属讲解诱发经前期综合征的因素，告知患者预防该病发生的有效措施；指导患者建立月经记录卡，详细记录月经前后的不适及评估治疗效果；向患者家属宣教相关知识，争取得到家属的帮助关心、理解和支持；加强女性自我情绪控制能力技巧的宣教。

第二节　异常子宫出血

⇒ 案例引导

　　患者，女性，17 岁，无性生活史。因"初潮起月经不规律 3 年，经量增多 1 个月余"入院就诊。患者月经史 $14\dfrac{3\sim20}{60\sim180}$，平素经量少。末次自然行经，持续 20 天，量多有血块，经中药治疗后好转。近日再次出现阴道流血，量多，持续 15 天，目前感头晕、乏力，大小便正常，无痛经。入院后查体：身高 165cm，体重 63.5kg。贫血貌，血色素 77g/L。妇科查体未见其他异常。

　　根据以上资料，请回答：

　　1. 该患者最可能的临床诊断。

　　2. 该类患者目前主要的护理诊断。

　　3. 护士应采取的主要护理措施。

　　正常月经的周期为 21～35 日，经期持续 2～8 日，平均失血量为 20～60ml。凡不符合上述标准的均属异常子宫出血（abnormal uterine bleeding，AUB）。引起 AUB 的病因很多，可由全身或生殖器官器质性病变所致，如血液系统疾病、黏膜下子宫肌瘤等，也可由生殖内分泌轴功能紊乱所致，还可由多种病因综合所致。本节主要叙述内外生殖器无明显器质性病变、无全身性疾病（如白血病）及妊娠并发症的情况下，由于内分泌调节系统的功能失常所导致的月经周期不规律、经量多少不等、经期长短不定的异常子宫出血。可分为无排卵性和排卵性两大类。

一、无排卵性异常子宫出血

　　正常月经是基于排卵后黄体生命期结束，雌激素和孕激素撤退，使子宫内膜功能层皱缩坏死而脱落出血。正常月经的周期、持续时间和血量，表现为明显的规律性和自限性。当机体受内部和外界各种因素，如精神紧张、营养不良、代谢紊乱、慢性疾病、环境及气候骤变、饮食紊乱、过度运动、酗酒以及其他药物等影响时，可通过大脑皮层和中枢神经系统，引起下丘脑－垂体－卵巢轴功能调节或靶器官效应异常而导致月经失调。无排卵性异常子宫出血多发生于青春期和绝经过渡期妇女，亦可见于育龄期妇女。

【护理评估】

（一）生理评估

1. 病因

（1）青春期　青春期女性下丘脑－垂体－卵巢轴的反馈调节功能尚未健全，大脑中枢对雌激素的正反馈作用存在缺陷，无法形成正常月经周期的 LH、FSH 高峰，虽有卵泡生长，但不能排卵。此外，青春期，当机体受到内外各种因素（如精神过度紧张、过度劳累、环境和气候骤变以及体重过重或过轻等）的影响，均可影响内分泌或月经调节轴而导致异常子宫出血发生。

（2）绝经过渡期　绝经过渡期女性卵巢功能衰退，卵巢对促性腺激素的敏感性降低，雌激素分泌减少，对垂体的负反馈作用减弱，卵泡在发育过程中发生退行性变而不能排卵。

（3）育龄期　育龄期女性可因应激因素干扰，如精神创伤、流产、手术或疾病引起短暂性不排卵。亦可因肥胖、多囊卵巢综合征、高催乳素血症等引起持续无排卵。

2. 病理　各种原因引起的无排卵都可以导致子宫内膜只受雌激素刺激而缺乏孕酮对抗，进而出现雌激素突破性出血（breakthrough bleeding）或撤退性出血（withdrawal bleeding）。突破性出血有以下两种类型。①雌激素水平较低且长期维持在阈值水平者，常发生间断少量出血，且持续时间较长，子宫内膜修复较慢。②雌激素水平偏高并可维持有效浓度者，常先有较长时间的闭经，但因没有排卵也无孕激素对抗，子宫内膜不牢固易大面积脱落，发生急性突破性出血，血量较大。雌激素撤退性出血主要是子宫内膜长期在单一雌激素作用下发生持续增生，一旦一批卵泡闭锁导致雌激素水平下降，子宫内膜失去雌激素支持而脱落，造成异常出血。

⊕ **知识链接**

子宫内膜的病理改变

无排卵性 AUB，根据体内雌激素水平的高低和持续作用时间长短，以及子宫内膜对雌激素反应的敏感性，子宫内膜表现出不同程度的增生性变化，少数可呈萎缩性改变。

1. 增殖期子宫内膜　子宫内膜所见与正常月经周期的增殖内膜无区别，只是在月经周期后半期甚至月经期仍表现为增殖期形态。

2. 子宫内膜增生　根据 2014 年世界卫生组织（WHO）女性生殖系统肿瘤学分类，分为：①不伴有不典型的增生，指子宫内膜腺体过度增生，大小和形态不规则，腺体和间质比例高于增殖期子宫内膜，但无明显的细胞不典型。包括既往所称的单纯型增生和复杂型增生，是长期雌激素作用而无孕激素拮抗所致，发生子宫内膜癌的风险极低。②不典型增生/子宫内膜上皮内瘤变，指子宫内膜增生伴有细胞不典型。发生子宫内膜癌的风险较高，属于癌前病变。

3. 萎缩型子宫内膜　内膜萎缩菲薄，腺体少而小，腺管狭而直，腺上皮为单层立方形或矮柱状细胞，间质少而致密，胶原纤维相对增多。

3. 临床表现

（1）症状

1）子宫不规则出血　表现为月经周期紊乱，经期长短不一，经量多少不定或增多。青春期患者可在停经数周或数月后，出现大量阴道流血，持续 2 ~ 3 周或更长时间，不易自止。绝经过渡期患者则表现经期延长、经量不规则。出血期患者一般无下腹疼痛。根据出血特点，临床上通常将子宫异常出血分为四种：月经过多，月经周期规则，但经期延长（>7 天）或经量增多（>80ml）；月经过频，月经频发，周期缩短，小于 21 天；子宫不规则过多出血，周期不规则，经期延长，经量过多；子宫不规则出血，周期不规则，经期可延长而经量不太多。

2）休克、感染　出血多或持续时间长者常伴贫血，大量出血可导致休克。反复出血，个人卫生情况不良可出现生殖系统感染。

（2）体征　患者一般无明显阳性体征，出血时间长或出血量大的患者可表现为贫血貌；盆腔检查子宫大小及其他生殖器官均正常。注意通过妇科检查和全身检查排除生殖器官及全身器质性病变。

4. 相关检查

（1）妊娠试验　有性生活史者应行此检查，以排除妊娠及与妊娠有关的疾病。

（2）血常规检查　通过评估血红细胞计数及血细胞比容以了解患者有无贫血。

（3）凝血功能检查　借以评估异常出血是否与凝血功能障碍性疾病有关。

（4）B型超声检查　可了解子宫大小、形状、宫腔内有无赘生物及子宫内膜厚度等。

（5）基础体温测定　无排卵性异常子宫出血患者基础体温呈单相曲线（图14-1）。

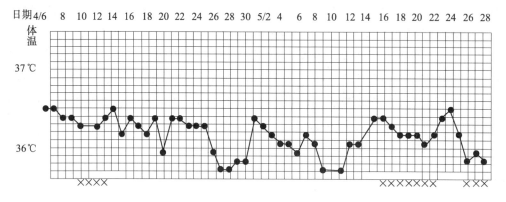

图 14-1　基础体温单相型（无排卵性异常子宫出血）

（6）诊断性刮宫　简称诊刮。此项检查既可达到止血的目的，同时又能明确子宫内膜病理改变。适用于生育期或绝经过渡期妇女出血量多者，对于青春期患者激素治疗失败或疑有器质性病变者，在征得家属同意的情况下也可考虑刮宫。诊刮时应搔刮整个宫腔，尤其是两侧宫角，并注意宫腔大小、形态，子宫壁是否光滑，刮出物的性质和量，搔刮物应及时送检以判断病理改变类型。具体时间应于月经前1~2日或月经来潮6小时内刮宫，以确定有无排卵和黄体功能。不规则流血患者或临床初步考虑子宫内膜恶性病变者可随时刮宫。

（7）宫腔镜检查　这是近年来采用的微创检查方法，可直视子宫内膜是否光滑、有无组织突起及充血，初步判断有无发生子宫内膜息肉、子宫黏膜下肌瘤、子宫内膜癌等，并在直视下选择病变区进行活检，比传统诊刮的方法诊断价值更高也更准确。

（8）激素测定　性激素检测是确定有无排卵的可靠方法，若月经前5~9日血清孕酮浓度<3ng/ml提示无排卵；甲状腺功能检查借以排除甲状腺疾病造成的子宫异常出血。

5. 处理原则　无排卵性异常子宫出血患者在出血期间应迅速有效止血并纠正贫血，止血后尽可能查明病因并有针对性地确定治疗方案。临床常选择性激素类药物、促进凝血和抗纤溶止血药及中药，根据不同年龄采取不同方法以控制月经周期或诱导排卵、预防复发及远期并发症。青春期和生育期妇女应以止血、调整周期、促排卵为主要原则；绝经过渡期患者以止血、调整周期、减少经量、防止子宫内膜病变为原则。

（1）药物治疗

1）止血　对于出血量较多的患者，应首先选择性激素止血。一般要求在性激素使用后6~8小时内见效，24~48小时内出血基本停止，如果超过96小时出血仍然不能停止者应该重新评估病情，查找有无器质性病变。常用的止血方案有以下几种。

①联合用药止血：性激素联合用药的止血效果常优于单一药物。青春期、生育期异常子宫出血用孕激素止血时常同时配伍小剂量雌激素，如复方低剂量避孕药、复方单相口服避孕药；围绝经期异常子宫出血在孕激素止血基础上常配伍雌、雄激素，如三合激素（黄体酮、雌二醇、睾酮），以克服单一激素

治疗的不足，减少激素用量，防止突破性出血。

②雌激素止血：对于内源性雌激素水平低下的年轻患者，可服用大剂量雌激素来弥补体内雌激素水平的不足以迅速促进子宫内膜生长，在短期内修复创面而达到止血的目的。常用药物有结合雌激素、乙烯雌酚、苯甲酸雌二醇等。但疑有血液高凝或血栓病史者禁用。

③孕激素止血：对于体内已有一定雌激素水平，为促使子宫内膜迅速转化为分泌期，可适当补充孕激素，一旦停药内膜萎缩脱落，出现撤药性出血，常称"药物性刮宫"。常用药物有地屈孕酮、醋酸甲羟孕酮、微粒化孕酮、黄体酮等。

④雄激素止血：雄激素止血主要适用于绝经过渡期女性，因其可拮抗雌激素、增强子宫平滑肌及子宫血管张力，减轻盆腔充血而减少出血量。但大出血时单独使用雄激素止血效果常不满意，需配合其他治疗方法。常用药物有甲睾酮、丙酸睾酮等。

⑤其他：出血期间服用前列腺素合成酶抑制剂如甲氯芬那酸和其他止血药（如中药三七、云南白药等），可减少子宫内膜剥脱时的出血量，但只起辅助作用，须与激素类药物同时使用。

2）调整月经周期　使用性激素止血后须调整月经周期，尽快建立正常月经周期。调整周期的方法根据患者的年龄、激素水平、生育要求等而有所不同。青春期及生育期患者通过调整周期可恢复内分泌调节功能，绝经过渡期妇女也可通过调整周期来预防子宫内膜增生的发生。

①孕激素：适用于体内有一定雌激素水平的各年龄段的患者。可于撤退性出血第 15 日起，口服地屈孕酮 10～20mg/d，用药 10 日；或微粒化孕酮 200～300mg/d，用药 10 日；或甲羟孕酮 4～12mg/d，每日分 2～3 次口服，连用 10～14 日。酌情应用 3～6 个周期。

②口服避孕药：可很好控制周期，尤其适用于有避孕需求的患者。一般在止血用药撤退性出血后，周期性使用口服避孕药 3 个周期，病情反复者酌情延至 6 个周期。生育期、有长期避孕需求、无避孕药禁忌证者可长期应用。

③雌、孕激素序贯法：如孕激素治疗后不出现撤退性出血，考虑是否为内源性雌激素水平不足，可用雌、孕激素序贯法。原理是通过模拟自然月经周期中卵巢的内分泌变化，将雌、孕激素序贯应用，使子宫内膜发生相应周期性变化（图 14-2）。此法适用于青春期或育龄期内源性雌激素水平较低患者。

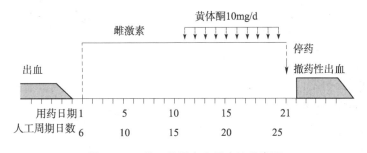

图 14-2　雌、孕激素序贯疗法示意图

④宫内孕激素释放系统：指在宫腔内放置含有孕酮或左炔诺孕酮的宫内节育器，使孕激素直接作用于子宫内膜，抑制子宫内膜生长，可减少月经量 80%～90%，有时甚至出现闭经。适用于生育期或绝经过渡期，多种药物治疗失败且无生育需求的患者。

3）促排卵　促排卵用于生育期、有生育需求者，尤其是不孕患者。青春期患者不应采用促排卵药来控制月经周期。常用的药物有氯米芬（CC）、人绒毛膜促性腺激素（hCG）、人类绝经期促性腺激素（hMG）等。

（2）手术治疗

1）诊断性刮宫术　诊断性刮宫术是目前使用最多的治疗方法，既是诊断的手段，又可迅速有效止血,适用于围绝经过渡期出血、急性大出血及存在子宫内膜癌高危因素的患者。最好在宫腔镜指引下行分段诊刮,刮出物全部送病检,以排除子宫腔内膜及宫颈黏膜器质性病变。

2)子宫内膜切除术 子宫内膜切除术很少用以治疗异常子宫出血,但对于经量过多的绝经过渡期妇女或经激素治疗无效且无生育要求的生育期患者,可考虑使用。原理是在宫腔镜引导下利用电切割、激光切除、电凝和热疗等方法使子宫内膜组织凝固或坏死,不再受性激素影响发生脱落而出血。优点是创伤小,可减少月经量,部分患者可达治愈效果;缺点是组织受热效应破坏影响病理诊断结果。

3)子宫切除术 对各种治疗效果不佳或无效、无生育要求的患者,可由患者和家属知情选择接受子宫切除术。

(二)心理社会评估

长期反复出血或大量出血会严重影响患者的身心健康,尤其是病程较长、合并感染或止血效果不显著者,很容易使患者产生恐惧和焦虑,影响身心健康、工作、生活和学习。加之年轻患者常因害羞或其他顾虑而不及时就诊,绝经过渡期者担心是否患有肿瘤等而更加焦虑不安、恐惧。

【常见的护理诊断/问题】

1. 有感染的危险 与子宫不规则出血、出血量多导致严重贫血、机体抵抗力下降有关。

2. 焦虑 与反复阴道出血、担心预后有关。

3. 疲乏 与子宫不规则出血、月经过多、继发贫血有关。

【护理措施】

1. 一般护理 改善患者全身状况、增强抵抗力、预防感染是护理的关键。指导患者加强营养,尤其注意补充含铁、钙、维生素 C、维生素 B_{12}、蛋白质等较高的食物,如猪肝、鸡蛋黄、黑木耳等,必要时补充铁剂等相关药物;嘱患者卧床休息,保证足够睡眠,避免过度劳累;监测患者生命体征,指导患者记录出血量;保持会阴部的清洁,温开水清洁外阴 1 ~ 2 次/日,及时更换会阴垫,预防生殖器官感染。

2. 心理护理 鼓励患者表达内心感受,耐心倾听诉说,了解疑虑;向患者解释病情及提供相关信息,帮助澄清问题解除思想顾虑;可交替使用放松技术,如看电视、听音乐、看书等分散患者的注意力。

3. 缓解症状的护理

(1)用药护理 患者采用性激素治疗时,应注意:①建立严格的交接班制度,注意反复核对所使用的药物。②告知患者维持血药浓度的重要性,叮嘱按时服用药物,不能随意加减药量和擅自停药,以防停用激素出现药物撤退性出血。③性激素止血时首次选用剂量均较大,应该注意在血止后遵医嘱每 3 天递减 1/3 量直至维持量。④维持量使用时间应以月经周期为基准核算,保证患者一月出血一次。⑤告知患者血止并不代表疾病的治愈,进一步的调整周期治疗非常重要,是治愈本病的关键,应该坚持。⑥告知患者及家属治疗期间如果出现子宫异常出血应该及时就医。

(2)手术前后护理 对于需要进行手术的患者,应注意:①应该严格掌握手术适应证和禁忌证,不要盲目首先选择手术治疗的方法。②向患者及家属讲明手术方法、过程及目的。③配合医生做好手术前各项准备,手术中予以配合确保手术顺利完成,手术后做好相应护理。④手术中如果出血量增多应立即停止手术操作,尽快配合医生查找原因。⑤手术后遵医嘱指导患者使用抗生素,术中所取标本须送病理检查以进一步明确诊断。

(3)特殊护理 患者出血量较多时须进行急救护理。大出血时应立即采取平卧位,给予吸氧,注意保暖,密切观察生命体征;迅速建立静脉通道,做好输血前的准备,并配合医生进行输血、输液治疗，注意掌握输血速度；做好手术室、手术物品等术前准备，必要时配合医生尽快进行诊刮；配合观察病情变化及治疗效果。

4. 健康教育

（1）性激素药物是治疗月经失调的有效药物，服药期间出现轻度副作用应坚持服用；血止后不可随意停药或漏服，以避免再次发生出血；按医嘱正确服药，仍出现不规则出血者，应及时就诊。

（2）阴道流血期间禁止性生活、游泳及盆浴。应选用合格的卫生护垫，保持局部清洁卫生。

（3）加强营养增强体质，建议平时多食富含铁元素的食物，经期可额外补充铁剂、维生素 C 和蛋白质。

二、排卵性异常子宫出血

排卵性异常子宫出血多发生于育龄期妇女。可分为黄体功能不足、子宫内膜不规则脱落和子宫内膜局部异常所致的 AUB。较无排卵性 AUB 少见。

【护理评估】

（一）生理评估

1. 病因

（1）黄体功能不足　由于神经内分泌调节功能紊乱或不健全，可使卵泡期 FSH 水平低下，使卵泡发育缓慢，雌激素分泌量减少，进而对垂体及下丘脑的正反馈调控不足；LH 峰值不高，导致虽有排卵但黄体发育不良，孕激素分泌减少，子宫内膜分泌反应不足，可出现黄体分泌功能正常，但维持时间缩短。

（2）子宫内膜不规则脱落　也称为黄体萎缩不全。患者虽有排卵，黄体发育良好，但由于下丘脑－垂体－卵巢轴调节功能紊乱或溶黄体机制异常，引起黄体萎缩过程延长，导致子宫内膜不能如期完整脱落。

（3）子宫内膜局部异常所致异常子宫出血　可能涉及子宫内膜局部凝血机制调节异常、子宫内膜修复机制异常如子宫内膜炎症、感染、炎性反应及子宫内膜血管生成异常等。

2. 病理　黄体功能不足的子宫内膜虽表现为分泌期改变，但因孕激素水平低下内膜腺体分泌不良，间质水肿不明显或腺体与间质发育不同步。黄体萎缩不全时月经的第 5~6 日仍能见到呈分泌期反应的子宫内膜，而正常月经第 3~4 日分泌期子宫内膜即全部脱落。

3. 临床表现

（1）症状　黄体功能不足常表现为月经频发，即月经周期缩短，常 <21 天，但经期、经量一般正常；有些患者月经周期虽然正常，但卵泡期延长，黄体期较短，以致患者常不易受孕或易造成流产。子宫内膜不规则脱落常表现为月经周期正常，但经期延长常 >9~10 天，经量一般不多或稍增多，尤其月经前数天量较少，以后逐渐增多。子宫内膜局部异常所致异常子宫出血表现为月经过多（>80ml）、经间期出血或经期延长，而周期、经期持续时间异常。

（2）体征　盆腔检查可排除器质性病灶，常无异常发现。

4. 相关检查

（1）诊断性刮宫　于月经前或月经来潮12小时内刮宫，子宫内膜常呈分泌不良反应，内膜活检显示分泌反应落后2日，可确定黄体功能不足；在月经期第 5~6 日进行诊刮，见到残留的分泌期子宫内膜、坏死脱落的内膜及新生的增生期子宫内膜同时存在，表现为混合型子宫内膜，可确定为子宫内膜不规则脱落。

（2）基础体温测定　①黄体功能不足基础体温特点是：体温呈双相改变，但排卵后体温上升缓慢或上升幅度偏低，且高温时间仅维持9~10日即下降（图14-3）。②黄体萎缩不全基础体温特点是：基础体温呈双相改变，但高温下降缓慢（图14-4）。

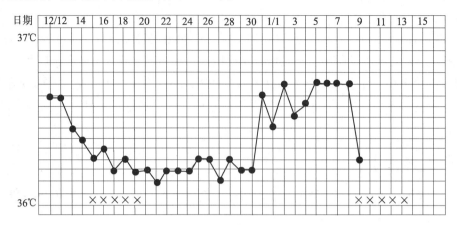

图14-3 基础体温双相型（黄体功能不足）

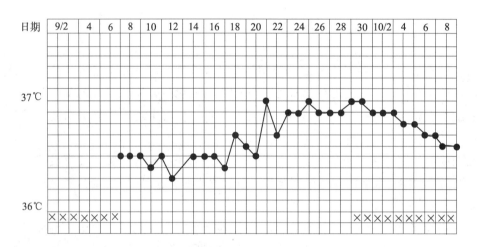

图14-4 基础体温双相型（黄体萎缩不全）

5. 处理原则 黄体功能不足患者应以促进卵泡发育和排卵，加强黄体功能为主；而黄体萎缩不全子宫内膜不能完整脱落者应调节性腺轴的激素水平及反馈功能，促进黄体及时萎缩。

（1）黄体功能不足

1）促进卵泡发育 卵泡期使用低剂量雌激素，选用小剂量雌激素于月经第5日起使用，连用5~7日，可协同FSH促进优势卵泡发育；氯米芬可通过与内源性雌激素受体竞争性结合，促使垂体释放FSH和LH，促进卵泡发育，常于月经第3~5日用药，连用5日。

2）促进月经中期LH峰的形成 近排卵时使用大剂量HCG肌内注射促进卵泡破裂排卵，促使形成LH峰以维持黄体功能，使黄体不至于提前萎缩。

3）黄体功能刺激疗法 于体温上升后开始，隔日肌内注射HCG，共5次，可延长黄体寿命。

4）黄体功能替代疗法 自排卵后使用天然黄体酮制剂每日10mg肌内注射，每天1次，共10~14天，以补充黄体分泌孕激素的不足。

5）溴隐亭 如合并高泌乳素血症则需配合服用溴隐亭以改变垂体和卵巢分泌性激素的水平，从而改善黄体功能。

（2）子宫内膜不规则脱落

1）孕激素 孕激素可促使黄体及时完整萎缩，子宫内膜如期完整脱落。常用甲羟孕酮或黄体酮于排卵后 1 ~ 2 天开始服用，连用 10 日。

2）hCG　有促进黄体功能的作用。

（3）子宫内膜局部异常所致异常子宫出血　建议先行药物治疗，推荐的治疗顺序为：

1）左炔诺孕酮宫内缓释系统（LNG – IUS），适合于近 1 年以上无生育要求者。

2）氨甲环酸抗纤溶治疗或非甾体类抗炎药，可用于不愿或不能使用性激素治疗或想尽快妊娠者。

3）短效口服避孕药。

4）孕激素子宫内膜萎缩治疗，如炔诺酮 5mg 每日 3 次，从周期第 5 日开始，连续服用 21 日。

5）其他：刮宫术仅用于紧急止血及病理检查。对于无生育要求者，可考虑保守性手术，如子内膜切除术。

（二）心理社会评估

患者虽有月经来潮，但因月经频发、经期延长或由此引发流产、不孕，担心会影响健康和生育，心理压力较大，对情绪也有影响。

【常见的护理诊断/问题】

1. 焦虑　与担心生育能力是否受影响和治疗效果有关。

2. 有感染的危险　与长期反复出血有关。

3. 知识缺乏　缺乏正确使用性激素的知识。

【护理措施】

1. 一般护理　加强营养，给予高蛋白、高维生素、高矿物质饮食；规律生活保证休息，保持足够睡眠；加强体育锻炼，增强体质。

2. 心理护理　消除患者紧张焦虑的心情，鼓励表达，减轻心理压力。

3. 缓解症状的护理

（1）用药护理　遵医嘱给药。

（2）手术前后护理　需要进行手术的患者配合医生作好术前准备、术中配合、术后护理；对需要进行基础体温测试的患者告知测试方法和注意事项。

4. 健康教育

（1）阴道流血期间禁止性生活、游泳及盆浴。

（2）加强营养，多食富含铁的食物，经期可额外补充铁剂、维生素 C 和蛋白质。

第三节　痛　经

痛经（dysmenorrhea）为妇科常见症状之一，以行经前后或月经期出现下腹疼痛、坠胀为主，伴随腰酸坠痛，或合并头痛、头晕、乏力、恶心、手足麻木等其他不适，症状严重者影响生活和工作。痛经分为原发性痛经和继发性痛经两类，前者指生殖器官无器质性损伤而出现的痛经，占痛经 90% 以上；后者指由于盆腔器质性疾病如子宫内膜异位症、盆腔炎或宫颈管狭窄等引起的痛经。本节只叙述原发性痛经。

【护理评估】

（一）生理评估

1. 病因　原发性痛经的发生主要与月经期子宫内膜释放前列腺素（prostaglandin，PG）含量增高有关。尤其是 $PGF_{2\alpha}$ 增高与痛经的发生关系最为密切，这是造成原发性痛经的主要原因。此外，原发性痛经的发生还与精神心理因素、遗传、环境、运动、饮食及主观感受等有关。

2. 病理 较高浓度的 $PGF_{2\alpha}$ 可引起子宫平滑肌收缩过强，血管痉挛，造成子宫缺血、乏氧状态而出现痛经。增多的 $PGF_{2\alpha}$ 进入血液循环，还可引起心脑血管和消化道等平滑肌收缩，进而引起相应症状。

3. 临床表现

（1）症状 痛经的主要特点：①原发性痛经多发生于青少年时期，月经初潮的 1~2 年内发病率最高。②疼痛多自月经来潮后开始，最早出现在经前 12 小时，以行经第 1 日疼痛最剧烈，持续 2~3 日后缓解。③疼痛初始以下腹正中耻骨联合上最为突出，呈阵发性，可向腰骶部、大腿内侧放射。④疼痛剧烈时可伴随出现恶心、呕吐、腹泻、头晕、倦怠乏力、嗜睡等不适，严重时出现面色苍白、手足冰冷、出冷汗等症状。

（2）体征 妇科检查无异常发现。

4. 相关检查 未婚女性可行妇科 B 型超声检查；已婚妇女先行妇科检查，必要时行腹腔镜、宫腔镜等检查来排除因为器质性病变所造成的继发性痛经。

5. 处理原则 治疗主要是心理疏导和使用前列腺素合成酶抑制剂，必要时配合中医中药治疗。

（1）心理疏导 向患者解释月经来潮时的轻度不适是正常的生理反应，有意识地放松心情、消除紧张和顾虑可缓解疼痛。另外，充足的睡眠和休息、规律而适度的锻炼对缓解疼痛有一定帮助。

（2）药物治疗 口服避孕药和前列腺素合成酶抑制剂可有效减少原发性痛经症状。对于有避孕要求的痛经妇女，可口服避孕药来缓解疼痛，因为避孕药可抑制排卵及子宫内膜增生，减少月经量及 PG 的含量，有效率可高达 80% 以上。前列腺素合成酶抑制剂可减少子宫内膜 $PGF_{2\alpha}$ 的合成，预防子宫收缩过强或痉挛性收缩，减轻疼痛反应。该类药物有效率可达 80% 以上。用于治疗痛经的药物有布洛芬、酮洛芬、甲氯芬那酸、双氯芬酸、萘普生等。此外，采取腹部按摩、针刺、艾灸、理疗等方法也可有效减轻疼痛，增加患者舒适度。也可以采用中药辨证论治，常于月经前 1 周至 10 天开始服药，每日 1 剂，每日 3 次，注意中药应热服。

（二）心理社会评估

痛经患者因惧怕疼痛常恐惧月经来潮，尤其在影响正常学习和工作时，会产生抱怨心理。有些患者和家长认为痛经不是疾病，没有必要治疗，只要休息一下忍一忍即可。个别患者因治疗效果欠佳，可加重其焦虑的心理，容易对治疗失去信心，或长期依赖止痛药或麻醉药来减轻痛苦。

【常见的护理诊断/问题】

1. 急性疼痛 与月经期痉挛性子宫收缩，组织缺血、缺氧有关。

2. 恐惧 与长期痛经造成精神紧张、焦虑有关。

3. 睡眠型态紊乱 与疼痛发生影响睡眠姿势和质量有关。

【护理措施】

1. 一般护理 讲解有关痛经的生理知识，如经期因盆腔充血，可出现下腹坠胀、腰酸等现象，经过 1~2 日会自然消失，不必忧虑。教会患者缓解痛经的方法，如腹部使用热水袋热敷，饮红糖水、热水等。

2. 心理护理 减轻患者月经期间的精神心理压力，告知患者月经期可能有一些生理反应如下腹坠胀和轻度腰酸。理解患者的不适和恐惧心理，倾听诉说缓解心理压力。

3. 缓解症状的护理 向患者讲解每种药物的作用、使用方法及可能出现的副作用，指导患者正确使用药物。服用前列腺素合成酶抑制剂，一般于月经来潮即开始服用药物效果佳，连续服用 2~3 日。

4. 健康教育　加强月经期保健的宣传教育，如注意经期清洁卫生、禁止性生活、预防感冒；指导患者经期注意保暖，尤其是下腹、腰骶部、双足的保暖；经期避免过度劳累、精神紧张，保证充分的休息；进食宜清淡容易消化，避免生冷、辛辣等刺激性食物等以减少导致痛经发生的诱发因素。

第四节　闭　经

闭经（amenorrhea）是常见的妇科症状，表现为月经从未来潮或月经停止。分为原发性闭经和继发性闭经两类。原发性闭经（primary amenorrhea）指年龄超过 14 岁，第二性征尚未发育；或年龄超过 16 岁，第二性征已发育，无月经来潮者，约占 5%。继发性闭经（secondary amenorrhea）指建立正常月经后，月经停止 6 个月，或按自身原来月经周期计算停经 3 个周期以上，约占 95%。临床上，原发性闭经较少见，其往往由于遗传原因或先天性发育缺陷引起；继发性闭经发病率高，病因复杂。本节主要介绍继发性闭经。青春期前、妊娠期、哺乳期及绝经后的月经不来潮属生理现象，不在本节讨论。

正常月经的建立和维持，依赖于下丘脑－垂体－卵巢轴的神经内分泌调节，以及子宫内膜对性激素的周期性反应和下生殖道的通畅性，其中任何一个环节发生障碍均可导致闭经。按发病部位不同可将闭经分为下丘脑性闭经、垂体性闭经、卵巢性闭经、子宫性闭经以及其他内分泌功能异常引起的闭经。

【护理评估】

（一）生理评估

1. 病因

（1）下丘脑性闭经　最常见，指中枢神经系统及下丘脑各种功能和器质性疾病引起的闭经，多为功能性，此类闭经的特点是下丘脑合成和分泌 GnRH 缺陷或下降导致垂体促性腺激素，即卵泡刺激素（FSH），特别是黄体生成素（LH）的分泌功能低下，故属低促性腺激素性闭经，治疗及时尚可逆。

1）精神应激　突然或长期精神压抑、紧张、忧虑、环境改变、过度劳累、情感创伤等，均可能引起神经内分泌障碍而导致闭经。

2）体重下降和神经性厌食　中枢神经对体重急剧下降极为敏感，若体重减轻 10%～15%，或体脂丢失 30% 时将出现闭经。严重的神经性厌食、内在情感剧烈矛盾或为保持体型强迫节食时易发生，临床表现为厌食、极度消瘦、低促性腺激素性闭经、皮肤干燥、低体温、低血压、各种血细胞计数及血浆蛋白低下，重症可危及生命。因过度节食，体重急剧下降，导致下丘脑多种神经激素分泌降低，引起垂体前叶多种促激素包括 LH、FSH、促肾上腺皮质激素等分泌下降。

3）运动性闭经　长期剧烈运动或芭蕾舞、现代舞等训练易致闭经，与患者的心理、应激反应程度及体脂下降有关。初潮的发生和月经的维持有赖于一定比例（17%～22%）的机体脂肪，肌肉/脂肪比率增加或总体脂肪减少，均可使月经异常。

4）药物性闭经　长期应用甾体类避孕药及某些药物，如吩噻嗪衍生物（奋乃静、氯丙嗪）、利血平等，因药物抑制下丘脑 GnRH 的分泌或通过抑制下丘脑多巴胺，使垂体分泌催乳素增多，引起闭经。药物性闭经通常是可逆的，停药后 3～6 个月月经多能自然恢复。

5）颅咽管瘤　瘤体增大可压迫下丘脑和垂体柄引起闭经、生殖器萎缩、肥胖、颅内压增高、视力障碍等症状，也称肥胖生殖无能营养不良症。

（2）垂体性闭经　主要病变在垂体，由于垂体前叶器质性病变或功能失调影响促性腺激素的分泌，继而影响卵巢功能而引起闭经。如垂体肿瘤、垂体梗死（希恩综合征，Sheehan syndrome）、空蝶鞍综合征（empty sella syndrome）等。

（3）卵巢性闭经　主要原因在卵巢，由于卵巢分泌的性激素水平低下，子宫内膜不能相应发生周期性变化而导致闭经。如卵巢功能早衰、卵巢已切除或组织被破坏、卵巢功能性肿瘤和多囊卵巢综合征等。

（4）子宫性闭经　原因在子宫，此时月经调节功能正常，第二性征发育也正常，只是因为子宫内膜受到破坏或对卵巢激素不能产生正常的反应，从而引起闭经。如 Asherman 综合征、先天性子宫缺陷、子宫内膜炎、子宫切除后或子宫腔内放射治疗后等。其中，Asherman 综合征为子宫性闭经最常见原因。

（5）其他内分泌器官　肾上腺、甲状腺、胰腺等功能异常也可引起闭经，常见的疾病为甲状腺功能减退或亢进、肾上腺皮质功能亢进、肾上腺皮质肿瘤、糖尿病等均可通过下丘脑影响垂体功能而造成闭经。

2. 病理

（1）下丘脑性闭经　精神性因素如压抑、紧张等应激状态下下丘脑分泌的促肾上腺皮质激素释放激素和皮质素分泌增加，进而刺激内源性阿片肽和多巴胺分泌，抑制下丘脑分泌 GnRH 和垂体分泌促性腺激素而导致闭经；剧烈运动引起的闭经，在运动剧增后，GnRH 释放受抑制，使 LH 释放受抑制，主要由于体内脂肪减少及应激本身引起下丘脑促性腺激素释放激素分泌受抑制。此外，体内脂肪下降及营养低下引起瘦素下降也是生殖轴功能抑制的机制之一。颅咽管瘤是最常见的下丘脑肿瘤，发生于蝶鞍上的垂体柄漏斗部前方。该肿瘤的生长可压迫垂体柄，影响下丘脑促性腺激素释放激素和多巴胺向垂体的转运，并导致低促性腺激素闭经伴垂体催乳激素分泌增加。

（2）垂体性闭经　垂体肿瘤可分泌过多催乳素，激发下丘脑多巴胺而抑制促性腺激素释放激素的分泌。闭经程度与催乳素对下丘脑促性腺激素释放激素分泌的抑制程度呈正相关，微量的垂体催乳素有时也会引起闭经。垂体梗死患者腺垂体丧失正常功能引起一系列腺垂体功能低下的症状，如产后无泌乳、脱发、阴毛腋毛脱落、低促性腺激素闭经以及肾上腺皮质、甲状腺功能减退等症状。空蝶鞍综合征患者由于脑脊液对垂体柄的压迫使下丘脑促性腺激素释放激素和多巴胺经垂体门脉循环向垂体的转运受阻，导致闭经，可伴有溢乳，实验室检查催乳素可高于正常。

（3）卵巢性闭经　卵巢早衰患者由于卵巢分泌性激素功能衰竭，促性腺激素升高，大部分患者有潮热、出汗等绝经过渡期症状。多数患者属于特发性，无明确诱因。部分患者由自身免疫性卵巢炎所致。

（4）子宫性闭经　子宫内膜损伤及子宫内膜炎患者，因子宫内膜基底层损伤或粘连使宫腔、子宫颈内口或宫颈管等部位部分或全部梗阻导致闭经或无月经。

3. 临床表现

（1）症状　闭经患者一般无特殊不适，主要表现为青春期后至绝经前无月经来潮。部分患者可出现继发症状，如颅咽管瘤患者出现的生殖器官萎缩、肥胖、颅内压增高、视力障碍等症状；闭经泌乳综合征出现的乳房溢乳；多囊卵巢综合征出现的多毛、痤疮、肥胖等。

（2）体征　患者出现的体征与导致闭经发生的原因密切相关，故需检查全身发育状况有无畸形，测量体重身高、四肢与躯干比例、五官生长特征等；观察精神状态、智力发育、营养和健康状况；妇科检查应注意内外生殖器的发育，有无先天性缺陷、畸形，腹股沟区有无肿块；女性第二性征如毛发分布、乳房发育是否正常，乳房有无乳汁分泌等。其中第二性征的检查有助于鉴别原发性闭经的病因。

4. 相关检查　已婚妇女闭经需首先排除妊娠，再结合病史和体检初步确定病因及病位，选择相应的辅助检查明确诊断。

（1）功能试验

1）药物撤退试验　用于评估体内雌激素水平，以确定闭经程度。

①孕激素试验：适用于体内雌激素水平相对较高者。首先给患者服用孕激素（地屈孕酮、甲羟孕

酮）8～10日或肌内注射黄体酮5日，停药3～7日后如果出现撤药性出血，说明孕激素试验呈阳性反应，表明子宫内膜已受一定雌激素水平的影响，只是缺少孕激素对抗；如无撤药性出血为说明体内雌激素水平低下，孕激素试验呈阴性反应，应进一步行雌、孕激素序贯试验。

②雌、孕激素序贯试验：适用于孕激素试验阴性的闭经患者。先用小剂量雌激素促进子宫内膜增生，再以孕激素促进内膜转化为分泌期，停药后出现撤退性出血。一般雌激素服用20日，最后10日加服孕激素，于停药后3～7日发生撤药性出血为阳性，提示子宫内膜功能正常。闭经是由于体内雌激素水平低落所致，应进一步寻找原因。若无撤药性出血为阴性，可再重复试验一次，若仍为阴性，提示子宫内膜有缺陷或被破坏，可诊断为子宫性闭经。

2）垂体兴奋试验 又称GnRH刺激试验，用以了解垂体对GnRH的反应性。先空腹抽血查LH，然后静脉注射LHRH，15～60分钟后再次抽血，若LH较注射前高2～4倍以上，说明垂体功能正常，病变在下丘脑；若经多次重复试验，LH值仍无升高或增高不显著，说明垂体功能减退，如希恩综合征。

（2）激素测定 建议停用雌孕激素药物至少两周后行FSH、LH、PRL、促甲状腺激素（TSH）等激素测定，以协助诊断。

（3）影像学检查

1）盆腔超声检查 观察盆腔有无子宫，子宫形态、大小及内膜厚度，卵巢大小、形态、卵泡数目等。

2）子宫输卵管造影 了解有无宫腔病变和宫腔粘连。

3）CT或磁共振显像 用于盆腔及头部蝶鞍区检查，了解盆腔肿块和中枢神经系统病变性质，诊断卵巢肿瘤、下丘脑病变、垂体微腺瘤、空蝶鞍等。

4）静脉肾盂造影 怀疑米勒管发育不全综合征时，用以确定有无肾脏畸形。

（4）宫腔镜检查 能精确诊断宫腔粘连。

（5）腹腔镜检查 能直视下观察卵巢形态、子宫大小，对诊断多囊卵巢综合征等有价值。

（6）染色体检查 对原发性闭经病因诊断及鉴别性腺发育不全病因及指导临床处理有重要意义。

（7）其他检查 如靶器官反应检查，包括基础体温测定、子宫内膜取样等。怀疑结核或血吸虫病，应行内膜培养。

5. 处理原则 主要包括全身治疗、药物治疗和手术治疗，对有生育需求者可行辅助生殖技术。

（1）全身治疗 积极治疗全身性疾病，科学合理饮食，供给足够营养，增强机体抵抗力，改善全身健康状况，保持标准体重；进行心理治疗以消除精神性因素所致闭经，必要时结合使用激素周期调节。

（2）药物治疗 性激素替代治疗是维持女性性征、恢复月经，维持女性全身健康及实现女性生育愿望的主要方法。具体治疗方法如下。

1）雌激素补充治疗 适用于无子宫者。常用戊酸雌二醇1mg/d，妊马雌酮0.625mg/d，用药21日，停药1周后重复给药。

2）雌、孕激素人工周期 适用于有子宫且体内雌激素水平较低、性功能减退的患者，方法详见异常子宫出血。

3）孕激素疗法 适用于体内有一定雌激素水平的患者，常于月经周期后半期口服地屈孕酮10～20mg/d或醋酸甲羟孕酮6～10mg/d，共10日。

4）诱发排卵 适用于年轻有生育要求的患者，常用药物有氯米芬、HMG、HCG、GnRH，具体方法详见异常子宫出血。

5）溴隐亭（bromocriptine） 为多巴胺受体激动剂，对高泌乳素血症及垂体催乳素瘤患者，可通过与受体结合直接抑制脑垂体分泌 PRL，使患者恢复排卵，还可抑制脑垂体催乳素腺瘤细胞的生长，一般用药后 5~6 周，患者可恢复排卵。此外，肾上腺皮质激素（如强的松或地塞米松）适用于肾上腺皮质增生者；甲状腺素适用于甲状腺功能减退者。

（3）手术治疗　针对器质性病因，采取相应的手术治疗。

1）生殖道畸形　处女膜闭锁、阴道横隔、阴道闭锁，均可采取经阴道手术的方法进行切开或成型，Asherman 综合征者可在宫腔镜直视下进行宫腔分离，之后使用大剂量雌激素促进子宫内膜增生，并在宫腔内放置节育环分离支撑内膜，术后给予相应的激素进行周期性治疗以预防再次粘连；结核性子宫内膜炎者应积极接受抗结核治疗。

2）肿瘤　卵巢肿瘤一经确诊应手术切除。垂体肿瘤者应根据肿瘤的性质、大小、部位等确定手术方案。颅咽管肿瘤属于良性肿瘤，手术可能损伤下丘脑，无压迫症状者不需手术，至于肿瘤对生殖轴功能的影响可采用激素替代治疗。高促性腺激素闭经者易发生肿瘤，一经确诊应立即行性腺切除术。

（二）心理社会评估

闭经患者虽然大多无不适症状，但因担心能否生育，是否影响性生活而产生极大的心理压力，加之临床检查项目繁多，治疗周期漫长，有些疾病治疗效果欠佳，患者常表现为焦虑、情绪低落，有时会丧失治疗信心。

【常见的护理诊断/问题】

1. 持续性悲伤　与担心丧失女性形象有关。

2. 焦虑　与担心疾病对生育、性生活、健康的影响有关。

3. 长期低自尊　与长期闭经及治疗效果不明显，不能按时来月经形成自我否定心理有关。

【护理措施】

1. 一般护理　闭经的发生与妇女中枢神经系统及内分泌系统的调节密切相关，护理人员应该协助患者改善全身健康状况，包括饮食调节、减缓压力、控制体重、调节运动量等。单纯性营养不良性闭经应增加营养保持标准体重；体重过于肥胖造成的闭经，应鼓励患者加强锻炼，需同时注意有无伴发其他内分泌失调性疾病，并积极治疗原发病；针对应激精神所致闭经，应进行耐心的心理治疗，消除精神紧张和焦虑，加强户外活动，适当增加体力劳动；肿瘤、多囊卵巢综合征等引起的闭经，应对因治疗。

2. 心理护理　心理治疗和护理在闭经治疗中占有重要地位，应予以高度重视。护理人员应向患者讲解闭经发生的原因，告知闭经的发生与精神因素之间的密切关系，强调心情的调节和心理压力的舒缓对于改善内分泌调节有至关重要的作用。因闭经病因复杂，诊断步骤繁多且治疗周期长，要帮助患者树立信心，积极配合治疗和检查；建立良好的护患关系，以成功的案例鼓励患者积极参与治疗方案的确定。

3. 缓解症状的护理

（1）用药护理　对于使用性激素替代治疗的患者，护理人员应叮嘱其按时按量服药，不要擅自停服或漏服，不要随意更改药量；详细告知患者激素治疗的必要性、可能出现的不良反应及应对措施；定时检查肝肾功能、乳腺彩超，及早发现异常情况并处理；告知患者严格遵医嘱使用药物或停药。

（2）手术前后护理　器质性疾病造成的闭经可选择采取手术治疗，护理人员注意配合医生详细评估病情，做好手术前的准备工作以及手术中和手术后的护理配合，术后注意观察月经情况并实施健康教育。生殖器畸形患者术后，嘱其采取半卧位有利于月经血的引流。

4. 健康教育　向患者及家属讲述月经调节的机制，以及影响月经调节和月经来潮的因素；告知患者闭经的临床实验室检查流程及意义，协助患者接受系统检查和配合医护人员进行周期性治疗；帮助患者澄清错误概念，解除患者的心理压力。

第五节　绝经综合征

绝经（menopause）指卵巢功能停止所致永久性无月经状态。绝经综合征（menopausal syndrome，MPS）指妇女绝经前后出现性激素波动或减少所致的一系列躯体及精神心理症状。绝经可分为自然绝经和人工绝经两种。自然绝经指卵巢内卵泡用尽，或剩余的卵泡对促性腺激素丧失了反应，卵泡不再发育和分泌雌激素，不能刺激子宫内膜生长，导致绝经。人工绝经是指双侧卵巢经手术切除、放射治疗、化疗等损伤卵巢功能所致的绝经。人工绝经更容易导致绝经综合征。据统计，目前我国妇女平均绝经年龄为 49.5 岁。

【护理评估】

（一）生理评估

1. 病因

（1）内分泌原因　内分泌原因是绝经综合征发生的主要原因。卵巢功能衰退，血中雌孕激素水平降低，使正常的下丘脑 – 垂体 – 卵巢轴之间平衡失调，影响了自主神经中枢及其支配下的各脏器功能，从而出现一系列自主神经功能失调的症状。

（2）神经递质　神经内分泌的有关研究表明，下丘脑神经递质阿片肽（EOP）、肾上腺素（NE）和多巴胺（DA）等与潮热的发生有明显的相关性。5 – 羟色胺（5 – HT）对内分泌、心血管、情感和性生活等均有调节功能。已有报道绝经综合征患者的自主神经功能障碍与血中 5 – HT 明显降低有关。动物实验进一步证明下丘脑的 5 – HT 水平在卵巢切除后明显降低，用雌激素后可发生明显逆转，故认为绝经综合征所表现的功能紊乱症状，可能与随年龄的增长 5 – HT 下降有关。研究发现，绝经后妇女血中 β内啡肽（β – EP）及其抗体明显低于育龄期妇女，而 β – EP 抗体的下降表示免疫系统调节神经内分泌的功能发生紊乱而出现各种神经精神症状。

（3）遗传因素　个体人格特征、神经类型、文化水平、职业、社会关系、家庭背景等与绝经综合征发病及症状严重程度有关。大量的临床资料表明性格开朗、神经类型稳定、从事体力劳动者发生绝经综合征者较少或症状较轻，而且症状消失较快。性格孤僻、神经类型不稳定、有精神压抑或精神上受过较强刺激、文化层次较高、社会地位与生活条件优越的妇女症状较重。说明该病的发生可能与高级神经活动有关。

2. 病理　绝经前后变化最明显的是卵巢功能衰退，随后出现下丘脑 – 垂体功能退化，进一步出现内分泌紊乱、性激素水平波动或下降。

（1）雌激素　绝经过渡期不同阶段，雌激素水平并非逐渐下降。首先表现为卵泡对 FSH 敏感性降低，FSH 水平升高，引起卵泡过度刺激，此时雌激素水平波动很大，甚至高于正常卵泡期水平。但当卵泡停止生长发育后，雌激素水平急剧下降，至绝经后卵巢不再分泌雌激素，而血液中的激素水平多来自于肾上腺皮质和卵巢雄烯二酮转化的雌酮。

（2）孕激素　绝经过渡期卵巢偶有排卵功能，仍有孕激素分泌。但由于卵泡期延长，引起黄体功能不全，孕激素分泌量可减少。绝经后无孕激素分泌。

（3）雄激素　绝经后雄激素水平下降，其中雄烯二酮水平仅为育龄期妇女的一半且主要来源于肾上腺。

（4）促性腺激素　绝经过渡期 FSH 水平升高，LH 仍在正常范围，FSH/LH 仍 <1。绝经后雌激素水

平降低，负反馈抑制作用减弱，引起下丘脑 GnRH 升高，刺激垂体释放 FSH 和 LH 增加，并且 FSH/LH >1。卵泡闭锁导致雌激素和抑制素水平降低以及 FSH 水平升高，是绝经的主要信号。

（5）促性腺激素释放激素　绝经后下丘脑分泌 GnRH 量增加，伴 LH 同步增加。

（6）抑制素　绝经后血抑制素水平下降比雌二醇早且明显，监测卵巢功能衰退更敏感。

（7）抗米勒管激素（AMH）　绝经后抗米勒管激素水平下降，较 FSH 升高、雌二醇下降早，能较早地反映卵巢功能衰退情况。

3. 临床表现

（1）症状

1）近期症状　①月经紊乱：是绝经过渡期最常见症状，由于稀发排卵或无排卵，表现为月经周期不规则、经期持续时间长及经量增多或减少。②血管舒缩症状：是雌激素水平下降所致的特征性症状，以阵发性潮热、出汗为主，表现为短暂阵发性面部、颈部和胸部皮肤发红、烘热、多汗，一般持续 1～3 分钟，常反复发作，应激状态下及夜间明显，持续时间长短不一，个体差异较大，短者 1～2 年，长者 5 年或更长，严重者可影响妇女的生活、睡眠及工作。③自主神经功能失调症状：常表现为心悸、失眠、耳鸣、眩晕、头痛等。④精神神经症状：主要包括情绪、记忆及认知功能症状，常表现为激动易怒、情绪低落、焦虑不安、抑郁寡欢、自我控制情绪能力低下、注意力不易集中、记忆力减退等症状。

2）远期症状　①泌尿生殖道症状：主要表现为泌尿生殖道萎缩症状，如阴道干涩、性交困难及反复阴道感染，尿急、尿痛、排尿困难等反复尿路感染，甚至出现张力性尿失禁。②骨质疏松：雌激素可以促进骨生成和对抗甲状旁腺的骨吸收作用，是保护骨质钙含量的重要激素。女性绝经后由于雌激素水平下降，骨质吸收速度快于骨质生成速度，易引起骨质丢失而变为疏松。骨质疏松可引起骨骼压痛、身材变矮，甚至发生骨折，以桡骨远端、股骨颈、椎体等部位多发。50 岁以上妇女半数以上会发生绝经后骨质疏松，一般发生于绝经后 5～10 年。③阿尔茨海默病（Alzheimer's disease，AD）：是老年性痴呆的主要类型。雌激素水平过于低下是诱发阿尔茨海默病的主要原因，因此绝经后期妇女比老年男性发病率高。④心血管疾病：包括冠状动脉疾病和脑血管疾病，主要原因仍然与绝经后雌激素水平下降有关。雌激素对女性心血管系统有保护作用，可改善心血管功能并抑制动脉粥样硬化，因此绝经后妇女发生动脉粥样硬化、冠心病的风险较绝经前明显增加。

（2）体征　妇科检查阴道壁早期可表现为充血，黏膜发红；晚期血管较少，黏膜上皮变为光滑苍白，阴道壁弹性差，子宫体、宫颈萎缩，分泌物少。

4. 相关检查

（1）激素测定　①血清 FSH 及 E_2 值测定，可了解卵巢功能。绝经过渡期血清 FSH >10U/L，提示卵巢储备功能下降；闭经、FSH >40U/L 且 E_2 值 <10～20pg/ml，提示卵巢功能衰竭。②抗米勒管激素（AMH）测定。AMH 低于 1.1ng/ml 提示卵巢储备下降；若低于 0.2ng/ml 提示即将绝经；绝经后 AMH 一般测不出。

（2）骨密度测定　通过 X 线检查了解有无骨质疏松。

（3）盆腔 B 型超声检查　可见子宫缩小、内膜变薄。

（4）心电图及血脂检查　可了解心脏冠状血管受损情况。

（5）宫颈刮片　定期进行宫颈癌防癌普查。

5. 处理原则　绝经及绝经后期内分泌环境为雌激素水平低下，所以主要采取激素替代治疗（hormone replacement therapy，HRT），并鼓励患者锻炼身体、合理饮食和建立健康生活方式。

（1）HRT 常用药物及剂量

1）常用药物　主要药物为雌激素、组织选择性雌激素活性调节剂和孕激素，原则上应选择天然制剂。天然雌激素主要包括雌酮、雌二醇、结合雌激素；合成雌激素主要包括炔雌醇、炔雌醚及尼尔雌醇、替勃龙、雷洛昔芬；孕激素为甲羟孕酮、炔诺酮、炔诺孕酮。

2）剂量　用药剂量应个体化，取最小有效剂量为佳。

（2）HRT用药途径及方案　激素使用可采取不同途径，包括口服给药和胃肠道外途径用药。口服给药可有效改善血脂且血药浓度稳定，但长期用药对肝脏有一定损害及刺激产生肾素底物和凝血因子；胃肠道外给药，既可有效解除潮热、防止骨质疏松，又可缓解副作用，如经皮肤贴皮贴、涂抹乳胶；经阴道使用霜、片、栓剂；肌内注射油剂及鼻黏膜用药；皮下埋植等。常用治疗方案有雌孕激素序贯给药、雌孕激素联合用药和无对抗单一雌激素治疗，但后者临床已较少应用。

（3）HRT用药时间　应选择最小剂量且有效的短期用药。治疗从卵巢功能衰减至出现绝经症状开始，一般持续3~5年。用药期间应定期评估，如受益大于风险方可继续应用，反之则停药或减量，停止用药时主张缓慢减量或间歇用药，以防止症状复发。

（二）心理社会评估

一般而言，女性步入绝经期时正值工作、家庭压力最大的时候，加之身体各器官功能逐渐减弱，体力不支，身体不适，严重影响其身心健康。多数女性会受到潮热、出汗等症状的困扰，也常因情绪激动、失眠、多疑、记忆力减退甚至表现为喜怒无常且不能得到家人的理解和帮助，更加重患者的心理压力，严重者可发展为抑郁症。

【常见的护理诊断/问题】

1. 焦虑　与绝经过渡期内分泌改变，或个性特点、精神因素等有关。

2. 知识缺乏　缺乏绝经期生理心理变化知识及应对技巧。

【护理措施】

（一）一般护理

绝经综合征患者可因精神、神经不稳定而加剧症状，故应先进行心理治疗，必要时选用适量的镇静剂以利于睡眠。应鼓励患者坚持体育锻炼，增加日晒时间，增加足量蛋白质及含钙食物补充钙剂，以预防骨质疏松。月经失调患者按照异常子宫出血的治疗原则和护理措施改善月经紊乱，预防和排除子宫内膜恶性病变。

（二）心理护理

护理人员应向患者及其家属讲解绝经是一个生理过程，介绍发生的原因及绝经前后各种常见症状，为即将发生的变化做好心理准备。与围绝经期妇女交往时，通过语言、表情、态度、行为等影响患者的认识、情绪和行为，使护理人员与患者双方发挥积极性，相互配合，达到缓解症状的目的。护士也应向其家属讲述患者可能出现的症状，并鼓励家人多理解及提供安慰、心理支持和生活上的照顾，协助患者顺利度过围绝经期。

（三）缓解症状的护理

绝经综合征患者使用激素替代治疗时，须在医生指导下用药，严格掌握适应证和禁忌证。

1. 适应证　血管舒缩症状、泌尿生殖道萎缩症状及用于预防骨质疏松的患者。不仅可有效缓解症状，还可有效控制潮热、多汗、阴道干涩和尿道感染等症状的发生。

2. 禁忌证

（1）绝对禁忌证　妊娠、不明原因子宫出血、血栓性静脉炎、严重肝肾功能障碍；已有或可疑子宫内膜癌、乳腺癌、近期（6个月内）有活动性血栓病等。

（2）相对禁忌证　心脏病、偏头痛、子宫内膜癌史、血栓性疾病史、胆囊疾病、乳腺良性疾病和乳腺癌家族史者。

3. 副作用及危险性

（1）子宫出血　应高度重视仔细查明原因，必要时诊刮排除子宫内膜癌。

（2）性激素副作用　雌激素使用剂量过大时可出现乳房胀、白带多、头痛、水肿、色素沉着等，应酌情减量或更换药物，如雌三醇制剂；孕激素使用剂量过大时可出现抑郁、易怒、乳房疼痛、乳房肿胀，长时间用药患者难以耐受。

（3）子宫内膜癌　长期使用雌激素的患者，可使子宫内膜异常增生和增加子宫内膜癌的危险性，用药时间和用药剂量与风险呈正相关；目前临床常采取联合使用孕激素的方法来对抗上述风险，效果满意。

⊕ **知识链接**

绝经管理的重要性

"绝经"是女性生命进程中必然发生的生理过程，本质是卵巢功能衰竭，伴随卵巢功能的衰退，女性会出现多种绝经相关症状、组织萎缩退化和代谢功能紊乱，导致一系列身心健康问题。以目前女性平均寿命80岁来计算，卵巢这个器官功能的衰竭却发生在人一生中的前2/3与后1/3的交界处。这意味着女性的一生有超过1/3的时间是在一个器官功能衰竭的状况下度过的。因此非常需要对绝经过渡期和绝经后期的女性进行全面的生活方式指导和健康管理，包括饮食、运动、控烟、限酒等，并指导适宜人群开展绝经激素治疗，或对非适宜人群采用非激素治疗，以缓解绝经相关症状，提高和改善其生命质量。

然而，由于传统观念的影响和束缚，无论是老百姓还是医务工作者，对绝经的认识还很不足，对其带来的危害还不够重视，致使中国广大的绝经后妇女，不能受益于绝经期管理的相关措施。因此相关知识的宣传、教育和普及，也是本领域专业工作者的责任。

（4）乳腺癌　流行病学研究表明，雌激素替代治疗用药时间不足5年者，不增加乳腺癌发生的危险性；长期用药者如超过5年有增加发生乳腺癌的危险。

4. 用药指导

（1）使患者了解应用性激素治疗过程中定期随访的重要性。

（2）与长期用药患者商定定期随访计划，并具体书写药名、服用剂量、用药次数和日期，确定患者能掌握用法。

（3）告知患者用药期间如出现子宫不规则出血，应行妇科检查及诊断性刮宫，并行病理检查，以排除子宫内膜病变；帮助患者了解常见药物不良反应，如：雌激素用量过大多表现为乳房胀痛、白带增多、阴道出血、头痛、水肿及色素沉着等；孕激素不良反应常表现为抑郁、易怒、乳房痛和水肿等；雄激素常见不良反应为可诱发高血脂、动脉硬化、血栓性疾病。告知患者出现以上情况应及时就诊。

（四）健康教育

通过设立"围绝经期妇女门诊"、开设"围绝经期妇女课堂"等方式，为患者介绍相关知识，提供咨询及指导，介绍减轻绝经前后症状的方法，指导避免诱发因素如过于激动、进食辛辣食物及兴奋性食物的刺激；鼓励患者使用润滑剂润滑阴道来维持性生活，必要时还可使用雌激素制剂缓解和预防阴道干涩；鼓励患者积极参加户外活动，多与他人交流和沟通，陶冶情操，多食含钙质丰富的饮食（牛奶、鱼虾、深绿色或白色蔬菜、豆制品、坚果等）或服用钙剂，预防骨质疏松，必要时服用降钙素；宣传性激素替代治疗的利弊及注意事项；向家庭成员讲述为患者提供帮助、关心、理解的重要性；积极预防围绝经期妇女常见病、多发病，如高血压、糖尿病、冠心病、阴道炎、尿失禁、骨质疏松和肿瘤等，尤其应注意预防生殖器官和乳房肿瘤。

目标检测

答案解析

一、选择题

A1 型题

1. 痛经的主要症状是

    A. 下腹疼痛 　　　　　　　　　　B. 腰酸

    C. 月经量异常 　　　　　　　　　D. 恶心

    E. 头痛、头晕

2. 诊断无排卵性异常子宫出血简单易行的方法是

    A. 基础体温测定 　　　　　　　　B. 诊断性刮宫

    C. 宫腔镜检查 　　　　　　　　　D. 宫颈黏液结晶检查

    E. 激素测定

A2 型题

3. 患者，女性，婚后 3 年不孕。基础体温测定显示：连续 3 个月每日清晨测得体温呈一规则水平线，说明其

    A. 卵巢有排卵 　　　　　　　　　B. 卵巢无排卵

    C. 卵巢发育不良 　　　　　　　　D. 黄体功能不全

    E. 黄体萎缩不全

4. 患者，女性，51 岁。主诉"月经紊乱半年伴潮热、焦虑、睡眠差"就诊，医嘱给予激素治疗。患者询问激素替代治疗的主要目的，护士的正确回答是

    A. 调整周期 　　　　　　　　　　B. 纠正与性激素不足有关的健康问题

    C. 促使卵巢功能的恢复 　　　　　D. 减少月经量

    E. 防止子宫内膜病变

A3/A4 型题

(5～6 题共用题干)

育龄妇女，未避孕，2 年来未孕，月经频发 4～5 天/18～21 天，基础体温呈双相。

5. 其诊断应该是

    A. 无排卵性功血 　　　　　　　　B. 正常月经

    C. 黄体功能不全 　　　　　　　　D. 黄体萎缩不全

    E. 排卵期出血

6. 该病例合适的治疗是

    A. 诊刮 　　　　　　　　　　　　B. 雌孕激素合并应用

    C. 雌孕激素序贯疗法 　　　　　　D. 应用 hCG

    E. 应用 GnRH

二、名词解释

闭经

三、简答题

简述痛经患者的护理措施。

四、病例分析

患者，女性，47 岁，月经紊乱 1 年。近一年月经周期 3~4 个月，伴睡眠差、易怒，情绪不稳定，伴有潮热、疲乏无力，有时头晕、胸闷心慌，且有胃肠功能紊乱和性功能减退的表现。查体：外阴正常，阴道略萎缩，子宫颈光滑，宫体前倾位，正常大，双侧附件区未触及包块。B 型超声及心电图检查均未见异常。

根据以上资料，请回答：

1. 该患者目前最可能的临床诊断。
2. 该类患者主要的护理诊断。
3. 该类患者相应的用药护理。

（程　霖）

书网融合⋯⋯

本章小结

题库

第十五章　滋养细胞疾病妇女的护理

PPT

学习目标

通过本章内容学习，学生能够达到：

基本目标：

1. 说出葡萄胎、侵蚀性葡萄胎和绒毛膜癌的概念。

2. 根据临床表现和辅助检查区分葡萄胎、侵蚀性葡萄胎和绒毛膜癌。

3. 描述葡萄胎、侵蚀性葡萄胎和绒毛膜癌患者的治疗原则以及护理诊断、护理措施。

发展目标：

1. 综合运用所学知识对滋养细胞疾病患者实施整体护理。

2. 综合运用所学知识关爱接受化疗的滋养细胞肿瘤患者。

妊娠滋养细胞疾病（gestational trophoblastic disease，GTD）是一组来源于胎盘滋养细胞的疾病。根据组织学特征主要分为葡萄胎（包括完全性葡萄胎和部分性葡萄胎）、侵蚀性葡萄胎（invasive mole）、绒毛膜癌（choriocarcinoma）等。其中，侵蚀性葡萄胎和绒毛膜癌合称为妊娠滋养细胞肿瘤（gestational trophoblastic tumor，GTT）。葡萄胎虽为良性疾病，但部分可发展为GTT，最常见的临床表现是停经后阴道流血。无转移性GTT多继发于葡萄胎，其主要临床表现为异常阴道流血；转移性GTT易继发于非葡萄胎妊娠，常伴有转移灶症状。护理人员的主要责任是帮助患者正确识别疾病的相关因素、临床表现、治疗原则，并给予积极的护理措施有效应对妊娠滋养细胞疾病，促进患者康复。

➡ 案例引导

患者，女性，35岁，G_1P_0，因停经2个月，阴道不规则流血1周入院。妇科检查：宫颈光滑，宫口未开，子宫如孕3个月大小，质软，左侧附件扪及一直径约6cm囊性肿块，尿hCG（＋），B型超声检查显示宫腔内充满不均质密集状回声，呈落雪状。患者精神状态欠佳，对妊娠结局感到悲伤。

根据以上资料，请回答：

1. 该患者可能的临床诊断。

2. 该类患者可能的护理诊断及主要护理措施。

第一节　葡萄胎

葡萄胎（hydatidiform mole，HM）是妊娠后胎盘绒毛滋养细胞增生、间质水肿，形成大小不等的水泡，水泡间有蒂相连成串，形如葡萄而得名，又称水泡状胎块。葡萄胎分为完全性葡萄胎和部分性葡萄胎两类，以完全性葡萄胎多见。完全性葡萄胎是指宫腔内充满水泡状组织，没有胎儿及附属物；部分性葡萄胎是指宫腔内有胚胎组织，胎盘绒毛部分水泡状变性，并有滋养细胞增生。

【护理评估】

（一）生理评估

1. 病因 流行病学调查显示完全性葡萄胎与下列因素有关：①完全性葡萄胎有地域差异：亚洲和拉丁美洲国家发生率较高，而北美和欧洲国家发生率较低；我国浙江省最高，山西省最低。②营养状况与社会因素：饮食中缺乏维生素 A、前体胡萝卜素和动物脂肪时，发生葡萄胎的概率显著增高。③年龄：大于 35 岁或小于 20 岁，可能与发生异常受精有关。④部分性葡萄胎的高危因素有不规则月经、长期口服避孕药等。

2. 病理

（1）肉眼观 水泡状物形如串串葡萄，壁薄、透亮，大小自直径数毫米至数厘米不等，其间有细蒂相连，水泡内含黏性液体，水泡间充满血液及凝血块。病变局限于子宫腔内，不侵入子宫肌层，也不发生远处转移。完全性葡萄胎的水泡状物占满整个宫腔，无胎儿及其附属物。部分性葡萄胎仅部分绒毛变为水泡，常合并胚胎或胎儿组织，但胎儿多数已死亡。

（2）组织学特点 完全性葡萄胎见滋养细胞呈不同程度增生，绒毛间质水肿呈水泡样，间质内血管减少或消失。部分性葡萄胎见部分绒毛水肿，轮廓不规则，滋养细胞增生程度较轻。

3. 临床表现 由于诊疗技术的不断发展，多数患者在未出现症状或仅有少量阴道流血时已做出诊断，因此，具有典型症状的患者已少见，典型症状包括：

（1）停经后不规则阴道流血 是最常见的症状。停经 8～12 周出现反复不规则阴道流血，量多少不定，常可发生大量出血，导致休克甚至死亡。出血时间长或不及时治疗，可致贫血和感染。葡萄胎可自行排出，因此可在出血中发现水泡状物。

（2）子宫异常增大、变软 由于葡萄胎增长迅速和宫腔内积血，半数以上的患者子宫大于停经月份，质地极软；约 1/3 患者的子宫大小与停经月份相符，少数患者因水泡退行性变及停止发育，子宫大小可能小于停经月份。

（3）腹痛 表现为阵发性下腹隐痛，常发生在阴道流血前，原因是葡萄胎增长迅速和子宫急速扩大所致。黄素化囊肿扭转或破裂可出现急性腹痛。

（4）妊娠剧吐及妊娠期高血压疾病征象 妊娠呕吐出现时间较正常妊娠早，与滋养细胞增生有关，持续时间较长，且症状严重，纠正不及时可导致水电解质紊乱。子痫前期症状出现时间较正常妊娠早，可在妊娠 24 周前出现高血压、蛋白尿和水肿，但子痫罕见。

（5）卵巢黄素化囊肿 由于滋养细胞过度增生，产生大量的人绒毛膜促性腺激素（HCG）刺激卵巢卵泡内膜细胞，产生过度黄素化反应，形成卵巢黄素化囊肿（theca lutein ovarian cyst）。多为双侧，囊性，表面光滑。一般无症状，偶可因扭转或破裂发生急性腹痛。黄素化囊肿随 HCG 水平的下降而自行消退。在葡萄胎排出数周或数月后可自行消退。

（6）甲状腺功能亢进征象 约 7% 的患者可出现甲状腺功能亢进，表现为心动过速、皮肤潮热和震颤，血清 T_3、T_4 水平升高。

部分性葡萄胎患者可有完全性葡萄胎患者的大多数症状，但程度较轻，易误诊为不全流产或过期流产，需刮宫后经组织学检查方能确诊。

4. 相关检查

（1）产科检查 子宫大于停经月份，质软，腹部检查扪不到胎体。

（2）多普勒胎心监测 可听到子宫血管杂音，无胎心音。

（3）人绒毛膜促性腺激素（HCG）测定 正常妊娠孕卵着床数日开始分泌 HCG 并随孕周增加滴度逐渐升高，在孕 8～10 周达高峰，持续 1～2 周后逐渐下降。葡萄胎由于滋养细胞高度增生，孕妇血清中 HCG 滴度高于正常孕周的相应值，并且在停经 8 ~ 10 周后继续上升，利用这种差异可协助诊断。少数葡萄胎由于绒毛退行性变 HCG 升高不明显。HCG 常用测定方法有放射免疫法和酶联免疫吸附试验。

（4）B 型超声检查 是诊断葡萄胎的重要辅助检查方法，最好采用阴式 B 型超声检查。完全性葡萄胎的典型表现是子宫明显大于孕周，无妊娠囊或胎心搏动，宫腔内充满密集状或短条状回声，呈"落雪状"，若水泡较大呈"蜂窝状"。部分性葡萄胎宫腔内可见水泡状胎块所引起的超声图像改变及胎儿；卵巢黄素囊肿呈囊性、多房，囊壁薄。

5. 处理原则 葡萄胎一经确诊应及时清宫，一般采用吸刮术。卵巢黄素化囊肿扭转时间较长发生坏死者行患侧附件切除术。对年龄接近绝经、无生育要求者可行子宫切除术，但需保留双侧附件。有高危因素和随访有困难的患者可考虑预防性化疗。

⊕ **知识链接**

葡萄胎恶变的高危因素

1. 血 HCG > 100 000U/L；
2. 子宫体明显大于相应孕周；
3. 卵巢黄素化囊肿直径 > 6cm；
4. 年龄大于 40 岁时，发生局部侵犯和远处转移的危险性达 37%，大于 50 岁时，达 56%；
5. 重复葡萄胎。

（二）心理社会评估

疾病一旦确诊，患者及家属会担心患者的安全及此次妊娠对生育的影响。清宫会使患者产生恐惧感。由于患者缺乏滋养细胞疾病知识及对疾病的不确定性，会增加患者的焦虑情绪。

【常见的护理诊断/问题】

1. 焦虑 与担心清宫手术及预后有关。

2. 自我认同紊乱 与分娩期望得不到满足及担心将来妊娠有关。

3. 有感染的危险 与长期阴道流血、贫血造成抵抗力下降有关。

4. 知识缺乏 缺乏疾病的相关知识及葡萄胎随访的知识。

【护理措施】

1. 一般护理 注意改善全身状况，增强抵抗力，预防感染。评估出血量及流出物中有无水泡状组织，一旦发现水泡状组织应及时送病理检查。观察腹痛、阴道流血情况；密切观察血压、脉搏、呼吸等生命体征。指导患者增加营养、注意休息，并保持外阴清洁。

2. 心理护理 评估患者心理问题及心理承受能力。评估患者接受治疗的心理准备。建立良好的医患关系，鼓励患者表达悲伤。讲明清宫手术过程，并说明葡萄胎为良性病变，解除患者的顾虑和恐惧心理，增强其自信心。

3. 缓解症状的护理

（1）手术前后护理 建立静脉通道，备血，大出血者在输血同时进行清宫术；做阴道分泌物培养及药敏试验。①术后处理：仔细检查吸出物，包括水泡的大小、数量、出血量，将吸出物及近宫壁的刮出物送病理；保留 24 小时会阴垫，估计出血量；给予抗生素预防感染；及时随访。②黄素化囊肿的处理：清宫后多数自行消退，无需处理；若发生急性扭转，可在 B 型超声引导或腹腔镜下作穿刺吸液。扭转时间不长，吸出囊内液，不必手术；扭转时间长，卵巢表面变色或坏死，应切除。腹腔镜下手术为首选。

（2）随访指导 因葡萄胎有 10%～25% 的恶变率，所以清宫术后的随访具有重要意义。其内容：①hCG 含量测定，葡萄胎清空后每周一次，直至连续三次阴性，以后每个月 1 次，共 6 个月，然后再每 2 个月 1 次，共 6 个月，自第一次阴性后共计 1 年。②询问病史：包括月经是否规律，是否有不规则阴道流血，有无咳嗽、咯血及其他转移灶症状。③妇科检查、盆腔 B 型超声及 X 线胸片检查。

4. 健康教育 指导避孕和再次妊娠。严格避孕 1 年，以避孕套避孕最好。注意营养和休息，适当活动。保持外阴清洁，以防感染。禁止性生活 1 个月。患者在清宫手术期间能按护理人员指导做出积极行为，能与家属及医护人员讨论疾病的知识及以后妊娠问题，能够正确地参与随访全过程。对于年龄 >40 岁、子宫明显大于停经月份、hCG 异常升高、葡萄胎以小水泡为主、滋养细胞高度增生或伴不典型增生、特别第二次清宫仍见增生活跃的滋养细胞、hCG 不如期下降、出现可疑转移灶或家居偏远地区难于随访的患者可采取预防性化疗。

⊕ **知识链接**

葡萄胎患者随访指导的重要性

对于葡萄胎患者，规范的随访非常重要，通过随访可以早期发现滋养细胞肿瘤，并得到及时的处理。在临床中，主要由护士对葡萄胎患者进行随访指导，在随访过程中，护士对患者讲授随访内容和要求的同时，也应对患者实施系统化评估，将患者需要的信息准确传达给她们，提供积极鼓励与心理支持，传递乐观信念与希望，建立起和谐信赖的以关爱和帮助为基础的护患关系，将人文关怀护理融入护理的每一个细节中，提升随访依从性，最大程度促进患者的身心健康。

第二节 妊娠滋养细胞肿瘤

⇒ **案例引导**

患者，女性，35 岁。葡萄胎清宫术后 1 年，因阴道不规则流血 10 日，同时伴有咳嗽、咯血痰、呕吐、视物模糊等症状，患者及家属极度恐慌，前来入院。查体：体温 37.2℃，脉搏 90 次/分，呼吸 26 次/分，贫血貌，呼吸急促，精神萎靡，子宫增大、质软，尿 hCG（＋），B 型超声检查显示子宫腔未见胚胎，肺部 X 线检查显示双肺有棉团状阴影。

根据以上资料，请回答：

1. 该患者最可能的临床诊断。

2. 该类患者可能的护理诊断及护理措施。

妊娠滋养细胞肿瘤是滋养细胞的恶性病变，包括侵蚀性葡萄胎（invasive mole）和绒毛膜癌（choriocarcinoma）。侵蚀性葡萄胎指葡萄胎组织侵入子宫肌层或转移到子宫以外，多数仅造成局部侵犯，常转移到阴道、肺、脑等部位。绒毛膜癌是一种高度恶性肿瘤，可继发于正常或异常妊娠之后，早期就可通过血行转移至全身，破坏组织或器官。患者多为育龄妇女。

【护理评估】

（一）生理评估

1. 病因 妊娠滋养细胞肿瘤 60% 继发于葡萄胎妊娠，30% 继发于流产，10% 继发于足月妊娠或异位妊娠，其中侵蚀性葡萄胎全部继发于葡萄胎，绒毛膜癌可继发于葡萄胎妊娠，也可以继发于非葡萄胎妊娠。

2. 病理

（1）侵蚀性葡萄胎　肉眼观：子宫肌壁内有大小不等、深浅不一的水泡状组织，宫腔内可以有原发灶，也可以没有。当侵蚀灶接近子宫浆膜层时，子宫表面可见紫蓝色结节。镜下特点：侵入肌层的水泡状组织形态和葡萄胎相似，可见绒毛结构及滋养细胞增生和分化不良。

（2）绒毛膜癌　肉眼观：肿瘤常位于子宫肌层内，也可突向宫腔或穿破浆膜层，单个或多个，大小在 0.5~5cm，无固定形态，与周围组织分界清楚，质地软而脆，暗红色，伴有出血。镜下：滋养细胞极度不规则增生，分化不良并侵入肌层及血管，周围大片出血、坏死，绒毛结构消失。

3. 临床表现

（1）原发灶的表现

1）阴道流血　葡萄胎清宫后、流产或足月产后，出现持续不规则的阴道流血，量多少不定。也可表现为月经恢复正常后出现阴道流血。长期阴道流血可继发贫血。

2）子宫复旧不全或不均匀增大　葡萄胎清宫后 4~6 周子宫未恢复正常大小，质软，也可以表现为子宫不均匀增大。

3）卵巢黄素化囊肿　在葡萄胎排空、流产或足月产后，卵巢黄素化囊肿持续存在。

4）腹痛　一般不出现腹痛。但当子宫病灶穿破浆膜层及腹腔内出血时可引起腹痛。黄素化囊肿发生急性扭转或破裂时可出现急性腹痛。

5）假孕症状　表现为乳房增大，乳晕、乳头着色；外阴、阴道、宫颈着色，生殖道质地变软。

（2）转移灶的表现　肿瘤主要经过血行转移，最常见的转移部位是肺（80%），其次是阴道（30%）及盆腔、肝和脑等。由于滋养细胞的生长特点是破坏血管，因此各转移部位的共同特点是局部出血。

1）肺转移　胸痛、咳嗽、咯血及呼吸困难。常呈急性发作，也呈慢性持续状态达数月。少数情况下可出现肺动脉高压和急性肺功能衰竭。转移灶较小时可无任何症状。

2）阴道、宫颈转移　局部表现蓝紫色结节，破溃后可引起不规则阴道流血，也可引起大出血。

3）肝转移　表现为上腹部或肝区疼痛，若病灶穿破肝包膜可发生腹腔内出血，导致死亡。

4）脑转移　预后凶险，是死亡的主要原因。按病情进展可分为三期：瘤栓期，表现为一过性脑缺血症状，如暂时性失语、失明、突然跌倒等；脑瘤期，表现为头痛、喷射性呕吐、偏瘫、抽搐直至昏迷；脑疝期，表现为颅内压升高，脑疝形成，压迫生命中枢而死亡。

4. 相关检查

（1）血清 hCG 测定　排除妊娠物残留或再次妊娠，对于葡萄胎后滋养细胞肿瘤的诊断标准（满足任何一项即可诊断）：hCG 测定 4 次呈高水平平台状态（±10%），并持续 3 周以上；hCG 测定 3 次升高（>10%），并至少持续 2 周以上。非葡萄胎后滋养细胞肿瘤的诊断标准是足月产、流产和异位妊娠后 hCG 超过 4 周仍维持高水平，或一度下降后上升。

（2）胸部 X 线片结节阴影为肺部转移。

（3）妇科检查子宫大于正常，质软，紫蓝色结节。

（4）CT 显示脑转移灶。

（5）脑脊液、血浆的 hCG 等。

（6）组织学诊断。

5. 处理原则　以化疗为主，放疗和手术治疗为辅，尤其是侵蚀性葡萄胎，化疗几乎替代了手术。年轻未育者尽可能保留子宫，如不得已切除子宫者，仍应尽量保留卵巢。手术前先化疗，待病情基本控制后可再行手术，对有肝、脑转移的重症患者，除以上治疗外，可加用放射治疗。

(二) 心理社会评估

患者因为阴道流血会有不适及恐惧感。出现转移灶症状时患者及家属会担心疾病的预后，害怕化疗副作用，对治疗和生活失去信心，也有患者因为化疗发生经济困难而出现焦虑情绪。因为切除子宫患者会因影响生育或担心失去女性形象而出现恐惧或绝望，因此，迫切需要得到丈夫及家人的理解。

【常见的护理诊断/问题】

1. 自我认同角色紊乱 与长期住院和接受化疗有关。

2. 营养失调：低于机体需要量 与恶性肿瘤消耗及化疗药物副作用有关。

3. 恐惧 与担心疾病转归和化疗副作用有关。

4. 潜在并发症 肺转移、阴道转移、脑转移。

【护理措施】

(一) 一般护理

加强营养，给予高蛋白、高热量、富含维生素的饮食。保证休息和睡眠。保持外阴清洁。严密观察腹痛及阴道流血情况，记录出血量，出血多时除密切观察患者的血压、脉搏、呼吸外，配合医生做好抢救工作，及时做好手术准备。认真观察转移灶症状。

(二) 心理护理

评估患者及家属对疾病的心理反应，让患者有机会宣泄心理痛苦及失落感，鼓励其接受现实。对住院患者做好环境及医护人员的介绍，减少患者的陌生感。帮助患者分析可利用的支持系统，纠正消极的应对方式。详细解释患者所担心的各种疑虑，减轻患者的心理压力，帮助患者和家属树立战胜疾病的信心。

(三) 缓解症状的护理

1. 手术前后护理 手术治疗者按妇科手术前后护理常规实施护理。

2. 化疗护理 需要接受化疗的患者按照化疗程序护理。

3. 特殊护理 对于阴道转移、肺脏转移及脑转移患者应该进行特殊护理。

(1) 阴道转移患者的护理 ①限制走动，禁止不必要的检查。密切观察阴道有无破溃出血。②配血备用，准备好抢救器械和物品（输血、输液用物、长纱条、止血药物、照明灯及氧气等）。③若发生大出血时，立即通知医生并协助医生进行抢救。用长纱条填塞阴道压迫止血，填塞的纱条须于 24～48 小时内取出，同时给予输血、输液。遵医嘱用抗生素。同时监测生命体征及感染症状。

(2) 肺转移患者的护理 ①卧床休息，减轻患者消耗，有呼吸困难者给予半卧位并吸氧。②治疗配合，遵医嘱给予镇静和化疗药物。③大量咯血时有窒息、休克甚至死亡的危险，若发生，立即给予患者头低侧卧位、保持呼吸道通畅、轻击背部，排出积血。同时通知医生，并配合医生进行止血抗休克治疗。

(3) 脑转移患者的护理 ①让患者尽量卧床休息，并严密观察病情，一旦发现异常，立即通知医生，配合治疗。②按医嘱给予静脉补液，给予止血剂、脱水剂、吸氧、化疗等，严格控制补液总量和补液速度以防颅内压增高。③预防并发症，采取必要的护理措施预防跌倒、咬伤、吸入性肺炎、角膜炎、压疮等发生。④检查配合，做好 hCG 测定、腰穿、CT 等检查的配合。⑤昏迷、偏瘫者按照相应的护理常规实施护理。

(四) 健康教育

鼓励患者进食高蛋白、高维生素、易消化的食物，以增强机体抵抗力。出现转移灶症状时，应卧床休息，病情缓解后再适当活动。保持外阴清洁，预防感染。节制性生活，注意避孕。在化疗停止 1 年以上方可妊娠。出院后严密随访，随访内容同葡萄胎，随访时间：出院后 3 个月进行第一次随访，以后每 6 个月一次，随访 3 年；此后每年一次，随访 5 年；以后可每 2 年随访一次。

第三节　化疗患者的护理

化疗即化学药物治疗，指对于肿瘤的化学药物治疗。滋养细胞疾病是所有肿瘤中对化疗最敏感的。化疗的药物常用的有以下几类。①烷化剂：邻脂苯芥、消瘤芥；②抗代谢药物：甲氨蝶呤（MTX）、氟尿嘧啶（5 - FU）；③抗肿瘤抗生素：更生霉素（KSM）；④抗肿瘤植物药：长春碱、长春新碱（VCR）等；⑤铂类化合物：顺铂、卡铂。

【常见药物毒副反应】

1. 造血功能障碍　主要表现是外周白细胞和血小板计数减少，服药期间下降，但在停药后多数可自然恢复。

2. 消化道反应　最常见的是恶心、呕吐，还有些表现为腹泻或便秘，甚至出现消化道溃疡（口腔溃疡多见）。恶心、呕吐多数在 2 ~ 3 天出现，5 ~ 6 天达高峰，停药后逐步好转。其他症状多数在用药 7 ~ 8 天出现，停药后自然消失。

3. 肝功能损害　化疗药物可以引起药物中毒性肝炎，主要表现为转氨酶升高，甚至黄疸。一般在停药后一段时间恢复正常。注意肝功能没有恢复时不能进行化疗。

4. 泌尿系统损伤　顺铂、甲氨蝶呤对肾功能有一定程度的损害，因此肾功能正常方能使用。环磷酰胺对膀胱有损害。

⊕ **知识链接**

WHO 骨髓造血毒性分度标准

	0	I	II	III	IV
血红蛋白（g/L）	≥ 110	95 ~ 109	80 ~ 94	65 ~ 79	< 65
白细胞（×10^9/L）	≥ 4.0	3.0 ~ 3.9	2.0 ~ 2.9	1.0 ~ 1.9	< 1.0
中性粒细胞（×10^9/L）	≥ 2.0	1.5 ~ 1.9	1.0 ~ 1.4	0.5 ~ 0.9	< 0.5
血小板（×10^9/L）	≥ 100	75 ~ 99	50 ~ 74	25 ~ 49	< 25

5. 皮疹、脱发　皮疹常见于应用甲氨蝶呤后，严重者可以引起剥脱性皮炎。脱发常见于应用放线菌素 D（更生霉素）后，停药后可以生长。

【护理诊断/问题】

1. 营养失调：低于机体需要量　与化疗所致的消化道反应有关。

2. 体像紊乱　与化疗所致头发脱落有关。

3. 有感染的危险　与化疗引起的白细胞减少有关。

4. 舒适的改变　与化疗药物副作用有关。

5. 皮肤黏膜完整性受损　与化疗药物副作用有关。

【护理措施】

（一）一般护理

保持病室清洁、通风，定期消毒。做好生活护理，促进患者舒适。做好心理护理，减轻患者焦虑，增强患者治疗的信心。

(二) 缓解症状的护理

1. 用药护理

(1) 准确测量并记录体重　根据体重正确计算和调整药量，每个疗程的用药前及用药中各测一次，并在早上空腹、排空大小便后进行测量。

(2) 正确使用药物　严格三查七对，正确溶解和稀释药物，现配现用；如果需要联合用药应根据药物的性质明确先后顺序。更生霉素、顺铂等需要避光的药物，使用时要用避光罩或黑布包好。

(3) 合理使用静脉并注意保护　遵循长期补液保护血管的原则，从远端开始，有计划地穿刺，用药前，先注入少量生理盐水，确认针头在静脉中后再注入化疗药物。如发现药物外渗应立即停止滴入，遇到局部刺激较强的药物，如氮芥、长春新碱、放线菌素 D 等外渗，需立即给予局部冷敷，并用生理盐水或普鲁卡因局部封闭，然后用黄金散外敷，以防止局部组织坏死并减轻疼痛和肿胀。用药过程要调整滴速，以减少对静脉的刺激。化疗结束前用生理盐水冲管，以降低残留药液对穿刺部位血管的刺激性。

(4) 腹腔化疗者要协助患者经常变动体位以保证药效。

2. 药物毒副反应护理

(1) 口腔护理　保持口腔清洁，预防口腔炎症。用软毛刷刷牙，进食前后用盐水或呋喃西林溶液漱口，给予温凉的流质或软食，鼓励患者多饮水和进食。溃疡严重者进食前 15 分钟给予丁卡因溶液涂敷溃疡面，进食后漱口，并用甲紫、锡类散等局部涂抹。

(2) 呕吐护理　用各种方法减少恶心、呕吐，如提供患者喜欢的可口饮食、分散注意力、创造良好的进餐环境，用药前后给予止吐剂，合理安排用药时间。对不能自行进餐者，主动提供帮助。必要时静脉补液，防止水、电解质紊乱。

(3) 造血功能抑制的护理　定期测定白细胞计数，低于 $3.0 \times 10^9/L$ 应考虑停药；白细胞计数低于正常的患者采取措施预防感染。白细胞计数低于 $1.0 \times 10^9/L$，应进行保护性隔离，尽量谢绝探视，禁止带菌者入室，净化空气。按医嘱应用抗生素、输入新鲜血或白细胞浓缩液、血小板浓缩液等。

(4) 动脉化疗护理　采用动脉化疗者术后严密观察穿刺点有无渗血等异常情况，压迫穿刺部位 6 小时，肢体制动 8 小时，卧床休息 24 小时。

(三) 健康教育

1. 相关知识宣教　讲解化疗的有关知识，使患者能够识别化疗的不良反应及防治。

2. 鼓励患者多进食　根据患者的口味提供高蛋白、高维生素、易消化饮食，保证所需要营养的摄取及体液的摄入。

目标检测

答案解析

一、选择题

A1 型题

1. 葡萄胎清宫术后，要求随访的时间是自第一次阴性后

　　A. 1 年　　　　B. 2 年　　　　C. 3 年　　　　D. 4 年　　　　E. 5 年

2. 侵蚀性葡萄胎最常见的转移部位是

　　A. 阴道　　　　B. 肺　　　　C. 脑　　　　D. 肝　　　　E. 肾

A2 型题

患者，女性，23 岁。停经 56 天，近一周有不规则阴道出血。检查子宫底脐下三指，质软，尿 hCG 阳性。B 超可见密集雪花样亮点。最可能的诊断是

A. 双胎　　　　　　　　　　　　　B. 羊水过多

C. 葡萄胎　　　　　　　　　　　　D. 妊娠合并肌瘤

E. 流产

A3/A4 型题

(1~2 题共用题干)

患者，女性，24 岁。已婚，未生育，停经 2 个月余，阴道不规则出血 1 周，自测尿妊娠试验阳性，血 hCG 高于正常妊娠月份，B 超提示子宫大于正常妊娠月份。双侧卵巢有黄素化囊肿。

1. 患者当前最可能的诊断是

　　A. 异位妊娠　　　　　　　　　　B. 先兆流产

　　C. 葡萄胎　　　　　　　　　　　D. 不全流产

　　E. 难免流产

2. 此患者确诊后首先应行

　　A. 清除宫腔内容物　　　　　　　B. 子宫全切术

　　C. 预防性化疗　　　　　　　　　D. 手术切除卵巢

　　E. 遵医嘱给止血药物

二、名词解释

葡萄胎

三、简答题

简述葡萄胎患者的随访内容。

四、病例分析

患者，女性，35 岁，G_3P_1。18 个月前因患葡萄胎行清宫术。随访中 hCG 浓度突然异常升高，伴咳嗽、吐血痰、呕吐，视物模糊。患者及家属极度恐慌。查体：体温 37.2℃，脉搏 92 次/分，呼吸 24 次/分。贫血貌，呼吸急促，精神萎靡，胸片见双肺有棉团状阴影。其他未见异常。

根据以上资料，请回答：

1. 该患者最可能的临床诊断。

2. 该类患者主要的护理诊断及护理措施。

（张佳媛）

书网融合……

　　　　本章小结　　　　　　　　题库

第十六章　腹部手术妇女的护理

PPT

通过本章内容学习，学生能够达到：

基本目标：

1. 描述子宫颈肿瘤、子宫肌瘤、子宫内膜癌、卵巢肿瘤、子宫内膜异位症的临床表现及处理原则。

2. 列举妇产科腹部手术患者常见护理诊断及护理措施。

3. 识别妇产科腹部手术后常见的并发症，提出预防及处理措施。

4. 陈述子宫颈肿瘤、子宫肌瘤、子宫内膜癌、卵巢肿瘤、子宫内膜异位症常见护理诊断及护理措施。

发展目标：

运用所学知识，为妇产科腹部手术患者实施整体护理。

子宫颈肿瘤、子宫肌瘤、子宫内膜癌、卵巢肿瘤以及子宫内膜异位症是妇科的常见疾病。这些疾病的临床表现、处理原则和护理各有其特殊性，护士有必要学习相关的内容，在临床实践中为患者提供整体护理。手术是重要的治疗手段之一。通过本章的学习，护士需掌握妇产科腹部手术患者的围手术期护理。

第一节　腹部手术妇女的一般护理

手术既是治疗的过程，也是创伤的过程。充分的术前准备和精心的术后护理是手术顺利进行和术后如期康复的重要保障。手术类型按手术缓急程度，可分为择期手术、限期手术、急诊手术；按手术范围区分主要有剖腹探查术、全子宫切除术、次全子宫切除术、附件切除术、广泛性全子宫切除术及盆腔淋巴结清扫术、肿瘤细胞减灭术、剖宫产术等。随着医学的飞速发展，机器人手术也在临床逐渐开展，使手术更加微创和精准。

一、手术前护理

手术前一般准备内容与外科腹部手术相同（详见《外科护理学》）。妇产科手术患者有其特殊的方面，需要护士提供专业的指导，使患者术前能保持良好的身心状态。

1. 心理支持　当确定需要手术时，患者就开始了术前的心理准备。与其他手术患者一样，妇科手术患者会担心手术引起疼痛，影响日常生活，甚至带来生命危险。作为女性患者会担心身体过度暴露，顾虑手术可能会使自己丧失某些重要的功能，如生育功能。有的患者担心切除子宫会引起早衰、影响夫妻关系、使身体形象受损等，手术可能对患者及其家属造成极大的精神压力。针对这些情况，护士要应用医学知识，通过通俗易懂的语言耐心解答患者及其家属的提问，为其提供围手术期健康指导等，使患者相信在医院现有条件下，能够得到精心的治疗和护理。

2. 术前指导　术前需对患者进行全面评估并提供针对性的指导。术前指导可以采用团体形式进行，以便相互间分享感受。亦可采用个别会谈方式，使患者能够完全放松自由地表达自己的情感，这样可以更好地了解患者的感受和问题。护士必须重视手术前指导工作，要尽量将手术前的准备工作详尽地告诉患者，以便取得其配合。

（1）术前要使接受子宫切除术的患者了解术后不再有月经，卵巢切除的患者会出现停经、潮热、阴道分泌物减少等围绝经期综合征的症状。即使保留一侧卵巢，也可能会因手术引起性激素水平波动而出现月经紊乱、停经。症状严重者，需在医师指导下接受雌激素补充治疗以缓解症状。

（2）用通俗易懂的语言向患者介绍手术名称及过程，解释各项术前准备的内容及流程等，包括如何接受检查、可能出现的不适感等。使患者了解术后情况，如由手术室来到恢复室，可能需要继续静脉输液、吸氧、留置引流管及周围的监护设施等。同时让患者家属了解，护士经常巡视、记录病情是术后护理常规，目的在于能及时发现异常情况，不必紧张。让护理对象知道术后尽早下床活动可促进肠功能恢复、预防血管栓塞和坠积性肺炎等并发症。因病情尚不能下床者，嘱其适当进行床上活动。早期活动需要扶持，活动量应适当，循序渐进。若是剖宫产术后，还应为其提供母乳喂养知识的宣教和指导。

指导患者练习使用便器以及深呼吸、有效咳嗽、床上活动等，上述内容同样希望家属了解，以便协助、督促患者。

（3）重视术前合并症的处理。如高血压病、心脏疾病、贫血、营养不良等内科合并症，积极配合医师进行相应的治疗，指导用药，调整患者的身心状况，尽早控制和改善内科合并症情况，使其达到手术要求。

（4）老年患者重要器官均趋于老化，修复能力降低，耐受性差，更应重视术前全面评估，并进行相应的处理，为手术及术后恢复创造有利条件。

（5）术前营养状况直接影响到术后康复过程，护士要注意指导患者摄入高蛋白、高热量、高维生素及低脂肪的全营养饮食。尤其老年人，常因牙齿缺失、松动至咀嚼困难而影响消化和营养摄入，需与营养师共同协商调整饮食结构，安排合理的食谱，以保证机体处于术前最佳营养状况。

二、手术前一日护理

手术前一日，护士应遵医嘱完成相关术前准备，确认已取得患者和（或）家属签署的手术知情同意书。签署手术同意书的目的是为保护患者，避免接受不恰当的手术；也为了保护院方，避免患者因不理解病情和合并症潜在的危险性，对可能发生的意外没有思想准备而引发的猜忌指责，甚至发生意外后所引起的法律纠纷。当确定手术后，护士即应开始术前准备工作，主要包括以下内容。

1. 皮肤准备　患者于术前一日完成个人卫生后，进行手术区域的皮肤准备。以顺毛、短刮的方式进行手术区域剃毛备皮，范围包括上自剑突下，下至两侧大腿上1/3及外阴部，两侧至腋中线。备皮完毕后用温水洗净、拭干，以消毒治疗巾包裹手术野。有资料显示：手术患者不必常规去除毛发，除非毛发密集在切口或切口周围干扰手术进行时，并建议采用脱毛剂或剪毛器去除毛发，以避免刮毛、剃毛时损伤皮肤而增加感染机会。另有资料表明，皮肤准备时间越接近手术时间感染率越低，即术前即刻进行皮肤准备者的切口感染率明显低于术前24小时者。最新观点指出，尽可能使用无损伤性去毛的方法备皮，如果毛发不影响手术操作，不必剃除，时间尽量安排在临近手术时，以免皮肤准备过程产生新创面，增加感染机会。腹腔镜手术时，器械经脐孔进腹腔，因此在为腹腔镜手术患者备皮时，应特别注意脐孔清洁。

2. 肠道准备　医务人员应综合麻醉方式、手术方式、患者疾病及身体状况等因素，进行安全有效、不良反应小、患者易于接受的肠道准备。肠道准备主要包括饮食管理和机械性肠道准备。饮食管理包括无渣饮食、流质饮食以及术前禁食禁饮。禁食禁饮的原因主要包括：防止麻醉插管引起逆流窒息；手术中因牵拉内脏导致恶心、呕吐；使术后肠道得以休息，帮助肠功能恢复。随着加速康复外科理念的不断发展与深入，术前禁食禁饮的时间可缩短为：术前 2 小时开始禁食清淡流质，6 小时开始禁食清淡饮食，8 小时开始禁食油炸、高脂和肉类食物。机械性肠道准备主要包括口服导泻剂和灌肠。常用的导泻剂有复方聚乙二醇电解质散、磷酸钠盐、番泻叶、50% 硫酸镁以及 20% 甘露醇。其中复方聚乙二醇电解质散效果最佳，已在临床广泛使用。灌肠法是将灌肠液由肛门经直肠灌入，软化粪块、刺激肠蠕动、促进排便，达到清洁肠道的目的。常用灌肠溶液有 0.1% ~ 0.2% 肥皂水、生理盐水等。通常于手术前一日下午口服导泻剂。如果口服导泻剂效果不佳，可遵医嘱给予灌肠。预计手术可能涉及肠道时，需从术前 1 ~ 3 日开始进行肠道准备。患者术前 3 日进无渣半流质饮食，并遵医嘱使用肠道抑菌药物。老年及体弱患者注意避免因肠道准备而脱水。国内外证据不推荐将机械性肠道准备用于涉及肠道极少的子宫附件手术。

3. 休息与睡眠　为保证患者在术前得到充分休息和充足睡眠，减轻患者的焦虑程度，完成手术前准备后，可遵医嘱给予患者镇静药物，如异戊巴比妥、地西泮等。手术前一日晚巡视患者时，要注意动作轻巧、低声说话，避免影响患者休息。必要时，可遵医嘱第 2 次给予镇静药物，但应在术前用药 4 小时之前，以减少药物间的协同作用，防止出现呼吸抑制状况。护士应为患者提供舒适、安静的休息和睡眠环境。

4. 其他　手术前护士要认真核对患者生命体征、药物敏感试验结果、交叉配血情况等；必要时与血库取得联系，保证术中血源供给；全面复查各项辅助检查项目报告，发现异常及时与医师联系，确保患者身心状态术前处于最佳。

三、手术日护理

1. 手术日晨，护士需尽早查看患者，核查体温、血压、脉搏、呼吸等，询问患者的自我感受。如发现月经来潮或表现为过度恐惧、忧郁的患者，需及时通知医师，若非急诊手术，可商榷重新确定手术时间。

2. 接送手术室前取下患者的活动义齿、发夹、首饰及贵重物品并交由其家属或护士长保管。长发者应梳成辫、头戴布帽以防更换体位时弄乱头发或被呕吐物污染。

3. 术前常规留置导尿管并接无菌引流袋保持引流通畅，以避免术中伤及膀胱、术后尿潴留等。女性尿道长约 4cm，短而直，导尿时必须严格执行无菌操作规程，防止上行感染，合理固定导尿管，防止脱落。目前大部分医院已经使用硅胶弗勒（foley）导尿管代替普通橡皮导尿管，以防止导尿管脱落及反复插管增加患者的不适和尿路感染的机会。亦可在手术室待患者实施麻醉后留置导尿管。

4. 对于拟行全子宫切除术、广泛性全子宫切除术等患者，为防止微生物经阴道侵入手术部位，需清洁和消毒阴道及宫颈。可于手术前一日行阴道冲洗，于术前当日用消毒液消毒阴道、宫颈以及宫颈穹隆部，消毒后用大棉签拭干。需要时用甲紫液进行手术标识。

5. 根据麻醉医师医嘱于手术前半小时给予基础麻醉药物，通常为苯巴比妥和阿托品或地西泮和山莨菪碱，目的在于缓解患者的紧张情绪及减少唾液腺分泌，防止支气管痉挛等因麻醉引起的副交感神经过度兴奋等症状。

6. 需认真核对患者姓名、住院号等病历资料，正确无误地完成从病房到手术室的交接，并签字确认。

7. 病房护士根据患者手术类型及麻醉方式铺好麻醉床，准备好术后监护用品及急救所需用物等。

四、手术后护理

手术后护理详细内容见《外科护理学》。妇产科护士应充分认识到术后护理恰当与否直接关系到手术的效果和机体的康复，也是预防术后并发症的关键。针对手术后患者的具体情况，可以 Orem 理论为指导，运用护理程序科学管理方法，为患者分别提供全补偿系统、部分补偿系统或辅助教育系统的护理活动。努力使护理对象尽早摆脱"患者"角色，通过护理活动帮助患者满足自理的需要。在术后观察、护理过程中，发现患者有任何病情变化都应及时与医师联系，以便及时采取相应措施。

1. 恢复室的护理

（1）床边交班 手术结束患者被送回恢复室时，值班护士须向手术室护士及麻醉师详细了解手术情况，包括手术范围、麻醉方式、术中用药情况、有无特殊护理注意事项等。监测患者生命体征，检查腹部切口、有无阴道流血、各种管道及受压皮肤情况等。认真做好床边交班，详细记录观察项目。

（2）体位 按照手术及麻醉方式决定术后体位。全身麻醉的患者在未清醒前应有专人守护，去枕平卧，头偏向一侧，稍垫高一侧肩胸，以免呕吐物、分泌物返流入气管，引起吸入性肺炎或窒息。麻醉清醒后可取低半卧位，头颈部垫枕并抬高头部15°～30°。硬膜外麻醉者，术后可取软枕平卧，观察4～6小时，生命体征平稳后可采取半卧位。蛛网膜下腔麻醉者，去枕平卧4～6小时，以防头痛。由于蛛网膜下腔麻醉（腰麻）穿刺留下的针孔约需2周方能愈合，蛛网膜下腔的压力较硬膜外间隙高，脑脊液有可能经穿刺孔流出至硬膜外，导致颅内压力降低、颅内血管扩张而引起头痛，尤其在头部抬高时头痛加剧。而平卧位时，封闭针孔的血凝块不易脱落，可减少脑脊液的流失，缓解头痛。因此，腰麻者术后需适当延长平卧时间。若患者情况稳定，术后次晨可采取半卧位，这样有利于腹部肌肉松弛，降低腹部切口张力，缓解疼痛。半卧位有利于深呼吸，增加肺活量，减少肺不张的发生。半卧位也有利于腹腔引流，术后腹腔内血性液体、渗出液集聚于子宫直肠陷凹，以减少对膈肌和脏器的刺激。

护士要经常巡视患者，注意观察患者意识、肢体感觉的恢复情况及自觉症状；保持床单清洁、平整，协助患者保持正确的体位。鼓励患者活动肢体，防止下肢静脉血栓形成；每2小时翻身、咳嗽、做深呼吸1次，有助于改善循环和呼吸功能。老年患者的卧床时间、活动方式及活动量需酌情进行调整。注意防止老年人因体位变化引起血压不稳定、突然起床时发生跌倒等情况，随时提供必要的扶助，特别需要耐心反复交代相关事项，直到其掌握，如呼叫器的使用等。

（3）观察生命体征 需依手术大小、病情认真观察并记录生命体征。通常术后每15～30分钟观察血压、脉搏、呼吸并记录1次，直到平稳后，改为每4小时1次。

（4）观察尿量 在子宫颈外侧约2cm处，子宫动脉自外侧向内跨越输尿管前方。在子宫切除术中，有可能伤及输尿管，术中分离粘连时牵拉膀胱、输尿管将会影响术后排尿功能。因此，术后应注意保持导尿管通畅，并认真观察尿量及性质。术后患者每小时尿量至少50ml以上。每小时尿量少于30ml，伴血压逐渐下降、脉搏细数、患者烦躁不安，或诉说腰背疼痛，或肛门处下坠感等，应考虑有腹腔内出血。拔除尿管后要协助患者排尿，以观察膀胱功能恢复情况。留置尿管期间应擦洗外阴，保持局部清洁，防止发生泌尿系感染。

（5）引流管的护理 部分患者需经腹部或经阴道放置引流管。术后注意观察引流液的量、颜色及性状。一般引流液不超过200ml，为淡血性或浆液性，引流量逐渐减少，颜色逐渐变淡。注意保持引流管通畅，妥善固定。

（6）缓解疼痛 疼痛是术后常见问题。腹式子宫切除术后疼痛和不适通常集中在切口处，还可能有肩背部疼痛，多因在手术台上的体位或腹腔镜手术后残留二氧化碳所致。伤口疼痛通常于术后24小时内最为明显。持续而剧烈的疼痛会使患者产生焦虑、不安、失眠、食欲下降，甚至保持被动体位，拒绝翻身、检查和护理。护士应牢记，患者只有在不痛的情况下才能主动配合护理活动，进行深呼吸、咳嗽和翻身。因此，需根据患者具体情况，及时给予止痛处理，以保证患者配合完成护理活动。按医嘱术后24小时内可用哌替啶等止痛药物或使用镇痛泵为术后患者充分止痛，保证患者得到充分休息。止痛药的使用应在术后48小时后逐渐减少。如疼痛加重，应积极查找原因，发现异常情况，及时报告医师给予处理。

有关伤口的护理、术后饮食及止痛护理等内容与外科术后患者一样，其中要特别注意老年患者的特殊情况。经过一段时间的精心护理，患者生命体征平稳，呼吸、循环功能已适合转入病房，此时与病房联系将患者转入。

2. 病房的护理　护士应在患者返回病房之前做好全面准备。病房护士了解患者在手术室及恢复室的情况后，需重新全面评估患者，继续执行恢复室的观察和护理活动，包括生命体征、切口情况、留置管道情况、阴道分泌物等。逐渐增加患者的活动量，为促进患者尽早康复、预防并发症、增强自理能力制订护理计划。

（1）继续观察生命体征　术后24小时病情平稳者可改为监测并记录体温、血压、脉搏、呼吸每日4次，直至正常后3日。术后1~2日体温可能稍有升高，但一般不超过38℃。术后持续高热或体温正常后再次升高，则提示可能有感染存在。

（2）切口观察与护理　观察切口有无渗血、渗液，发现异常及时联系医师。开腹手术后可采用腹带包扎腹部，必要时用1~2kg沙袋压迫腹部切口6~8小时，防止切口出血。

（3）导尿管的护理　保持导尿管通畅，妥善固定。观察并记录尿量、颜色和性状。尽早发现并处理输尿管或膀胱损伤。导尿管一般保留至术后第一日或第二日。但宫颈癌等疾病的手术范围较大，神经损伤难以短期恢复，影响膀胱功能，导尿管常需保留7日或更长时间。拔除导尿管后，应注意观察患者排尿情况，必要时行膀胱残余尿测定，若残余尿量超过100ml，需重新插入导尿管。

（4）会阴护理　注意观察阴道分泌物的颜色、性状及量。子宫全切术后阴道残端有伤口，术后有少许浆液性阴道分泌物属正常现象。注意保持会阴清洁，促进舒适，预防感染。

3. 术后常见并发症及护理　术后主要的护理目标之一是预防并发症。无论手术大小，都有发生术后并发症的危险。术后并发症可直接发生在伤口，也可以在手术位置周围的器官，或远离手术的部位或体腔内。并发症可能在术后立即发生，或迟些时间。为预防术后并发症，护士须熟知常见并发症的临床表现。

（1）腹胀　术后腹胀多因术中肠管受到激惹使肠蠕动减弱所致。患者术后呻吟、抽泣、憋气等可咽入大量不易被肠黏膜吸收的气体，加重腹胀。通常术后48小时恢复正常肠蠕动，一经排气，腹胀即可缓解。若术后48小时肠蠕动仍未恢复正常，应排除麻痹性肠梗阻、机械性肠梗阻的可能。刺激肠蠕动、缓解腹胀的措施很多，如采用生理盐水低位灌肠以及"1、2、3"灌肠、腹部理疗等。在肠蠕动已恢复但仍不能排气时，可针刺足三里或按医嘱皮下注射新斯的明0.5mg、肛管排气等。术后早期下床活动可改善胃肠功能，预防或减轻腹胀。若因炎症或缺钾引起腹胀，则按医嘱分别给予抗生素或补钾治疗。

（2）泌尿系感染　尿潴留是发生膀胱感染的重要原因之一，再加上留置尿管，容易发生细菌上行性感染。尿潴留是盆腔内和经阴道手术后常见的并发症之一。多数患者因不习惯卧床排尿而致尿潴留；术后留置尿管的机械性刺激或因麻醉性止痛药的使用，减低了膀胱膨胀感等也是尿潴留的原因。为预防尿潴留的发生，术后鼓励患者定期坐起来排尿，拉上床边围帘或加用屏风，根据病情适当增加液体入量；拔除尿管前，注意夹管定时开放以训练膀胱恢复收缩力。若上述措施无效，则应导尿。一次导尿量超过1000ml者，宜暂时留置尿管，每3~4小时开放1次。老年患者、术后必须长期卧床者，以及过去有尿路感染史的患者都容易发生泌尿系感染。术后出现尿频、尿痛并有高热等症者，应按医嘱做尿培养，确定是否有泌尿系感染。

（3）伤口血肿、感染、裂开　多数伤口是清洁封闭创口，能较快愈合，甚少形成瘢痕。若创口上没有引流物，直到拆线都不必更换敷料。创口出血甚多，或切口压痛明显、肿胀、检查有波动感，应考虑为切口血肿。血肿极易感染，常为伤口感染的重要原因。遇到异常情况，护士切忌慌张、失态，应及时报告医师，协助处理；尽量减少在床边做技术性讨论，为患者提供安全感。少数患者尤其年老体弱或过度肥胖者，可出现伤口裂开的严重并发症。此时，患者自觉切口部位疼痛，有渗液从伤口流出，更有甚者，腹部敷料下可见大网膜、肠管脱出。护士在通知医师的同时立即用无菌手术巾覆盖包扎，送手术室协助缝合处理。

（4）下肢深静脉血栓　是妇科术后较为严重的并发症之一。下肢深静脉血栓形成的三大重要因素包括血液高凝状态、静脉血流缓慢及血管内膜损伤。肥胖、高龄、高血压或糖尿病及其他心脑血管疾病、既往有血栓史、盆腔恶性肿瘤手术时间长、口服避孕药及雌激素、应用止血药等是术后深静脉血栓形成的高危因素。血栓脱落可引起栓塞，最危险的是肺栓塞，可危及患者生命。责任护士需通过评估筛查出高危患者，做好健康宣教，让患者了解深静脉血栓形成的危险性、常见症状以及预防措施。对于清洁灌肠、年老体弱排泄多、禁食时间长者，应及时补充水分及电解质，防止体液丢失过多造成血液浓缩。术后注意保暖，避免冷刺激导致静脉痉挛造成血液淤积。腹带应松紧适宜，避免过紧阻碍下肢静脉回流。术后应尽早活动，患者感觉未恢复前，以被动运动为主，护士或家属帮助患者活动双下肢，做趾屈和背屈、足内外翻、足踝的"环转"等运动。患者感觉恢复后，督促其主动进行膝关节屈伸和踝关节自主运动。鼓励患者早期下床活动。对于高危患者，卧床期间可穿着压力梯度弹力袜或使用充气压力泵预防下肢深静脉血栓。注意观察双下肢皮肤颜色、肢体有无肿胀，检查小腿腓肠肌是否有压痛，询问患者有无酸胀感等。遵医嘱使用抗凝药物预防下肢深静脉血栓，临床上常用低分子肝素皮下注射，用药期间注意观察药物不良反应。

五、健康教育/出院指导

术后快速康复已成为一种趋势，出院前需要为患者提供详尽的出院计划。入院时医护人员就应着手协助患者和家属对出院休息做好计划，做好准备工作。护士需评估患者所拥有的支持系统，如亲属参与照顾的能力和程度、个案学习自我护理的能力，按患者的不同情况提供相应的出院指导，尽可能将家属纳入个案健康教育计划内。健康教育包括饮食、药物、活动、并发症预防与观察、自我照顾、转介及随访等指导。为保证效果，宜列出具体内容的细目单。子宫切除术患者的出院前教育主要包括以下内容。

1. 术后2个月内避免提举重物，防止正在愈合的腹部肌肉用力，并应逐渐加强腹部肌肉的力量。

2. 未经医护人员允许，避免从事会增加盆腔充血的活动（如过早负重、久站等），因盆腔组织的愈合需要良好的血液循环。

3. 未经医师同意，避免阴道冲洗和性生活，否则会影响阴道伤口愈合，并引起感染。

4. 出现阴道流血、异常分泌物时应及时报告医师。

5. 定期复查及随访。

6. 及时解答患者及家属的疑问。

六、急诊腹部手术的护理要点

遇到急诊手术患者，则要求护士思维、动作应敏捷，在最短时间内扼要、重点地了解病史，问清医师准备实施的手术，医护密切配合，使工作有条不紊。

1. 提供安全环境 在患者不清楚病情的情况下，护士通过实施娴熟的技术使患者确信自己正被救治中。配合医师向家属耐心解说病情，解答提问，并告知注意事项，让家属了解目前正为患者进行的各种术前准备工作。在条件许可的情况下允许家属陪伴，避免患者初到新环境的孤独感。

2. 迅速完成术前准备 急诊患者通常病情危重，处于极度痛苦、衰竭甚至休克状态。护士需立即评估病情并详细记录患者的神志、体温、血压、脉搏、呼吸等。遇到失血性休克患者，除抢救休克外，术前准备力求快捷。例如，备皮后不必灌肠；若情况允许，刚进食者手术可推迟 2~3 小时进行；阴道准备可与手术准备同时进行；麻醉前也不必常规给药等。

总之，在术前准备的全过程，要保证患者在舒适的环境中获得心理安全感。医护人员要以熟练的专业技术在最短时间内完成腹部手术准备，并取得患者和家属的信任。医护人员应具备相当的经验，可使病痛迅速得到缓解。

第二节　子宫颈肿瘤

⇒ 案例引导

> 患者，女性，46 岁。平素月经规律，近 3 个多月性生活后不规则阴道少量流血。妇科检查：阴道少量血性分泌物，宫颈呈柱状上皮异位，有接触性出血，子宫前位，大小正常，双侧附件未见异常。
>
> 根据以上资料，请回答：
> 1. 该患者最可能的临床诊断。
> 2. 该类患者需进一步做的检查。
> 3. 该类患者常见的护理诊断及护理措施。

一、子宫颈鳞状上皮内病变

子宫颈鳞状上皮内病变（cervical squamous intraepithelial lesion，SIL），与子宫颈浸润癌密切相关，多见于 25~35 岁妇女。可分为低级别鳞状上皮内病变（low-grade squamous intraepithelial lesion，LSIL）和高级别鳞状上皮内病变（high-grade squamous intraepithelial lesion，HSIL）。大部分 LSIL 可自然消退，HSIL 为癌前病变。通过筛查及早发现、及时治疗高级别病变，是预防子宫颈浸润癌的重要措施。

【护理评估】

（一）生理评估

1. 病因 SIL、子宫颈癌与人乳头瘤病毒（human papilloma virus，HPV）感染有关。HPV 有多个型别，其中 13~15 种与 SIL 和子宫颈癌发病密切相关。已在近 90% 的 SIL 和 99% 的子宫颈癌组织发现高危型 HPV 感染，其中近 70% 与 HPV16 型和 18 型相关。此外，SIL 和子宫颈癌还与多个性伴侣、性生活过早（<16 岁）、性传播疾病、吸烟、经济状况低下、口服避孕药和免疫抑制等因素有关。

2. 组织发生和发展 子宫颈上皮由子宫颈阴道部的鳞状上皮和子宫颈管的柱状上皮组成。转化区位于子宫颈鳞状上皮与柱状上皮交接部，又称鳞-柱状交接部，也称为移行带。鳞-柱状交接部又分为原始鳞-柱状交接部和生理鳞-柱状交接部。胎儿期，在子宫颈外口形成原始鳞-柱状交接部。青春期后，在雌激素的作用下，子宫颈发育增大，使原始鳞-柱状交接部外移。原始鳞-柱状交接的内侧为菲薄的子宫颈管柱状上皮所覆盖，其下间质透出呈红色，外观呈细颗粒状的红色区域称为柱状上皮异位，肉眼观似糜烂，以往称其为宫颈糜烂，但并非真性糜烂。此后，在阴道酸性环境或致病因素作用下，外移的柱状上皮由原始鳞－柱状交接部的内侧向子宫颈口方向逐渐被鳞状上皮替代，形成新的鳞－柱状交接部，即生理鳞－柱状交接部。原始鳞－柱状交接部和生理鳞－柱状交接部之间的区域称为转化区。绝经后随着雌激素水平下降，子宫颈萎缩，原始鳞－柱状交接部退回至子宫颈管内。

转化区表面被覆的柱状上皮被鳞状上皮替代的机制为：①鳞状上皮化生：柱状上皮受阴道酸性影响，柱状上皮下的未分化储备细胞增殖，并逐渐转化为鳞状上皮，随后柱状上皮脱落，由复层鳞状上皮所替代。②鳞状上皮化：子宫颈阴道部鳞状上皮直接长入柱状上皮与其基底膜之间，直至柱状上皮完全脱落被鳞状上皮所替代。

转化区成熟的化生鳞状上皮对致癌物的刺激相对不敏感，但未成熟的化生鳞状上皮代谢活跃，在人乳头瘤病毒等的刺激下可发生细胞异常增生、分化不良、排列紊乱、细胞核异常、有丝分裂增加，最后形成 SIL。

3. 病理　SIL 既往称为"子宫颈上皮内瘤变"（cervical intraepithelial neoplasia，CIN），分为 3 级。WHO 制定的女性生殖器肿瘤组织学分类（2014 年）建议采用与细胞学分类相同的二级分类法（即 LSIL 和 HSIL），LSIL 相当于 CIN 1，HSIL 包括 CIN 3 和大部分 CIN 2。二级分类法简便实用，提高了病理诊断的可重复性，较好地反映了 HPV 相关病变的生物学过程，有助于指导临床处理及判断预后。

LSIL：鳞状上皮基底及副基底样细胞增生，细胞核极性轻度紊乱，有轻度异型性，核分裂象少，局限于上皮下 1/3 层，p16 染色阴性或在上皮内散在点状阳性（图 16－1）。

HSIL：细胞核极性紊乱，核浆比例增加，核分裂象增多，异型细胞扩展到上皮下 2/3 层甚至全层，p16 在上皮 >2/3 层面内呈弥漫连续阳性（图 16－2）。

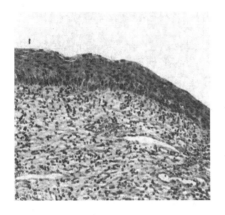

图 16－1　LSIL

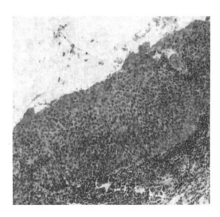

图 16－2　HSIL

4. 临床表现

（1）症状　通常无特殊症状，偶有阴道排液增多。也可在妇科检查或性生活后发生接触性出血。

（2）体征　检查子宫颈光滑，或仅见局部红斑、白色上皮，或呈子宫颈糜烂样表现，未见明显病灶。

5. 相关检查

（1）子宫颈细胞学检查　是 SIL 及早期子宫颈癌筛查的基本方法，该检查特异性高，敏感性较低。筛查应从有性生活 3 年后开始，或 21 岁后开始，定期复查。子宫颈细胞学检查的报告形式推荐使用 TBS（the bethesda system）及其方式分类系统，该系统较好地将细胞学、组织学与临床处理方案结合起来。

（2）HPV 检测　敏感性较高，特异性较低。可联合细胞学检查应用于 25 岁以上女性的子宫颈癌筛查；也可用于 21～25 岁女性细胞学初筛为轻度异常的分流，当细胞学检查为意义未明的不典型鳞状细胞（atypical squamous cell of undetermined significance，ASCUS）时进行高危型 HPV DNA 检测，阳性者行阴道镜检查，阴性者 12 个月后行细胞学检查；也可作为 25 岁以上女性的子宫颈癌初筛方法，阳性者用细胞学分流，阴性者定期随访。

（3）阴道镜检查　筛查发现有异常可行阴道镜检查。

（4）子宫颈活组织检查　是确诊子宫颈鳞状上皮内病变的可靠方法。任何肉眼可疑病灶，或阴道镜诊断为高级别病变者均应行单点或多点活检。如需了解子宫颈管的病变情况，需行子宫颈管搔刮术（endocervical curettage，ECC）。

6. 处理原则

（1）LSIL　约 60% 会自然消退，细胞学检查为 LSIL 及以下者可观察随访。若病变发展或持续存在 2 年者宜进行治疗。细胞学检查为 HSIL、活检为 LSIL，阴道镜检查充分者可采用消融治疗，如冷冻和激光等方法；若阴道镜检查不充分或不能排除 HSIL 或 ECC 阳性者采用子宫颈锥切术。

（2）HSIL　可发展为浸润癌，需要治疗。阴道镜检查充分者可用子宫颈锥切术或消融治疗；阴道镜检查不充分者宜采用子宫颈锥切术，包括子宫颈环形电切除术（loop electrosurgical excision procedure，LEEP）和冷刀锥切术。经子宫颈锥切确诊、年龄较大、无生育要求、合并其他妇科良性疾病手术指征的 HSIL 可行筋膜外全子宫切除术。

（二）心理社会评估

患者可能担心病变继续发展，表现出不同程度的焦虑。注意评估患者对疾病的心理反应。

【常见的护理诊断/问题】

1. 焦虑　与担心病变发展有关。

2. 知识缺乏　缺乏疾病相关知识及随访知识。

【护理措施】

1. 一般护理　向患者介绍检查的目的、方法、操作过程中可能出现的不适及注意事项等，消除患者疑虑，以便患者更好地配合。

2. 心理护理　向患者介绍病变发展的过程及预后，增加其对疾病的认识，减轻心理负担，强调早发现、早治疗以及随访的重要性。

3. 缓解症状的护理　做好子宫颈细胞学检查、宫颈活组织检查以及阴道镜检查等相关检查的护理（详见第二十二章）。

4. 健康教育　开展性卫生教育，积极治疗性传播疾病。重视高危因素及高危人群的筛查，有异常症状者及时就医，早期发现及诊治。普及防癌知识。推广 HPV 疫苗注射，阻断 HPV 感染。指导定期随访。

⊕ **知识链接**

HPV 疫苗

接种 HPV 疫苗是防控 HPV 感染相关疾病的重要措施。《人乳头瘤病毒疫苗临床应用中国专家共识》指出：高危型 HPV 持续性感染是下生殖道高级别上皮内病变和癌发生的必要因素。其中，HPV16/18 诱发癌变的风险最高。HPV 疫苗适用于一般普通人群，也推荐用于高危及特殊人群。不论是否有 HPV 感染、细胞学是否异常的适龄女性均可接种 HPV 疫苗。性暴露前接种效果最佳，低龄人群接种 HPV 疫苗的效果优于高龄人群。对具有遗传易感、高危生活方式和人类免疫缺陷病毒感染的适龄女性应优先推荐接种 HPV 疫苗。近期有妊娠计划、妊娠期、哺乳期的女性不宜接种 HPV 疫苗。接种疫苗后仍需要进行子宫颈癌筛查。

二、子宫颈癌

子宫颈癌（cervical cancer），是最常见的妇科恶性肿瘤。高发年龄为50～55岁。子宫颈癌筛查的普及，使子宫颈癌及其癌前病变得以早期发现和治疗，子宫颈癌的发病率和死亡率明显下降。

【护理评估】

（一）生理评估

1. 病因 同"子宫颈鳞状上皮内病变"。此外，子宫颈癌与早年分娩、多产有关。与有阴茎癌、前列腺癌或其性伴侣曾患子宫颈癌的高危男子性接触的妇女，也易患子宫颈癌。

2. 组织发生和发展 SIL形成后继续发展，突破上皮下基底膜，浸润间质，形成子宫颈浸润癌（图16－3）。

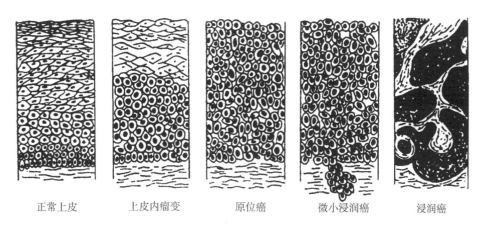

| 正常上皮 | 上皮内瘤变 | 原位癌 | 微小浸润癌 | 浸润癌 |

图16－3 子宫颈正常上皮→上皮内病变→浸润癌

3. 病理

（1）浸润性鳞状细胞癌 占子宫颈癌的75%～80%。

1）巨检 微小浸润性鳞状细胞癌肉眼观察可无明显异常，或类似于子宫颈柱状上皮异位。随着病变的发展，可有以下四种类型（图16－4）。

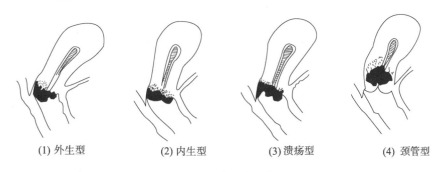

(1) 外生型　　(2) 内生型　　(3) 溃疡型　　(4) 颈管型

图16－4 子宫颈癌巨检类型

外生型：最常见，癌组织向外生长呈乳头状或菜花状，组织脆，触之易出血，常累及阴道。

内生型：癌组织向子宫颈深部组织浸润，子宫颈表面光滑或仅有柱状上皮异位，子宫颈肥大较硬，呈桶状，常累及子宫旁组织。

溃疡型：癌组织进一步发展合并感染坏死，脱落后形成溃疡或空洞，状似火山口。

颈管型：癌组织发生于子宫颈管内，常侵及子宫颈管及子宫峡部，易转移至盆腔淋巴结。

2）显微镜检　微小浸润性鳞状细胞癌：指在 HSIL（CIN 3）基础上镜检发现小滴状、锯齿状癌细胞团突破基底膜，浸润间质。

浸润性鳞状细胞癌：指癌灶浸润间质范围超出微小浸润癌，多呈网状或团块状浸润间质。根据癌细胞核的多形性与大小、核分裂程度等可将鳞状细胞癌分为Ⅰ级（高分化）、Ⅱ级（中分化）、Ⅲ级（低分化）3 种。但目前更倾向于分为角化型和非角化型。角化型：大致相当于高分化鳞癌，细胞体积大，形成明显的角化珠，可见细胞间桥，细胞异型性较轻，无核分裂或核分裂罕见。非角化型：大致相当于中分化和低分化鳞癌。细胞体积大或较小，可有单细胞角化但无角化珠，细胞间桥不明显，细胞异型性常明显，核分裂象多见。除以上最常见的两种亚型外，还有乳头状鳞状细胞癌、基底细胞样鳞状细胞癌等多种亚型。

（2）腺癌　占子宫颈癌的 20% ~ 25% 。

1）巨检　自子宫颈管内浸润管壁，或自子宫颈管内向子宫颈外口生长。宫旁组织常受侵。病灶向子宫颈管内生长时，子宫颈外观可正常，但子宫颈管膨大如桶状。

2）显微镜检　普通型宫颈腺癌：为腺癌中最常见的类型，约占子宫颈腺癌的 90% 。来源于子宫颈管柱状黏液细胞，但肿瘤细胞内见不到明确黏液，胞浆双嗜性或嗜酸性。该亚型绝大部分呈高 - 中分化。黏液性腺癌：该亚型的特征是细胞内可见明确黏液，进一步可以分为胃型、肠型、印戒细胞样和非特指型。

（3）其他　少见类型，如腺鳞癌等上皮性癌、神经内分泌肿瘤、间叶性肿瘤等。

4. 转移途径

（1）直接蔓延　最常见，癌组织局部浸润，向邻近器官及组织扩散。向下累及阴道壁，极少由子宫颈管向上累及子宫腔。向两侧扩散可累及主韧带、子宫颈旁组织和阴道旁组织直至骨盆壁。癌灶压迫或侵及输尿管时，可引起输尿管阻塞及肾积水。晚期可向前、后蔓延侵及膀胱、直肠。

（2）淋巴转移　癌灶侵及淋巴管，形成瘤栓，随淋巴液引流进入局部淋巴结，循淋巴扩散。淋巴转移一级组包括子宫旁、闭孔、髂内、髂外、髂总、骶前淋巴结；二级组包括腹股沟深浅淋巴结、腹主动脉旁淋巴结。

（3）血行转移　极少见，晚期可转移至肝、肺或骨骼等处。

5. 临床分期　采用国际妇产科联盟（FIGO，2018 年）的临床分期标准（表 16 – 1、图 16 – 5）。初治患者手术前后的分期可以改变，复发、转移时不再分期。

表 16 –1　子宫颈癌临床分期（FIGO，2018）

期别	肿瘤范围
Ⅰ期	肿瘤局限在子宫颈（扩展至子宫体应被忽略）
ⅠA	镜下浸润癌，浸润深度 <5mm[a]
ⅠA1	间质浸润深度 <3mm
ⅠA2	间质浸润深度 ≥3mm，<5mm
ⅠB	肿瘤局限于子宫颈，镜下最大浸润深度 ≥5mm[b]
ⅠB1	癌灶浸润深度 ≥5mm，最大径线 <2cm
ⅠB2	癌灶最大径线 ≥2cm，<4cm
ⅠB3	癌灶最大径线 ≥4cm
Ⅱ期	肿瘤超越子宫，但未达阴道下 1/3 或未达骨盆壁
ⅡA	侵犯阴道上 2/3，无宫旁浸润
ⅡA1	癌灶最大径线 <4cm

续表

期别	肿瘤范围
ⅡA2	癌灶最大径线≥4cm
ⅡB	有宫旁浸润，未达骨盆壁
Ⅲ期	肿瘤累及阴道下1/3和（或）扩展到骨盆壁和（或）引起肾盂积水或肾无功能和（或）累及盆腔和（或）主动脉旁淋巴结[c]
ⅢA	肿瘤累及阴道下1/3，没有扩展到骨盆壁
ⅢB	肿瘤扩展到骨盆壁和（或）引起肾盂积水或肾无功能（除非已知由其他原因引起）
ⅢC	不论肿瘤大小和扩散程度，累及盆腔和（或）主动脉旁淋巴结（注明r或p）[c]
ⅢC1	仅累及盆腔淋巴结
ⅢC2	主动脉旁淋巴结转移
Ⅳ期	肿瘤侵犯膀胱黏膜或直肠黏膜（活检证实）和（或）超出真骨盆（泡状水肿不分为Ⅳ期）
ⅣA	侵犯盆腔邻近器官
ⅣB	远处转移

说明：有疑问时归入较低的分期。

[a] 所有分期均可用影像学和病理学资料来补充临床发现，评估肿瘤大小和扩散程度，形成最终分期。

[b] 淋巴脉管间隙浸润不改变分期。浸润宽度不再作为分期标准。

[c] 对用于诊断ⅢC期的证据，需注明所采用的方法是r（影像学）还是p（病理学）。所采用的影像学类型或病理技术需注明。

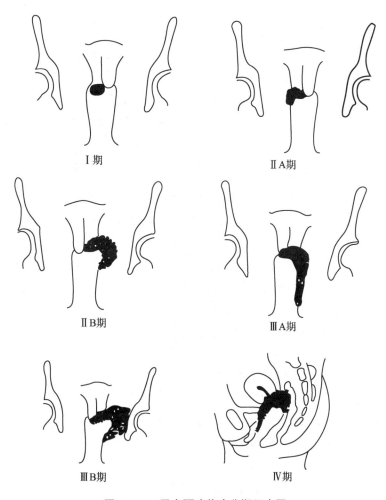

Ⅰ期　　　　　ⅡA期

ⅡB期　　　　　ⅢA期

ⅢB期　　　　　Ⅳ期

图16-5　子宫颈癌临床分期示意图

6. 临床表现　早期子宫颈癌患者常无明显症状和体征。子宫颈管型患者因其子宫颈外观正常而易被漏诊或误诊。随着病变发展，可出现下列表现。

（1）症状

1）阴道流血　常表现为接触性出血，即妇科检查后或性生活后阴道少量出血。也可表现为不规则阴道流血，或者经期延长、经量增多。老年患者常表现为绝经后不规则阴道流血。出血量依据病灶大小、侵及间质内血管情况有所不同，如果侵及较大血管可引起大量出血。通常外生型癌出血较早、量多。内生型癌出血较晚。

2）阴道排液　多数患者有，为白色或血性、稀薄如水样或米泔样，有腥臭味。晚期患者因癌组织坏死伴感染，则出现大量脓性或米泔样恶臭白带。

3）晚期症状　根据癌灶累及范围可出现不同的症状。如尿频、尿急、便秘、下肢肿痛等。癌灶压迫或侵及输尿管时，可造成输尿管梗阻、肾盂积水及尿毒症。晚期还可有贫血、恶病质等全身衰竭症状。

（2）体征　微小浸润癌可无明显病灶，子宫颈可光滑或呈糜烂样改变。随着病情发展，可出现不同体征。外生型可见息肉状、菜花状赘生物，常伴感染，质脆易出血；内生型可表现为子宫颈肥大、质硬、子宫颈管膨大；晚期癌组织坏死脱落，形成溃疡或空洞，可伴恶臭。阴道壁受累时，可见赘生物或阴道壁变硬；累及子宫旁组织时，可扪及子宫颈旁组织增厚、结节状、质硬或形成冰冻骨盆状。

7. 相关检查　早期诊断采用子宫颈细胞学检查和（或）HPV 检测、阴道镜检查、子宫颈活组织检查的"三阶梯"程序，确诊需要组织学诊断。子宫颈有明显病灶者，可直接在癌灶取材。根据患者情况，选择胸部 X 线、超声检查、盆腔或腹腔增强 CT 或磁共振、PET – CT 等影像学检查。

8. 处理原则　综合考虑临床分期、患者年龄、生育要求、全身情况等，制订个体化治疗方案。采用以手术和放疗为主、化疗为辅的综合治疗。

（1）手术治疗　主要用于ⅠA～ⅡA期患者。ⅠA1期无淋巴脉管间隙浸润者行筋膜外全子宫切除术，有淋巴脉管间隙浸润者按ⅠA2期处理。ⅠA2期行改良广泛或广泛性子宫切除术以及盆腔淋巴结切除术。ⅠB1期、ⅠB2期和ⅡA1期行广泛性子宫切除术及盆腔淋巴结切除术，必要时行腹主动脉旁淋巴结取样。部分ⅠB3期和ⅡA2期行广泛性子宫切除术及盆腔淋巴结切除术和选择性腹主动脉旁淋巴结取样；或同期放、化疗后行全子宫切除术；也有采用新辅助化疗后行广泛性子宫切除术及盆腔淋巴结切除术和选择性腹主动脉旁淋巴结取样。未绝经、<45岁的鳞状细胞癌患者可保留卵巢。要求保留生育功能的年轻患者，ⅠA1期无淋巴脉管间隙浸润者可行子宫颈锥形切除术（至少3mm阴性切缘）；ⅠA1期有淋巴脉管间隙浸润和ⅠA2期可行子宫颈锥形切除术加盆腔淋巴结切除术，或与ⅠB1期处理相同；一般推荐ⅠB1期行广泛性子宫颈切除术及盆腔淋巴结切除术，但如果采取经腹或腹腔镜手术，手术指征也可扩展至ⅠB2期。

（2）放射治疗　包括体外照射和腔内放疗。体外照射主要针对子宫、宫旁及转移淋巴结。腔内放疗主要针对宫颈、阴道及部分宫旁组织以大剂量照射。外照射和腔内放疗合理结合，使病变部位的分布更符合肿瘤生物学特点，提高局部控制率。根治性放疗适用于部分ⅠB3期、ⅡA2期和ⅡB～ⅣA期患者和不适宜手术的ⅠA1～ⅠB2期/ⅡA1期患者。辅助放疗主要用于手术后病理检查发现有中危、高危因素的患者。姑息性放疗适用于晚期患者局部减瘤放疗或对转移病灶姑息放疗。

（3）全身治疗　包括全身化疗、靶向治疗以及免疫治疗。化疗主要用于晚期、复发转移患者和根治性同期放化疗，也可用于手术前后的辅助治疗。临床常用的化疗药物有顺铂、卡铂及紫杉醇等，多采用静脉联合化疗。贝伐珠单抗是目前主要的靶向治疗药物，通常与化疗联合应用。免疫治疗也被推荐用于晚期和复发的子宫颈癌患者。

子宫颈癌合并妊娠较少见，治疗方案的选择取决于子宫颈癌的期别、孕周和本人及家属对维持妊娠的意愿等，采用个体化治疗方案。

（二）心理社会评估

早期子宫颈癌患者在普查中发现宫颈细胞学检查结果异常时常感到震惊，多表现为不同程度的焦虑或抑郁，情感脆弱，心境悲观，自我角色紊乱。随着对疾病的了解认识，患者可能会表现出失眠、厌食等症状。当确诊且需要手术或放化疗时，会进一步加深患者的恐惧和焦虑，与其他恶性肿瘤患者一样会经历否认、愤怒、妥协、忧郁、接受期等心理反应阶段。

【常见的护理诊断/问题】

1. 恐惧　与担心治疗过程及预后有关。

2. 排尿障碍　与子宫颈癌根治术后影响膀胱功能有关。

3. 有感染的危险　与阴道流血、阴道排液、留置尿管等有关。

4. 疼痛　与晚期病变浸润或手术有关。

5. 舒适度减弱　与长期留置尿管影响肢体活动有关。

【护理措施】

1. 一般护理　护士应协助患者了解各种诊疗方案，向患者介绍诊治过程、可能的感受及应对措施。介绍手术后长时间留置导尿管的必要性及膀胱功能恢复后尽早拔除尿管的重要性，讲解围手术期的注意事项，使患者以最佳的心态接受手术治疗。

2. 心理护理　心理护理对于治疗起着十分重要的作用。子宫颈癌患者有较复杂的心理，护士应主动关心患者，向患者及其家属介绍子宫颈癌发生、发展的过程及预后情况，尤其强调早发现、早治疗的重要性。帮助患者正确对待疾病，缓解患者的恐惧感和焦虑的心理，增强战胜疾病的信心。

3. 缓解症状的护理

（1）用药护理　遵医嘱给予药物治疗。如抗菌药物、止血药物、纠正贫血药物等。需要接受术前或术后化疗、放疗的患者按照相关内容进行护理。

（2）手术前后护理

1）术前准备　按腹部手术、会阴部手术要求做好术前准备。术前 3 日进行子宫颈及阴道消毒。因子宫颈癌组织质脆易引起阴道大量出血，在进行术前阴道准备时，动作应轻柔。遵医嘱行清洁肠道准备。菜花型癌患者有活动性出血时，需用消毒纱条填塞止血，并做好交班，按医嘱及时取出或更换。

2）术后护理　广泛子宫切除术及盆腔淋巴结切除术手术范围广、创面大，术后反应也较大。术后应每 15～30 分钟观察并记录患者生命体征等情况，平稳后改为每 2～4 小时 1 次。注意保持导尿管、引流管通畅，认真观察引流液的性状、颜色和量。引流管一般于术后 48～72 小时拔除，导尿管通常于术后 7～14 日拔除，有的可能留置时间更长。留置导尿管期间每日行会阴擦洗，保持外阴部清洁。协助卧床患者进行肢体活动，渐进性增加活动量，预防术后并发症。

（3）特殊护理　拔除导尿管前 3 日进行膀胱功能训练，定时开放引流袋放尿，促进正常排尿功能恢复。患者拔除导尿管后 1～2 小时自行排尿 1 次，若自行排尿不畅或不能自行排尿应及时处理，必要时重新留置导尿管。拔除导尿管 4～6 小时后测残余尿量 1 次，若超过 100ml 则需继续留置导尿管。

4. 健康教育/出院指导

（1）开展防癌知识宣教，建立健康的生活方式。重视高危因素及高危人群，有异常症状者及时就医。推广 HPV 疫苗接种（一级预防），通过阻断 HPV 感染预防子宫颈癌。普及、规范子宫颈癌筛查，早期发现 SIL（二级预防）。及时治疗 HSIL，阻断子宫颈浸润癌的发生（三级预防）。

（2）护士应鼓励患者及家属积极制订出院计划，以保证计划的可行性。协助患者自我调整，重新评价自我能力，保持乐观的生活态度。手术后患者避免重体力劳动，性生活恢复需依据术后复查结果而定。指导患者有异常及时就诊。术后需要接受放疗、化疗的患者进行规范治疗。

（3）子宫颈癌治疗后应定期随访，治疗后 2 年内应 3~6 个月复查 1 次；3~5 年内每 6 个月复查 1 次；第 6 年开始每年复查 1 次。随访内容包括妇科检查、阴道脱落细胞学检查、胸部 X 线摄片、血常规及子宫颈鳞状细胞癌抗原（SCCA）等。

⊕ **知识链接**

国家卫生健康委研究制定《宫颈癌筛查工作方案》

宫颈癌、乳腺癌是影响我国妇女健康的重大疾病，开展人群筛查是促进宫颈癌、乳腺癌早诊早治的有效措施。2019 年，原重大公共卫生服务项目中的农村妇女"两癌"（宫颈癌、乳腺癌）检查项目被纳入基本公共卫生服务内容，同时国家卫生健康委员会发布了包括《农村妇女"两癌"检查工作规范》在内的《2019 年新划入基本公共卫生服务工作规范（2019 年版）》，供各地依照执行。为突出防治结合、"一病一策"，结合工作新形势，国家卫生健康委员会对《农村妇女"两癌"检查工作规范》(2019 年版) 进行了修改完善，组织制定了《宫颈癌筛查工作方案》和《乳腺癌筛查工作方案》，指导地方进一步加强筛查组织管理，完善筛查流程，提高筛查质量和效率，努力提高广大妇女健康水平。

《宫颈癌筛查工作方案》中指出，工作总目标是坚持预防为主、防治结合、综合施策，以农村妇女、城镇低保妇女为重点，为适龄妇女提供宫颈癌筛查服务，促进宫颈癌早诊早治，提高妇女健康水平。

第三节 子宫肌瘤

⇨ **案例引导**

患者，女性，43 岁。平素月经规律，近半年出现经量增多、经期延长。妇科检查：阴道少量暗红色血，宫颈欠光滑，子宫前位，增大如孕 2 个月大小，表面有突起感，双侧附件未触及异常。

根据以上资料，请回答：

1. 该患者最可能的临床诊断。
2. 该类患者需进一步做的检查。
3. 该类患者常见的护理诊断及护理措施。

子宫肌瘤（uterin myoma）是女性生殖器官最常见的良性肿瘤，常见于 30~50 岁妇女。因有的子宫肌瘤无或很少有症状，临床报道的子宫肌瘤发病率可能远低于真实发病率。

【护理评估】

（一）生理评估

1. 病因　目前，子宫肌瘤确切的病因尚未完全明确，因其好发于生育年龄，青春期前少见，绝经后萎缩或消退，提示子宫肌瘤的发生可能与女性性激素相关。研究证实肌瘤组织中雌激素受体浓度明显增高、雌激素的雌酮转化明显低于正常肌组织，故认为肌瘤组织局部对雌激素的高敏感性是其发生的重要原因之一。研究还证实孕激素有促进肌瘤有丝分裂、刺激肌瘤生长的作用。

2. 分类

（1）按肌瘤生长部位　可分为子宫体肌瘤（约90%）和子宫颈肌瘤（约10%）。

（2）按肌瘤与子宫肌壁的关系　可分为3类（图16-6）。

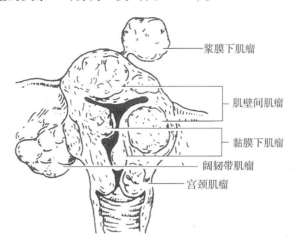

浆膜下肌瘤

肌壁间肌瘤

黏膜下肌瘤

阔韧带肌瘤

宫颈肌瘤

图16-6　子宫肌瘤分类示意

1）肌壁间肌瘤（intramural myoma）　肌瘤位于子宫肌壁间，周围均为肌层所包绕，占60%~70%。

2）浆膜下肌瘤（subserous myoma）　肌瘤向子宫浆膜面生长并突出于子宫表面，肌瘤表面仅由子宫浆膜层覆盖，约占20%。若浆膜下肌瘤向浆膜面生长，其基底部或形成细蒂与子宫相连，称为带蒂浆膜下肌瘤。位于子宫体侧壁的肌瘤若向子宫旁生长突出于阔韧带两叶之间，称为阔韧带肌瘤。

3）黏膜下肌瘤（submucous myoma）　肌瘤向子宫腔方向生长，突出于子宫腔，表面仅由子宫黏膜层覆盖，称为黏膜下肌瘤，占10%~15%。黏膜下肌瘤在子宫腔内如异物，可引起子宫收缩，肌瘤形成蒂并可被挤至子宫颈外口甚至突入阴道。

子宫肌瘤常为多个，各种类型的肌瘤可发生在同一子宫，称为多发性子宫肌瘤。

3. 病理

（1）巨检　肌瘤为实性球形包块，表面光滑，质地较子宫肌层硬，肌瘤由周围肌壁纤维形成的假包膜包裹，肌瘤与假包膜之间有一层疏松网状间隙，较易剥除。肌瘤切面呈灰白色，可见漩涡状或编织状结构。

（2）镜检　肌瘤主要由平滑肌细胞和不等量纤维结缔组织构成。大小均匀的平滑肌细胞排列成漩涡状或栅状，核呈杆状。极少情况下有一些特殊的组织学类型，这些特殊类型的平滑肌瘤的性质及恶性潜能尚有待确定。

肌瘤变性是指肌瘤失去其原有的典型结构。常见的变性有玻璃样变、囊性变、红色样变、肉瘤样变及钙化。其中，玻璃样变最常见。

> **知识链接**
>
> **子宫肌瘤肉瘤样变**
>
> 子宫肌瘤肉瘤样变较为少见，仅为0.4%~0.8%，多见于绝经后伴疼痛和出血的患者。没有证据表明绝经前快速增长的肌瘤有肉瘤变的可能，但若绝经后妇女肌瘤增大仍应警惕恶变可能。肌瘤恶变后，组织变软且脆，切面呈灰黄色，状似鱼肉，与周围组织界限不清。镜下见平滑肌细胞增生，排列紊乱，漩涡状结构消失，细胞有异型性。

4. 临床表现

（1）症状　多数患者无明显症状，仅在体检时偶然发现。症状与肌瘤的部位、大小、有无变性相关，与肌瘤的数目关系不大。常见症状有：

1）经量增多、经期延长　是子宫肌瘤最常见的症状。多见于较大的肌壁间肌瘤和黏膜下肌瘤，肌瘤可使子宫腔增大，子宫内膜面积增加并影响子宫收缩，由于肌瘤挤压附近的静脉导致子宫内静脉丛充血与扩张，从而引起经期延长、经量增多。黏膜下肌瘤伴坏死感染时可有不规则阴道流血或血样脓性分泌物。长期经量增多者可继发贫血、乏力、心悸等症状。

2）下腹包块　随着肌瘤的逐渐增大使子宫超过妊娠 3 个月大小时则可于下腹部触及。较大的黏膜下肌瘤可脱出子宫颈外口而突入阴道，甚至脱出于阴道外。

3）白带增多　由于肌壁间肌瘤使宫腔面积增大，内膜腺体分泌增多，使白带增多；黏膜下肌瘤伴感染时可有大量脓样白带。

4）压迫症状　肌瘤增大时可压迫邻近脏器，出现相应脏器受压的症状，如尿频、排尿困难、尿潴留、便秘等，压迫输尿管可造成输尿管扩张甚至肾盂积水。

5）其他　如下腹坠胀、腰酸背痛。肌瘤红色样变时可有急性下腹痛，伴呕吐、发热及肌瘤局部压痛；浆膜下肌瘤蒂扭转时可出现急性腹痛；黏膜下肌瘤由子宫腔向外排出时也可有腹痛。黏膜下肌瘤和引起子宫腔变形的肌壁间肌瘤可引起不孕或流产。

（2）体征　与肌瘤大小、位置、数目及有无变性等有关。肌瘤较大时可在下腹部扪及实性肿块。妇科检查时可扪及子宫增大，表面有单个或多个结节状突起。浆膜下肌瘤可触及实质性球状肿块与子宫相连。黏膜下肌瘤脱出于子宫颈外口者，阴道窥器检查时可看到子宫颈口处有肿物嵌顿，表面呈粉红色、光滑，子宫颈边缘清楚。如伴感染可见坏死、出血及脓性分泌物。

5. 相关检查　超声检查能区分子宫肌瘤与其他盆腔肿块。如诊断困难可选择 MRI、宫腔镜、腹腔镜、子宫输卵管造影等协助明确诊断。

6. 处理原则　应根据患者的症状、年龄和对生育的要求，以及肌瘤的类型、大小、数目等情况全面考虑，选择适宜的治疗方案。

（1）观察随访　对于肌瘤较小、无症状肌瘤患者一般不需治疗，特别是近绝经期妇女，因绝经后肌瘤多可萎缩或症状消失。但需每 3~6 个月随访复查 1 次，如出现症状应考虑进一步治疗。

（2）药物治疗　适用于症状较轻、近绝经期或全身情况不适宜手术者。

1）促性腺激素释放激素类似物（gonadotropin – releasing hormone agonist，GnRH – a）　采用大剂量连续或长期非脉冲给药方式，可抑制垂体 FSH 和 LH 分泌，降低雌激素至绝经后水平，以缓解症状、抑制肌瘤生长并使其萎缩，但是停药后又逐渐增大。常用药物为长效制剂，每月 1 次。用药后可能出现绝经综合征。长期使用可引起骨质疏松等副作用，因此不建议长期使用。

2）其他药物　米非司酮（mifepristone）口服，可作为术前用药或促使提前绝经。因其有拮抗孕激素作用，有增加子宫内膜增生的风险，故不宜长期使用。

（3）手术治疗

1）肌瘤切除术（myomectomy）　适用于希望保留生育功能的患者。可经腹切除肌瘤，黏膜下肌瘤或突向子宫腔的肌壁间肌瘤可行宫腔镜下切除，突入阴道的黏膜下肌瘤可经阴道摘除。术后可能残留或复发。

2）子宫切除术（hysterectomy）　不要求保留生育功能或疑有恶变者，可行全子宫切除或次全子宫切除。术前应行子宫颈细胞学检查，排除子宫颈鳞状上皮内病变或子宫颈癌。发生于围绝经期的子宫肌瘤还要注意排除合并子宫内膜癌。

（4）其他治疗

1）子宫动脉栓塞术（uterine artery embolization，UAE）　通过介入治疗阻断子宫动脉及其分支，减少肌瘤血供，使肌瘤生长缓慢，缓解症状。但该方法有引起卵巢功能减退并增加潜在的妊娠并发症风险的可能，对有生育要求的妇女不建议使用。

2）高能聚焦超声（high‑intensity focused ultrasound，HIFU）　采用物理能量使肌瘤组织坏死，逐渐吸收或瘢痕化。可能存在肌瘤残留、复发。

3）子宫内膜切除术（transcervical resection of endometrium，TCRE）　经宫腔镜切除子宫内膜，使月经量减少或造成闭经。

子宫肌瘤合并妊娠占肌瘤患者 0.5%～1%，占妊娠 0.3%～0.5%。妊娠期及产褥期肌瘤易发生红色样变，采取保守治疗通常能缓解。妊娠合并子宫肌瘤孕妇多能自然分娩，但应预防产后出血。若肌瘤阻碍胎儿先露下降者则应行剖宫产术，术中是否同时切除肌瘤，需根据肌瘤的大小、部位和孕妇具体情况决定。

（二）心理社会评估

子宫肌瘤患者症状轻微或体积小时，常易被忽视。当肌瘤增长迅速、临床出现典型的月经改变，甚至出现继发性贫血的全身性症状时，患者会焦虑、害怕，尤其是担心手术后对生活方式的影响。注意评估患者对疾病心理反应的程度、对治疗方案是否存在应对无效，了解其家庭成员的顾虑、丈夫的支持效应等情况。

【常见的护理诊断/问题】

1. 知识缺乏　缺乏子宫肌瘤的相关知识。

2. 焦虑　与担心肌瘤的性质、手术效果、影响生育等有关。

3. 潜在并发症：贫血　与经量增多，经期延长有关。

【护理措施】

1. 一般护理　根据患者对疾病的认知程度，耐心解答患者提出的问题。为患者提供表达内心感受的机会和环境。告知患者和家属子宫肌瘤是妇科常见的良性肿瘤，手术或药物治疗的必要性及对今后日常生活和工作的影响，让患者消除顾虑，纠正错误认识，积极配合治疗。

2. 心理护理　与护理对象讨论可利用的资源和支持系统。允许患者参与决定自己的护理和治疗方案。对患者及其家属担心切除子宫后影响女性特征、性生活等问题给予相关医学知识咨询和指导。

3. 缓解症状的护理

（1）用药护理　对需要药物治疗的患者，按照医嘱用药，并告知患者在用药过程中的注意事项和可能出现的药物副反应。对出血多需住院的患者，护士应严密观察并记录其生命体征变化情况，准确评估出血量。协助完成血常规及凝血功能检查、交叉配血等。按医嘱给予止血药、纠正贫血药和子宫收缩剂。必要时输血及抗感染等治疗。

（2）手术前后护理　需要接受手术治疗的患者，按照腹部及阴道手术患者的护理要求实施围手术期护理。肌瘤切除术后，常使用缩宫素帮助子宫收缩。护士应保证用法正确，并告知患者缩宫素可导致腹痛，消除其疑虑及紧张情绪。

（3）特殊护理　巨大子宫肌瘤者常出现局部压迫症状，如排尿不畅者应予以导尿，便秘者可用缓泻剂缓解不适症状。

（4）健康教育/出院指导

1）保守治疗的患者需定期随访。护士要告知患者随访的目的、意义和随访时间。监测肌瘤生长情况，了解患者症状的变化。对使用药物治疗的患者，护士要向患者讲解用药的相关知识，使患者了解药物的治疗作用、使用方法、不良反应及应对措施等。

2）指导术后患者出院后1个月门诊复查。了解患者术后康复情况，并给予术后性生活、工作恢复、自我保健等健康指导。任何时候出现不适或异常症状时，需及时就诊。

第四节 子宫内膜癌

⇒ 案例引导

患者，女性，65岁。绝经3年，近1个月出现间断性阴道少量流血。妇科检查：外阴产式，阴道畅，宫颈光滑，宫体前位、稍大，双侧附件未触及异常。B超示：子宫略大，内膜不均匀增厚，厚处5～6cm，双侧附件未见异常声像。

根据以上资料，请回答：

1. 该患者最可能的临床诊断。
2. 该患者还需进一步做的辅助检查。
3. 该类患者常见的护理诊断及护理措施。

子宫内膜癌（endometrial carcinoma）是发生于子宫体内膜的一组上皮性恶性肿瘤，最常见的是来源于子宫内膜腺体的腺癌。子宫内膜癌是女性生殖器官三大恶性肿瘤之一，约占女性恶性肿瘤的7%，占女性生殖器官恶性肿瘤的20%～30%，平均发病年龄约60岁，其中75%发生于50岁以上妇女。近年来发病率在世界范围内呈上升趋势。

【护理评估】

（一）生理评估

1. 病因 病因尚不十分清楚。目前认为子宫内膜癌有两种类型。I型为雌激素依赖型（estrogen - dependent），其发生可能是在雌激素长期作用而缺乏孕激素拮抗的情况下，发生子宫内膜增生、不典型增生，继而癌变。此类型占子宫内膜癌的大多数，均为子宫内膜样腺癌，肿瘤分化较好，雌、孕激素受体阳性率高，预后较好。临床多见于无排卵性生殖内分泌疾病、功能性卵巢肿瘤、长期服用单一雌激素或他莫昔芬的妇女。患者较为年轻，常伴有肥胖、糖尿病、高血压、不孕或不育及绝经延迟等高危因素。II型为非雌激素依赖型（estrogen - independent），其发病与雌激素无明确关系。此类子宫内膜癌的病理形态属少见类型，如子宫内膜浆液性癌、透明细胞癌等。在癌灶周围可见萎缩的子宫内膜，肿瘤恶性度高，分化差，雌、孕激素受体多呈阴性，预后不好，常见于老年妇女。

少数子宫内膜癌与遗传有关，其中关系最为密切的是林奇综合征（Lynch syndrome），也称为遗传性非息肉结直肠癌综合征（hereditary non - polyposis colorectal cancer syndrome，HNPCC），是一种常染色体显性遗传病，由错配修复基因突变引起，与年轻女性子宫内膜癌的发病有关。

2. 病理

（1）巨检 不同组织学类型的内膜癌之间肉眼观多无明显区别，分为弥散型和局灶型。

1）弥散型 癌组织侵犯子宫内膜的大部或全部，并突向宫腔，常伴有出血、坏死。癌组织可侵及深肌层或子宫颈，可阻塞子宫颈管引起子宫腔积脓。

2）局灶型　多见于子宫腔底或子宫角，癌灶小，呈息肉状或菜花状，肌层易受浸润。

（2）显微镜检及病理类型

1）内膜样腺癌　占80%～90%。内膜腺体高度异常增生，上皮复层，成筛孔状结构。癌细胞异型性明显，核大、深染、不规则，核分裂活跃，分化差的腺癌腺体少，腺体结构消失，呈实性癌块。可分为高分化癌（G1）、中分化癌（G2）及低分化癌（G3）。低分化癌恶性程度高。

2）浆液性腺癌　占1%～9%。癌细胞异型性明显，多为不规则复层排列，呈乳头状、腺样及实性巢片生长。恶性程度高，易有深肌层浸润和腹腔、淋巴结及远处转移，预后差。即使无明显肌层浸润也可能发生腹腔播散。

3）黏液性癌　约占5%。肿瘤半数以上由胞质内充满黏液的细胞组成，大多数腺体结构分化良好，病理行为与内膜样癌相似，预后较好。

4）透明细胞癌　占比少于5%。多呈实性片状、腺管样或乳头状排列，癌细胞细胞质丰富、透亮，核呈异型性，或由靴钉状细胞组成。恶性度高，易早期转移。

5）癌肉瘤　较少见，是由恶性上皮和恶性间叶成分混合组成的子宫恶性肿瘤。多见于绝经后妇女肿瘤。肿瘤体积可很大，并侵犯子宫肌层，伴出血坏死。恶性程度高。

3. 转移途径　大多数子宫内膜癌生长缓慢，较长时间局限于内膜或在子宫腔内，部分特殊病理类型和低分化癌（G3）内膜样腺癌可发展很快，短期内发生转移。其转移途径主要为直接蔓延、淋巴转移和血行转移。

（1）直接蔓延　癌组织初期沿子宫内膜蔓延生长，向上可沿子宫角累及输卵管，向下可累及子宫颈管及阴道。若癌灶向子宫肌壁浸润，可穿透子宫肌层，累及子宫浆膜层，种植于盆腔腹膜、直肠子宫陷凹及大网膜等处。

（2）淋巴转移　是子宫内膜癌的主要转移途径。当癌灶累及子宫深肌层、宫颈间质或癌组织分化不良时，易发生淋巴转移。转移途径与癌灶生长部位有关：子宫底部癌灶常沿阔韧带上部淋巴管网经骨盆漏斗韧带转移至腹主动脉旁淋巴结；子宫角或前壁上部癌灶可沿圆韧带淋巴管转移至腹股沟淋巴结；子宫下段或已累及子宫颈管的癌灶，可累及子宫旁、闭孔、髂内、髂外及髂总淋巴结；子宫后壁癌灶可沿子宫骶韧带转移至直肠旁淋巴结。约10%可通过淋巴管逆行引流累及阴道前壁。

（3）血行转移　晚期患者经血行转移到全身各器官，常见肺、肝、骨等脏器。

4. 临床分期　多采用国际妇产科联盟（FIGO，2014年）修订的手术病理分期，见表16-2。

表16-2　子宫内膜癌手术病理分期（FIGO，2014年）

期别	肿瘤范围
Ⅰ期	肿瘤局限于子宫体
ⅠA	肿瘤浸润深度<1/2肌层
ⅠB	肿瘤浸润深度≥1/2肌层
Ⅱ期	肿瘤侵犯子宫颈间质，但无子宫体外蔓延
Ⅲ期	肿瘤局部和（或）区域扩散
ⅢA	肿瘤累及浆膜层和（或）附件
ⅢB	肿瘤累及阴道和（或）宫旁
ⅢC	盆腔淋巴结和（或）腹主动脉旁淋巴结转移
ⅢC1	盆腔淋巴结转移
ⅢC2	腹主动脉旁淋巴结转移伴（或不伴）盆腔淋巴结转移

续表

期别	肿瘤范围
Ⅳ期	肿瘤侵及膀胱和（或）直肠黏膜；（或）远处转移
ⅣA	肿瘤侵及膀胱和（或）直肠黏膜
ⅣB	远处转移，包括腹腔内和（或）腹股沟淋巴结转移

5. 临床表现

（1）症状　约90%的患者出现阴道流血或阴道排液。

1）阴道流血　主要表现为绝经后阴道流血，量一般不多。未绝经者可表现为月经量增多、经期延长或月经紊乱。

2）阴道排液　多为血性液体或浆液性分泌物，合并感染时则有脓血性排液，伴恶臭。

3）下腹疼痛及其他　当癌灶累及子宫颈内口，可引起子宫腔积脓，出现下腹胀痛及痉挛性疼痛。晚期癌灶浸润周围组织或压迫神经可引起下腹及腰骶部疼痛。晚期可出现贫血、消瘦等恶病质表现。

（2）体征　早期患者妇科检查可无异常。晚期患者可有子宫不同程度增大，有宫腔积脓时可有子宫体压痛，子宫颈管内偶有癌组织脱出，触之易出血。癌灶浸润周围组织时，子宫固定或宫旁可扪及不规则结节状物。

6. 相关检查

（1）诊断性刮宫　是诊断子宫内膜癌常用且有价值的方法。常行分段诊刮，以同时了解子宫腔和子宫颈的情况。组织学检查是确诊子宫内膜癌的依据。

（2）宫腔镜检查　可直接观察子宫腔及子宫颈管内有无癌灶，了解癌灶的大小及部位，在直视下取活组织检查送病理学检查，有助于局灶型子宫内膜癌的诊断和评估子宫颈是否受累。

（3）影像学检查　经阴道超声检查可了解子宫的大小、宫腔形态、宫腔内有无赘生物、子宫内膜的厚度、肌层有无浸润及浸润深度。典型的子宫内膜癌的超声图像表现为宫腔内有不均质回声区，或宫腔线消失、肌层内有不均回声区。彩色多普勒可显示血流信号丰富。磁共振、CT等其他影像学检查多用于治疗前评估。

（4）其他　子宫内膜微量组织学或细胞学检查，方法简便，国外报道诊断准确性与诊断性刮宫相当。血清CA125测定，有子宫外转移或浆液性癌者，血清CA125值可升高，可作为疗效观察的指标。

7. 处理原则　根据肿瘤累及范围及组织学类型，结合患者年龄及全身情况制定治疗方案。早期患者以手术治疗为主，术后根据高危因素选择辅助治疗方案。影响子宫内膜癌预后的高危因素有非子宫内膜样腺癌、低分化腺癌、肌层浸润超过1/2、脉管间隙受侵、肿瘤直径大于2cm、子宫颈间质受侵、淋巴结转移及子宫外转移等。晚期患者采用手术、放疗和化疗等综合治疗。

（1）手术治疗　为首选治疗方法。手术目的包括行手术病理分期和切除病变子宫及其他可能存在的转移病灶。切除的标本常规进行病理学检查，癌组织还应行雌、孕激素受体检测，作为术后进行辅助治疗的依据。根据患者病情选择具体手术方案。如：病灶局限在子宫体者基本术式为筋膜外全子宫切除术及双侧附件切除术，年轻、无高危因素者可考虑保留卵巢；肿瘤侵及子宫颈间质者行改良广泛性子宫切除术、双侧附件切除及盆腔、腹主动脉旁淋巴结切除；病变超出子宫者行肿瘤细胞减灭术等。

（2）放疗　也是治疗子宫内膜癌的有效方法之一，分近距离照射及体外照射两种。放疗联合手术、化疗可提高疗效。单纯放疗仅用于有手术禁忌证的患者或无法手术切除的晚期患者。

（3）化疗　是晚期或复发子宫内膜癌综合治疗措施之一，也可用于术后有复发高危因素的患者。常用化疗药物有铂类药物、多柔比星、紫杉醇等。可单独使用或联合应用，也可与孕激素合并应用。

（4）孕激素治疗　主要用于保留生育功能的早期子宫内膜癌患者，也可用于晚期或复发子宫内膜癌患者的综合治疗。使用孕激素需高效、大剂量、长期使用，至少使用 12 周以上才进行疗效评定。常用药物有醋酸甲羟孕酮、己酸孕酮等。长期使用有水钠潴留、药物性肝炎等副作用，停药后可恢复。有血栓性疾病史者慎用。

（二）心理社会评估

患者不熟悉各种检查，害怕检查和治疗中的不适，担心检查结果及预后，可能存在焦虑、恐惧、绝望等对肿瘤诊断的心理反应。

【常见的护理诊断/问题】

1. 恐惧　与确诊子宫内膜癌、担心手术及预后有关。

2. 知识缺乏　缺乏疾病发生、发展及治疗的相关知识。

3. 舒适度减弱　与阴道排液及癌肿浸润周围组织导致疼痛有关。

4. 睡眠形态紊乱　与环境（住院）变化有关。

【护理措施】

1. 一般护理　提供温馨、整洁、安静的病室环境，集中医疗护理操作，减少夜间医源性干扰，为患者创造舒适的睡眠环境。指导患者应用放松等技巧促进睡眠，必要时遵医嘱应用小剂量的镇静药以保证睡眠。保持外阴清洁干燥，预防感染。

2. 心理护理　了解患者的心理反应及需求，制订个性化的护理方案；提供疾病及治疗的相关知识与信息，增强战胜疾病的信心。同时，引导患者之间相互关心、经常沟通；鼓励家人多陪伴，增加亲情关爱，减轻患者紧张和焦虑的情绪。

3. 缓解症状的护理

（1）用药护理　采用孕激素治疗的患者，应解释此类药应用剂量大、时间长、需 12 周以上才能评价疗效，患者需要耐心配合并规范用药。患者在治疗期间出现的水钠潴留及药物性肝炎等不良反应于停药后会缓解恢复。需行化疗者按照化疗患者的护理要求实施。

（2）手术前后护理　为接受手术治疗的患者做好皮肤、肠道、阴道等各项术前准备及围手术期护理。术后卧床期间，指导患者进行翻身和肢体活动，鼓励早期下床活动，预防静脉血栓栓塞症等并发症。做好尿管护理，保持外阴清洁。注意观察阴道流血情况。

（3）特殊护理　接受放疗的患者，要讲解放疗的目的、方法、不良反应及应对措施。接受腔内放疗者，放疗前要灌肠、留置导尿管，使直肠、膀胱空虚，避免放射性损伤。腔内置入放射源期间，指导患者绝对卧床，学会在床上运动的方法，避免发生长期卧床并发症；取出放射源后，渐进性增加活动量，协助逐渐完成生活自理。

4. 健康教育/出院指导

（1）普及防癌知识　宣传定期普查的重要性，中年妇女每年应接受妇科检查。对有高危因素的人群，应加强随访。围绝经期、月经紊乱或绝经后阴道不规则流血者，进行必要检查，以便早发现、早诊断和早治疗。林奇综合征妇女应进行子宫内膜癌筛查。

（2）出院指导　指导患者定期随访。一般术后 2～3 年内，每 3 个月随访 1 次；3 年后每 6 个月 1 次，5 年后每年 1 次。随访内容包括病史、盆腔检查、阴道脱落细胞学检查、胸部 X 线摄片、血清 CA125 测定等。

第五节　卵巢肿瘤

卵巢肿瘤（ovarian tumor）是常见的妇科肿瘤，可发生于任何年龄。卵巢组织成分复杂，其组织学类型繁多，是全身各脏器原发性肿瘤类型最多的器官。不同类型卵巢肿瘤其组织学结构和生物学行为差异很大。由于卵巢位于盆腔深部，发生病变后不易早期发现，晚期病例尚缺乏有效的治疗方法，因此，卵巢恶性肿瘤病死率居女性生殖器官恶性肿瘤首位，已成为严重威胁妇女生命和健康的疾病。

【护理评估】

（一）生理评估

1. 组织学分类　根据世界卫生组织（WHO）制定的女性生殖器肿瘤组织学分类（2014 年），卵巢肿瘤分为 14 大类，主要类型包括上皮性肿瘤、生殖细胞肿瘤、性索 - 间质肿瘤及转移性肿瘤。

表 16 - 3　卵巢肿瘤组织学分类（WHO，2014 年，部分内容）

期别	肿瘤范围
上皮性肿瘤	浆液性肿瘤、黏液性肿瘤、子宫内膜样肿瘤、透明细胞瘤、勃勒纳瘤、浆黏液性肿瘤、未分化癌
间叶性肿瘤	低级别子宫内膜样间质肉瘤、高级别子宫内膜样间质肉瘤
混合性上皮性和间叶性肿瘤	腺肉瘤、癌肉瘤
性索间质肿瘤	单纯间质肿瘤、单纯性索肿瘤、混合性性索 - 间质瘤
生殖细胞肿瘤	无性细胞瘤、卵黄囊瘤、胚胎癌、非妊娠性绒癌、成熟畸胎瘤、未成熟畸胎瘤、混合性生殖细胞瘤
单胚层畸胎瘤及与皮样囊肿有关的体细胞肿瘤	卵巢甲状腺肿、类癌、神经外胚层肿瘤、皮脂腺肿瘤、其他罕见单胚层畸胎瘤等
生殖细胞性索间质瘤	性母细胞瘤、混合性生殖细胞性索间质瘤
其他各种肿瘤	卵巢网肿瘤、小细胞癌、Wilms 肿瘤、副神经节瘤、实性假乳头状瘤
间皮组织肿瘤	腺瘤样瘤、间皮瘤
软组织肿瘤	黏液瘤、其他
瘤样病变	滤泡囊肿、黄体囊肿、大的孤立性黄素化滤泡囊肿、高反应性黄素化、妊娠黄体瘤、间质增生、间质泡膜增生症、纤维瘤样增生、卵巢广泛水肿、Leydig 细胞增生等
淋巴瘤和髓样肿瘤	淋巴瘤、浆细胞瘤、髓样肿瘤
继发肿瘤	

2. 常见卵巢肿瘤及病理特点

（1）卵巢上皮性肿瘤（epithelial ovarian tumor）　为最常见的卵巢肿瘤，占卵巢原发性肿瘤的 50% ~ 70%，占卵巢恶性肿瘤的 85% ~90%，多见于中老年妇女，青春期前和婴幼儿少见。传统观点认为，各类卵巢上皮性癌均起源于卵巢表面上皮。但近年来有学者提出卵巢上皮性癌的组织学起源具有多样性。卵巢上皮性肿瘤分为良性、交界性和恶性。

1）浆液性囊腺瘤（serous cystadenoma）　约占卵巢良性肿瘤的 25%，单侧多见，囊性，通常直径 >1cm，表面光滑，壁薄，囊内充满淡黄色清亮液体。镜下见囊壁为纤维结缔组织，内衬单层柱状上皮。

2）交界性浆液性瘤（serous borderline tumor）　多为双侧、囊性、直径 >1cm，囊内壁呈乳头状生长。镜下见逐级分支乳头，浆液性上皮复层化，细胞核有异型。一般预后良好。

3）浆液性癌（serous carcinoma）　是最常见的卵巢恶性肿瘤，占卵巢癌的 75%，多为双侧、体积较大，实性区切面呈灰白色，质脆，多有出血、坏死。囊内充满乳头，质脆。根据细胞核分级以及核分裂计数，可分为高级别癌和低级别癌。高级别浆液性癌约占卵巢癌的 70%，镜下以伴裂隙样空腔的实性生长为主，细胞核级别高，核分裂象常见（＞12 个/10HPF），预后极差。低级别浆液性癌以伴间质浸润的乳头状生长为主，细胞核级别低，核分裂象＜12 个/10HPF，预后远好于高级别癌。

4）黏液性囊腺瘤（mucinous cystadenoma）　占卵巢良性肿瘤的20%，黏液性卵巢肿瘤的80%。多为单侧，体积较大，圆形或卵圆形，表面光滑，灰白色。切面为多房，囊腔内充满胶冻样黏液，囊内很少有乳头生长。镜下见囊壁为纤维结缔组织，内衬单层黏液柱状上皮。

5）交界性黏液性肿瘤（mucinous borderline adenoma）　大部分为单侧、较大，通常直径＞10cm，表面光滑，切面多为多房或海绵状，囊壁增厚。镜下见胃肠型细胞复层排列，细胞有异型。

6）黏液性癌（mucinous carcinoma）　卵巢原发性黏液癌占卵巢癌的3%～4%，绝大部分为转移性癌。瘤体巨大（中位18～22cm），表面光滑，单侧，切面多房或实性。镜下见异型黏液性上皮排列成腺管状或乳头状，并有融合性或毁损性间质浸润。

7）子宫内膜样肿瘤（endometrioid tumor）　良性肿瘤，较少见，多为单房，表面光滑，囊壁衬以单层柱状上皮，似正常的子宫内膜；交界性子宫内膜样肿瘤少见；子宫内膜样癌（endometrioid carcinoma）占卵巢癌的10%～15%。多为单侧，瘤体较大（平均直径15cm），切面实性或囊性，有乳头生长，囊液多为血性。镜下特点与子宫内膜癌高度相似，多为高分化腺癌，常伴鳞状分化。

（2）卵巢生殖细胞肿瘤（ovarian germ cell tumor）　为来源于原始生殖细胞的肿瘤，占卵巢肿瘤的20%～40%。好发于年轻妇女及幼女，青春期前患者占60%～90%，绝经后患者约占4%。除了成熟畸胎瘤等少数类型外，大多数为恶性肿瘤。

1）畸胎瘤（teratoma）　为最常见的生殖细胞肿瘤，由多胚层组织构成，偶见仅含单个胚层成分。肿瘤多数为成熟、囊性，少数为未成熟、实性。

成熟畸胎瘤（mature teratoma）：又称皮样囊肿（dermoid cyst），为良性肿瘤，占卵巢肿瘤的10%～20%、生殖细胞肿瘤的85%～97%、卵巢畸胎瘤的95%以上。可发生于任何年龄，以20～40岁居多。多为单侧单房，中等大小，呈圆形或卵圆形，壁光滑质韧，囊内充满油脂和毛发，有时可见牙齿或骨质；囊壁内层为复层鳞状上皮，囊壁常见小丘样隆起突向腔内，称为"头节"，其上皮易恶变，形成鳞状细胞癌，预后差。偶见向单一胚层分化，形成高度特异性畸胎瘤，如卵巢甲状腺肿，可分泌甲状腺素，甚至发生甲亢。成熟囊性畸胎瘤恶变率为2%～4%，多见于绝经后妇女。

未成熟畸胎瘤（immature teratoma）：属于恶性肿瘤，常为实性，多见于年轻患者，平均年龄为11～19岁，复发率及转移率高。

2）无性细胞瘤（dysgerminoma）　为好发于青春期和生育期妇女的恶性肿瘤，占卵巢恶性肿瘤的1%～2%，中度恶性。单侧多见，右侧多于左侧，中等大小，为圆形或椭圆形，实性，触之如橡皮，表面光滑或呈分叶状。镜下见圆形或多角形大细胞，核大，细胞质丰富，瘤细胞呈片状或条索状排列，间质常有淋巴细胞浸润，对放疗敏感。

3）卵黄囊瘤（yolk sac tumor）　又称为内胚窦瘤（endodermal sinus tumor），较罕见，占卵巢恶性肿瘤的1%，多见于儿童及年轻女性。常为单侧，较大，圆形或卵圆形，质脆易破裂。镜下见疏松网状和内胚窦样结构，瘤细胞扁平、立方、柱状或多角形，产生甲胎蛋白（AFP），因此患者血清AFP是诊断和病情监测的重要标志物。其恶性程度高，生长迅速，易早期转移，预后差，但对化疗十分敏感。

（3）卵巢性索间质肿瘤（ovarian sex cord stromal tumor）　为来源于原始性腺中的性索及间质组织，占卵巢肿瘤的5%～8%。此类肿瘤常有内分泌功能，又称为卵巢功能性肿瘤。

1）颗粒细胞-间质细胞瘤（granulosa-stromal cell tumor）　颗粒细胞瘤（granulosa cell tumor）：是最常见的功能性肿瘤。在病理上可分为成人型和幼年型。成人型占颗粒细胞瘤的95%，属低度恶性肿瘤，可发生于任何年龄，好发于45～55岁。肿瘤能分泌雌激素，青春前期患者可出现性早熟，育龄期患者出现月经紊乱，绝经后患者有不规则阴道流血，常伴有子宫内膜增生，甚至癌变。多为单侧，圆形或椭圆形，分叶状，表面光滑，实性或部分囊性，切面质脆而软，伴出血坏死灶。镜下见颗粒细胞环绕成小圆形囊腔，菊花样排列。其预后较好，5 年生存率可达 80% 以上，但可能晚期复发。幼年型颗粒细胞瘤罕见，约占卵巢颗粒细胞瘤的 5%。主要发生于青少年，98% 为单侧。多数患者初诊时为早期，预后良好。若肿瘤破裂、腹腔积液细胞学阳性或肿瘤生长突破卵巢，则术后复发风险较高。镜下见肿瘤呈卵泡样结构、结节或弥散状生长，肿瘤细胞胞质丰富。

卵泡膜细胞瘤（theca cell tumor）：常与颗粒细胞瘤同时存在，也可单一成分。多为良性，单侧，圆形、卵圆形或分叶状，表面有纤维包膜。切面为实性、灰白色。镜下见瘤细胞为短梭形，胞质富含脂质，细胞排列呈旋涡状。常合并子宫内膜增生甚至子宫内膜癌。恶性较少见，预后比卵巢上皮性癌好。

纤维瘤（fibroma）：占卵巢肿瘤的 2%~5%，多见于中年妇女，多为单侧性，中等大小，实性，坚硬，表面光滑或呈结节状，切面灰白色。镜下见由梭形瘤细胞组成，排列呈编织状。纤维瘤患者伴有腹腔积液和（或）胸腔积液者，称为梅格斯综合征（Meigs syndrome），手术切除肿瘤后，胸、腹腔积液自行消失。

2）支持细胞 – 间质细胞瘤（sertoli – leydig cell tumor）　又称睾丸母细胞瘤（androblastoma），罕见，多发生于 40 岁以下妇女。多为单侧、较小、实性，表面光滑。镜下见分化程度不同的支持细胞及间质细胞。高分化者为良性，中低分化为恶性，具有男性化作用；少数无内分泌功能呈雌激素升高，5 年存活率为 70%~90%。

（4）卵巢转移性肿瘤　占卵巢肿瘤的 5%~10%，最常见的原发部位是胃和结肠。库肯勃瘤（Krukenberg tumor）是一种常见的卵巢转移性肿瘤，临床表现缺乏特异性，预后很差。肿瘤多为双侧，中等大小，多保持卵巢原有形状或呈肾形、长圆形。包膜完整，无粘连，切面呈实性，胶质样。镜下见肿瘤细胞为黏液细胞，胞浆内含大量黏液。典型者细胞核被黏液挤向一侧，贴近胞膜，呈半月形，又称印戒细胞癌。

3. 卵巢恶性肿瘤的转移途径　卵巢恶性肿瘤的主要转移途径为直接蔓延、腹腔种植及淋巴转移。其转移特点是盆腔、腹腔内广泛转移灶，包括横膈、大网膜、腹腔脏器表面、腹壁腹膜及腹膜后淋巴结等部位。即使原发部位外观局限，卵巢肿瘤也可能存在广泛转移，以卵巢上皮性癌表现最为典型。常见淋巴转移途径：①沿卵巢血管经卵巢淋巴管向上至腹主动脉旁淋巴结；②沿卵巢门淋巴管达髂内、髂外淋巴结，经髂总淋巴结至腹主动脉旁淋巴结；③沿圆韧带进入髂外及腹股沟淋巴结。横膈为转移的好发部位，最易侵犯右膈下淋巴丛。血行转移较少见，晚期可转移到肺、胸膜及肝实质。

4. 卵巢恶性肿瘤的分期　采用国际妇产科联盟（FIGO）的手术病理分期，2014 年更新的分期将卵巢癌、输卵管癌和腹膜癌进行了合并，见表 16 – 4。

表 16 – 4　卵巢癌、输卵管癌、原发性腹膜癌的手术 – 病理分期（FIGO，2014 年）

期别	肿瘤范围
Ⅰ期	病变局限于卵巢或输卵管
ⅠA	肿瘤局限于单侧卵巢（包膜完整）或输卵管，卵巢和输卵管表面无肿瘤；腹腔积液或腹腔冲洗液未找到癌细胞
ⅠB	肿瘤局限于双侧卵巢（包膜完整）或输卵管，卵巢和输卵管表面无肿瘤；腹腔积液或腹腔冲洗液未找到癌细胞
ⅠC	肿瘤局限于单侧或双侧卵巢或输卵管，并伴有以下任何一项：
ⅠC1	手术导致肿瘤破裂
ⅠC2	手术前包膜已破裂或卵巢、输卵管表面有肿瘤
ⅠC3	腹腔积液或腹腔冲洗液发现癌细胞

续表

期别	肿瘤范围
Ⅱ期	肿瘤累及单侧或双侧卵巢并有盆腔内扩散（在骨盆入口平面以下）或原发性腹膜癌
ⅡA	肿瘤蔓延或种植到子宫和（或）输卵管和（或）卵巢
ⅡB	肿瘤蔓延至其他盆腔内组织
Ⅲ期	肿瘤累及单侧或双侧卵巢、输卵管或原发性腹膜癌，伴有细胞学或组织学证实的盆腔外膜转移或证实存在腹膜后淋巴结转移
ⅢA1	仅有腹膜后淋巴结转移（细胞学或组织学证实）
ⅢA1（i）	淋巴结转移最大直径≤10mm
ⅢA1（ii）	淋巴结转移最大直径>10mm
ⅢA2	显微镜下盆腔外腹膜受累，伴或不伴腹膜后淋巴结转移
ⅢB	肉眼盆腔外腹膜转移，病灶最大直径≤2cm，伴或不伴腹膜后淋巴结转移
ⅢC	肉眼盆腔外腹膜转移，病灶最大直径>2cm，伴或不伴腹膜后淋巴结转移（包括肿瘤蔓延至肝包膜和脾，但未转移到脏器实质）
Ⅳ期	超出腹腔外的远处转移
ⅣA	胸腔积液细胞学阳性
ⅣB	腹膜外器官实质转移（包括肝实质转移和腹股沟淋巴结、腹腔外淋巴结转移）

5. 临床表现

（1）卵巢良性肿瘤　肿瘤较小时多无症状，多在妇科检查时偶然发现。肿瘤增大时，感到腹胀或腹部扪及肿块。肿瘤继续增大占据盆、腹腔时，可出现尿频、便秘、气急、心悸等压迫症状。体格检查见腹部膨隆，叩诊呈实音，无移动性浊音。盆腔检查时可在子宫一侧或双侧触及圆形或类圆形肿块，多为囊性，表面光滑，活动，与子宫无粘连。

（2）卵巢恶性肿瘤　早期常无症状，晚期主要症状为腹胀、腹部肿块、腹腔积液及消化道症状。部分患者可有消瘦、贫血等恶病质表现。功能性肿瘤患者可有不规则阴道流血或绝经后阴道流血。妇科检查可扪及肿块，多为双侧，实性或囊实性，表面凹凸不平，活动差，伴有腹腔积液。三合诊时可在直肠子宫陷凹触及质硬结节或肿块。有时可在腹股沟、腋下或锁骨上触及肿大的淋巴结。

6. 相关检查

（1）影像学检查　①超声检查：可帮助判断肿块性质，诊断符合率>90%。彩色多普勒超声扫描可测定肿块血流变化，协助诊断。②MRI、CT、PET 检查：MRI 可较好显示肿块及其与周围组织的关系，有助于肿瘤病灶定位及确定病灶与相邻结构关系；CT 可判断周围侵犯及转移情况。初次诊断不推荐 PET。

（2）肿瘤标志物　①血清 CA125：80% 的患者血清 CA125 值升高，但早期病例近半数并不升高，不单独用于早期诊断，更多用于病情监测和疗效评估。②血清 AFP：对卵黄囊瘤有特异性诊断价值。未成熟畸胎瘤、混合性无性细胞瘤者 AFP 也可升高。③血清 hCG：对非妊娠性卵巢绒癌有特异性。④性激素：颗粒细胞瘤、卵泡膜细胞瘤可产生较高水平雌激素，浆液性、黏液性囊腺瘤或勃勒纳瘤也可分泌一定量的雌激素。⑤血清人附睾蛋白（HE4）：与 CA125 联合应用判断盆腔肿块的性质。

（3）腹腔镜检查　可直接观察到卵巢肿瘤外观和盆腔、腹腔及横膈等部位，在可疑部位进行多点活检，抽取腹腔积液进行细胞学检查。

（4）细胞学检查　抽取腹腔积液、腹腔冲洗液或胸腔积液，进行细胞学检查。

7. 并发症

（1）蒂扭转　是常见的妇科急腹症之一，约 10% 的卵巢肿瘤可发生蒂扭转。好发于瘤蒂较长、中等大小、活动度好、重心偏于一侧的肿瘤。常在体位发生突然改变，或妊娠期、产褥期发生蒂扭转（图16-7）。瘤蒂由骨盆漏斗韧带、卵巢固有韧带和输卵管组成。发生急性扭转后，因肿瘤静脉回流受阻，瘤内充血或血管破裂致瘤内出血，瘤体增大，甚至发生肿瘤坏死、破裂和继发感染。典型症状是体位改变后突然发生一侧下腹部剧痛，常伴恶心、呕吐甚至休克。盆腔检查可扪及有压痛的肿块，以蒂部最为明显。一经确诊，应尽快手术治疗。

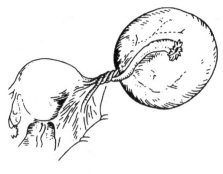

图16-7　卵巢肿瘤蒂扭转

（2）破裂　约3%的卵巢肿瘤会发生破裂。自发性破裂常因肿瘤浸润性生长穿破囊壁所致。外伤性破裂则在腹部受重击、分娩、性生活、妇科检查及穿刺后引起。发生破裂后症状取决于破裂口大小、流入腹腔囊液的量和性质。小的囊肿或单纯浆液性囊腺瘤破裂时，患者可仅有轻度腹痛。大的囊肿或畸胎瘤破裂后，患者常感剧烈腹痛并伴恶心呕吐，还可能导致腹腔内出血、腹膜炎及休克。查体有腹部压痛、腹肌紧张，可有移动性浊音，原有肿块消失或缩小。确诊后应立即手术。

（3）感染　较少见，多继发于蒂扭转或破裂，也可是由临近脏器感染灶扩散而来。患者可出现发热、腹痛、腹部压痛及反跳痛、腹肌紧张及白细胞升高等。应积极控制感染，择期手术切除肿瘤。

（4）恶变　肿瘤生长迅速尤其是双侧的，应考虑恶变可能，应尽早手术。

8. 处理原则

（1）卵巢上皮性肿瘤

1）良性肿瘤　根据患者年龄、生育要求及对侧卵巢情况，决定手术范围。年轻患者单侧肿瘤行患侧卵巢肿瘤剔除术或卵巢切除术，双侧肿瘤行肿瘤剔除术，绝经后妇女可行全子宫及双侧附件切除术。术中应剖检肿瘤，必要时作冰冻切片病理学检查。

2）恶性肿瘤　以手术治疗为主，辅以化疗、放疗等综合治疗。

手术治疗：是治疗的主要手段。初次手术的彻底性与预后密切相关。对于年轻、希望保留生育功能的早期患者需考虑其生育问题，指征为临床Ⅰ期、所有分级者。术前应充分征得患方的知情同意，行患侧附件切除（适用于ⅠA和ⅠC期患者）或双侧附件切除（适用于ⅠB期患者）。晚期患者行肿瘤细胞减灭术，尽可能切除肿瘤原发灶和转移灶，使残余病灶达到最小，必要时可切除部分肠管、膀胱等脏器。最大残余灶直径若小于1cm，称满意或理想的肿瘤细胞减灭术。经评估无法达到满意肿瘤细胞减灭术的ⅢC、Ⅳ期患者，在获得明确的细胞学或组织学诊断后，可先行新辅助化疗再行手术，术后继续化疗。

化学药物治疗：卵巢上皮性癌对化疗较敏感。常用化疗药物有：顺铂、卡铂、紫杉醇、环磷酰胺等。多采用以铂类为基础的联合化疗，铂类药物联合紫杉醇为"金标准"一线化疗方案。多采用静脉给药，也可采用静脉腹腔联合使用。早期患者3~6个疗程，晚期患者6~8个疗程，疗程间隔通常为3周。

放射治疗：对于卵巢上皮性癌其治疗价值有限，可用于复发患者的姑息性局部放疗。

靶向治疗：如血管内皮生长因子抑制剂贝伐珠单抗，可与化疗联合用药和维持治疗。

（2）卵巢生殖细胞肿瘤　单侧良性肿瘤行卵巢肿瘤剔除术或患侧附件切除术，双侧良性肿瘤者行双侧卵巢肿瘤剔除术。绝经后妇女可考虑行全子宫及双侧附件切除术。无生育要求的恶性肿瘤患者推荐行全面分期手术。对于年轻并希望保留生育功能者，可行保留生育功能的手术。若为儿童或青春期患者，可不进行全面分期手术。复发者仍主张手术治疗。除Ⅰ期无性细胞瘤和Ⅰ期G1的未成熟畸胎瘤外，其他患者均需化疗。常用化疗方案为BEP（依托泊苷＋顺铂＋博来霉素）方案。无性细胞瘤对放疗敏感，因其会破坏卵巢功能，故仅用于治疗复发病例。

（3）卵巢性索间质肿瘤　单侧良性肿瘤应行卵巢肿瘤剔除术或患侧附件切除术，双侧良性肿瘤者行双侧卵巢肿瘤剔除术。绝经后妇女可考虑行全子宫及双侧附件切除术。恶性肿瘤手术方法参照卵巢上皮性癌，ⅠA、ⅠC期有生育要求的患者，可实施保留生育功能手术，推荐全面分期手术；对肉眼观察肿瘤局限于卵巢者，可考虑不进行淋巴结切除术。复发者也可考虑手术。Ⅰ期低危患者术后随访，不需要辅助治疗；Ⅰ期高危患者（肿瘤破裂、G3、肿瘤直径＞10～15cm）术后可选择随访，也可选择化疗；Ⅱ～Ⅳ期患者术后应行化疗。常用化疗方案为BEP或TP（紫杉醇＋卡铂）方案。

（4）卵巢转移性肿瘤　治疗原则是缓解和控制症状，如原发肿瘤已切除且无其他转移和复发迹象，转移肿瘤仅局限于盆腔者，可行全子宫及双侧附件切除术，尽可能切除盆腔转移病灶，术后配合化疗或放疗。

（二）心理社会评估

对患者及其家属而言，等待明确肿瘤性质是一个艰难而恐惧的过程，护理对象迫切需要相关信息支持，渴望及早得到确切的诊断结果。患者一旦得知患有恶性肿瘤，因担心预后、担心治疗可能影响生活方式而产生极大的心理压力。化疗副反应给患者造成不适。有的患者已经历了手术及多次化疗，部分患者疗效不佳可能对治疗信心不足。长期的住院治疗对患者经济上也造成一定压力。护士应评估患者的心理状态、需求以及应对压力的方法。

【常见的护理诊断/问题】

1. 恐惧　与确诊卵巢肿瘤、担心手术及预后有关。

2. 体象紊乱　与切除子宫、卵巢有关。

3. 营养失调：低于机体需要量　与卵巢恶性肿瘤的恶病质、化疗的反应有关。

4. 舒适度减弱　与肿瘤压迫、腹腔积液、术后伤口疼痛等有关。

【护理措施】

1. 一般护理

（1）晚期卵巢癌患者一般情况较差，需加强生活护理。

（2）向患者及家属介绍摄取足够营养的重要意义，为患者提供舒适的进食环境，指导患者进食高蛋白、高维生素、高热量、易消化的食物，必要时静脉补充营养，如白蛋白、氨基酸等。

（3）每周测体重，必要时测腹围、记录出入量，及时补充纠正血容量的不足。

2. 心理护理

（1）护士要注意多与患者沟通，了解患者心理状况，耐心听取患者的倾诉，针对患者的心理特点，提供个体化的心理支持。避免不良言语的刺激。

（2）向患者介绍成功病例，帮助患者勇于面对病情，积极配合治疗。

（3）鼓励患者参与护理活动，接受患者无破坏性的应对压力方式。

（4）鼓励家属参与照顾患者，为家庭成员提供相处的时间和场所，发挥家庭支持系统的作用。

3. 缓解症状的护理

（1）用药护理　需化疗的患者按化疗患者的护理实施。留置腹腔化疗管的患者，注意保持其通畅，妥善固定。

（2）手术前后护理　按腹部手术患者的护理内容做好术前准备及术后护理。

1）术前准备　术前3日做好肠道准备。遵医嘱使用肠道抗生素。手术可能涉及肠道，术前行清洁灌肠。巨大肿瘤患者，必要时术中准备沙袋加压腹部，以免腹压骤然下降出现休克。

2）术后护理　加强生命体征及病情观察。做好腹腔引流管、腹腔化疗管、保留尿管等多管道的护理。为避免低蛋白血症，必要时可静脉补充白蛋白与血浆等。

（3）特殊护理　对存在大量腹水影响呼吸及卧位者，应行腹腔穿刺引流腹水。向患者讲明治疗的必要性，备齐腹腔穿刺物品，协助医师操作。在放腹水的过程中，注意观察患者的生命体征、腹水的性质及有无不良反应。速度不宜过快，量不宜过大，以免腹压骤降，发生虚脱。放腹水后，腹部可加沙袋，防止腹压骤降（详见第二十二章）。

4. 健康教育/出院指导　宣传预防保健知识。30 岁以上女性，建议每年进行 1 次妇科检查，高危人群建议每半年进行 1 次检查。遗传咨询及相关基因检测对高风险人群预防卵巢癌有一定的意义。需要化疗的患者，应强调化疗的重要性，帮助患者减轻化疗反应，协助其顺利完成治疗计划。

卵巢恶性肿瘤容易复发，需长期随访和监测。随访时间一般为：治疗后第 1 年，每 3 个月 1 次；第 2 年后，每 4 ~ 6 个月 1 次；第 5 年后每年随访 1 次。随访内容包括询问病史、体格检查、肿瘤标志物检测和影像学检查。根据组织学类型选择肿瘤标志物检测。首选的影像学检查为超声，根据情况进一步选择 CT、MRI 和（或）PET – CT 等检查。

第六节　子宫内膜异位症

子宫内膜组织（腺体和间质）出现在子宫体以外的部位时，称为子宫内膜异位症（endometriosis，EMT），简称内异症。异位的内膜可以侵犯全身任何部位，但绝大多数位于盆腔脏器和壁腹膜，以卵巢、子宫骶韧带最常见，其次为子宫及其他脏腹膜、阴道直肠隔等部位，故有盆腔子宫内膜异位症之称（图 16 – 8）。内异症在形态学上呈良性表现，但在临床行为学上则具有类似恶性肿瘤的特点，即种植、侵袭及远处转移等。内异症是激素依赖性疾病，在自然绝经和人工绝经（手术切除双侧卵巢、药物作用或射线照射）后异位内膜病灶可逐渐萎缩吸收；妊娠或使用性激素类药物抑制卵巢功能，可暂时阻止疾病的发展。

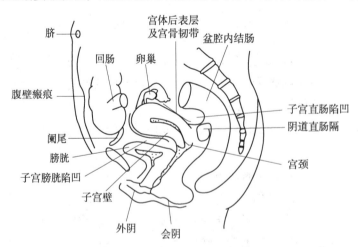

图 16 –8　子宫内膜异位症的发生部位

该疾病高发于育龄期，约 76% 发生在 25 ~ 45 岁。据报道绝经后使用激素补充治疗的妇女也有发病者，生育少、生育晚的妇女发病明显高于生育多、生育早者。近年来，子宫内膜异位症的发病率呈明显上升趋势，与社会经济状况呈正相关，与剖宫产率增高、人工流产与宫腹腔镜操作增多有关。

【护理评估】

（一）生理评估

1. 病因 子宫内膜异位症的病因及发病机制尚未明确，目前有以下主要学说和发病因素。

（1）种植学说 1921年Sampson首先提出。经血逆流是其主要传播途径之一。月经期时子宫内膜腺上皮和间质细胞可随经血逆流，经输卵管进入腹腔，种植于卵巢和盆腔腹膜，并继续生长，形成盆腔内异症，也称为经血逆流学说。但该学说无法解释在多数育龄期女性中存在经血逆流、仅少数女性发病这一现象。此外，也无法解释盆腔外的子宫内膜异位症。种植学说认为，异位的子宫内膜也可以通过淋巴及静脉播散。医源性种植也是传播途径之一，手术时将子宫内膜带至切口直接种植，可能是剖宫产术后腹壁切口或分娩后会阴切口出现子宫内膜异位症的原因。

（2）体腔上皮化生学说 Meyer认为，卵巢表面上皮和盆腔腹膜来源于胚胎期具有高度化生潜能的体腔上皮，受到持续卵巢激素或经血及慢性炎症反复刺激后，能被激活转化为子宫内膜样组织。

（3）诱导学说 未分化的腹膜组织在内源性生物化学因素诱导下，发展为子宫内膜组织。种植的内膜可以释放化学物质诱导未分化的间充质形成异位的子宫内膜组织。

（4）遗传因素 内异位症具有一定的家族聚集性，有些患者的发病可能与遗传有关。

（5）免疫与炎症因素 免疫学研究证实免疫调节异常在内异症的发生、发展各环节起着重要作用，表现为免疫监视功能、免疫杀伤细胞和细胞毒作用减弱而不能有效清除异位内膜。

（6）其他因素 我国学者提出"在位内膜决定论"，认为在位子宫内膜的生物学特性是内异症发生的决定因素，局部微环境是影响因素。此外，血管生成因素、环境因素等也可能与疾病的发生发展有关。

2. 病理 内异症的基本病理变化为异位子宫内膜随着卵巢激素变化而发生周期性出血，导致周围纤维组织增生、粘连和囊肿形成，在病变区域出现紫褐色斑点或小泡，最终发展为大小不等的紫褐色实性结节或包块。

卵巢最易被异位内膜侵犯，约80%病变累及一侧，约50%累及双侧，病灶分为微小病变型和典型病变型。微小病变型位于卵巢浅表层，呈现为红色、蓝色或棕色斑点或数毫米大的小囊。典型病变型也称为囊肿型，异位内膜在卵巢皮质内生长，形成单个或多个囊肿，称卵巢子宫内膜异位囊肿。囊肿表面呈灰蓝色，直径多在5cm左右，大者可达10~20cm，内含咖啡色、似巧克力样黏稠陈旧血性液体，又称为巧克力囊肿。囊肿周期性出血，囊内压力增大，囊壁易反复破裂，破裂后囊内容物刺激腹膜发生局部炎性反应和组织纤维化，卵巢与邻近器官、组织紧密粘连，囊肿固定、不活动，手术时囊壁极易破裂。这种粘连是卵巢子宫内膜异位囊肿的临床特征之一。

典型的异位内膜组织在镜下可见子宫内膜腺体、内膜间质、纤维素及出血等成分。异位内膜组织可随卵巢周期变化而有增生和分泌改变，但其改变与在位子宫内膜并不一定同步，多表现为增生期改变。文献报道子宫内膜异位症恶变的发生率约1%，主要与卵巢型内异症有关。恶变的组织类型主要为透明细胞癌和子宫内膜样癌。

3. 临床表现 因患者及病变部位的不同而各异，与月经周期密切相关。有25%患者无任何症状。

（1）症状

1）下腹痛和痛经 疼痛是主要症状。典型的症状为继发性痛经、进行性加重。疼痛多位于下腹、腰骶部及盆腔中部，可放射至会阴、肛门及大腿，常于月经来潮时出现，并持续到整个月经期，疼痛程度与病灶大小不一定成正比。少数患者可表现为持续性下腹痛，经期加重。但也有部分患者无痛经。

2）不孕 患者不孕率高达40%。引起不孕的原因可能有：免疫功能异常导致抗子宫内膜抗体增加破坏子宫内膜正常功能，盆腔微环境改变影响精卵结合及运送，卵巢功能异常导致排卵障碍和黄体形成不良等。

3）性交不适　多见于直肠子宫陷凹有异位病灶或因局部粘连使子宫后倾固定者，系性交时碰撞及子宫收缩上提引起，多表现为深部性交痛。月经来潮前最明显。

4）月经异常　15%～30%的患者有经量增多、经期延长或月经淋漓不断或经前期点滴状出血。

5）其他特殊症状　盆腔以外任何部位有异位内膜种植时，均可在局部出现周期性疼痛、出血和肿块，并出现受累脏器相应症状。如肠道内异症患者可出现腹痛、腹泻、便秘或有周期性少量便血，严重者可出现肠梗阻症状。膀胱内异症患者常在经期出现尿痛和尿频，但多被痛经症状掩盖。卵巢子宫内膜异症囊肿破裂时，可出现急腹痛，多见于月经期前后、性交后或其他腹压增加的情况。

（2）体征　典型的盆腔内异症双合诊检查时可发现子宫后倾固定，直肠子宫陷凹、子宫骶韧带或子宫后壁下方可扪及触痛结节，附件可触及囊实性包块，活动度差。

我国多采用美国生育学会（AFS）提出的"修正子宫内膜异症分期法（1997年）"，将内异症分为Ⅰ期（微型）、Ⅱ期（轻型）、Ⅲ期（中型）、Ⅳ期（重型）四期。

4. 相关检查

（1）影像学检查　超声检查可确定卵巢子宫内膜异位囊肿的位置、大小和形状，其诊断敏感性和特异性均在96%以上。但因囊肿声像无特异性，不能单纯依靠超声检查确诊。盆腔CT及MRI对盆腔内异症亦有诊断价值，但因费用问题，不作为初筛诊断方法。

（2）CA125值测定　血清CA125值可能增高，重症者更为明显，但变化范围很大，多用于重度内异症和疑有深部异位病灶者。CA125诊断内异症的敏感性和特异性均较低，不作为独立的诊断依据，可协助监测病情、评估疗效和预测复发。

（3）腹腔镜检查　是目前国际公认的子宫内膜异位症诊断的最佳方法，是确诊盆腔内异症的标准方法。特别是对盆腔检查和超声检查均无阳性发现的慢性腹痛及痛经进行性加重者、疑为内异症的不孕患者、有症状特别是血清CA125值升高者应首选腹腔镜检查。在腹腔镜下见到典型内异症病灶或对可疑病变进行活组织检查，即可确诊。

5. 处理原则　以"缩减和去除病灶，减轻和控制疼痛，治疗和促进生育，预防和减少复发"为根本目的，以手术治疗为主、药物治疗为辅的治疗手段，根据患者年龄、症状、病变部位和范围以及对生育要求选择治疗方法，强调个体化治疗。

（1）药物治疗　适用于有慢性盆腔疼痛、经期腹痛症状明显、有生育要求及无卵巢囊肿形成的患者。治疗的目的是抑制卵巢功能，阻止疾病的发展。常用药物有非甾体抗炎药、口服避孕药、孕激素、孕激素受体拮抗剂、达那唑、孕三烯酮及促性腺激素释放激素激动剂（GnRH-a）。非甾体抗炎药主要通过抑制前列腺素的合成，减轻疼痛，胃肠道反应是其主要副作用。口服避孕药作用机制是降低垂体促性腺激素水平，并直接作用于子宫内膜和异位内膜，使内膜萎缩、经量减少。长期连续服用避孕药造成类似妊娠的人工闭经，称"假孕疗法"，适用于轻度子宫内膜异位症患者。孕激素通过抑制垂体促性腺激素分泌，造成无周期性的低雌激素状态，与内源性雌激素共同作用，导致高孕激素性闭经和内膜蜕膜化造成假孕，副作用有恶心、水钠潴留及阴道不规则出血等。孕激素受体拮抗剂通过强抗孕激素作用，造成闭经，使病灶萎缩，副作用轻。达那唑通过抑制FSH、LH峰，抑制卵巢合成甾体激素，造成子宫内膜萎缩，因FSH、LH呈低水平，又称假绝经疗法，适用于轻、中度子宫内膜异位症痛经明显的患者，副作用有潮热、体重增加、多毛、痤疮等。孕三烯酮作用机制为抗孕激素、抗雌激素和抗性腺效应，也是一种假绝经疗法，相比达那唑，副作用较小。促性腺激素释放激素激动剂对GnRH受体的亲和力强，在短期促进垂体LH和FSH释放后抑制垂体分泌促性腺激素，使卵巢激素水平明显下降，出现暂时性闭经，称"药物性卵巢切除"，副作用主要为出现绝经症状，如潮热、阴道干燥、性欲减退和骨质丢失等，停药后多可恢复。

（2）手术治疗　适用于药物治疗后症状不缓解甚至加重或生育功能未恢复的患者，以及有较大的卵巢内膜异位囊肿的患者。治疗的目的是切除病灶、恢复解剖。目前，腹腔镜手术确诊、手术加药物为内异症的治疗金标准。手术方式如下。

1）保留生育功能手术　切净或破坏所有可见的异位内膜病灶、分离粘连以恢复正常盆腔解剖结构，保留子宫及一侧或双侧卵巢，至少保留部分卵巢组织。适用于药物治疗无效、年轻和有生育要求的患者，约 40% 术后复发，故术后宜尽早妊娠或使用药物减少复发。

2）保留卵巢功能手术　切除盆腔内异位内膜病灶及子宫，保留至少一侧或部分卵巢。适用于Ⅲ、Ⅳ期患者、症状明显且无生育要求的 45 岁以下患者，术后约 5% 复发。

3）根治性手术　将子宫、双侧附件及盆腔内所有异位内膜病灶切除和清除，适用于 45 岁以上的重症患者。术后不用雌激素补充治疗者几乎不复发。

（二）心理社会评估

由于痛经进行性加重，影响正常工作和生活，患者常表现为焦虑、烦躁、恐惧、对治愈疾病缺乏信心。尚未生育的患者担心影响生育。药物治疗的患者担心治疗后月经能否恢复、是否会出现男性化以及停药后是否复发等。手术治疗患者可能担心是否减轻症状、是否影响生理功能以及术后能否妊娠等。

【常见的护理诊断/问题】

1. 疼痛　与疾病引起痛经等有关。

2. 恐惧　与害怕经前期、经期持续下腹部疼痛有关。

3. 长期性低自尊　与子宫内膜异位症导致不孕有关。

【护理措施】

1. 一般护理

（1）护士与患者建立良好的护患关系，向患者讲解按时用药及手术治疗的必要性，鼓励患者积极配合治疗。

（2）指导患者加强营养，注意劳逸结合，保持心情舒畅。避免经期进食酸、冷、辣等刺激性食物。保持会阴部清洁，每日用温开水清洗会阴。

（3）疼痛是子宫内膜异位症的主要症状之一。向患者解释痛经的原因，指导患者在月经期注意休息和保暖，保持心情愉快。使用音乐、看书、参加文娱活动等转移、分散注意力。腰腹部酸痛时，可进行适当按摩，增加舒适感。局部热敷及进食热饮可助缓解疼痛。遵医嘱给予药物治疗。

2. 心理护理　告知患者本病是良性疾病，通过治疗许多症状可以缓解。说明治疗过程常较长，患者要有耐心，鼓励患者树立战胜疾病的信心。

3. 缓解症状的护理

（1）用药护理　药物治疗的患者要告知用药的目的、方法、可能出现的不良反应与应对方法。不能随意停药，否则可能出现异常子宫出血并影响疗效。

（2）手术前后护理　按腹部手术护理要求做好围手术期护理。

4. 健康教育/出院指导

（1）及时发现并治疗引起经血潴留的疾病，如先天性生殖道畸形和继发性子宫颈粘连、阴道狭窄等，防止经血逆流。

（2）尽量避免月经期妇科检查及多次的子宫腔手术操作。月经前禁行输卵管通畅试验，宫颈及阴道手术不宜在经前进行。

（3）药物治疗患者需门诊定期随访，了解病情的变化、有无药物副反应或副作用发生，以便调整治疗方案。手术患者出院后应按时到门诊复查，了解术后恢复情况，并给予妊娠及健康保健指导。年轻及轻中度内异症患者，术后可期待自然妊娠6个月，并进行生育指导。有高危因素者，应积极行辅助生殖技术助孕。

目标检测

答案解析

一、选择题

A1 型题

1. 子宫内膜癌最典型的临床症状是

    A. 绝经后阴道流血   B. 接触性阴道流血

    C. 继发性痛经   D. 月经量增多

    E. 白带增多

2. 卵巢恶性肿瘤的治疗原则是

    A. 手术为主，化疗、放疗为辅   B. 化疗为主，手术、放疗为辅

    C. 放疗为主，化疗、手术为辅   D. 化疗、放疗为主，手术为辅

    E. 手术、放疗为主，化疗为辅

A2 型题

1. 患者，女性，56岁。入院拟行卵巢癌根治术。术前1天，护士为其做的准备工作**不包括**

    A. 灌肠   B. 导尿

    C. 备血   D. 备皮

    E. 皮试

2. 患者，女性，60岁，因绝经8年阴道少量流血10余天就诊。妇科检查：子宫略大，较软，双侧附件未见异常，应首先考虑的疾病是

    A. 子宫肌瘤   B. 子宫内膜癌

    C. 萎缩性阴道炎   D. 子宫内膜异位症

    E. 卵巢功能性肿瘤

A3/A4 型题

(1~2 题共用题干)

患者，女性，55岁，已婚未育，肥胖。近半年月经量增多、月经紊乱，诊断性刮宫病理报告为子宫内膜样腺癌，入院后决定手术治疗。患者极为担心疾病和手术对自身今后的影响。

1. 根据首优原则，该患者首先考虑的护理诊断是

    A. 恐惧   B. 疼痛

    C. 焦虑   D. 睡眠形态紊乱

    E. 有感染的危险

2. 关于该患者的护理措施，下列描述**错误**的是

    A. 心理护理   B. 药物治疗指导

    C. 训练术后床上活动   D. 配合医师做好术前准备

E. 仅告知家属手术后可能需要的放疗或化疗

二、名词解释

转化区

三、简答题

1. 简述卵巢肿瘤常见并发症。

2. 简述子宫颈癌的临床症状。

四、病例分析

患者，女性，58 岁，绝经 3 年。近 3 个月出现间断性阴道少量流血。妇科检查：阴道畅，宫颈光滑无接触性出血，子宫体前位、稍大、体软，双侧附件未触及明显异常。B 超示：子宫前位，子宫略大，内膜不均匀增厚，内探及丰富血流信号，双侧附件未见异常声像。患者入院后感到情绪紧张、焦虑，入睡困难，多次向医护人员了解疾病的相关知识。根据以上资料，请回答：

1. 该患者最可能的临床诊断。

2. 该类患者术前主要的护理诊断及护理措施。

（刘　星）

书网融合……

本章小结

题库

第十七章　会阴部手术妇女的护理

PPT

学习目标

通过本章内容的学习，学生应能够达到：

基本目标：

1. 陈述外阴、阴道创伤及外阴癌、尿瘘、子宫脱垂的病因、临床表现和处理原则；陈述尿瘘、子宫脱垂的概念。

2. 说出处女膜闭锁、阴道发育异常的临床表现及处理原则。

3. 区分子宫脱垂的临床分度。

4. 举例说明子宫托的放取方法和注意事项。

5. 概括会阴部手术术前、术后一般护理措施。

发展目标：

1. 综合运用所学知识对外阴癌患者提供整体护理及健康教育。

2. 提高学生的共情能力，能够将人文关怀贯穿到整个护理过程中。

会阴部常见疾病包括外阴和阴道创伤、外阴肿瘤、生殖器发育异常、生殖器损伤及盆底功能障碍等，手术是治疗这些疾病的重要手段。护理人员应掌握会阴部不同疾病的特点及围手术期护理要点，按照护理程序为患者提供细致、周到的护理服务。同时由于会阴部涉及身体隐私部位，患者容易产生自卑、羞怯、抑郁等心理问题，护理人员还应把握不同患者心理状态，尊重、保护患者隐私，以和蔼的态度、亲切的语言对患者提供心理支持，帮助患者树立战胜疾病的信心，以良好的身心状态，积极配合治疗及护理。

第一节　会阴部手术妇女的一般护理

会阴部手术是指女性外生殖器部位的手术，包括外阴和阴道手术，在妇科应用比较广泛。会阴部手术与腹部手术的不同之处在于：因会阴部手术区域血管神经丰富、组织松软，前方邻尿道，后面近肛门等解剖学特点，患者术后易出现疼痛、出血、感染等相关护理问题；同时由于手术涉及身体隐私部位，患者在心理上常出现自我形象紊乱、自尊低下等护理问题。

会阴部手术主要有外阴癌根治术、前庭大腺造口术、局部病灶切除术、处女膜切开及修补术、陈旧性会阴裂伤修补术、阴道成形术、尿瘘修补术、宫颈手术、子宫内膜息肉电切术、阴式子宫切除术、阴道前后壁修补术、盆底重建术、尿道中段悬吊术等。

一、术前准备

【护理评估】

（一）生理评估

1. 疾病史　询问患者一般情况，如年龄、职业、既往史、婚育史、月经史、个人史、家族史、现病史等，若有原发疾病，应了解疾病控制情况、用过的药物、治疗效果及做过的手术等。

🌐 知识链接

患者隐私的保护

患者隐私主要包括患者身体隐私和患者信息隐私。患者隐私权是患者应该享有的权利，对患者隐私的保护也是医护人员应尽的责任。关于患者隐私权的保护，我国制定了多项法律法规，如：《中华人民共和国民法典》第一千二百二十六条规定医疗机构及其医务人员应当对患者的隐私和个人信息保密；《中华人民共和国医师法》第二十三条规定医师在执业活动中要尊重、关心、爱护患者，依法保护患者隐私和个人信息；《护士条例》第十八条规定护士应当尊重、关心、爱护患者，保护患者的隐私。随着人们法制意识的日益增强，患者对隐私保护的需求越来越高。一名合格的医学生不仅要熟练掌握专业知识和技能，还要加强相关法律知识的学习，增强法律意识，自觉维护患者合法权益。

2. 身体评估 术前准确评估患者的身体情况，对手术顺利进行、术后康复有着直接影响。详细了解患者全身重要脏器的功能，正确评估其对手术的耐受力，如有心脏病、糖尿病、高血压、贫血等内科合并症应先给予纠正。观察患者的生命体征是否平稳，注意有无月经来潮，避开月经期安排手术，以防止因经期抵抗力降低引起感染和影响病情观察。另外根据病情的轻重缓急决定手术时间、术式等，如会阴部外伤出血需急症手术，会阴部陈旧性裂伤可择期手术。

（二）心理社会评估

会阴部是女性最敏感的隐私部位，患者常常会出现害羞、悲观、猜疑、焦虑、恐惧等表现。如阴道发育异常患者，因担心身体缺陷会遭到他人的歧视，常出现自卑、绝望等心理问题；外阴癌患者担心手术损伤身体的完整性及术后留下的瘢痕可能会影响将来的性生活，常出现焦虑、恐惧、自卑等心理问题。所以全面、准确的评估患者的心理状态及对手术方式、预后的了解程度非常重要。同时还需了解患者家庭支持情况及经济承受能力。

【常见的护理诊断/问题】

1. 焦虑 与手术能否顺利进行及疾病预后有关。

2. 恐惧 与手术引起的疼痛和创伤有关。

3. 知识缺乏 与不了解疾病的病因、发展、转归、预后及护理知识有关。

4. 睡眠形态紊乱 与患者的心理状态及环境（住院）有关。

【护理措施】

1. 一般护理 与腹部手术患者相比会阴部属于更隐私部位，因此进行检查和各项操作时注意用隔帘遮挡患者，关闭门窗，清理陪护人员，尽量减少暴露。保持会阴部清洁，温开水清洁外阴1～2次/日；指导患者加强营养，给予高热量、高蛋白质、高维生素饮食；嘱患者适当活动，保证睡眠，为患者提供安静舒适的环境，必要时给予适量的镇静药物（常用艾司唑仑），睡前口服。

2. 心理护理 会阴部手术（尤其一些大型手术）患者常由于对手术的恐惧，对术后疼痛、疾病预后等问题的担忧，导致心理负担加重。护理人员应以和蔼可亲的态度关心、理解患者，鼓励患者主动表达自己的感受，针对患者具体问题，运用医学知识耐心解答疑问，并提供有关术后护理的信息等。良好的家庭支持系统尤其是丈夫的理解关心，能使患者自信、积极的应对手术，因此应同时做好家属的沟通、解释工作。

3. 皮肤准备 每日清洗外阴，如外阴部有炎症、感染、溃疡，应治愈后方可手术。术区皮肤准备的重点是充分清洁手术区域皮肤，清洁脐部，阴毛稀少部位最好以剪毛代替剃毛，以避免皮肤的微小损伤。会阴部术前皮肤准备应放在皮肤清洁上。皮肤准备最好在术晨或距离手术时间越近越好。

4. 肠道准备 术中可能涉及肠道的患者，术前 3 日进行肠道准备，进食少渣饮食，如牛奶、鸡蛋羹、婴儿米粉等，并遵医嘱给予肠道抗生素，如口服庆大霉素 8 万 U，3 次/日。术前 1 日口服导泻剂，如复方聚乙二醇电解质散、20% 甘露醇、蓖麻油、硫酸镁等，用量根据个体选择，防止脱水。必要时行清洁灌肠，直至排出的灌肠液中无粪便残渣。若手术不涉及肠道，仅术前日下午给予口服导泻剂。术前 12 小时禁食，8 小时禁饮。

5. 阴道准备 阴道准备于术前 3 天开始进行，一般行阴道冲洗或坐浴，每日 2 次，常用 0.2‰ 碘伏或 1∶5000 高锰酸钾。术晨用消毒液行阴道消毒，消毒时应特别注意阴道穹隆部位，必要时涂甲紫。

6. 膀胱准备 嘱患者术前排空膀胱，根据手术需要，术中或术后留置尿管。

7. 特殊用物准备 根据手术的体位准备相应的物品，膀胱截石位需准备软垫，膝胸卧位应准备支托。根据术后患者的具体需要如先天性无阴道患者需准备阴道模具等。

8. 其他 做药物过敏试验；术日晨取下活动义齿、发卡、首饰及贵重物品交家属保管。

9. 术前指导 教会患者踝泵运动，以促进静脉血液回流，预防下肢静脉血栓形成。

⊕ **知识链接**

踝泵运动

踝泵运动以踝关节为中心，包括跖屈、背曲及环绕动作。通过踝关节的运动，像泵一样促进下肢血液循环和淋巴回流。其原理是：跖屈时，小腿三头肌收缩变短，胫骨前肌放松伸长；背曲时，胫骨前肌收缩变短，小腿三头肌放松伸长；肌肉收缩时，血液和淋巴液受挤压回流；肌肉放松时，新鲜血液补充。通过这样简单的屈伸脚踝，可有效促进整个下肢的血液循环。进行踝泵运动时，可采取平卧位、半卧位或坐位，下肢伸展，大腿放松。跖屈动作：脚尖缓缓下压，至最大限度时保持 5~10 秒钟，然后放松；背曲动作：缓缓勾起脚尖，至最大限度时保持 5~10 秒钟，然后放松；环绕动作：以踝关节为中心，脚趾作 360° 环绕，尽力保持动作幅度最大。踝泵运动每日频率为 3~4 次，每次 10 分钟左右。

二、术后护理

【护理评估】

（一）生理评估

1. 病史 患者手术完毕回病房时与手术室护士、麻醉师交接，并填写手术患者交接表；查阅病历了解手术情况，如术中出血量、麻醉方式及效果、手术范围、具体用药情况等。

2. 身体评估

（1）神志 观察患者神志，了解麻醉恢复情况。

（2）生命体征 回病房后及时监测患者体温、脉搏、呼吸、血压、心率，根据护理级别每 30~60 分钟记录一次，观察术后呼吸的频率与深度、血压变化，注意心率与脉搏是否规律整齐，了解体温的变化情况。

（3）引流管 术后常留置尿管或盆腹腔引流管，做好导管滑脱风险的评估，高风险的患者床旁放置提示标识，密切观察引流液的颜色、量、性状，注意引流管是否通畅，避免打折、扭曲，引流管要低于出口平面，目的在于避免因逆流而造成感染。

（4）皮肤　评估皮肤的温度和颜色，尤其术中局部受压部位皮肤是否红肿及完整情况，注意观察切口处敷料有无渗血、渗液。

（5）疼痛　使用量表评估疼痛的部位、程度、性质以及采取措施后疼痛的缓解程度等。

（6）自理能力　根据评估结果，给予患者个性化的护理。

（二）心理社会评估

评估患者的心理反应，根据病情及心理反应制定适宜的护理计划，告知患者术后护理要点、功能锻炼方法及术后恢复情况，解除思想顾虑。

【常见的护理诊断/问题】

1. 疼痛　与手术创伤有关。

2. 自理缺陷　与手术、术后输液有关。

3. 活动无耐力　与手术创伤、贫血有关。

4. 焦虑/恐惧　与担心疾病转归、手术后副作用等有关。

【护理措施】

术后护理与腹部手术患者相似，要特别加强会阴部护理。

1. 体位　根据不同的手术及麻醉方式采取相应的体位：如全麻手术未清醒前应去枕平卧，头偏向一侧；硬膜外麻醉者，去枕平卧 6~8 小时；处女膜闭锁及有子宫的先天性无阴道患者，术后应采取半卧位，便于经血流出；外阴癌行外阴根治术的患者术后取平卧、外展屈膝位，膝下垫软枕；阴道前后壁修补术或盆底重建术等患者应采取平卧位，以降低外阴、阴道张力，促进切口愈合。

2. 心理护理　鼓励患者表达内心感受，有些患者术后常因切口疼痛剧烈或身体不适而产生焦虑、失眠、食欲减退等症状，护士应遵医嘱及时给予对症处理，在此基础上进行卫生宣教及心理疏导。

3. 切口护理　外阴阴道肌肉组织少、张力大，切口不易愈合。外阴癌根治术后患者应双腿外展屈膝，膝下垫软枕，以减少腹股沟及外阴部张力，有利于切口愈合。护理人员应注意观察会阴部切口有无渗血、出血或红、肿、热、痛等炎症反应；观察阴道分泌物的颜色、量、性质及有无异味。每天外阴擦洗 2 次，排便后及时擦洗，勤更换内裤和床垫，以保持外阴清洁、干燥。某些手术需加压包扎或阴道内留置纱条压迫止血，阴道内纱条或外阴包扎敷料一般在术后 12~24 小时内取出，取出时注意数目是否相符。术后 3 天外阴局部烤灯照射，保持局部干燥，促进伤口愈合。有引流管者保持引流通畅，密切观察引流液的量和性质。

4. 疼痛护理　在正确评估患者疼痛的基础上，根据个体差异，采取不同的缓解方法，如保持病室安静、分散注意力、变换体位、应用自控镇痛泵等，必要时遵医嘱给予止痛剂，注意观察用药后效果。

5. 尿管护理　会阴部手术后根据手术范围和病情留置尿管时间一般为 2~10 天。注意观察尿液颜色及量，保持尿管通畅，会阴清洁，每周更换尿袋 2 次。拔尿管前应进行膀胱功能训练，拔管后嘱患者尽早排尿。如有排尿困难，可给予诱导、热敷、针灸等方法协助排尿，必要时重新留置尿管。

6. 肠道护理　为避免术后大便对伤口的影响，控制首次排便时间为术后 5 天，以利于伤口的愈合。术前 3 日给予少渣或无渣饮食，术后按医嘱给予抑制肠蠕动药物。

7. 营养和饮食　术后指导患者加强营养，进食高热量、高维生素、高蛋白易消化饮食，未排气前禁食糖、奶及易产气食物；少食多餐，多吃蔬菜和水果，保持大便通畅，避免腹压增加而使切口张力过大，影响切口愈合。

8. 出院指导　术后活动需循序渐进，避免增加腹压的动作如咳嗽、用力大便、长期下蹲、重体力劳动等。保持外阴部清洁，每日清洗，勤换内裤。术后一般休息 3 个月，禁止性生活及盆浴。出院 1 个月后门诊复查术后恢复情况，正常后于 3 个月再次复查，经医师检查确定伤口完全愈合后方可恢复性生活。如有病情变化随时就诊。

第二节　外阴、阴道创伤

【护理评估】

（一）生理评估

1. 病因　分娩是导致外阴、阴道创伤的主要原因，也可由外伤、初次性交所致。外伤如不慎跌伤或撞伤，外阴部突然触及硬物，可伤及外阴、阴道。如为锐器物可致不同程度的外阴裂伤，严重者穿过阴道损伤尿道、膀胱、直肠。初次性交时处女膜破裂，一般有少量出血，绝大多数能自行愈合；暴力性交引起的阴道裂伤一般位于阴道后穹隆，引起大量出血，严重者可致失血性休克。

2. 临床表现　创伤的部位、深浅、范围和就诊时间不同，导致临床表现也有区别，主要表现如下。

（1）症状

1）疼痛　是主要症状，其疼痛程度可由轻微至剧痛，甚至出现疼痛性休克。

2）局部肿胀　常见的表现为血肿或水肿，由于大阴唇皮下为疏松结缔组织和脂肪组织，含丰富血管、淋巴管，局部外伤后可导致血管破裂，血液、组织液渗出并迅速蔓延，形成外阴或阴道血肿。如处理不及时血肿向上扩散，甚至因巨大血肿压迫尿道而导致尿潴留。

3）外出血　可见阴道流出少量鲜血，若损伤较重时可有大量出血，同时可伴有头晕、乏力、出汗等贫血症状或面色苍白、脉搏细数等休克表现。

4）其他　局部出现红、肿、热、痛等炎症反应，合并感染者可有体温升高等全身症状。另外，由于疼痛、肿胀可造成患者行走不便、坐卧不安等。

（2）体征　妇科检查时可见局部裂伤、活动性出血，当形成血肿时，局部呈现紫蓝色块状突起，压痛明显。如外伤向前伤及尿道和膀胱时，阴道内可流出清亮的尿液；向后伤及直肠，阴道内可排出粪便。

3. 相关检查

（1）妇科检查　查看外阴、阴道创伤的部位、严重程度，检查局部组织有无红、肿及脓性分泌物，观察血肿或水肿的部位、范围。此外，应警惕有无膀胱、直肠甚至腹腔的损伤。

（2）实验室检查　大量出血者可有血红蛋白和红细胞计数下降。合并感染者白细胞增高。

4. 处理原则　止痛、止血、预防感染和抗休克。

（二）心理社会评估

患者及家属常由于意外事件的突然发生而表现为惊慌、恐惧、不知所措，护士需要评估患者及家属对外伤的反应，及早识别其异常的心理反应。

【常见的护理诊断/问题】

1. 急性疼痛　与创伤有关。

2. 恐惧　与突发创伤和担心预后有关。

3. 潜在并发症　失血性休克。

4. 有感染的危险　与机体抵抗力、免疫力降低有关。

【护理措施】

（一）一般护理

1. 损伤轻者，卧床休息，避免活动减轻疼痛。

2. 出血量多伴有面色苍白等，应立即使患者平卧，吸氧，建立静脉通路，做好输血前准备，配合医生进行输血、输液治疗；给予多功能监护，密切观察患者血压、呼吸、脉搏、尿量及神志变化，并准确记录。

（二）心理护理

由于创伤发生突然，患者及家属常表现为担忧、恐惧、无助，护士在积极治疗的同时用温和的语言安慰患者，做好解释，鼓励患者面对现实，积极配合治疗。

（三）缓解症状护理

1. 非手术治疗患者护理

（1）嘱患者采取正确的体位，避免局部受压。

（2）保持外阴清洁、干燥，每天外阴冲洗 3 次。

（3）遵医嘱及时给予止痛、止血及抗感染药物。

（4）密切观察血肿的大小及其变化，24 小时内冷敷，以减轻疼痛及不适感；为防止血肿扩大，可以采用棉垫或是丁字带加压包扎；24 小时后改为热敷或行外阴部烤灯，促进血肿或水肿的吸收。

2. 手术前后患者护理

（1）有活动性出血者，配合医生缝合止血。

（2）外阴、阴道创伤较重需急诊手术者应做好皮肤准备、备血、嘱患者禁水禁食。

（3）向患者及家属讲明手术的方法、过程、必要性及注意事项。

（4）手术后常有阴道内填塞纱布、外阴加压包扎，疼痛明显时及时给予止痛治疗。

（5）纱布取出或加压包扎松解后注意观察外阴及阴道有无出血，患者有无阴道、肛门坠胀或进行性疼痛加剧等再次形成血肿的症状。

（6）遵医嘱应用抗生素。

（四）健康教育

做好宣传教育，帮助女性识别危险因素，注意个人安全，避免损伤。告知患者保持局部清洁干燥，大便后及时清洁外阴；加强营养，进食高热量、高蛋白、高维生素饮食。

第三节 外阴癌

外阴恶性肿瘤占女性生殖道原发性恶性肿瘤的 3% ~ 5%，80% ~ 90% 的原发性外阴癌为鳞状细胞癌，主要发生于绝经后妇女，发病率随年龄增长而升高，近年发病率有增高趋势。

外阴恶性肿瘤还有恶性黑色素瘤、腺癌、基底细胞癌、前庭大腺癌、肉瘤及其他罕见的外阴恶性肿瘤。

【护理评估】

（一）生理评估

1. 病因 病因尚不完全清楚。流行病学调查发现外阴癌发病与人乳头瘤病毒（human papilloma virus，HPV）感染有关，其中 HPV16、18、31 型多见，由外阴上皮内瘤样病变（vulvar intraepithelial neoplasia，VIN）发展而来；慢性非瘤性皮肤黏膜病变（如外阴硬化性苔藓、外阴鳞状上皮增生等）是外阴鳞状细胞癌发生的高危因素；此外，外阴及性卫生不洁也是重要的相关因素。

⊕ **知识链接**

外阴鳞状上皮内病变

外阴鳞状上皮内病变，指有与 HPV 感染相关的临床和病理改变，或有进展为浸润癌潜在风险的局限于外阴鳞状上皮内的一组病变。以往称为外阴鳞状上皮内瘤样病变（VIN）、外阴原位癌、外阴鲍温病和增殖性红斑病。多见于 45 岁左右妇女，近年在年轻妇女中有增加趋势。部分患者可自愈，2% ~4% 的患者发展为外阴浸润癌。2014 年世界卫生组织（WHO）女性生殖器肿瘤分类将外阴鳞状上皮内病变分为低级别鳞状上皮内病变、高级别鳞状上皮内病变和分化型外阴上皮内瘤变。其中低级别鳞状上皮内病变和高级别鳞状上皮内病变与 HPV 感染有关，分化型外阴上皮内瘤变与 HPV 感染无关。

2. 病理　镜下见多数外阴鳞癌分化好，有角化珠和细胞间桥。前庭和阴蒂的病灶倾向于分化差或未分化，常有淋巴管和神经周围的侵犯，必要时可做电镜或免疫组化染色确定组织学来源。

3. 临床分期　目前采用国标妇产科联盟（FIGO，2021 年）分期法，见表 17 - 1。

表 17 -1　外阴癌的分期（FIGO，2021）

FIGO 分期	肿瘤范围
Ⅰ	肿瘤局限于外阴
ⅠA	病变≤2cm，且间质浸润≤1.0mm[a]
ⅠB	病变 >2cm，或间质浸润 >1.0mm[a]
Ⅱ	任何大小的肿瘤蔓延到邻近的会阴结构（下 1/3 尿道、下 1/3 阴道和下 1/3 肛门），且淋巴结阴性
Ⅲ	任何大小的肿瘤蔓延到邻近的会阴结构的上部，或存在任何数目的不固定、无溃疡形成的淋巴结转移
ⅢA	任何大小的肿瘤蔓延到上 2/3 尿道、上 2/3 阴道、膀胱黏膜、直肠黏膜或区域淋巴结转移≤5mm
ⅢB	区域淋巴结[b]转移 >5mm
ⅢC	区域淋巴结[b]转移且扩散到淋巴结包膜外
Ⅳ	任何大小的肿瘤固定于骨质，或固定的、溃疡形成的淋巴结转移，或远处转移
ⅣA	病灶固定于骨盆，或固定或溃疡形成的区域淋巴结转移
ⅣB	远处转移

注：a. 浸润深度的测量是从邻近最表浅真皮乳头的皮肤 –间质结合处至浸润的最深点；b. 区域淋巴结指腹股沟和股淋巴结。

4. 临床表现

（1）症状

1）皮肤瘙痒　主要为经久不愈的外阴瘙痒。

2）疼痛　肿瘤合并感染或晚期癌肿，可出现疼痛、渗液和出血。

3）其他　肿瘤侵犯相邻器官出现的临床症状。如侵犯尿道，可出现尿频、尿急、尿痛和血尿；侵犯直肠时可有便秘、便血等症状。

（2）体征　癌灶可生长在外阴任何部位，以大阴唇最多见，其次为小阴唇、阴蒂、会阴、尿道口、肛门周围等，表现为各种不同形态的肿物，如结节状、菜花状、溃疡状。

5. 相关检查

（1）外阴活体组织病理检查可明确诊断。

（2）宫颈和外阴病灶 HPV DNA 检测和梅毒抗体检测，了解是否有病毒感染的高危因素存在。

（3）宫颈薄层液基细胞学检查、阴道镜检查，了解宫颈和阴道是否同时有病变。

（4）盆腔和腹腔 CT/MRI 检查，有助于了解相应部位的淋巴结和周围组织器官受累情况。

6. 转移途径　以直接浸润、淋巴转移为主，血运转移极少见，仅发生于癌症晚期，引起肺、骨转移多见。

7. 处理原则　手术治疗为主，辅以放射治疗和化学药物治疗。

（1）**手术治疗**　是外阴癌主要的治疗手段，手术范围根据病变部位、临床分期、肿瘤细胞分化程度、浸润深度、患者年龄及身体情况等具体情况而定。一般采取单侧外阴切除术、广泛外阴切除及腹股沟淋巴结清扫。

（2）**放射治疗**　外阴组织对放射线耐受性差，放疗不作为治疗的首选，属于辅助治疗。适用于缩小癌灶再手术的患者、腹股沟淋巴结转移或术后原发灶的补充治疗、不能耐受手术者及复发癌的患者。

（3）**化学药物治疗**　用于晚期或复发癌的治疗，也可用于手术或放疗前的新辅助治疗及术后的补充治疗。

（二）心理社会评估

早期患者外阴局部瘙痒、烧灼感、分泌物增加等，常使患者烦躁、羞于启齿，影响工作及日常活动。外阴癌为恶性肿瘤，患者担心疾病预后及性生活质量，常感到悲哀、绝望、恐惧；外阴部手术后患者常出现自我形象紊乱、自尊低下等心理方面的问题。

【常见的护理诊断/问题】

1. 慢性疼痛　与晚期癌肿侵犯神经、血管和淋巴系统及手术切口有关。

2. 体像紊乱　与手术切除外阴有关。

3. 有感染的危险　与患者年龄大，抵抗力低、手术创伤大及临近肛门等有关。

4. 恐惧　与担心外阴癌转归、愈后等有关。

【护理措施】

1. 一般护理　外阴癌患者多为老年人，常伴有内科合并症如糖尿病、高血压、心脏病等，应协助患者做好相关检查，积极纠正合并症。指导患者进食高热量、高蛋白、高维生素易消化饮食，适当活动，注意休息。

2. 心理护理　向患者及家属讲解疾病相关知识，针对问题给予耐心解释、帮助和支持；做好术前指导，讲解手术方式等，使患者对治疗充满信心，积极配合。

3. 缓解症状护理

（1）**手术前护理**　一般会阴部手术患者手术前护理，应注意：①指导患者练习深呼吸、咳嗽、床上翻身等；②讲解预防便秘的方法；③需植皮者，对植皮部位进行消毒后用无菌治疗巾包裹；④备好术后用棉垫、绷带等。

（2）**手术后护理**　除按一般会阴部手术患者手术后护理外，应注意：①术后取平卧、外展、屈膝体位，在腘窝处垫一软枕；②密切观察切口处有无渗血，加压绷带松紧是否适宜，周围皮肤有无红、肿、热、痛等感染征象及移植皮瓣的温度、湿度、颜色等；③观察引流液的颜色、量、性状，保持引流通畅；④每日会阴擦洗，保持局部清洁、干燥，外阴切口手术后 5 天间断拆线，腹股沟切口术后 7 天拆线；⑤手术后 2 天红外线照射会阴部、腹股沟部，每日 2 次，每次 20 分钟，可促进切口愈合；⑥排气后进无渣流食，服用阿片类药物，控制首次排便时间，术后 5 天口服缓泻剂，软化粪便。

（3）特殊护理 放疗患者在照射后 8~10 天常出现皮肤反应，应告知患者保护好照射野皮肤。保持照射野皮肤清洁干燥，清洗时勿用力及使用肥皂；衣服应柔软、宽松，避免在阳光下暴晒；禁用热水袋；切忌搔抓皮肤。护理人员在患者放疗期间及之后的一段时间内随时观察局部皮肤的颜色、结构及完整性，并根据损伤程度进行护理。轻度损伤表现为皮肤红斑，之后为干性皮炎，此期在加强皮肤护理的基础上继续照射；中度损伤表现为水泡、溃烂，此时应停止照射，涂 1% 甲紫或用无菌凡士林纱布换药，勿刺破水泡；重度损伤表现为局部溃疡，应停止照射，可用生肌散或抗生素软膏换药。

4. 健康教育 治疗后定期随访：术后 1 年内每 1~2 月 1 次，第 2 年每 3 个月 1 次，3~4 年每 6 个月 1 次，5 年及以后每年 1 次。加强营养增强体质。

第四节 处女膜闭锁

处女膜闭锁（imperforate hymen）又称无孔处女膜，临床上较常见，系泌尿生殖窦上皮未能贯穿阴道前庭部所致。少女月经初潮后经血无法排出，最初积于阴道内，多次月经周期后经血聚集，导致子宫腔积血，严重者引起输卵管或腹腔积血。

【护理评估】

（一）生理评估

1. 病史 仔细询问青春期少女有无周期性下腹部疼痛，肛门、外阴坠胀及月经来潮等。

2. 临床表现

（1）症状 青春期少女无月经来潮，但出现进行性加重的周期性下腹痛或肛门、阴道胀痛，严重者伴便秘、尿频或尿潴留等症状。

（2）体征 处女膜向外膨隆，表面呈紫蓝色，无阴道开口。阴道积血多时可导致宫腔积血甚至腹腔内积血（图17-1）。盆腔超声检查可发现子宫及阴道内有积液。

3. 相关检查

（1）妇科检查处女膜向外膨出呈紫蓝色，无阴道开口。肛查阴道呈条形肿物，积血多张力大时有触痛。

（2）超声检查发现子宫、阴道内有积液。

4. 处理原则 确诊后立即手术治疗。在处女膜正中膨隆处，用粗针穿刺抽出褐色积血即证实诊断，之后立即将处女膜作"X"形切开，引流积血。

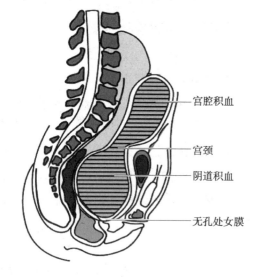

宫腔积血

宫颈

阴道积血

无孔处女膜

图 17-1 无孔处女膜引起的阴道和宫腔积血

（二）心理社会评估

患者多为青春期学生，往往因周期性下腹痛而影响学习状态，引起情绪的不稳定，加之对疾病的不了解而感到烦恼、恐惧；同时，因没有同龄孩子的月经来潮，也会表现出自卑、羞怯等心理反应。

【常见的护理诊断/问题】

1. 慢性疼痛 与经血不能排出有关。

2. 恐惧 与不了解疾病知识及缺乏应对能力有关。

3. 知识缺乏 缺乏处女膜闭锁相关知识。

【护理措施】

1. 一般护理 术后通常取头高足低位或半卧位，有利于积血排出；一般术后12小时后下床活动，保持引流通畅，防止切缘粘连。

2. 心理护理 缓解患者紧张恐惧情绪，鼓励表达自身感受，减轻心理压力。注意保护患者隐私，建立护患信任关系。

3. 缓解症状的护理 留置尿管1~2日；保持外阴清洁，勤换会阴垫；遵医嘱及时给予抗生素预防感染。

4. 健康教育 教会患者月经期护理方法，1个月后门诊复查，注意下个月经周期时经血是否通畅，如有肛门坠胀、下腹胀痛等不适症状，及时就诊。

第五节 阴道发育异常

阴道发育异常主要原因为副中肾管的形成和融合过程异常，青春期前一般无症状，多在青春期因原发性闭经、腹痛、婚后性生活困难等原因就医时被确诊。阴道发育异常的常见疾病包括先天性无阴道、阴道闭锁、阴道横隔和阴道纵隔。

先天性无阴道（congenital absence of vagina）系因双侧副中肾管发育不全，几乎均合并先天性无子宫或仅有始基子宫，极个别患者有发育正常的子宫，卵巢一般正常。

阴道闭锁（atresia of vagina）系泌尿系生殖窦未参与形成阴道下段所致。根据阴道闭锁的解剖学特点可将其分为：①阴道下段闭锁，也称为Ⅰ型阴道闭锁，阴道上段及宫颈、子宫体均正常；②阴道完全闭锁，也称为Ⅱ型阴道闭锁，多合并宫颈、宫体发育不良或子宫畸形。

阴道横隔（transverse vaginal septum）系两侧副中肾管会合后的尾端与尿生殖窦相接处未贯通或部分贯通所致。横隔多位于阴道上、中段交界处。阴道横隔无孔称完全性横隔，较少见。隔上有小孔称不全性横隔，较多见。

阴道纵隔（longitudinal vaginal septum）系双侧副中肾管会合后，尾端纵隔未消失或部分消失所致，常合并双子宫、双宫颈、同侧肾脏发育不良。可分为完全纵隔和不全纵隔，前者下端达阴道口，后者未达阴道口。

【护理评估】

（一）生理评估

1. 病史 大多数患者为青春期后无月经来潮，极少数伴有周期性下腹痛或婚后性交困难。

2. 临床表现

（1）先天性无阴道

1）症状 绝大多数表现为青春期后无月经来潮或婚后性生活困难；极少数有发育正常的子宫，表现为青春期因宫腔积血而导致的周期性下腹痛。

2）体征 检查可见外阴和第二性征发育正常，但无阴道口或在阴道外口处仅见一浅凹陷或长度约2cm短浅阴道盲端。

（2）阴道闭锁

1）阴道下段闭锁 症状主要表现为阴道上段扩张，严重时可以合并宫颈、宫腔积血；妇科查体见阴道包块位置较低，位于直肠前方，无阴道开口，闭锁处黏膜表面色泽正常，亦不向外膨隆。肛诊可扪及向直肠凸起的包块，位置较处女膜闭锁高。

2）阴道完全闭锁　容易引起经血逆流，发生子宫内膜异位症。

（3）阴道横隔

1）症状　不全性横隔位于阴道上段者多无症状，常于妇科检查时发现。位置偏低者少见，多因性生活不满意就诊。

2）体征　阴道较短或仅见盲端，肛诊时可扪及宫颈及宫体。完全性横隔由于经血潴留，可在横隔上方部位触及块状物。

（4）阴道纵隔

1）症状　阴道完全纵隔者无症状，不全纵隔者可有性生活困难或不适，分娩时胎先露下降可能受阻。

2）体征　阴道检查可见阴道被一纵形黏膜壁分为两条纵形通道，黏膜壁上端近宫颈。

3. 相关检查

（1）妇科检查　查看外阴及阴道发育情况。

（2）B 型超声检查　查看内生殖器，有无子宫、卵巢及其发育情况。

4. 处理原则

（1）先天性无阴道　短浅阴道者可用机械扩张法，机械扩张无效或不适宜此法者行手术治疗。对子宫发育正常的患者，初潮时即行阴道成形术，同时引流宫腔积血并将人工阴道与正常子宫相接，以保留生育功能；无子宫或仅有始基子宫者应在准备有性生活前 6～12 个月行阴道成形术。手术方法很多，以乙状结肠代阴道效果较好，其他方法有羊膜或盆腔腹膜阴道成形术、带血管的肌皮瓣再造阴道、游离皮瓣阴道成形术等。

（2）阴道闭锁　一旦明确诊断，应尽早手术。手术以解除阴道阻塞，使经血引流通畅为原则，术后定期扩张阴道以防挛缩。

（3）阴道横隔　治疗为手术切除横隔，缝合止血。分娩时，若横隔薄者可于胎先露部下降压迫横隔时切开横隔，胎儿娩出后再切除横隔；横隔厚者应行剖宫产术。术后要定期扩张阴道或放置阴道模具，防止横隔残端挛缩。

（4）阴道纵隔　阴道纵隔影响经血排出或性生活者，应将纵隔切除。若阴道分娩时发现阴道纵隔，可当先露下降压迫纵隔时先切断纵隔的中部，待胎儿娩出后再切除纵隔。

（二）心理社会评估

患者因无月经来潮或周期性下腹部疼痛而感到焦虑、恐惧。明确诊断后会感到自卑，已婚者常会对丈夫及家庭产生负疚感。护理人员要评估患者的心理状态及家庭支持系统的状况。

【常见的护理诊断/问题】

1. 急性疼痛　与宫腔积血、手术创伤或更换阴道模具有关。

2. 长期低自尊　与器官发育异常及不能生育有关。

【护理措施】

1. 一般护理　同会阴部手术患者一般护理。

2. 心理护理　患者因担心身体的完整性及手术切口的瘢痕可能导致将来夫妻性生活的不和谐，尤其知道不能生育时常常感到绝望，对生活失去信心；有些家属（特别是丈夫）亦会感到绝望。护士应同情理解患者及家属，多与其沟通交流，鼓励其积极面对。

3. 缓解症状的护理

（1）术前特殊准备　除一般会阴部手术患者术前准备外，还应根据患者年龄选择型号适宜的阴道模具2个以上及丁字带，消毒后备用。对游离皮瓣阴道成形者，还应做好一侧大腿中部皮肤的消毒并用无菌治疗巾包裹以备术中使用。对行乙状结肠代阴道等涉及肠道手术的患者应做好肠道准备。

（2）术后护理　除与一般会阴部手术患者术后护理相同外，乙状结肠代阴道者应观察阴道血运情况，分泌物颜色、量、性状，注意有无感染征象，并控制首次排便时间。教会患者更换阴道模具的方法。将阴道模具按由小到大的顺序夜间放入日间取出，以便于工作和生活。第一次更换模具前半小时使用止痛剂以缓解疼痛。模具型号应适当，更换前表面涂润滑剂，以缓解疼痛。模具每天更换并消毒。

4. 健康教育

（1）教会患者阴道模具的消毒及放置方法。

（2）坚持使用阴道模具并每天更换消毒。

（3）青春期女性在有性生活前坚持使用阴道模具。

（4）阴道伤口经医生检查完全愈合后方可有性生活。

第六节　尿　瘘

尿瘘（urinary fistula）是指生殖道与泌尿道之间形成异常通道，尿液自阴道排出，不能控制。按尿瘘发生的部位可分为膀胱阴道瘘、膀胱尿道阴道瘘、膀胱宫颈阴道瘘、膀胱宫颈瘘、尿道阴道瘘及输尿管阴道瘘等（图17-2）。

【护理评估】

（一）生理评估

1. 病因

（1）产伤　产伤是引起尿瘘的主要原因，多因难产处理不当引起。产伤根据发病机制分为坏死型和创伤型两类。坏死型尿瘘是由于头盆不称，产程延长，特别是第二产程延长者，胎头将阴道前壁、膀胱、尿道挤压向耻骨联

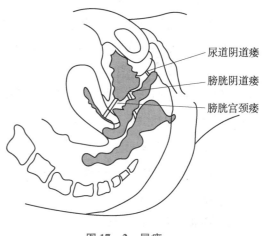

图17-2　尿瘘

合处，导致局部组织缺血坏死而形成；创伤型尿瘘是由于产科助产手术，尤其使用产钳操作不当引起的直接损伤。创伤型尿瘘明显多于坏死型尿瘘。

（2）妇科手术损伤　由于手术分离粘连组织，误伤膀胱、输尿管，造成尿瘘。

（3）其他　外伤、晚期生殖泌尿道肿瘤、膀胱结核、生殖器官肿瘤放射治疗后、长期放置子宫托或安放不当等均可导致尿瘘。

2. 临床表现

（1）症状

1）漏尿　阴道无痛性持续性流液是最常见、最典型的临床症状。漏尿因漏孔部位不同而有差异表现，可表现为持续性漏尿、体位性漏尿、压力性尿失禁或膀胱充盈性漏尿等。不同的病因出现漏尿的时间也不尽相同，坏死型尿瘘一般在产后及手术后3~7天出现，手术直接损伤者术后即出现，放射损伤发生尿瘘时间晚且常合并粪漏。

2）外阴瘙痒和疼痛　由于局部刺激、组织炎症增生及感染和尿液长期浸渍，外阴部呈皮炎表现，

患者感到外阴瘙痒和烧灼感。

3）尿路感染　合并感染者出现尿频、尿急、尿痛及下腹部不适症状。

（2）体征　患者漏尿的方式因漏孔部位不同而异，如膀胱漏孔位置较高时患者站立时无漏尿，而平卧位时漏尿不止；漏孔极小者在膀胱充盈时才漏尿；一侧输尿管阴道瘘由于尿液可经健侧输尿管流入膀胱，因此，在漏尿同时仍有自主排尿；膀胱阴道瘘者通常不能自主控制排尿。

3. 相关检查

（1）妇科检查　注意部分患者外阴炎的面积大小，有无溃疡等；检查阴道明确漏孔部位、大小及周围瘢痕情况，注意观察尿液自阴道流出的方式等。

（2）亚甲蓝试验　将3个棉球分别放在阴道顶端、中1/3和远端，膀胱内注入稀释的亚甲蓝溶液300ml，然后逐一取出棉球，根据蓝染棉球的位置估计漏孔的部位。

（3）靛胭脂试验　静脉注射靛胭脂5ml，5~10分钟后见蓝色液体自阴道顶端流出者为输尿管阴道瘘。

（4）膀胱镜、输尿管镜检查　了解膀胱情况，明确漏孔位置、数目、大小等。输尿管镜可以明确输尿管受阻的部位。

（5）影像学检查　静脉肾盂造影、逆行输尿管肾盂造影及64层螺旋CT尿路造影，了解肾脏、输尿管及膀胱情况。

（6）肾图　了解肾脏和输尿管功能。

4. 处理原则　手术修补为主要治疗方法。根据漏孔的部位选择手术方式，如经阴道、经腹－阴道联合手术等。根据损伤的类型选择手术时间，如直接损伤应尽早修补，其他原因所致尿瘘应等待3个月。放疗所致尿瘘，有学者推荐12个月后再修补。此外，妇科手术后缺血坏死所致尿瘘或输尿管阴道瘘小漏孔经较长时间留置尿管，变换体位等方式也有自愈的可能。

（二）心理社会评估

尿漏患者易产生自卑、失落的心理，常伴有孤独无助感，表现为不愿意出门，不愿与他人接触等。

【常见的护理诊断/问题】

1. 皮肤完整性受损　与尿液刺激引起外阴炎有关。

2. 自我形象紊乱　与长期漏尿所致精神压力有关。

3. 社交孤立　与长期漏尿、不愿与人交往有关。

【护理措施】

1. 一般护理　鼓励患者多饮水，一般每日饮水不少于3000ml，以达到稀释尿液、自身冲洗膀胱的目的，从而减少酸性尿液对皮肤的刺激，缓解和预防外阴炎的发生。对于妇科手术导致小漏孔的尿瘘患者一般留置尿管，并采取使漏孔高于尿液面的卧位，漏孔可以自行愈合。

2. 心理护理　护士应用亲切的语言介绍医院环境、疾病相关知识等，告诉患者及家属通过手术可以治愈此病；了解患者的心理感受，耐心解释和安慰患者，消除疑虑；鼓励患者和家属共同应对，增加治愈的信心。

3. 缓解症状的护理

（1）术前护理　除按一般会阴部手术患者术前准备外，应积极控制外阴炎症，为手术创造良好的条件。方法包括：术前3~5日每晚用1：5000高锰酸钾或0.2‰聚维酮碘（碘伏）液坐浴；外阴有湿疹者，坐浴后行红外线烤灯照射；老年患者或闭经者术前半月给予含雌激素的药物如结合雌激素片，或阴道局部涂含雌激素的软膏等，促进阴道上皮增生，利于术后会阴部伤口的愈合；伴尿路感染者控制感染后再手术；必要时使用地塞米松软化瘢痕。

（2）术后护理

1）术后留置导尿管或行耻骨上膀胱造瘘7～14天，妥善固定，避免滑脱，保持尿管通畅，发现阻塞及时给予处理，避免因膀胱过度充盈而影响伤口的愈合。

2）拔管前应训练膀胱功能的恢复，拔管后嘱患者多饮水，协助患者每1～2小时排尿1次，逐步延长排尿时间。

3）术后每日补液量不少于3000ml，达到冲洗膀胱的目的。

4）术后患者的体位由漏孔的位置决定，如膀胱阴道瘘漏孔在膀胱后底部者应取俯卧位，漏孔在侧面者取健侧卧位。

4. 健康教育

（1）避免增加腹压的动作，如咳嗽、便秘、下蹲等，防止因腹压增加导致尿管脱落影响伤口愈合。

（2）术后3个月内禁止性生活及重体力劳动。

（3）遵医嘱继续服用抗生素或雌激素药物。

（4）尿瘘修补手术成功者妊娠后加强孕期保健，提前分娩。

（5）如手术失败，告知患者下次手术的时间，并教会患者保持外阴清洁的方法，尽量减少局部皮肤刺激。

第七节　子宫脱垂

⇨ 案例引导

患者，女性，78岁。G_4P_3，2年前排便时自觉阴道有异物脱出，约乒乓球大小，休息时可自行还纳。15个月前阴道脱出物增大，如鸡蛋大小，遵医嘱使用子宫托治疗，症状改善。1个月前体力劳动后自觉阴道脱出物增大，如拳头大小，有下坠感，出现尿频、尿失禁症状，入院治疗。妇科检查：会阴陈旧性裂伤Ⅱ度，屏气用力后有尿液漏出；阴道前后壁及宫颈和部分宫体脱出在阴道口外，其余妇科查体未见明显异常。患者表现为焦虑烦躁，情绪低落，不愿与他人交流。

根据以上资料，请回答：

1. 该患者的临床诊断。

2. 该类患者常见护理诊断。

3. 该类患者应提供的护理措施。

子宫脱垂（uterine prolapse）是指子宫从正常位置沿阴道下降，宫颈外口达坐骨棘水平以下，甚至子宫全部脱出阴道口以外。

【护理评估】

（一）生理评估

1. 病因

（1）分娩损伤　为子宫脱垂最主要的原因。分娩过程中尤其是助产手术分娩导致的损伤，使软产道及周围盆底组织极度扩张，肌纤维拉长或撕裂。若产后过早参加体力劳动，特别是重体力劳动，会影响盆底组织张力的恢复，导致未复旧的子宫出现不同程度下移。

（2）长期腹压增加　长期慢性咳嗽、便秘、频繁的超重负荷（举重、久蹲、久站）、腹水及巨大盆、腹腔肿物等造成腹压增加，使子宫位置下移。肥胖尤其腹型肥胖，也可因腹压增加而导致子宫脱垂。

（3）盆底组织发育不良或退行性变　子宫脱垂偶见未产妇或处女，多因先天因素造成盆腔支持组织如韧带、筋膜、肌肉和神经组织支持力下降，从而导致脱垂的发生。随着年龄的增长，尤其是绝经后患者体内雌激素水平下降，盆底组织萎缩退化可导致或加重子宫脱垂。

（4）医源性因素　手术造成的盆腔支持结构的缺损。

2. 临床分度　检查时以患者平卧用力向下屏气时子宫下降的程度，将子宫脱垂分为3度（图17-3，图17-4）。

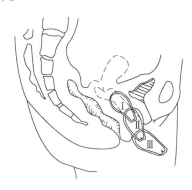

图17-3　子宫脱垂分度

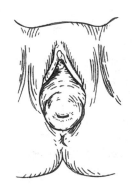

图17-4　子宫脱垂

Ⅰ度：轻型是宫颈外口距处女膜缘<4cm，未达处女膜缘；重型是宫颈外口已达处女膜缘，阴道口可见宫颈。

Ⅱ度：轻型是宫颈脱出阴道口，宫体仍在阴道内；重型是宫颈和部分宫体脱出阴道口。

Ⅲ度：宫颈和宫体全部脱出阴道口外。

3. 临床表现

（1）症状　Ⅰ度患者一般无不适，Ⅱ、Ⅲ度患者因子宫脱垂对子宫韧带有牵拉，并可导致盆腔充血，患者可出现以下表现。

1）腰骶部酸痛或下坠感　常在久站、蹲位、重体力劳动之后加重，卧床休息则症状减轻。

2）阴道有块状物脱出　常在蹲位、用力排便、咳嗽等腹压增加时有肿物自阴道口脱出。起初在平卧位时肿物可变小或消失，严重者休息后亦不能回缩，有的用手也不能还纳。

3）其他症状　如合并膀胱、尿道膨出者可出现排尿困难、尿潴留或压力性尿失禁。如继发感染可出现尿频、尿急、尿痛等泌尿系感染症状。如合并直肠膨出患者可有排便困难、便秘等。

（2）体征　患者屏气用力增加腹压时可见子宫脱出，可伴有膀胱、直肠膨出，宫颈肥大并延长。暴露在外的宫颈导致患者行动不便，长期摩擦可出现宫颈和阴道壁溃疡甚至出血，如合并感染，则有脓性分泌物。

4. 相关检查

（1）妇科检查　患者向下屏气或加腹压（咳嗽）时可见子宫脱出伴（或不伴）阴道前壁及膀胱膨出或阴道后壁及直肠膨出。长期暴露者宫颈及阴道壁可见溃疡，有少量出血伴感染者有脓性分泌物。宫颈及阴道壁黏膜常明显增厚，宫颈肥大。检查时注意评估子宫脱垂的程度及局部情况，注意是否伴有阴道前后壁膨出。

（2）压力性尿失禁的检查　患者憋尿后，在膀胱截石位下咳嗽，如有尿液溢出，检查者用食指、中指分别放于尿道口两侧，稍加压再嘱患者咳嗽，如能控制尿液外溢，说明有压力性尿失禁。

5. 处理原则

（1）非手术治疗

1）支持疗法　加强营养，合理休息，避免久站、久蹲、提取重物及重体力劳动；盆底肌功能锻炼：嘱患者行收缩肛门运动，用力收缩持续3秒以上，放松10秒，重复上述动作，每次10~15分钟，每日2~3次。适用于各度子宫脱垂患者及重度手术患者的盆底肌肉锻炼的辅助治疗；积极预防和治疗便秘、慢性咳嗽等增加腹压的疾病。

2）子宫托治疗　子宫托（图17-5）是一种支持子宫和阴道壁并使其维持在阴道内而不脱出的工具。可用于各度子宫脱垂患者，尤其适于患者全身状况不能耐受手术及产后，手术前放置促进膨出溃疡面的愈合。临床常用的有两种类型子宫托，分别为支撑型和填充型。环形子宫托是常用的支撑型子宫托，适用于Ⅰ度和Ⅱ度脱垂患者。Gelhorn子宫托是常用的填充型子宫托，适用于Ⅲ度和Ⅳ度脱垂患者。宫颈和阴道壁有炎症及溃疡者不宜使用。使用期间应间断取出清洗、消毒后重新放置，并定期复查。

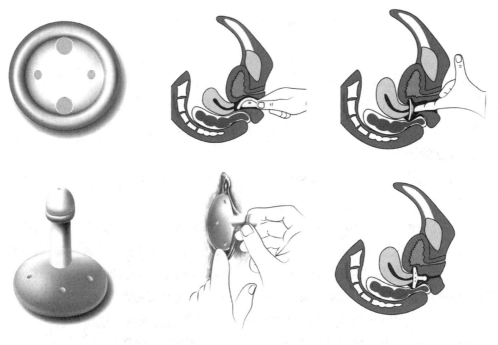

图17-5　各式子宫托及放置

3）中药和针灸　补中益气丸（汤）等可促进盆底肌肉张力、缓解局部症状。

（2）手术治疗　对脱垂最低点超出处女膜且有症状者可行手术治疗。根据患者年龄、生育要求及性生活、全身情况，实行个体化治疗。

1）曼氏手术（Manchester手术）　包括阴道前后壁修补术加主韧带缩短及宫颈部分切除术。适合年龄较轻、宫颈延长的患者。

2）经阴道全子宫切除术及阴道前后壁修补术　适合年龄较大、盆腔器官膨出程度较轻无生育要求者。

3）阴道封闭术　分阴道半封闭术和阴道全封闭术。术后失去性交功能，故仅适用于年老体弱不能耐受大手术者。

4）盆底重建术　手术通过吊带、网片和缝线将阴道或宫骶韧带悬吊固定于骶骨前或骶棘韧带等可承受力的部位，全面纠正盆底缺陷。

(二) 心理社会评估

由于长期子宫脱垂使患者行动不便，不能从事体力活动，日常生活受到影响；大小便异常使患者感到烦恼；性生活受到影响，或因保守治疗效果不佳而悲观绝望，患者常表现出焦虑、情绪低落不愿与人交往。应注意评估患者的心理感受和疾病导致的心理负担、家庭支持系统情况等。

【常见的护理诊断/问题】

1. 慢性疼痛　与下垂的子宫牵拉韧带、宫颈，阴道壁溃疡有关。

2. 焦虑　与子宫脱出影响正常工作生活有关。

3. 组织完整性受损　与子宫颈及阴道壁膨出暴露在阴道口外有关。

【护理措施】

(一) 一般护理

加强营养，适当活动。积极治疗慢性咳嗽、便秘等增加腹压的疾病。

(二) 心理护理

由于患者病程相对较长，长期不能正常工作和生活，常表现为焦虑、抑郁等，不愿与人交往，护士应用亲切的语言、和蔼的态度主动与患者交流，鼓励患者表达内心感受，及时做好心理疏导；讲解疾病和预后相关知识，取得患者和家属的理解和支持，促进患者早日康复。

(三) 缓解症状的护理

(1) 盆底、肛门肌肉锻炼　嘱患者在坐、卧或站立时行收缩肛门运动，用力收缩持续 3 秒以上，每次 10 ~ 15 分钟，每日 2 ~ 3 次。

(2) 使用子宫托的护理　选用的子宫托应大小适宜，睡前取出消毒后备用，早晨起床后放入阴道。使用子宫托前阴道应有一定水平的雌激素作用，绝经后妇女可选用阴道雌激素霜剂，在使用子宫托前 4 ~ 6 周局部应用，长期放托的过程中也需使用。注意保持阴道清洁，月经期停止使用。

1) 放托　嘱患者排空大小便，洗净双手，患者蹲下并两腿分开或将一条腿屈曲，脚置于座椅上，一手持子宫托，托盘倾斜放入阴道内，然后将托柄或托盘放平边向内推、边向前旋转，直至托盘达宫颈，然后屏气使子宫下降，同时用手将托柄向上推，使托盘紧紧吸附在宫颈上。

2) 取托　手指捏住子宫托柄部，上、下、左、右轻轻晃动，待负压消失后向外面牵拉，呈倾斜状将子宫托取出。

(3) 术前护理　术前行阴道准备，Ⅰ度子宫脱垂者用 1 : 5000 高锰酸钾坐浴每日 2 次；Ⅱ、Ⅲ度子宫脱垂，特别是出现溃疡者，阴道冲洗后局部涂含抗生素的软膏。冲洗后，戴无菌手套将脱垂的子宫还纳于阴道内，于床上平卧 30 分钟；必要时用清洁的卫生带或丁字带托住下移的子宫。

(4) 术后护理　①注意观察阴道分泌物情况，每日擦洗外阴；② 卧床休息 7 ~ 10 天，加强踝泵锻炼，促进静脉血液回流，预防下肢深静脉血栓；③ 留置尿管 10 ~ 14 天，每周更换尿袋 2 次；④ 避免下蹲、咳嗽等增加腹压的动作；⑤ 合理膳食，可用缓泻剂预防便秘；⑥ 遵医嘱应用抗生素预防感染。

(四) 健康教育

1. 使用子宫托以后，分别于第 1、3、6 个月时到医院复诊 1 次，以后每 3 ~ 6 个月复诊 1 次。

2. 术后休息 3 个月，避免久蹲、跳舞等增加腹压的动作，6 个月内避免重体力劳动。

3. 禁止盆浴及性生活，术后 2 个月门诊复查伤口愈合情况，3 个月经医师确认痊愈后方可恢复性生活。

知识链接

女性盆底功能障碍性疾病

　　女性盆底功能障碍性疾病（pelvic floor dysfunction，PFD）是指盆底肌和筋膜组织异常造成的盆腔器官位置及功能改变，表现为盆腔脏器脱垂、尿失禁、性功能障碍、肠动力障碍、慢性盆腔疼痛等，妊娠及分娩是PFD的主要危险因素。PFD严重影响妇女的正常生活和身心健康，是影响女性生活质量的五大慢性疾病之一。随着社会经济的发展和人们对生活质量的注重，这类疾病越来越受到人们的关注。女性在产后早期进行盆底康复锻炼，可以让受损的肌肉及神经得到及时修复，改善产后因盆腔器官脱垂、尿失禁和肠动力障碍产生的相应症状。常用的非手术疗法有：生物反馈电刺激、盆底肌肉物理训练（如凯格尔运动、阴道哑铃、瑜伽）、针灸等。

目标检测

答案解析

一、选择题

A1 题型

1. 下列关于外阴癌的叙述，正确的是
   - A. 外阴癌多发生在小阴唇部位
   - B. 出现结节肿物是外阴癌最常见的症状
   - C. 外阴癌主要发生于绝经后妇女
   - D. 外阴癌患者的治疗原则是以化学治疗为主
   - E. 外阴癌中最常见的是恶性黑色素瘤

2. 子宫脱垂是指子宫颈外口达到
   - A. 坐骨结节水平以上
   - B. 坐骨棘水平以上
   - C. 坐骨棘水平以下
   - D. 坐骨结节水平
   - E. 骶尾骨以下

A2 题型

1. 某处女膜闭锁患者行切开术，术后患者正确的体位是
   - A. 平卧位
   - B. 半卧位
   - C. 平卧、外展屈膝位
   - D. 端坐位
   - E. 头低足高位

2. 患者，女性，76岁，G₄P₃。2年前活动时自觉阴道有异物脱出，休息时可自行还纳。1年前阴道脱出物增大，遵医嘱使用子宫托治疗。下列关于放置子宫托的方法，**错误**的是
   - A. 局部溃疡治愈后再放托
   - B. 可取蹲位放置
   - C. 大小以不脱落、无不适感为度
   - D. 放置3天内不要取出，以免错位
   - E. 用托后第1、3、6个月各复查一次

A3/A4 题型

（1~2题共用题干）

患者，女性，68岁，G₃P₃。阴道口脱出肿物已3年，休息时能还纳，近半月来，经休息亦不能回纳，大笑、咳嗽时有小便流出，伴尿频，每次尿量不多，腰酸下坠感1年。妇科检查：会阴Ⅱ度陈旧性

裂伤，阴道前壁有球形膨出，宫颈和部分宫体脱出于阴道外，子宫略小，水平位，两侧附件未触及。

1. 该患者最可能的临床诊断是

    A. 子宫脱垂Ⅱ度重型伴阴道前壁膨出

    B. 子宫脱垂Ⅱ度轻型伴阴道前壁膨出

    C. 子宫脱垂Ⅲ度伴阴道前壁膨出

    D. 阴道前壁膨出伴张力性尿失禁

    E. 宫颈延长伴阴道前壁膨出

2. 此病最主要的预防措施是

    A. 积极治疗慢性咳嗽   B. 推行科学接生和作好产褥期保健

    C. 对老年人适当补充激素   D. 经常保持大便通畅

    E. 注意休息，加强营养

X 型题

关于会阴部手术患者术前肠道准备，下列描述正确的是

    A. 涉及肠道手术患者术前2天进无渣饮食   B. 术前12小时禁食，8小时禁饮

    C. 遵医嘱口服肠道抗生素   D. 术前1日口服导泻剂

    E. 必要时清洁灌肠

二、名词解释

子宫脱垂

三、简答题

简述外阴癌手术后的护理要点。

四、病例分析

患者，女性，72岁，G5P4。患慢性支气管炎20年。10年前自觉阴道有块状物脱出，卧床休息后可自行还纳，近3年块状物逐渐增大，平卧后不消失，并伴尿频。妇科查体：阴道前后壁重度膨出，宫颈及全部宫体脱出于阴道口外，其余妇科检查未见明显异常。拟行经阴道全子宫切除术及阴道前后壁修补术。

根据以上资料，请回答：

1. 该患者目前最可能的临床诊断。

2. 该患者主要的护理诊断。

3. 该类患者术后的护理措施。

（范喜瑛）

书网融合……

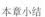

本章小结   题库

第十八章　不孕症妇女的护理

PPT

第一节　不孕症

⇒ 案例引导

患者，女性，32 岁。结婚后 5 年正常夫妻生活但一直未孕。月经初潮 14 岁，既往月经不规律，(4～6)/(30～60) 天，量中，色深，无痛经，白带不多，无异味。妇科检查：子宫前位，大小正常，双侧附件未触及异常。B 超检查：子宫未见异常，双侧卵巢呈多囊改变。

根据以上资料，请回答：

1. 该患者最可能的临床诊断。

2. 该类患者常见的护理诊断及主要护理措施。

凡婚后未避孕、有正常性生活、同居 1 年而未曾受孕者，称为不孕症（infertility），男性则称为不育症。不孕症可以分为原发性不孕和继发性不孕。婚后未避孕而从未妊娠者称为原发性不孕；曾有过妊娠而后未避孕连续 1 年不孕者称继发性不孕。不同国家、民族和地区不孕症发病率不同，我国不孕症发生率为 7%～10%。

【护理评估】

（一）生理评估

1. 病因　阻碍受孕的因素包括女方、男方、男女双方和不明因素等。据调查，不孕属女性因素约占 45%，属男性因素约占 25%，属男女双方因素约占 20%，属不明因素的约占 10%。

（1）女性不孕因素　受孕是一个复杂的生理过程，卵巢排出正常卵子；精液有正常形态和数量的精子；卵子与精子在输卵管内相遇并结合成为受精卵，受精卵顺利地被输送进入子宫腔；而后在宫腔着床发育。因此，导致不孕的原因也很复杂。

1) 盆腔因素　约占不孕症病因的35%，包括：①输卵管因素是造成不孕症最常见的原因，如输卵管炎症引起伞端闭锁，或输卵管黏膜破坏，使输卵管完全阻塞或积水导致不孕；②盆腔粘连、盆腔炎症、结核性盆腔炎等均可引起局部或广泛的疏松或致密组织粘连，造成盆腔以及输卵管功能和结构的破坏；③子宫发育不良、黏膜下肌瘤、特异性或非特异性子宫内膜炎症、宫腔粘连及内膜分泌反应不良等可致孕卵不能着床或着床后早期流产；④生殖道发育畸形（如子宫畸形、先天性输卵管发育异常等）及先天性无阴道、阴道损伤、严重阴道炎症等都可能引起不孕和流产；⑤体内雌激素水平低下或宫颈炎症时，子宫颈黏液的性质和量发生改变，影响精子的活力和进入宫腔的数量；⑥宫颈息肉、宫颈口狭窄等均可导致精子通过宫颈障碍而不孕。

2) 排卵障碍　占不孕症病因的25%～35%。排卵障碍的主要原因有：持续性无排卵、卵巢病变（如多囊卵巢综合征、卵巢早衰及卵巢功能减退等）、先天性性腺发育不全、低促性腺激素性无排卵、高催乳素血症、未破裂卵泡黄素化综合征等。有些排卵障碍的病因是持久存在的，有些则是动态变化的，不能作为唯一的、绝对的和持久的病因进行界定。对月经周期紊乱、年龄≥35岁、卵巢窦卵泡计数持续减少、长期不明原因不孕的夫妇，需要首先考虑排卵障碍的病因。

（2）男性不育因素　导致男性不育的因素主要有生精障碍和输精障碍。

1) 精液异常　性功能正常，先天或后天原因所致精液异常，表现为无精、弱精、少精、精子发育停滞、畸形精子症等。导致男性不育的精液异常的诱因包括：①急性或慢性炎症：如腮腺炎并发睾丸炎导致睾丸萎缩，睾丸结核破坏睾丸组织，精索静脉曲张有时影响精子质量；②外生殖器感染：如淋病奈瑟菌感染；③先天发育异常：如先天性睾丸发育不全，不能产生精子；双侧隐睾导致曲细精管萎缩等妨碍精子产生；④过多接触化学物质：如杀虫剂、铅、砷等；⑤治疗性因素：如化疗药物和放射治疗导致不育；⑥酗酒过度；⑦吸毒：包括大麻和可卡因；⑧局部阴囊温度过高，如长期进行桑拿浴等。

2) 输精管阻塞及精子运送受阻　多因炎症致使输精管阻塞，阻碍精子通过。输精管感染（如淋病、上尿道感染）可以导致管道粘连。前列腺感染可以改变精液的组成和活力而导致不育。尿道畸形如尿道下裂、尿道上裂可以阻碍精子进入宫颈口，过度肥胖同样可以导致精子输送障碍。此外，阳痿或早泄患者往往不能使精子进入阴道。

3) 免疫因素　男性体内产生对抗自身精子的抗体，或射出的精子产生自身凝集而不能穿过宫颈黏液。

4) 内分泌因素　男性内分泌受下丘脑－垂体－睾丸轴调节，此轴调节功能紊乱也能影响精子的产生而引起不育。

（3）男女双方因素　夫妇双方缺乏性生活、生殖系统的解剖结构和生理结构的基本知识，而导致不正常的性生活。夫妇双方过分盼望妊娠，性生活紧张而出现心理压力或其他因素导致的心理障碍而致不孕不育。此外，有两种免疫情况可影响受孕。①同种免疫：精子、精浆或受精卵是抗原物质，被阴道或子宫内膜吸收后，通过免疫反应产生抗体物质，使精子和卵子不能结合或受精卵不能着床；②自身免疫：不孕妇女血清中存在透明带自身抗体，与透明带起反应后可阻止精子穿透卵子，因而影响受精。

（4）不明原因不孕　属于男女双方均可能存在的不孕因素，是一种生育力低下的状态，可能的病因包括免疫性因素、潜在的卵母细胞（又称卵子）质量异常、受精障碍、隐性输卵管因素、植入失败、遗传缺陷等因素，但应用目前的检测手段无法确证。

2. 相关检查

（1）体格检查　除一般常规检查外，应注意第二性征发育情况，妇科检查内外生殖器发育情况，有无畸形、炎症、盆腔包块等。男方外生殖器有无畸形或病变，包括阴茎、阴囊、前列腺的大小、形状等。常规做盆腔超声检查以进一步了解内生殖器及盆腔内有无异常，胸片及血沉以排除结核病。

（2）精液检查　精液常规检查必不可少。正常精液量为 2～6ml，平均为 3～4ml，pH 为 7.0～8.0，在室温中放置 30min 内完全液化，精子总数 >40×10⁶，活精子数≥50%。异常精子数应 <20%，>50% 者为异常。

（3）女方检查

1）卵巢功能检查　包括连续 3 个月测定基础体温、宫颈黏液涂片检查、阴道涂片细胞学检查、B 型超声监测卵泡发育、月经来潮前子宫内膜活组织检查、女性激素测定等，了解卵巢有无排卵及黄体功能状态。

2）输卵管通畅试验　有排卵、黄体功能良好者，应行输卵管通畅试验。常用的方法有输卵管通液术、子宫输卵管碘油造影及 B 型超声下输卵管通液术。

3）腹腔镜或宫腔镜检查　直接观察内生殖器、盆腔及宫腔有无畸形、病变。

4）性交后精子穿透力试验　上述检查未见异常时进行性交后精子穿透力试验，测定精子的穿透力和活动情况。根据基础体温表选择在预测的排卵期进行。在试验前 3 天禁止性交，避免阴道用药或冲洗。在性交后 2～8 小时内就诊检查。宫颈黏液在高倍镜下每视野有 20 个活动精子为正常。

5）宫颈黏液、精液组合试验　通过观察精子对宫颈黏液的穿透能力，以测定宫颈黏液中有无抗精子抗体。

6）免疫学检查　判断免疫性不孕的因素是男方的自身抗体因素还是女方的抗精子抗体因素。

3. 处理原则　选择恰当的治疗方案，尽量采取自然、安全、合理的方案进行治疗。首先应改善生活方式，注意增强体质、增进健康，纠正贫血和营养不良状态，积极治疗各种内科疾病，针对检查结果进行相应治疗；掌握相关知识，了解卵巢排卵规律；性交频率适中，以增加受孕的机会。

对不孕症的治疗应根据诊断的病因进行。

（1）治疗器质性病变

1）输卵管因素不孕的治疗　①一般疗法：对男方精液指标正常，女方卵巢功能良好，不孕年限≤3 年的年轻夫妇，可先试行期待治疗，也可配合中医药的调整；②输卵管成型术：对输卵管不同部位阻塞或粘连，可行腹腔镜下输卵管造口术、整形术、吻合术以及输卵管移植术等，以达到输卵管再通的目的。手术效果取决于伞端组织保留的完整程度。对较大的输卵管积水，目前主张切除或结扎，阻断炎性积水对子宫内膜环境造成的干扰，为辅助生殖技术创造条件。

2）卵巢肿瘤　有内分泌功能的卵巢肿瘤可影响卵巢排卵，应予以切除；性质不明的卵巢肿块，应尽量于不孕症治疗前得到诊断，必要时手术探查，根据快速病理诊断考虑是否进行保留生育功能的手术。

3）子宫病变及子宫内膜异位症　有些子宫解剖结构的异常可用手术矫治，持续性的子宫内膜炎可给予抗生素治疗，子宫内膜异常增生可以用子宫内膜诊断性刮宫术及刮除术去除异常增生的组织。子宫内膜异位症首诊应进行腹腔镜诊断和治疗，对于复发性子宫内膜异位症、卵巢功能明显减退的患者，慎重手术。对中重度病例术后可辅以孕激素或 GnRH-a 治疗 3～6 个周期。重症和复发者可考虑辅助生殖技术。子宫颈黏液分泌不足可以使用小剂量雌激素改善分泌状况。

4）生殖系统结核　活动期应行抗结核治疗，用药期间应采取避孕措施。因盆腔结核多累及输卵管和子宫内膜，多数患者需借助辅助生殖技术妊娠。

（2）排卵功能异常的治疗　如确定不孕的原因是无排卵，则需找出原因对症下药，如以甲状腺素治疗甲状腺功能低下；以性腺激素释放因子治疗性腺功能不足；以刺激排卵的药物诱发排卵。常用药物包括：氯米芬、绒促性素（hCG）、尿促性素（hMG）。

（3）不明原因不孕的治疗　因病因尚不确定，目前缺乏肯定有效的治疗方法和疗效指标，一般对年轻、卵巢功能良好的夫妇，可行期待治疗，一般不超过 3 年。对卵巢功能减退和年龄 >30 岁的夫妇，一般慎重选择期待治疗，可行宫腔内夫精人工授精。

（4）辅助生殖技术　包括人工授精、体外受精、胚胎移植及其衍生技术等。

（二）心理社会评估

不孕症直接影响到了家庭和谐和社会的稳定。生育被看作是妇女基本的社会职能之一，具有生育和养育能力是女性的成功标志之一，是自我价值的具体体现。然而，不孕的诊断及其治疗给女性带来了生理和心理上的不安。由于残余封建意识的影响，与男性比较而言，女性更容易出现心理问题。需要仔细评估不孕夫妇双方的心理反应，有时需要夫妇在一起完成评估，有时则根据情况单独对不孕夫妇进行评估。

1. 心理评估　一旦妇女被确认患有不孕症之后，立刻出现一种"不孕危机"的情绪状态。曼宁曾将不孕妇女的心理反应描述为：震惊、否认、愤怒、内疚、孤独、悲伤和解脱。

（1）震惊　因生育能力被认为是女性的自然职能，所以对不孕症诊断的第一反应是震惊。以前使用过避孕措施的女性对此诊断感到惊奇，对自己的生活具有控制感的女性也明显会表示出她们的惊讶。

（2）否认　是不孕症妇女经常出现的一种心理反应，特别是被确诊为不可治疗性不孕症后妇女的强烈反应。如果否认持续时间过久，将会影响到妇女的心理健康。因此，应帮助妇女缩短此期反应。

（3）愤怒　在得到可疑的临床和实验结果时，愤怒可能直接向配偶发泄。尤其在经历过一连串的不孕症检查而未得出异常的诊断结果之后出现的一种心理反应。检查过程中的挫败感、失望感和窘迫感会同时爆发。

（4）内疚和孤独　是缺少社会支持者常常出现的一种心理反应。有时内疚感也有可能来源于既往的婚前性行为、婚外性行为、使用过避孕措施或流产的经历。为了不想让自己陷入不孕痛苦的心理状态中，不孕妇女往往不再和以往的有了孩子的朋友、亲戚交往，比男性更多地一个人独自忍受内疚和孤独。这种心理可能导致夫妻缺乏交流、降低性生活的快乐，造成婚姻的压力和紧张。

（5）悲伤　是确诊之后妇女一种明显的反应，悲伤源于生活中丧失生育能力。

（6）解脱　解脱并不代表对不孕的接受，而表现为在检查和治疗过程当中反复忙碌以求结果的行为。此阶段，同时会出现一些负性的心理状态，如挫败、愤怒、自我概念低下、紧张、疲乏、强迫行为、焦虑、歇斯底里、恐惧、抑郁、失望和绝望。

漫长而繁杂的不孕症诊断检查项目极大地影响了妇女的正常生活，包括生理、精神、工作等。许多不孕症的诊断检查往往是介入性的，既引起女性的不适又花费很多的时间，所以在此期间女性往往出现抑郁和丧失自尊、性快感、自信、希望的表现。

2. 社会评估　社会和宗教把不孕的责任更多地归结为女性因素，更有一些宗教因素使人们认为婚姻的目的就在于传宗接代。此外，不孕妇女不断求助于检查和治疗，在此过程中对妇女在生理、情感、和经济方面均造成很大的压力和不良影响。

【常见的护理诊断/问题】

1. 知识缺乏　缺乏解剖知识和性生殖知识；缺乏性技巧。

2. 长期低自尊与自卑感　和家庭、社会压力有关。

3. 焦虑　与多年不孕且治疗效果不佳有关。

【护理措施】

1. 注重心理支持　不孕症对于夫妇双方来说是一个生活危机，将经历一系列的心理反应，不孕的时间越长，夫妇对生活的控制感越差，因此，护理人员应及时采取相应的心理护理措施帮助不孕症夫妇尽快度过悲伤期。心理护理应尽可能单独进行以便保护隐私，也可以夫妇双方同时进行。

2. 缓解症状的护理

（1）解释诊断性检查可能引起的不适 子宫输卵管碘油造影可能引起腹部痉挛性疼痛，在术后持续1~2小时，随后可以在当天或第二天返回工作岗位而不留后遗症。腹腔手术后1~2小时可能感到一侧或双侧肩部疼痛，可遵医嘱给予药物以止痛。子宫内膜活检后可能引起下腹部的不适感，如痉挛、阴道流血。若宫颈有炎症，黏液黏稠并有白细胞时，影响性交后试验的效果。

（2）指导用药 如果妇女服用氯米芬类促排卵药物，护理人员应告知此类药物的不良反应。较多见的不良反应如月经期间下腹一侧疼痛、卵巢囊肿、血管收缩征兆（如潮热），少见的不良反应如乏力、头晕、抑郁、恶心、呕吐、食欲增加、体重增加、风疹、皮疹、过敏性皮炎、复视、畏光、视力下降、多胎妊娠、自然流产、乳房不适及可逆性的脱发等。采取的护理措施包括：①教会妇女在月经周期的正确时间服药；②说明药物的作用及不良反应；③提醒妇女并及时报告药物的不良反应，如潮热、恶心、呕吐、疼痛；④指导妇女在发生妊娠后立即停药。

（3）传授提高妊娠率的技巧 护理人员应教给妇女一些提高妊娠率的方法：①治疗合并症，保持健康状态，如：戒烟酒、注意营养、减轻压力、增强体质；②与伴侣进行沟通，可以谈论自己的希望和感受；③不要把性生活单纯看作是为了妊娠而进行；④在性交前、中、后勿使用阴道润滑剂或进行阴道灌洗；⑤不要在性交后立即如厕，而应该卧床，并抬高臀部，持续20~30分钟，以使精子进入宫颈；⑥在排卵期增加性交次数。

（4）协助分析影响决策的因素 在不孕症诊治过程中，夫妇往往会考虑治疗方案，许多因素影响着他们的决定：①社会、文化、宗教信仰因素；②治疗的困难程度：治疗的困难性、危险性、不适感，考虑的范围涉及生理、心理、地理、时间等方面；③成功的可能性：如考虑到妇女年龄问题的影响；④经济问题：昂贵而长久的治疗可能因为经济问题而重新选择。

（5）帮助夫妇进行交流 可以使用一些沟通交流的技巧，如倾听、鼓励等方法帮助妇女表达自己的心理感受，即使有时她们的感受可能和护理人员想象的完全不同，护理人员也应予以接受，不要用简单的对或错来评价妇女的情感。同时，鼓励男方讨论他们和女性不同的心理感受，向男方解释妇女面对不孕可能比男性承受更多的压力，如果沟通不畅可能影响情感。

（6）帮助选择人工辅助生殖技术 配子输卵管内移植、体外受精与胚胎移植等都具有较高的妊娠率，但它们可导致异位妊娠的发生率升高，并且几乎所有的辅助生殖技术都可以引起多胎妊娠，成为高危妊娠，引起早产、胎盘功能低下等。此外，妇女的年龄也可以影响辅助生殖技术成功的可能性。

（7）正视不孕症治疗的结局 不孕症治疗可能的3个结局包括：①治疗失败，妊娠丧失。如果妊娠丧失是因为异位妊娠，妇女往往感到失去了一侧输卵管。此时妇女的悲伤和疼痛的感触较多。②治疗成功，发生妊娠。此时期她们的焦虑并没有减少，常常担心在分娩前会出现不测。即使娩出健康的新生儿，她们仍需要他人帮助自己确认事实的真实性。③治疗失败，停止治疗。一些不孕夫妇因为经济、年龄、心理压力等因素放弃治疗，可能会选择领养孩子。护理人员应对他们的选择给予支持。询问妇女过去采用了哪些方法减轻压力，可以把这些措施应用于由于不孕所带来的压力。指导妇女采用放松的方式，如适当的锻炼、加强营养、提出疑惑等减轻压力，获得自我控制感。因为和有孩子的女性打交道常常会唤起不孕妇女的痛苦，因而不孕妇女常常远离朋友和家人，从而缺乏家人的支持。护理人员应帮助不孕妇女和她们的重要家人进行沟通，提高自我评价，正确应对不孕现实。

第二节 辅助生殖技术

辅助生殖技术（assisted reproductive technology，ART）也称为医学助孕，以治疗不孕夫妇达到生育的目的。狭义的辅助生殖技术只是指对卵子的操作技术，而广义的包括各种帮助不孕者受孕的技术。

【种类】

辅助生殖技术包括人工授精、体外受精－胚胎移植、配子输卵管移植以及在这些技术基础上演进的各种新技术。

1. 人工授精（artificial insemination，AI） 是将精子通过非性交方式注入女性生殖道内，使其受孕的一种技术。在不孕症的治疗方法中，是一种简单、经济而非手术性的治疗方式。包括丈夫精液人工授精和供精者人工授精。精子来源由国家卫生健康委员会认定的人类精子库提供和管理。

AI禁忌证一般包括：患有严重全身性疾病或传染病、严重生殖器官发育不全或畸形、严重宫颈糜烂、输卵管梗阻、无排卵，但目前尚无统一标准。

AI主要步骤如下。

（1）收集及处理精液 用干净无毒取精杯经手淫法取精。

（2）促进排卵或预测自然排卵的规律，主要方法包括：①月经周期史；②基础体温测定；③宫颈黏液；④B型超声卵泡监测；⑤实验室生化检查 E_2、LH。

（3）选择授精时间 最佳受孕时间为排卵前2~3天或排卵后24小时。一般通过宫颈黏液、B型超声、基础体温测定等综合判断排卵时间，于排卵前、后各注射一次为好。

（4）具体操作 妇女取膀胱截石位，臀部略抬高，妇科检查确定子宫位置，以阴道窥器暴露子宫颈，无菌棉球擦拭净子宫外口周围黏液，然后用1ml干燥无菌注射器接用于人工授精的塑料管，吸取精液0.3~0.5ml，通过插入宫腔的导管注入宫腔内受精。

2. 体外受精－胚胎移植 体外受精－胚胎移植技术（in vitro fertilization and embryo transfer，IVF－ET）俗称"试管婴儿"。体外受精指从妇女体内取出卵子，放入试管内培养一个阶段与精子受精后发育成早期胚泡。胚胎移植指将胚泡移植到妇女宫腔内使其着床发育成胎儿的全过程。世界第一例"试管婴儿"诞生于1978年的英国，而我国大陆第一例"试管婴儿"于1988年在北京诞生。

临床上输卵管性不孕症、原因不明的不孕症、子宫内膜异位症经治疗长期不孕者、输卵管结扎术后子女发生意外者或输卵管吻合术失败者、多囊卵巢综合征经保守治疗长期不孕者、其他如免疫因素不孕者、男性因素不孕者，在通过其他常规治疗无法妊娠，均为IVF－ET的适应证。主要步骤为：药物刺激卵巢诱发排卵、监测卵泡发育至成熟，经阴道超声引导下取卵，取卵后4~6小时加入经处理的精子，将受精卵放入培养液中培养，使其进一步成熟，将体外培养至2~8个细胞的早期胚胎送回母体子宫腔内。卧床24小时，限制活动3~4天，肌注黄体酮治疗，移植后第14天测定血β－hCG，明显增高说明妊娠成功，按高危妊娠加强监测管理。

3. 卵胞浆内单精子注射 卵胞浆内单精子注射技术（intracytoplasmic sperm injection，ICSI）俗称"第二代试管婴儿"，是指人为地将单个精子直接注射到卵母细胞的胞浆内，使其受精形成胚胎后进行移植受孕。世界上第一例卵细胞浆内单精子注射婴儿于1992年诞生在比利时。

ICSI是男性不育症的首选治疗方法，其适应证主要包括男性重度少精症、弱精症、无精症、畸精症及IVF－ET失败等。主要步骤是：控制性促超排卵，精子的收集及处理，收集卵子，将卵子置于培养箱约4小时后进行卵细胞浆内单精子注射，胚胎移植，黄体支持。

4. 胚胎植入前遗传学检测（preimplantation genetic testing，PGT） 是指对具有遗传风险患者的胚胎在植入前进行活检和遗传学分析后，将没有遗传学疾病风险的胚胎移植至宫腔，从而提高着床率和活产率的技术，俗称"第三代试管婴儿"。主要用于习惯性流产、高龄患者、重复着床失败、单基因遗传疾病患者、染色体疾病患者。主要步骤是：体外受精同IVF过程，受精卵体外培养，胚胎活检，胚胎植入前遗传学检测，胚胎移植。

5. 配子输卵管内移植（gamete intrafallopian transfer，GIFT）　是直接将卵母细胞和洗涤后的精子移植到输卵管壶腹部的一种助孕技术。主要用于男性不育、免疫不孕、子宫内膜异位症、宫腔异常、宫颈不孕和不排卵患者以及原因不明不孕症。主要步骤是：诱发超排卵同 IVF 过程，观察卵巢对促性腺激素治疗的反应，在采卵前 2 小时取精液，在注射 hMG 后 34～36 小时后采卵，继而进行配子移植。

6. 宫腔内配子移植（gamete intrauterine transfer，GIUT）　是指将精子和卵子取出体外之后不进行受精，而直接将一定数量的精子和卵子移植入宫腔内从而使妇女受孕的一种助孕技术。主要用于解决由双侧输卵管阻塞或功能丧失导致的不孕症。主要步骤是：诱发超排卵，监测卵泡发育，收集卵子，处理精液，最后配子移植。移植后卧床 2 小时，并限制活动 3～5 天。根据不同情况，用黄体酮或 hCG 或二者合用进行黄体支持治疗。

7. 冻融胚胎移植（frozen - thawed embryo transfer，FET）　是指将体外受精培育得到的胚胎进行冷冻保存，需要时将冷冻的胚胎复苏后进行移植。其适应证与新鲜胚胎移植相似，具有累积妊娠率高、流产率和卵巢过度刺激综合征发生率低等优点。

8. 供胚移植　是源于 IVF - ET 中多余的新鲜活冻存胚胎，受者与供者的月经周期需同步。适用于卵巢功能不良或患有严重遗传病妇女。

辅助生殖技术因涉及伦理、法规和法律问题，需要严格管理和规范。同时新技术蓬勃发展，例如卵浆置换、核移植、治疗性克隆和胚胎干细胞体外分化等胚胎工程技术的进步，必将面临伦理和法律问题新的约束和挑战。

【常见并发症】

辅助生殖技术的孕产期并发症主要是由于药物刺激超排卵过程所引起，常见的有卵巢过度刺激综合征、卵巢反应不足、多胎妊娠、流产或早产，以及超排卵药物应用与卵巢和乳腺肿瘤的关系等。

【护理措施】

1. 心理护理　不孕症患者的心态与一般妇科患者不同，主要表现为自卑、沮丧、愧对家人、感到受到不公正待遇等。来住院的患者常常在院外做过多种诊断与治疗，有的甚至花费多年的积蓄就医，对治疗抱有极高的期望，针对这种心理状态，首先热情接待她们，对那些不切实际的想法给予理解，详细介绍影响生育的各个环节、辅助生殖技术的步骤、治疗的作用及有失败的可能，使她们有信心有准备，并也应同时对其丈夫进行宣教，使其能配合治疗。

2. 询问健康史及常做的辅助检查　详细询问患者的健康史，包括：年龄、既往不孕症治疗时的并发症病史、超排卵治疗情况（促性腺激素的剂量、卵泡数量、一次助孕治疗中卵子数量、血清雌二醇峰值、使用 hCG 的日期、取卵的日期、胚胎移植中胚胎的数量）、症状的发生、发展以及严重程度。必要时询问的表现有腹部症状、胸部症状、消化道症状、尿量、体重，并检查四肢有无凹陷性水肿。

咨询患者常做的辅助检查，包括：血常规、凝血酶原时间、血电解质、肝功、肾功、阴道超声检查。如果有气促、胸痛或胸部体检异常，行胸部摄片；如有呼吸症状，必须查血氧饱和度。

3. 促性腺激素（hMG）的用药护理　治疗时严格执行医嘱，尽量做到准时、定量给药。hMG 的剂量大小对卵泡发育起着至关重要的作用，在抽取药液时要做到剂量准确。hMG、FSH 均为粉剂，在溶解时，应将稀释液沿着安瓿壁缓慢注入，防止泡沫产生，如已产生泡沫，需待泡沫消失后抽取，以免在排气过程中造成药液浪费。注射时应两侧臀部交替，防止注射区域发生硬结，影响疗效。

4. 卵巢过度刺激综合征（OHSS）的护理　超促排卵常见的并发症是卵巢过度刺激综合征（OHSS）。在 IVF 周期中，中重度 OHSS 的发生率为 1%～10%，仅有少部分为重度（0.5%～2%）。OHSS 患者血容量向第三体腔转移，表现为胸水、腹水、血容量减少、血液浓缩、少尿、无尿。严重者发生成人呼吸窘迫综合征、心衰、氮质血症，甚至血管栓塞。OHSS 是一种自限性疾病，常在排卵后第

4 天开始出现症状，为腹胀、排便频繁、腹胀逐渐加重至排卵后 7 天达高峰。如未妊娠，尿量迅速增多，症状很快缓解。如已妊娠，则症状可延迟到 20～40 天。因此，在护理时要注意询问患者有无腹胀、大便频繁等症状。如已发生中重度 OHSS，应每 4 小时测量生命体征，记录出入量，每天测量体重和腹围，每天检测血细胞比容、白细胞计数、血电解质、肾功能。遵医嘱对中重度 OHSS 住院患者静脉滴注白蛋白、低分子右旋糖酐、前列腺素拮抗剂。必要时终止妊娠。

5. 并发症预防措施

（1）预防 OHSS 注意超排卵药物应用的个体化原则，严密监测卵泡的发育，根据卵泡数量适时减少或终止使用 hMG 及 hCG，提前取卵。对有 OHSS 倾向者，遵医嘱采卵日给予静脉滴注白蛋白，必要时可以放弃该周期，取卵后行体外受精，暂不行胚胎移植，而是将所获早期胚胎进行冷冻保存，待自然周期再行胚胎移植。

（2）预防卵巢反应不足 增加外源性 FSH 的剂量，提前使用 hMG 等。

（3）预防自然流产 合理使用药物；避免多胎妊娠；补充黄体功能；移植前进行胚胎染色体分析，防止异常胚胎的种植；预防相关疾病。

🌐 **知识链接**

《中华人民共和国人口与计划生育法》有关规定

《中华人民共和国人口与计划生育法》规定"国家提倡适龄婚育、优生优育。一对夫妻可以生育三个子女"，采取一系列对家庭生育功能的保障政策。①符合法律、法规规定生育子女的夫妻，可获得延长生育假奖励或其他福利待遇。②妇女怀孕、生育和哺乳期间，按国家有关规定享受特殊劳动保护并可获得帮助和补偿。③国家保障妇女就业合法权益，为因生育影响就业的妇女提供就业服务。④采取保险、教育、住房、就业等支持措施，减轻家庭生育、养育、教育负担。⑤鼓励、引导社会力量兴办托育机构，推动建立普惠托育服务体系，提高婴幼儿家庭获得服务的可及性和公平性。⑥公共场所和女职工较多的用人单位应配置母婴设施，为婴幼儿照护、哺乳提供便利条件。⑦医疗卫生机构应针对育龄人群开展优生优育知识宣传，承担计划生育、优生优育、生殖保健的咨询、指导和技术服务，规范开展不孕不育症诊疗。⑧对农村实行计划生育的家庭，给予资金、技术、培训等方面的支持、优惠；对实行计划生育的贫困家庭，在扶贫贷款、以工代赈、扶贫项目和社会救济等方面给予优先照顾。

目标检测

答案解析

一、选择题

A1 型题

1. 女性不孕因素中最常见的原因是

　　A. 宫颈细长　　　　　　　　　　　B. 输卵管因素

　　C. 无排卵　　　　　　　　　　　　D. 子宫内膜异位症

　　E. 子宫黏膜下肌瘤

2. 下列**不属于**提高妊娠率技巧的是

A. 性交前、中、后勿使用阴道润滑剂或进行阴道灌洗

B. 戒烟酒

C. 与伴侣进行良好沟通

D. 性交后立即如厕

E. 在排卵期增加性交次数

A2 型题

1. 患者，女性，30 岁，婚后 5 年未孕。夫妇双方生殖器形态学检查未见异常，为检测有无排卵，可除外

　　A. 超声检查　　　　　　　　　　　B. 腹腔镜检查

　　C. 基础体温测定　　　　　　　　　D. 经前诊断性刮宫

　　E. 宫颈黏液结晶检查

2. 患者，女性，25 岁，结婚 3 年未孕。平时月经不规律，基础体温为单向，现遵医嘱服用克罗米酚。下列属于克罗米酚常见不良反应的是

　　A. 体重增加　　　　　　　　　　　B. 恶心、呕吐

　　C. 过敏性皮炎　　　　　　　　　　D. 自然流产

　　E. 月经间期下腹一侧疼痛

A3 型题

(1~3 题共用题干)

患者，女性，30 岁。发育良好，婚后 2 年未孕。经检查基础体温双相，子宫内膜病理为分泌期改变。男方精液常规检查为正常。

1. 该患者需要进一步做的检查是

　　A. 输卵管通畅检查　　　　　　　　B. 女性激素测定

　　C. 阴道镜检查　　　　　　　　　　D. 腹腔镜检查

　　E. 监测卵泡发育

2. 上述检查发现有异常，应采用的治疗方案是

　　A. 异常部位活检送病理　　　　　　B. 氯米芬促排卵

　　C. 抗感染治疗　　　　　　　　　　D. 输卵管通液治疗

　　E. 服己烯雌酚

3. 如上述检查未发现异常，应继续进行的检查是

　　A. 宫腔镜检查　　　　　　　　　　B. 性交后精子穿透力试验

　　C. 阴道脱落细胞涂片检查　　　　　D. 宫颈刮片

　　E. 子宫输卵管碘油造影

A4 型题

(1~2 题共用备选答案)

A. 检查于月经来潮前 14 天进行

B. 检查于月经来潮前 12 小时内进行

C. 检查于月经干净当天进行

D. 检查于月经干净后 3~7 天进行

E. 检查于月经的任何时间进行

1. 不孕症的诊断性刮宫的时间是

2. 输卵管通畅检查的时间是

二、名词解释

1. 不孕症　　　　　　　　　　　　　　2. 辅助生殖技术

三、简答题

简述卵巢过度刺激综合征（OHSS）的护理及预防措施。

四、病例分析

患者，女性，30 岁。发育良好，婚后 2 年未孕。经检查基础体温双相，子宫内膜病理为分泌期改变。男方精液常规检查为正常。

根据以上资料，请回答：

1. 该患者还需要进一步做的检查。

2. 该类患者常见的护理诊断。

（王　瑶）

书网融合……

本章小结

题库

第十九章　计划生育妇女的护理

PPT

📖 学习目标

通过本章内容学习，学生能够达到：

基本目标：

1. 列举常用避孕方法的种类，复述避孕原理、不良反应及处理；绝育方法的种类，复述适应证、禁忌证和护理要点；终止妊娠的常用方法，复述适应证、禁忌证和手术准备。

2. 解释以下概念：计划生育、避孕、工具避孕法、紧急避孕法、早期妊娠终止、人工流产、中期妊娠终止。

3. 说明计划生育妇女的护理评估重点和护理措施。

发展目标：

1. 根据育龄夫妇或伴侣的具体情况，协助其选择最佳的计划生育措施。

2. 向选择终止妊娠的妇女说明如何准备及其护理要点。

我国在 2020 年 10 月开展的第七次人口普查数据显示，2020 年我国出生人口下降到 1200 万，总和生育率为 1.3，总人口增长势头明显减弱，老龄化程度不断加深。针对人口形势呈现的新情况新问题，习近平总书记多次作出重要指示，强调人口发展是关系中华民族发展的大事情，要求深化生育政策及人口发展趋势研究，完善人口发展战略，逐步完善生育政策。2021 年 5 月 31 日，中共中央政治局审议《中共中央国务院关于优化生育政策促进人口长期均衡发展的决定》（以下简称《决定》）并做出"一对夫妻可以生育三个子女政策及配套支持措施"的重大决策。《决定》赋予了计划生育新内涵，即实施三孩生育政策及配套支持措施，改革服务管理制度，提升家庭发展能力，推动实现适度生育水平，促进人口长期均衡发展。

计划生育（family planning）是指通过采用科学的方法实施生育调节，控制人口数量，提高人口素质，使人口增长与经济、资源、环境和社会发展计划相适应。我国计划生育将安全避孕、安全性行为、降低非意愿妊娠、降低人工流产、降低流产后继发不孕症、提倡合理生育间隔、降低孕产妇死亡率等目标纳入重点工作内容。而在这些生殖健康目标中推广避孕，降低人工流产率则为重中之重。本章主要介绍采取避孕、绝育及避孕失败补救措施妇女的护理。

第一节　计划生育妇女的一般护理

计划生育措施包括避孕（工具避孕、药物避孕及其他避孕方法）、绝育（输卵管结扎术、输卵管粘堵术等）及避孕失败补救措施（早期人工流产术、中期妊娠引产术）。医护人员应根据每位妇女的具体情况，包括身体及家庭社会心理状况，协助其选择适宜、有效、安全的计划生育措施，对实行相关手术者提供优质服务及健康指导。

⇒ 案例引导

　　患者，女性，32 岁，G_3P_2。现女儿 3 岁，儿子 3 个月，皆为自然分娩。最后一次分娩后至今为纯母乳喂养。月经至今未复潮。因要求避孕就诊。经妇科查体：外阴、阴道正常，子宫颈光滑，宫体前倾位，正常大小，双侧附件区正常。

　　根据以上资料，请回答：

　　1. 该女士应该采取的避孕措施。

　　2. 该女士采取上述避孕措施的原因。

【护理评估】

（一）生理评估

1. 健康史　详细询问欲采取计划生育措施妇女的现病史、既往史、婚育史及月经史等，评估其有无各种计划生育措施的禁忌证，如对欲采用药物避孕者，应评估其有无严重心血管疾病、内分泌疾病、肿瘤及血栓性疾病等；对欲采用宫内节育器者，应评估其有无月经过多或过频、有无生殖器官畸形或带器脱落史；对欲行输卵管结扎术者，应评估其有无神经官能症及盆腔炎性后遗症等。

2. 身体状况

（1）一般情况　对欲采取计划生育措施妇女的身体状况进行全面评估，包括生命体征、精神状况、慢性疾病相关体征等。

（2）妇科检查　评估外阴、阴道有无赘生物、有无潮红充血及皮肤黏膜完整性；白带性状、量和气味；宫颈有无炎症及陈旧性裂伤；子宫大小、位置、活动度，宫体有无压痛及脱垂；附件有无肿块及触痛等。

3. 相关检查

（1）血、尿常规和出凝血时间。

（2）白带常规检查。

（3）根据每位妇女的实际情况选择相应的检查项目，如心电图、腹部 B 型超声检查子宫附件、肝肾功能等。

（二）心理社会评估

　　由于缺乏相关知识，接受计划生育措施的妇女及配偶对不同的计划生育措施会存在一定的思想顾虑，如采用药物避孕者可能担心药物的不良反应（如月经异常、体重增加或增加肿瘤的发生率等）及对今后正常生育的影响；采用宫内节育器避孕者担心节育器移位、脱落以及带器妊娠等；采用安全套避孕者，担心其对性生活质量的影响等；采取输卵管结扎术的妇女常害怕术中疼痛、担心术后出现后遗症及影响性生活等。因此，护士应对拟实施计划生育妇女的生理及心理状况进行全面评估，依据个体化原则，及时为接受计划生育措施的育龄妇女及配偶（伴侣）提供个性化的健康指导，解除他们的思想顾虑，让他们自愿地采取相应有效的避孕节育措施。

【常见的护理诊断/问题】

1. 知识缺乏　缺乏相关的计划生育医学知识。

2. 有感染的危险　与腹部手术切口及子宫腔创面有关。

【护理措施】

1. 避孕节育措施的选择　避孕方法知情选择（informed choice of contraceptive methods）是指通过广

泛深入宣传、咨询、培训和教育，育龄妇女能根据自身的情况（包括家庭、身体、婚姻状况等），选择安全有效的合适避孕方法。它是计划生育优质服务的重要内容。因此，育龄夫妇有对避孕节育方法的知情选择权。医护人员要让育龄妇女及其配偶（伴侣）等了解各种避孕方法的避孕原理、适应证、禁忌证、常见不良反应及防治，学会各种避孕器具或药物的正确使用方法，对其提出的具体问题耐心解释，做好采取计划生育措施育龄夫妇的心理疏导工作，并根据每个妇女及其配偶（伴侣）的具体情况和需求，提供可行的避孕方法，协助其选择最适宜的避孕措施。

（1）年轻且短期内无生育需求者　可采用复方短效口服避孕药，避孕效果好，不影响性生活；男用避孕套也是较为理想的避孕方法；也可选用女性外用避孕药等。

（2）哺乳期妇女　哺乳期最佳的避孕方式是男用避孕套。也可选用单孕激素制剂的皮下埋植剂或长效避孕针，此类药物不影响乳汁的质量。还可选用放置宫内节育器避孕，但操作要轻柔，避免损伤子宫。哺乳期阴道较干燥，不宜用女用阴道隔膜避孕。哺乳期不适合选用雌、孕激素复合制剂的避孕药或避孕针，会影响乳汁质量及婴儿健康。

（3）已生育妇女　可根据自身情况选用宫内节育器、口服避孕药物、皮下埋植避孕、避孕针及适用于新婚夫妇的各种方法。已生育三个及以上孩子的夫妇，最好采用绝育措施。

（4）围绝经期妇女　可选用男用避孕套。原来已放置宫内节育器无不良反应的可继续使用，至绝经后1年内取出。围绝经期妇女因阴道分泌物减少，不宜选用阴道隔膜避孕。此外，围绝经期妇女也不宜选用复方避孕药及安全期避孕。

2. 采取手术节育措施妇女的护理

（1）缓解疼痛、促进舒适　医护人员应设法减轻受术者的疼痛，与受术者一起讨论、分析疼痛的原因，寻找缓解疼痛的方法。术后尽可能为受术者提供安静、舒适的休息环境。根据手术需要和受术者的身体状况，卧床休息2~24小时，逐渐增加活动量。遵医嘱给予镇静、止痛药物。

（2）严密观察、预防感染　术后护士应定时测量受术者的生命体征，严密观察受术者的阴道流血、腹部切口和腹痛等情况。遵医嘱给予抗生素，并指导其保持外阴部清洁，预防感染，促进康复。对于放置宫内节育器后出现疼痛者，要认真了解宫内节育器的大小是否合适，指导其服用抗生素及解痉药物，若无好转，则报告医生进行更换宫内节育器处理。

3. 健康指导

（1）宫内节育器的放置与取出术、人工流产手术等均可在门诊进行，受术者于术后稍加休息便可回家休养。医护人员要告诉受术者如果出现阴道流血量多和（或）持续时间长、腹部疼痛加剧等情况应及时就诊。放置或取出宫内节育器术后应禁止性生活及盆浴2周，人工流产手术后应禁止性生活及盆浴1个月。

（2）欲行输卵管结扎术的育龄妇女需住院，受术者于术后休息3~4周，禁止性生活1个月。经腹腔镜绝育手术者，术后卧床休息数小时后即可下床活动，需注意观察有无腹痛、腹腔内出血或脏器损伤征象。早孕行钳刮术者，术后应休息3~4周，保持外阴部清洁，禁止性生活及盆浴1个月。术后1个月到门诊复查，如有腹痛加剧、阴道流血多、出血时间长者，应随时就诊。

（3）对于采用其他工具避孕和药物避孕的妇女，要教会其正确的使用方法，告知其如何观察不良反应及一般应对措施。

第二节　常用避孕方法及护理

受孕的4个必备条件有：第一，男方能产生健全和活动的精子，并能排入女方的阴道。第二，精子进入阴道后，能保持活动能力，并能通过子宫颈和子宫腔，到达输卵管与卵子结合。第三，女方能排出健全的卵子，卵子能进入输卵管，得到与精子会合的机会。第四，受精卵必须及时发育成胚胎到达子宫腔，而子宫腔的环境又适合胚胎的生长。然而，人为地抑制排卵、阻止卵子与精子的结合，或使受精卵不能植入子宫和生长，即可达到避孕的目的。

避孕（contraception）是指应用科学手段使妇女暂时不受孕。理想的避孕方法应符合安全、有效、经济、简便、实用的原则，对性生活及性生理无不良影响，为男女双方均能接受及乐意持久使用。

避孕方法可分为高效避孕方法和非高效避孕方法，其中非高效避孕方法又可分为有效的避孕方法及效果较差的避孕方法。亦可根据使用药具情况分为工具避孕、药物避孕及其他避孕方法。

一、工具避孕

工具避孕是利用工具阻止精子和卵子结合，或通过改变宫腔内环境，达到避孕目的的方法。常用的避孕工具有避孕套及宫内节育器。

（一）避孕套

避孕套为短效可逆避孕工具，但必须坚持和正确使用，否则失败率较高，因此不宜作为人工流产后的首选方法。避孕套分为男用和女用避孕套，均具有预防非意愿妊娠和预防性传播疾病的双重防护作用。

1. 阴茎套（condom） 又称男用避孕套，系由优质乳胶薄膜制成的袋状男用避孕工具，性生活前将其套在阴茎上，射精时精液排到阴茎套内，阻断精液进入阴道，精子和卵子不能相遇，达到避孕的目的。

我国的阴茎套按筒径的大小有 29mm、31mm、33mm、35mm 4 种，长度为（19 ± 1.1）cm，容量为 1.8ml。使用前选择合适型号的阴茎套，吹气检查阴茎套有无漏孔，将前端小囊内的空气挤出，然后套在阴茎上，套外涂以润滑膏。射精后，在阴茎尚未软缩时，捏住套口，连同阴茎一起抽出。事后检查阴茎套有无破裂，如有破裂或使用过程中发生阴茎套脱落，需采取紧急避孕措施。每只阴茎套使用 1 次后应弃去，不重复使用。正确使用者避孕成功率达 95% ~ 97%。阴茎套避免了双方生殖器及分泌物的相互接触，可预防性传播疾病（如艾滋病等）的传播，故应用广泛。

2. 阴道套 又称女用避孕套，是一种由乳胶或聚氨酯制成 15 ~ 17cm 的袋状物（图 19 - 1）。外环位于开口处，直径约为 7cm，内环位于套内游离端，直径约为 6.5cm。但对阴道套材料过敏、阴道过紧或生殖道畸形、子宫 II 度脱垂、生殖道急性炎症不可使用该避孕工具。

（二）宫内节育器

宫内节育器（intrauterine device，IUD）是一种安全、简便、有效、可逆、经济的避孕工具，为我国育龄妇女的主要节育措施，采用宫内节育环避孕者在我国占 40% 以上。目前全世界应用 IUD 的总人数已 1 亿余，而中国占 8000 万以上，是世界上使用 IUD 最多的国家。

1. 宫内节育器分类 常用宫内节育器大致分为两大类（图 19 - 2）。

（1）惰性宫内节育器 指不释放任何活性物质的 IUD，由不锈钢丝或塑料、硅胶、尼龙等制成，如金属单环、麻花环及不锈钢宫形环等。国内主要为不锈钢圆环，因其避孕效果差，带器妊娠率和脱落率高，已于 1993 年淘汰。

（2）活性宫内节育器 是以惰性 IUD 为载体，能缓慢释放铜或药物的 IUD。活性 IUD 含有活性物质如金属铜、孕激素或吲哚美辛、抗纤溶药、磁性物质等，以减少 IUD 的不良反应，提高避孕效果。大

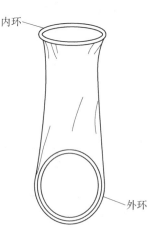

内环

外环

图 19 - 1 女用避孕套

致分为含铜宫内节育器、含孕激素节育器、含药宫内节育器和含铜含药宫内节育器。

1）含铜宫内节育器 从形态上分为 T 形、V 形和宫形等多种。不同形态带铜 IUD 又根据含铜表面积分为不同类型，如 TCu – 220C（铜表面积 220mm² 的 T 形带铜 IUD）、VCu – 200（铜表面积 200mm² 的 V 形带铜 IUD）、TCu – 380A 等。其中，临床使用较多的 IUD 是 TCu – 380A 为代表的含铜 T 形宫内节育器，按其宫腔形态设计，以聚乙烯制成 T 形支架，纵杆上绕铜丝，或在纵杆或横臂上套以铜管，带铜 T 形宫内节育器纵杆末端有尾丝，便于检查及取出。我国自主研制的 IUD，在不锈钢丝螺旋腔内加放铜丝段，分为铜表面积 200mm² 和 300mm² 两类，大、中、小三种型号，具有带器妊娠率、疼痛副反应的发生率及脱落率低，放置时间长等优点，可使用 10 年以上。

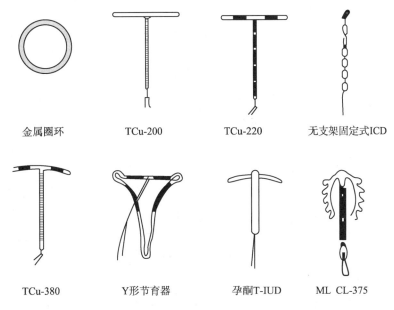

图 19 – 2　常用宫内节育器

含铜无支架 IUD 即固定式铜套串（吉妮 IUD），由比利时研制，系尼龙线上串有 6 个铜套，顶端有一锚式小结能够固定在子宫底部肌层内，IUD 固定和悬挂在宫腔内，减少对内膜的压迫及损伤，从而减少出血、疼痛等不良反应。此外，带铜 V 形宫内节育器（VCu – 200），有尾丝，也是我国常用的宫内节育器。

2）药物缓释宫内节育器 含孕激素宫内节育器采用 T 形聚乙烯为支架，在纵杆的管腔内储有孕激素，管外包有高分子材料制成的缓释系统控制药物释放。孕激素使子宫内膜不利于受精卵着床，带器妊娠率较低。孕激素可抑制子宫肌层收缩，脱落率也降低，且可使月经量减少，但易发生突破性出血。目前研制出的含孕激素宫内节育器（商品名为曼月乐）用左炔诺孕酮（LNG）代替孕酮，药物释放量为 20μg/d，有效期为 5 年，具有脱落率低、带器妊娠率低、经血量少的优点，主要不良反应为不规则出血和闭经，取出 IUD 后不影响月经的恢复和妊娠。此外，也有含其他活性物质的宫内节育器，如含前列腺素合成酶抑制剂吲哚美辛及抗纤溶药物等的节育器。近年又研制出 γ 型药铜宫内节育器 200，内置药物和铜，其累计妊娠率、脱落率、不良反应发生率均低于其他宫内节育器。其中活性 γ 型宫内节育器为我国自主研发的含铜含吲哚美辛的宫内节育器，在节育器的支架两端均含有吲哚美辛 25mg，可有效改善经期出血和疼痛。

2. 避孕原理 IUD 的避孕机制是复杂的、多方面的，至今尚未完全明了。目前认为 IUD 的抗生育作用主要是局部组织对异物的组织反应而影响受精卵着床，IUD 不同材料引发的组织反应也不尽相同。

（1）毒胚杀精 由于 IUD 对子宫内膜的局部压迫、子宫收缩时摩擦和放置 IUD 时损伤子宫内膜，引起宫腔内局部炎性反应。宫内炎性细胞的退变物质达到一定浓度时对胚胎有毒害作用。同时，大量巨噬细胞不但能吞噬精子，而且其本身覆盖于子宫内膜，影响受精卵着床。含铜 IUD 释放的铜离子对精子的毒性作用，使精子不能获能。

（2）干扰着床　IUD 机械性压迫使宫内膜缺血及吞噬细胞作用，改变了宫腔内环境，干扰受精卵着床。含铜 IUD 释放的铜离子进入细胞核和线粒体，干扰细胞正常代谢，阻碍受精卵着床及胚胎发育。含孕激素 IUD 释放的孕激素抑制子宫内膜增生，使内膜超前转化，不利于受精卵着床，并且孕激素改变了宫颈黏液性状，使宫颈黏液稠厚，不利于精子穿透。

3. 宫内节育器放置术

（1）适应证　凡育龄期妇女要求放置 IUD 无禁忌证者。

（2）禁忌证　①妊娠或可疑妊娠；②生殖器官急、慢性炎症；③月经过频、经量过多或不规则阴道流血；④生殖器官肿瘤、子宫畸形；⑤分娩、中期妊娠引产或人流后，子宫收缩不良有出血，疑有妊娠组织残留或感染；⑥宫颈内口过松、重度陈旧性宫颈裂伤或Ⅲ度子宫脱垂；⑦严重全身性疾患；⑧宫腔 <5.5cm 或 >9.0cm 者；⑨各种性病未治愈；⑩盆腔结核；⑪分娩时胎盘娩出后放置有潜在感染或出血可能者；⑫有铜过敏史者，禁止放置含铜 IUD。

（3）放置时间　①月经干净后3~7天无性交；②产后42天会阴切口已愈合，恶露已净，子宫恢复正常者；③剖宫产后半年；④人工流产吸宫术和钳刮术后、中期妊娠引产术后24小时内或清宫术后，子宫收缩不良、出血过多或有感染可能者除外；⑤哺乳期放置先排除早孕；⑥含孕激素 IUD 在月经第3天放置；⑦自然流产后月经正常即可，药物流产后2次正常月经后；⑧紧急避孕应在性交后5日内。

（4）物品准备　孔巾1块，阴道窥器1个，子宫探针1根，宫颈钳1把，卵圆钳2把，宫颈扩张器（4~6号）各1个，剪刀1把，放置器1个，节育器1个，弯盘1个，无菌手套1副，纱布棉球若干，0.5%聚维酮碘液。

（5）放置方法　双合诊检查子宫大小、位置、形状及附件状况。受术者排空膀胱取膀胱截石位，外阴阴道常规消毒，铺无菌孔巾。放置阴道窥器暴露宫颈后消毒宫颈及阴道穹隆部。用宫颈钳夹住宫颈前唇，轻轻向下牵引，使子宫保持较水平的位置。用子宫探针循子宫屈向探测宫腔深度。根据宫颈口的松紧和节育器的种类决定是否扩张宫颈。用放置器将节育器推送入宫腔底部，带有尾丝的 IUD 在距宫颈外口2cm处剪断尾丝（图19-3）。观察无出血，取出宫颈钳和阴道窥器。

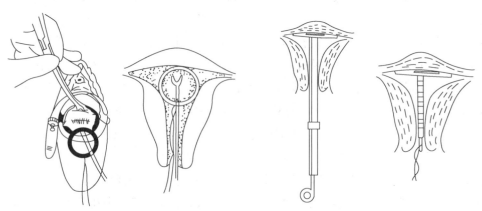

①用放环叉放入节育环　②将节育环放到宫底　①用放置器将节育器放宫腔，　②T形节育器放入宫膜内
　　　　　　　　　　　　　　　　　　　　　　　固定中轴后退出套管

(1)环形节育器放置术　　　　　　　　　　　(2)T形节育器放置术

图 19 – 3　宫内节育器放置术

（6）护理要点

1）术前　①评估受术者的病史、生命体征、相关体格检查及妇科检查，排除放置 IUD 的禁忌证；②做好术前咨询，向受术者介绍 IUD 放置术的过程和避孕原理，消除其紧张及顾虑，使其理解并主动配合。

2）术中　协助医师根据宫腔深度为育龄妇女选择合适的节育器。节育器大小的选择：T 形 IUD 按其横臂宽度（mm）分为 30、28、26 号 3 种。通常宫腔深度 >7cm 者用 28 号，≤7cm 者用 26 号。

3）术后健康指导　术后休息 3 天，1 周内避免重体力劳动，2 周内禁止盆浴及性生活，保持外阴清洁；3 个月内每次行经或排便时注意有无节育器脱落；定期随访：一般在术后 3、6、12 个月进行随访，1 年后每年随访 1 次，直至取出；术后可有少量阴道出血及下腹不适，若如有发热、下腹痛及阴道流血量多时，应随时就诊。

4. 宫内节育器取出术

（1）适应证　①计划再生育者。②因副作用或并发症经治疗无效者。③欲改用其他避孕措施或绝育者。④放置期限已满需要更换者。⑤围绝经期停经半年后或月经紊乱者。⑥带器妊娠者。

（2）禁忌证　患生殖器官急性炎症或严重全身性疾病。

（3）取器时间　①月经干净后 3~7 天取出；②带器妊娠者，行人工流产时取出；③带器异位妊娠于术前诊断性刮宫时或术中、术后取出；④子宫不规则出血或出血较多者，随时取出。

（4）物品准备　除以取环钩代替放环器、多加 1 把血管钳外，其他同宫内节育器放置术。

（5）取器方法　双合诊检查，常规外阴、阴道及宫颈消毒，暴露宫颈，有尾丝者，血管钳夹住尾丝轻轻牵引取出；无尾丝者，先用子宫探针探查清 IUD 位置，再用取环钩牵引取出。若取器困难，可在 B 型超声或 X 线下取器，必要时借助宫腔镜取器。

（6）护理要点　①术前评估受术者的病史（包括 IUD 放置的时间、放置 IUD 的类型）、生命体征、相关体格检查及妇科检查，排除 IUD 取出术的禁忌证；②术后休息 1 天，2 周内禁止盆浴及性生活，并保持外阴清洁；③嘱术后若有分泌物异常、发热或下腹痛等，随时就诊。

5. 宫内节育器的不良反应

（1）阴道不规则流血　是放置 IUD 最常见的不良反应，主要表现为经量过多、经期延长或月经周期中期点滴出血，多见于放器 3 个月内。药物治疗可遵医嘱给予口服前列腺素合成酶抑制剂，吲哚美辛 25mg，每天 3 次，或口服抗纤溶酶原蛋白制剂，氨基己酸 2g，每天 3 次。出血时间长者，可给予补充铁剂，口服硫酸亚铁 0.3g，每天 3 次，并给予抗生素预防感染。若经上述处理效果不明显，出血连续 2 周以上者，应考虑取出 IUD，改用其他避孕方法。

（2）腰腹酸胀感　常见于 IUD 与宫腔大小形态不符时。轻者一般无需处理，重者应考虑更换合适的 IUD 或改用其他避孕方法。

6. 放置宫内节育器的并发症及防治

（1）节育器异位　常因术者在术前没有查清子宫位置和大小、术中操作不当导致子宫穿孔，而将宫内节育器置于子宫外。此外，IUD 本身和子宫因素是导致节育器异位的另一原因。如 IUD 过大、支架过硬；子宫过软、过薄（哺乳期子宫）可刺激子宫收缩造成 IUD 逐渐嵌入子宫壁甚至穿出子宫壁外。当发生 IUD 异位时，应经腹或经阴道将 IUD 取出。为防止节育器异位，放置术前应注意选择合适类型、大小的 IUD；放置时操作应轻柔，尤其对哺乳期子宫更应慎重；放置 IUD 后应定期随访，及时发现及时处理。

（2）节育器嵌顿或断裂　较常见的原因是节育器放置时损伤子宫壁，放置时间过长或绝经后取出 IUD 过晚。确诊后，需尽快取出。用取环钩勾住 IUD，慢慢向外牵拉至宫颈外口，将其剪断后牵住一端环丝缓慢抽出。若取出困难，则在 B 型超声或 X 线监视下或借助宫腔镜取出。完全嵌入肌层者需经腹手术取出。为防止节育器嵌顿或断裂，放置时操作应轻柔，绝经后应及时取出 IUD。

（3）感染　放置 IUD 时无菌操作未严格执行、节育器尾丝过长、生殖道本身存在感染灶、经期不注意卫生或性交等，均可导致上行感染，引起宫腔炎症。一旦明确宫腔感染，应取出 IUD，同时用广谱抗生素治疗。防治：应针对前述原因采取预防措施。

（4）节育器脱落　主要是由于放置时操作不规范、未将节育器放至宫底部、IUD 与宫腔大小形态不符、宫颈内口松弛或经量过多等原因。IUD 脱落常发生在放置 IUD 术后第一年内，尤其是最初 3 个月的月经期，与经血一起排出，不易被察觉。防治：术前查清子宫大小、位置；放置前选择合适的 IUD 并检查 IUD 有无破损或变形；提高 IUD 放置技术。

（5）带器妊娠　多见于 IUD 下移、嵌顿或异位。IUD 小于宫腔，子宫收缩使其下移至宫腔下段或子宫畸形（双子宫），导致避孕失败。带器妊娠容易发生流产，但也有妊娠至足月分娩者。一般一经确诊，可行人工流产术终止妊娠同时取出宫内节育器。

因此，为减少并发症的发生，应定期随访。一旦发生并发症，确定处理方案后，护士应向患者及其家属解释病情，告知处理方法，取得配合。同时严格遵医嘱用药，并做好手术前准备工作。

二、药物避孕

药物避孕又称为激素避孕（hormonal contraception），是指应用甾体激素药物达到避孕效果。这是一种高效的避孕方法，目前国内常用的几乎都是女用避孕药，为人工合成的雌激素和孕激素配伍组成。

（一）甾体激素避孕原理

1. 抑制排卵　避孕药中雌、孕激素通过负反馈抑制下丘脑释放 GnRH，使垂体分泌 FSH 和 LH 减少，并影响垂体对 GnRH 的反应，不出现排卵前 LH 高峰，不发生排卵。

2. 改变宫颈黏液性状　孕激素使宫颈黏液减少，变稠厚，拉丝度差，不利于精子穿透，阻碍受精。

3. 改变子宫内膜形态与功能　子宫内膜在持续小剂量雌激素作用下，内膜腺体停留在发育不完全阶段，同时，孕激素使子宫内膜腺体提早发生类似分泌期变化，但分泌不良，不适于受精卵着床。

4. 改变输卵管的功能　输卵管上皮持续在雌、孕激素作用下，其蠕动频率和黏液的正常分泌发生改变，从而影响受精卵在输卵管内正常的运行速度，导致受精卵与子宫内膜二者发育不同步，降低胚胎着床的成功率。

（二）甾体激素避孕药的禁忌证

1. 避孕药中孕激素影响血脂蛋白代谢，加速冠状动脉硬化；雌激素使凝血功能亢进，增加心肌梗死发生率，还通过增加血浆肾素活性而升高血压，增加脑血管意外的发病率。

2. 急慢性肝炎或肾炎。

3. 已知对本品或本品中任何成分过敏。

4. 血液病或血栓性疾病。

5. 内分泌疾病如糖尿病需用胰岛素控制者、甲状腺功能亢进者。

6. 子宫或乳房发生未经明确诊断的病变。

7. 哺乳期。

8. 月经稀少或年龄大于 45 岁者。

9. 未经明确诊断的阴道流血。

10. 已知或疑有妊娠者。

11. 已知或疑似恶性肿瘤或癌前病变。

（三）甾体激素避孕药种类

甾体类激素避孕药有口服避孕药、长效避孕针、缓释系统避孕药和避孕贴剂。常用药物种类见表19-1。

表 19-1 常用甾体激素药种类

类别		名称	成分		剂型	给药途径
			雌激素含量（mg）	孕激素含量（mg）		
短效口服避孕药	短效片	复方炔诺酮片（避孕片1号）	炔雌醇0.035	炔诺酮0.6	22片/板	口服
		复方甲地孕酮片（避孕片2号）	炔雌醇0.035	甲地孕酮1.0	22片/板	口服
		复方避孕片（0号）	炔雌醇0.035	炔诺酮0.3 甲地孕酮0.5	22片/板	口服
		复方左炔诺孕酮片	炔雌醇0.03	左炔诺孕酮0.15	22片/板	口服
		敏定偶（minulet）	炔雌醇0.03	孕二烯酮0.075	21片/板	口服
		美欣乐	炔雌醇0.02	去氧孕烯0.15	21片/板	口服
		优思明（yasmin）	炔雌醇0.03	屈螺酮3.0	21片/板	口服
		复方去氧孕烯片	炔雌醇0.03	去氧孕烯0.15	21片/板	口服
		去氧孕烯双相片				
		第一相（1~7片）	炔雌醇0.04	去氧孕烯0.025	21片/板	口服
		第二相（8~21片）	炔雌醇0.03	去氧孕烯0.125		
		左炔诺孕酮三相片				
		第一相（1~6片）	炔雌醇0.03	左炔诺孕酮0.05	21片/板	口服
		第二相（7~11片）	炔雌醇0.04	左炔诺孕酮0.075		
		第三相（12~21片）	炔雌醇0.03	左炔诺孕酮0.0125		
长效避孕药	口服	复方左旋18-甲长效片	炔雌醚3.0	左炔诺孕酮6.0	片	口服
		复方炔诺孕酮二号片	炔雌醚2.0	炔诺孕酮10.0	片	口服
		复方炔雌谜片	炔雌醚3.0	氯地孕酮12.0	片	口服
		三合一炔雌醚片	炔雌醚2.0	炔诺孕酮6.0 氯地孕酮6.0	片	口服
	针剂	醋酸甲羟孕酮注射液		醋酸甲羟孕酮150.0	针	肌注
		庚炔诺酮注射液		庚炔诺酮200.0	针	肌注
		复方己酸孕酮	戊酸雌二醇5.0	17-α己酸孕酮250.0	针	肌注
探亲避孕药		甲地孕酮探亲避孕片1号		甲地孕酮2.0	片	口服
		炔诺酮探亲避孕片		炔诺酮5.0	片	口服
		C53号避孕药		双炔失碳酯7.5	片	口服
		炔诺孕酮探亲避孕片		炔诺酮3.0	片	口服
缓释避孕药	皮下埋植	Ⅰ型		左炔诺孕酮36×6	根	皮下埋植
		Ⅱ型		左炔诺孕酮75×2	根	皮下埋植
	阴道避孕环	甲硅环		甲地孕酮200或250	只	阴道放置
		左炔诺孕酮阴道避孕环		左炔诺孕酮5.0	只	阴道放置
	避孕针	庚炔诺酮微球针		庚炔诺酮65或100	针	皮下注射
		左炔诺孕酮微球针剂		左炔诺孕酮50	针	皮下注射
		肟高诺酮微囊针剂		肟高诺酮50	针	皮下注射
避孕贴		Ortho Evra	炔雌醇0.75	17-去乙酰炔诺肟酯6.0	贴片	皮肤外贴

1. 口服避孕药（oral contraceptive，OC） 以孕激素为主，辅以雌激素构成的复方避孕药，包括复方短效口服避孕药和复方长效口服避孕药。

（1）复方短效口服避孕药 根据月经周期中雌、孕激素的剂量、比例变化分为单相片、双相片和三相片3种。在我国仅用单相片和三相片。单相片为整个周期中雌、孕激素的剂量固定。三相片中的每一相雌、孕激素剂量是根据妇女生理周期体内雌孕激素的变化而制定的。与单相片相比，三相片配方合理，雌激素剂量与单相片基本相同，但孕激素剂量减少30%～40%，闭经和突破性出血发生率显著降低，恶心、呕吐等不良反应也减少。选用三相片者逐年增多。

1）用法 前2种国产避孕药：自月经周期第5天开始每晚服用1片，连服22天不间断，停药7天后服用第二周期药物。一般于停药2～3天出现撤药性出血，当作月经来潮，于月经第5天开始下一个周期用药；复方去氧孕烯避孕片：自月经周期第1天开始，按箭头方向每晚服用1片，连服21天，停药7天会有月经来潮，停药7天后接着服用第2周期药物；三相片：自月经周期第3天开始服黄色药片6片，每晚1片，接着服白色药片5片，最后服棕色药片10片，连服21天不间断。停药1～3天月经来潮，停药7天后按上述顺序服用第2周期药物。

2）注意事项 防止漏服，若漏服必须于次晨补服；药片不能受潮，若药片潮湿、不完整则不能服用；若停药7天无阴道出血，于当晚或第2天开始第2周期用药。若连续两个周期月经未来潮则应停药，考虑更换避孕药物种类或就医诊治。

（2）长效口服避孕药 长效口服避孕药是以长效雌激素炔雌醇环戊醚（简称炔雌醚）和人工合成的孕激素配伍制成的复合片。其主要成分炔雌醚具有抑制排卵的抗生育作用，胃肠道吸收炔雌醚后，储存在体内脂肪组织，缓慢释放起长效避孕作用，因雌激素量较大不良反应较多，国内已较少应用，将被淘汰。

1）用法 首次于月经周期第5天和第25天各服用1片。第2周期起，按第1周期的第2次服用日期服药，每月服用1片，每次于午饭后服用。

2）注意事项 如停用长效OC，需在服用最后一次药物后于月经第5天开始服短效OC 3个月，作为过渡，以免出现月经失调；用药期间注意检查乳房，如出现乳房肿块应停药。

2. 长效避孕针 目前有单方孕激素针剂和雌、孕激素复方针剂两种。雌孕激素复合长效避孕针发生月经紊乱较少。主要为孕激素类药物，经过酯化孕激素化合物制成微结晶混悬液，经肌内注射后局部沉积储存，缓慢释放和吸收达到长期避孕效果。主要避孕机制是抑制排卵，增加宫颈黏液，改变子宫内膜微环境干扰着床，因不含雌激素可用于哺乳期妇女避孕，但单方孕激素长效避孕针易并发月经紊乱。

（1）用法 醋酸甲羟孕酮为常见的长效避孕针，每3个月注射一次，为保证育龄妇女于首次给药时未怀孕，建议在正常月经周期的前5天注射；若为产妇且非母乳喂养，建议于产后5天内注射。如选择母乳喂养，则于产后6周或之后注射；当肌内注射间隔大于13周，则应在下次注射前排除妊娠。当从其他避孕方法转为使用本品时，依据两种方法的作用机制确保连续避孕覆盖的方式给药，如从口服避孕药转换的患者应在服用最后一次活性药片后7天内完成首次醋酸甲羟孕酮的注射。

（2）注意事项 ①用药前需将针剂摇匀，进行深部肌内注射。②个别妇女可能出现过敏反应，须留观30分钟，无异常反应方可离去。

3. 探亲避孕药（vacation pill） 除C53号避孕药外，多由孕激素类制成。探亲避孕药不受月经周期时间的限制，在月经周期任何一天开始服用均有避孕作用，避孕有效率达98%以上。

（1）用法 在探亲当天中午服用1片，当晚再服1片，以后每晚服1片，直到探亲结束后次日晨服最后1片。C53号避孕药的用法是在第一次性交后即刻服1片，次日早晨再服1片，以后每次性交后即服 1 片。

（2）注意事项　若已服 14 天而探亲期未满，服完 14 天探亲药后可继续改服短效 OC 至探亲结束。

4. 缓释避孕药　又称为缓释避孕系统，将避孕药（主要是孕激素）置于缓释系统中，一次给药，使药物在体内每日定量缓慢释放，维持恒定的血药浓度，达到长效避孕效果。

（1）皮下埋植剂　商品名为 Norplant。皮下埋植剂有Ⅰ型和Ⅱ型，Norplant Ⅰ型系由 6 个硅胶囊组成，每个囊含左炔诺孕酮（LNG）36mg；6 个共 216mg，每日释放 30μg，可使用 5 ~ 7 年。Norplant Ⅱ型为第二代产品，由 2 根硅胶棒组成，每根含 LNG 75mg，共 150mg，可使用 5 年。皮下埋植剂不含雌激素，不影响乳汁质量，哺乳期妇女可用此避孕法避孕。因使用方便，能随时取出，取出后即可恢复生育功能，已在全国各省市广泛应用。

用法：在月经周期开始 7 天内均可埋植，用特制 10 号套管针将埋植剂在上臂内侧作皮下扇形植入，埋植后 24 小时即可起避孕效果。月经紊乱是其主要的不良反应，一般 3 ~ 6 个月后能够逐渐好转，也可采用中药止血，少数出现闭经。

（2）微球和微囊避孕针　是一种新型缓释系统避孕针，由可生物降解的高分子聚合物与甾体激素避孕药制成微球或微囊混悬注射液。将其皮下注射，缓慢释放避孕药，高分子聚合物可在体内降解、吸收，无需取出。目前尚处于研究阶段。

（3）缓释阴道避孕环　通过硅胶为载体携带甾体激素的阴道环，将环放入阴道内，阴道黏膜上皮直接吸收药物，产生避孕作用。国产阴道环内含甲地孕酮（MA）250mg，每天释放 100μg，1 次放置可避孕 1 年，避孕有效率为 97%。

用法：月经干净后将阴道避孕环放入阴道后穹隆或套在宫颈上。

5. 避孕贴片　是一种外用的缓释系统避孕药。将避孕药放置于贴剂中，粘贴在皮肤上，每天定量释放避孕药，通过皮肤吸收发挥避孕作用，效果同口服避孕药。其优点是经皮给药避免了肝脏首过代谢效应，且避孕效果好，已在美国、法国等国上市。失效率第一年为 0.3%。

用法：于月经周期第 1 天使用，黏附皮肤上，每周 1 贴，连用 3 周，停药 1 周。

（四）甾体激素避孕药的不良反应及处理

1. 类早孕反应　复方避孕药中的雌激素对胃黏膜有刺激作用，服药初期部分妇女有恶心、食欲减退、呕吐、困倦、头晕等类似早孕反应，症状轻者不需处理，坚持服药数天或数周后可自行缓解，症状严重需考虑停药、更换其他制剂或改用其他的避孕措施。

2. 不规则阴道流血　服药期间阴道流血，多因漏服引起突破性出血。若点滴出血，不需处理；若出血量多，每晚服避孕药同时加服炔雌醇 1 片（0.005mg）至停药；若阴道流血量多似月经或流血时间接近月经期则停药，并将此次流血做为月经来潮处理，于流血第 5 天重新开始下一周期用药，或更换避孕药。

3. 闭经　服药后有 1% ~ 2% 的妇女发生闭经。若连续停经 2 个周期以上，应停药观察，一般停药后月经恢复来潮，停用避孕药期间，需采取其他避孕措施。

4. 体重增加　少数妇女在服用避孕药而出现体重增加，因避孕药中炔诺酮兼有弱雄激素活性，体内合成代谢增加，加之雌激素使水钠潴留，导致体重增加，但不致引起肥胖，也不影响健康。新一代的 OC 屈螺酮炔雌醇具有抗盐皮质激素的作用，使水钠潴留减少。

5. 其他　偶可出现皮肤色素沉着、头痛、皮疹、皮肤瘙痒、乳房胀痛等，色素沉着停药后多数可自行消退或减轻，其他可对症处理，严重者需停药。

（五）长期服用甾体避孕药的安全性

甾体避孕药在临床应用 50 年来，OC 已成为发达国家使用最广泛的避孕方法之一，在已婚妇女的避孕措施中约占 60%。随着应用人数的不断增多，其长期使用的安全问题日益引起重视，人们在使用甾体避孕药时主要有 4 个方面的顾虑：是否致癌；对代谢有无影响；停药后是否影响生育；对子代健康有无影响。

1. 是否致癌　大量研究证明，因孕激素的保护作用，长期服用甾体避孕药可减少子宫内膜癌和卵巢上皮癌的发生，但是否增加乳腺癌、宫颈癌的发生，近年仍有争议，有待进一步研究。

2. 对机体代谢的影响　长期服用甾体避孕药，有部分服药者出现糖耐量降低，但无糖尿病症状，停药后可恢复正常。长期服用甾体避孕药对脂代谢的影响，使低密度脂蛋白（LDL）降低，高密度脂蛋白（HDL）、甘油三酯（TG）和总胆固醇（TC）升高。HDL 升高对心脏、血管有保护作用，可降低动脉硬化性心脏病的危险，而 TG、TC 的升高是心血管疾病的危险因素。甾体激素对蛋白质的代谢无影响。

3. 对生育的影响　停药后 3 个月内 80% 的妇女恢复排卵，95%~98% 在 1 年内恢复排卵，故不影响生育。

4. 对子代的影响　证据显示，停药后妊娠不增加胎儿畸形发生率。但早孕期继续服药者，胎儿畸形率增加。因此，因漏服而妊娠者或妊娠后继续服药者，应劝其终止妊娠，停药后 6 个月妊娠安全。

三、其他避孕方法

（一）紧急避孕

紧急避孕（emergency contraception）是指在无保护性生活或避孕失败后的几小时或几日内，妇女为防止非意愿妊娠而采取的补救避孕方法。包括放置宫内节育器和口服紧急避孕药。

1. 适应证　①避孕失败者（如阴茎套破裂或滑脱、漏服避孕药、IUD 脱落或移位等）。②未采取任何避孕措施。③遭到性暴力。

2. 方法

（1）宫内节育器（IUD）　带铜 IUD 可用于紧急避孕，在无保护性生活后 5 天内放入，避孕有效率达 95% 以上。适合愿意长期避孕，并无放置 IUD 禁忌证的妇女。

（2）紧急避孕药　主要有：①激素类如左炔诺孕酮片，在无保护性交后 72 小时内服用首剂 1 片，12 小时后再服 1 片。②非激素类如米非司酮，在无保护性生活后 120 小时内服用。紧急避孕药只能一次性起保护作用，因激素剂量大，副作用亦大，不能作为常规避孕。因此，护士应加强避孕知识的宣传和指导工作，促进和保护妇女生殖健康。

（二）自然避孕法

自然避孕法（natural family planning，NFP）也称安全期避孕法，是根据妇女的自然生理规律，推算月经周期中的不易受孕期，在此期内进行性交而达到避孕目的。排卵通常在下次月经前 14 天左右，成熟卵子排出后可以存活 24~48 小时，受精能力最强的时间是在排卵后 24 小时内；精子在女性生殖道中可以存活 2~3 天；据此推算排卵前后 4~5 天内为易受孕期，其余时间不易受孕视为安全期。

采用自然避孕法者需要根据本人的月经周期、基础体温测量或宫颈黏液变化特点来推算。但妇女排卵过程受情绪、健康状况、性生活以及外界环境等多种因素影响，也可发生额外排卵，故自然避孕法不十分可靠，失败率高达 20%。

（三）外用避孕药

通过阴道给药使精子灭活起到避孕作用。目前广泛使用的以壬苯醇醚为主要成分制成避孕药膜，具有快速高效杀精作用。于性交前 10 分钟将药膜揉成团状放入阴道深处，待其溶解后即可性交。若正确使用，避孕率可达95%以上。

（四）其他避孕法

免疫避孕法的抗生育疫苗和导向药物避孕、黄体生成激素释放激素类似物避孕等，尚处于研究阶段。

第三节 女性绝育方法及护理

绝育（sterilization）是指通过手术或药物达到永远不生育的目的。有手术绝育和药物绝育两种。输卵管绝育术（tubal sterilization operation）是女性绝育术的主要方法，是指通过人工方法使精子和卵子不能相遇，达到永久性不孕的目的，手术安全且不影响受术者机体生理功能。女性绝育方法可经腹、经腹腔镜或经阴道进行。经阴道绝育术已极少开展，因药物黏堵输卵管吻合复通困难，再通率低，已较少应用。目前常用方法有经腹输卵管结扎术或经腹腔镜输卵管绝育术。

一、经腹输卵管结扎术

经腹输卵管结扎术是一种安全、操作简便、永久性的节育措施，是国内应用最广泛的绝育方法。

（一）适应证

1. 夫妇双方自愿接受女性绝育手术且无禁忌证者。

2. 患有严重疾病如心脏病、肝脏病或遗传性疾病等不宜生育者。

（二）禁忌证

1. 各种疾病急性期，如产后失血性休克、心力衰竭等。

2. 24小时内两次间隔4小时测量体温≥37.5℃。

3. 腹部皮肤有感染灶或患有急、慢性盆腔炎。

4. 较严重的神经官能症。

5. 全身状况不良不能耐受手术者。

（三）手术时间

1. 以月经干净后3~7天内为宜。

2. 人工流产或宫内节育器取出术后可立即施行手术，宜在48小时内实施；自然流产待一个月转经后手术。

3. 剖宫产可同时作绝育术；中期妊娠终止、足月顺产产后24小时后为宜。

4. 哺乳期妇女绝育须先排除妊娠。

5. 难产或疑有产时感染者，需抗生素预防感染3~5天后，无异常情况实施手术。

（四）物品准备

甲状腺拉钩2个，中号无齿镊2把，短无齿镊1把，弯蚊式钳4把，12cm弯钳2把，鼠齿钳2把，布巾钳4把，弯头无齿卵圆钳1把，有齿卵圆钳2把，输卵管钩（或指板）1个，持针器1把，弯剪刀1把，刀片2个，刀柄1把，弯盘1个，5ml注射器1个，1号及4号线各1团，9×24弯三角针1枚，9×24弯圆针1枚，6×4弯圆针1枚，双层方包布1块，双层特大包布1块，腹单1块，治疗巾5块，手术衣2件，纱布若干，无菌手套3副。

（五）操作方法

1. 麻醉 采用局部浸润麻醉或硬膜外麻醉。

2. 受术者 排空膀胱，取头低臀高仰卧位，术野按常规消毒，铺巾。

3. 切口 耻骨联合上 3~4cm，正中行 2cm 纵切口，产后结扎者则在宫底下 2cm 处行纵切口。依次切开皮肤、皮下脂肪、腹直肌前鞘和腹膜，打开腹腔。

4. 提取输卵管 术者以左手示指伸入腹腔，沿宫底部滑向一侧宫角，摸到输卵管峡部后方，右手持指板，将指板大弯曲部紧贴左手示指的掌侧面进入腹腔，到达输卵管的前方，将提取输卵管夹持在示指与指板之间。然后示指和指板同时向伞端移动，向上提取至切口旁的腹壁。提取输卵管时需见到输卵管伞端，才能确认输卵管无误，同时检查卵巢。也可用卵圆钳或输卵管吊钩取管。

5. 结扎 输卵管结扎方法有折叠结扎切除法、抽芯包埋法和银夹法。

（1）**折叠结扎切除法** 用鼠齿钳夹住输卵管峡部并轻轻提起，呈双折状，距折叠顶端 1.5~2cm 处用血管钳压挫输卵管片刻后取下，用 4 号丝线缝针在该处穿透系膜（避开血管），在近侧结扎后绕至远侧打结，将结扎处上方的输卵管切除。用 0.2% 聚维酮碘液消毒输卵管断端，检查无出血后，送回腹腔，同法处理对侧输卵管。

（2）**抽芯近端包埋法** 是目前我国应用最广泛的一种方法。用两把鼠齿钳分别夹持输卵管峡部系膜无血管区，间距约 3cm，于输卵管峡部背侧浆膜下注入 0.5% 利多卡因液或 0.9% 氯化钠液 1ml，使浆膜膨胀，切开浆膜层，用弯蚊钳游离出该段输卵管，再用蚊钳夹住其两端，剪除两钳间的输卵管 1~1.5cm。用 4 号丝线分别结扎两断端，1 号丝线连续缝合浆膜层，将近端包埋于浆膜层内，远端留在浆膜外。检查无出血后，送回腹腔（图 19-4）。同法处理对侧输卵管。该法血管损伤少，失败率低，并发症少。

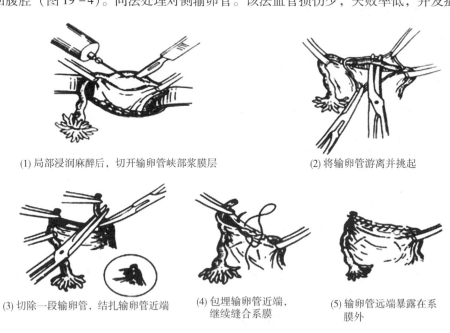

(1) 局部浸润麻醉后，切开输卵管峡部浆膜层   (2) 将输卵管游离并挑起

(3) 切除一段输卵管，结扎输卵管近端   (4) 包埋输卵管近端，继续缝合系膜   (5) 输卵管远端暴露在系膜外

图 19-4 输卵管近端包埋法

（3）**银夹法** 将银夹置于放置钳上，钳嘴对着提起的输卵管峡部，将钳柄压紧，压迫夹的上下臂，使银夹夹住输卵管。

6. 结束手术 清点纱布、器械无误后，检查无出血，逐层缝合关闭腹腔，术后送受术者回病房休息。

（六）术后并发症及预防

1. 感染 可发生盆腔感染、腹壁切口感染，甚至全身感染。感染原因：体内原有感染灶（慢性输卵管炎或盆腔炎）未控制，术时消毒不严或术中操作无菌观念不强。因此，术前要严格掌握手术适应证和禁忌证，严格执行无菌操作，术中避免组织损伤，做好术前、术后卫生宣教工作。

2. 出血或血肿　多因过度牵拉、钳夹而损伤输卵管或其系膜血管，或止血不彻底，或缝合不严密引起。因此手术时操作要轻柔、仔细，避免损伤血管，止血要彻底，关闭腹腔前仔细检查有无出血。一旦发生出血或血肿，要根据具体情况采取相应措施。

3. 脏器损伤　多见于膀胱及肠管损伤。多因操作不熟练、粗暴或解剖关系辨认不清所致。一旦发生脏器损伤应立即修补，并注意术后观察。

4. 绝育失败　绝育术后再妊娠的情况偶有发生。主要是由于绝育手术操作技术性的错误、绝育方法本身缺陷引起。绝育失败后可发生宫内妊娠或输卵管妊娠。

（七）护理要点

1. 术前准备

（1）做好受术者的术前咨询，耐心回答所提出的各种疑问，夫妻双方知情，解除其顾虑与恐惧。

（2）详细询问病史，通过全身体格检查，包括妇科检查、血尿常规、出凝血时间、肝肾功能以及 X 线检查等全面评估受术者以排除禁忌证

（3）术前排空膀胱，除行硬膜外麻醉外，受术者不需禁食，余按腹部手术要求做好皮肤准备。

3. 术后护理

（1）除行硬膜外麻醉外，受术者不需禁食。

（2）术后密切观察受术者生命体征，腹痛情况、内出血或脏器损伤征象等。

（3）局部浸润麻醉者静卧数小时后可下床活动，鼓励受术者及早排尿。

（4）若发生内出血、脏器损伤等，应严格遵医嘱给予药物并配合医生给予相应处理。

（5）保持切口敷料干燥、清洁，防止感染。

（6）告知受术者术后休息 3~4 周，禁止性生活 1 个月。

二、经腹腔镜输卵管绝育术

经腹腔镜输卵管绝育术创伤性小，术后恢复快，是一项比较成熟、安全的技术，国内已逐渐推广应用。

1. 适应证　同经腹输卵管绝育术。

2. 禁忌证　腹腔粘连、心肺功能不全、膈疝及不能耐受麻醉及气腹等。余同经腹输卵管绝育术。

3. 物品准备　腹腔镜，气腹针，CO_2 气体，单极或双极电凝钳，电凝剪，钳夹器及套管针，弹簧夹或硅胶环 2 个，有齿卵圆钳 2 把，组织镊 2 把，持针器 1 把，缝合线，圆针，角针，刀柄 1 把，刀片，线剪刀 1 把，棉球，棉签，纱布及 0.5% 聚维酮碘液等。

4. 操作方法　采用局麻、硬膜外麻醉或全身麻醉。消毒腹部皮肤，于脐窝下缘行 1.5cm 横弧形切口，从切口插入气腹针，向腹腔充 CO_2 气体 2~3L，然后换置腹腔镜。在腹腔镜直视下用弹簧夹钳夹或硅胶环套扎于输卵管峡部，阻断输卵管通道。也可用单极或双极电凝烧灼输卵管峡部 1~2cm。经统计比较上述 3 种方法的绝育失败率显示，电凝术最低 1.9‰，硅胶环 3.3‰，弹簧夹 27.1‰，但机械性绝育法与电凝术相比，具有损毁组织少的优点，若受术者需要再生育，输卵管再通的成功率较高。

5. 术后护理　严密观察受术者有无发热、腹痛、内出血或脏器损伤等征象。术后静卧数小时后可下床活动。

第四节　避孕失败补救措施及护理

采取工具避孕、药物避孕和绝育术均有一定的失败率。避孕失败则导致非意愿妊娠，需采取避孕失败的补救措施，即人工终止妊娠。因此，护士应协助育龄妇女及早发现并及时采取适宜的避孕失败补救措施。

一、早期妊娠终止方法

避孕失败后终止早期妊娠的方法有药物流产和手术流产两种，因意外妊娠、疾病等原因采用人工方法终止妊娠的方法统称为人工流产（induced abortion）。人工流产对妇女的生殖健康有一定的影响，为避免或减少意外妊娠，做好避孕工作，才是计划生育工作的关键。

（一）药物流产

药物流产（medicine abortion）是指应用药物终止早期妊娠的方法，具有方法简便、避免宫腔操作、无创伤等优点。适用于宫内妊娠49天以内者。目前临床联合应用米非司酮（mifepristone）与米索前列醇（misoprostol）。米非司酮是一种强有力的抗孕激素药物，因其对子宫内膜孕激素受体的亲和力比黄体酮高5倍，通过竞争蜕膜的孕激素受体，阻断黄体酮活性而终止妊娠。米索前列醇是前列腺素类似物，具有子宫兴奋和宫颈软化作用。两者配伍使用既提高流产成功率，又减少用药剂量，完全流产率达90%以上。

1. 适应证

（1）确诊为宫内妊娠，不超过49天，胎囊最大直径≤2.5cm；本人自愿要求，年龄18~40岁的健康育龄妇女。

（2）手术流产的高危对象，如子宫畸形、严重骨盆畸形、子宫发育不良、瘢痕子宫、哺乳期子宫等。

（3）多次手术流产史，对手术流产有顾虑或恐惧心理者。

2. 用法

（1）顿服法　用药第1天空腹顿服米非司酮200mg，第3天早上口服米索前列醇0.6mg。

（2）分次服法　第1天晨服米非司酮50mg，8~12小时再服25mg，第2天早、晚各服25mg。每次服药前后至少空腹1小时。第3天服用米非司酮25mg后口服米索前列醇0.6mg。

用药后要留院观察6小时，一般可出现轻度恶心、呕吐或腹泻等胃肠道症状的不良反应，此外，药物流产后出血时间较长和出血量较多也是其主要的不良反应。用药后应严密随访，若出血量多、疑为不全流产时应及时行刮宫术。药物流产必须在有抢救条件的正规医疗机构实施。

（二）手术流产

手术流产（surgical abortion）是指用手术方法终止14周以内的妊娠。有负压吸宫术和钳刮术两种。

1. 适应证

（1）妊娠14周内自愿要求终止妊娠而无禁忌证者。

（2）因患有某种疾病不宜继续妊娠者。

2. 禁忌证

（1）生殖器官炎症。

（2）各种疾病急性发作期。

（3）全身生疾病或全身状况不良，不能耐受手术。

（4）术前两次体温相隔4小时均在37.5℃以上者。

3. 物品准备　阴道窥器1个，宫颈钳1把，子宫探针1个，宫颈扩张器6~10号各1个，吸管5~8号各1个，有齿卵圆钳2把，小刮匙1把，长镊子2个，弯盘1个，洞巾1块，无菌手套2副，纱布、棉球若干，0.5%聚维酮碘液，连接胶管数根，人工流产负压电吸引器1台。

4. 麻醉手术　流产操作时间短，手术简单，一般不需要麻醉，但为了减轻受术者疼痛，也可在麻醉下进行。因局麻效果欠佳，因此目前手术流产最常用的麻醉方法有丙泊酚或依托咪酯静注法。术前禁食6小时，禁饮3小时，将依托咪酯溶液10ml（20mg）或丙泊酚（2.0mg/kg）于15~60秒内静脉推注完毕，给药30秒后即可达到麻醉效果开始手术。该麻醉方法需由麻醉师负责麻醉管理，麻醉时需监测血压、呼吸、心率和吸氧，并备有气管插管急救器械、药品。应用静脉全身麻醉方式手术，不仅减轻了手术疼痛感，还能有效降低对机体循环系统和应激反应的影响。但单独应用镇痛效果有限，无法有效抑制手术造成的应激反应和心血管系统不良反应，会引起肢体扭动等，且术后宫缩疼痛强烈易进一步激发各种生理和病理改变。如何提高超前镇痛的效应，减少伤害性刺激传入中枢，抑制中枢和外周敏化是目前的研究热点。

5. 手术步骤

（1）负压吸引术　适用于妊娠10周以内者。

1）体位及消毒　受术者排空膀胱，取膀胱截石位，常规消毒外阴，铺无菌孔巾。双合诊复查子宫位置、大小及附件情况。用阴道窥器扩张阴道，暴露宫颈，并消毒阴道及宫颈。

2）探测宫腔及扩张宫颈　用宫颈钳钳夹宫颈前唇。顺着子宫的倾屈方向，将子宫探针伸入宫腔，探测宫腔深度。用宫颈扩张器扩张宫颈，自5号起逐渐扩至比所选用吸管大半号或1号。扩张时用力要均匀，切忌动作粗暴、用力过猛，以免发生宫颈内口损伤或造成子宫穿孔。

3）负压吸引　根据孕周、宫腔深度选择吸管及负压大小，一般负压在400~500mmHg。将吸管末端与无菌橡皮管相连，并将橡皮管连接到负压吸引器，进行负压吸引试验无误后，将吸管按宫腔方向缓慢送入宫底，然后后退2cm，按顺时针方向吸引宫腔1~2周，当感觉宫腔缩小、吸管紧贴宫壁且感觉子宫壁由光滑变为粗糙、吸管头部移动受阻时，表示宫腔内组织已被吸净，此时可折叠橡皮管阻断负压后缓慢取出吸管。用小刮匙轻刮宫腔一圈，尤其注意两侧宫角和宫底处，确认已吸净，取下宫颈钳，用棉球擦净宫颈及阴道血迹，观察无异常后取出阴道窥器，术毕（图19-5）。

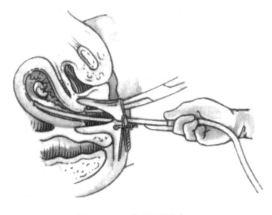

图19-5　负压吸引术

4）检查吸出物　将吸出物过滤，仔细检查有无绒毛、胚胎组织，所吸出量是否与孕周相符，如肉眼未发现绒毛或吸出量太少，需将吸出物送病理检查。

（2）钳刮术　适用于妊娠10~14周要求终止妊娠的妇女。由于胎儿较大，为保证钳刮术的顺利进行，术前必须要充分扩张宫颈管。术前12小时将无菌16号或18号导尿管插入宫颈管内以扩张宫颈管，于手术前取出；也可于术前1~2小时肌注或阴道后穹隆放置前列腺素制剂，或于术前2~3小时口服米索前列醇，以利于宫颈软化、扩张。术中用宫颈扩张器扩张宫颈管。用有齿卵圆钳按宫腔方向进入宫腔，夹破胎膜，使羊水流尽，酌情使用缩宫素。然后用卵圆钳将胎盘与胎儿组织依次钳出，中号刮匙轻刮宫腔2周，核对钳出的胎盘、胎体是否完整，观察有无出血及宫缩情况，若有出血，加用缩宫素（图

19 – 6）。

6. 护理要点

（1）术前准备　①详细询问病史包括停经时间、本次妊娠是否哺乳期、生育史及既往病史，测量体温、脉搏和血压，通过双合诊检查、B型超声检查、心肺功能检查、血常规、出凝血时间以及白带常规等检查评估受术者，协助医师排除手术禁忌证。②向受术者讲明手术过程及可能出现的异常情况，解除其思想顾虑。③术前嘱受术者排空膀胱。

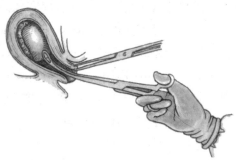

图 19 – 6　钳刮术

（2）术后护理　①受术者在观察室卧床休息 1 小时，注意阴道流血及腹痛情况，无异常方可离去。②遵医嘱给予药物治疗，如缩宫素及抗生素。③嘱受术者每日清洗外阴，保持外阴清洁，禁止性生活及盆浴 1 个月。④吸宫术后休息 3 周，钳刮术后休息 4 周。若有阴道流血增多或腹痛随时就诊。⑤告知受术者手术流产仅作为避孕失败的补救措施，不宜经常实施，指导妇女及配偶（伴侣）采用安全可靠的避孕方法。⑥积极实施"流产后关爱"服务，开展人文关怀。

7. 并发症及防治

（1）术中出血　人工流产手术出血量与妊娠周数有关。凡负压吸引术出血量≥200ml，钳刮术出血量≥400ml，均可视为人工流产术时并发症。多发生于妊娠月份较大，妊娠产物不能迅速吸出或刮出而影响子宫收缩所致。因此，应根据妊娠天数及子宫大小选择合适型号的吸管，且胶管不宜太软，负压不宜太低。一旦发生出血量增多，可注射缩宫素，并迅速钳取或吸出妊娠产物。

（2）子宫穿孔　是手术流产严重并发症，若处理不及时可引起严重出血、感染、休克甚至死亡。多见于哺乳期子宫、瘢痕子宫、子宫过度倾屈或畸形以及术者术前未查明子宫大小、位置或技术不熟练等。在手术过程中当发现器械进入宫腔探不到宫底，或进入宫腔深度明显超过原来检查时宫腔深度，提示子宫穿孔，应立即停止手术。若是胚胎及绒毛已清除干净，发生了单纯性的小穿孔，没有损伤脏器及内出血，可予静脉滴注缩宫素和抗生素保守治疗，严密观察受术者的生命体征；若宫腔内容物尚未清除干净，注射缩宫素后由有经验的医师进行清宫，或在 B 型超声引导下或腹腔镜下完成手术；若破口大、内出血多，体征明显或疑有脏器损伤时，应立即剖腹探查，修补损伤的脏器。

（3）人工流产综合征（artificial abortion syndrome）　是指术时或手术刚结束时，因疼痛或子宫受到机械刺激，部分受术者出现头晕、胸闷、恶心、面色苍白、大汗淋漓、心动过缓、心律不齐、血压下降，甚至出现昏厥、抽搐等迷走神经兴奋症状。多数人在手术停止后逐渐恢复。发生原因主要与宫体及宫颈管受机械性刺激，引起迷走神经兴奋、冠状动脉痉挛、心肌与脑供血不足等有关。此外，也可能与受术者精神紧张，不能耐受宫颈过度扩张、牵拉和过高负压有关。因此，术前应做好受术者的心理护理，缓解紧张焦虑情绪；扩张宫颈时操作要轻柔，应从小号扩张器逐渐过渡到大号，切忌用力过猛；吸宫时注意掌握适度负压，进出宫颈时关闭负压，吸净后不要反复吸刮宫壁；一旦发生心率减慢，立即静脉注射阿托品 0.5～1mg，可缓解症状。

（4）吸宫不全　指手术流产后宫腔内有部分妊娠产物残留。与术者技术操作不熟练或子宫位置异常有关，是人工手术流产常见的并发症。术后阴道不规则流血超过 10 天，应考虑为吸宫不全，B 型超声检查有助于诊断。无明显感染征象，应尽快行刮宫术，刮出物送病理检查，并用抗生素预防感染。若伴有感染，先将大块组织夹出，控制感染后再行刮宫术，术后继续抗感染治疗。

（5）漏吸或空吸　施行手术流产时未能将胚胎或胎盘绒毛吸出或刮出称为漏吸。多见于子宫畸形、子宫过度屈曲、术者技术不熟练或孕周过小等。如果手术流产后，发现吸出物过少，尤其未见胚囊时，应复查子宫位置、大小及形状，重新探查宫腔，再次做人工流产手术。若仍未见绒毛或胚胎组织，要重复尿妊娠试验及 B 超检查，宫内若未见妊娠囊则诊断为空吸。吸出组织需送病理检查，排除异位妊娠可能。

（6）术后感染　指手术流产前无生殖器炎症，术后 1～2 周内发生的生殖器官炎症，常见为急性子宫内膜炎，后扩散至子宫肌层、附件及盆腔腹膜，严重时可导致败血症、感染性休克。主要表现为下腹痛、体温升高、阴道有脓性分泌物和不规则阴道流血。妇科检查时子宫或附件区有压痛、反跳痛。多因吸宫不全、术后过早性交或手术器械多次进出宫腔增加了感染机会所致。处理为应用广谱抗生素，半卧位休息，加强营养等全身支持疗法。宫腔内有妊娠产物残留者，应抗感染的同时择时清理宫腔，以去除感染病灶。

（7）羊水栓塞　较少见，偶发于钳刮术。由于宫颈损伤和胎盘剥离使血窦开放，为羊水进入母体血液循环创造条件，若此时应用缩宫素更可促进其发生。因妊娠早、中期的羊水中有形成分较少，即使并发羊水栓塞，其症状和严重性也不如晚期妊娠发病凶猛。治疗措施详见第十一章第三节。

（8）远期并发症　手术流产后子宫内膜异位症发生率较高，据报道达 30%；术后也可并发宫颈管或宫腔粘连、月经失调、继发性不孕等。

二、中期妊娠终止方法

中期妊娠引产是指妊娠 13 周至不足 28 周，因孕妇患有严重疾病不宜继续妊娠或防止先天性畸形儿出生，须用人工方法诱发子宫收缩而终止妊娠的方法。目前国内外引产的方法很多，国内常用的方法有依沙吖啶（利凡诺）引产和水囊引产。

（一）适应证

1. 妊娠 13 周至不足 28 周，患有严重疾病不宜继续妊娠者。

2. 妊娠早期接触导致胎儿畸形因素，检查发现胚胎异常者。

（二）禁忌证

1. 严重全身性疾病，肝肾疾病能胜任手术者不作为水囊引产的禁忌证。

2. 各种疾病急性期，慢性疾病急性发作期或生殖器官急性炎症。

3. 剖宫产或肌瘤剔除术 2 年内。瘢痕子宫、宫颈有陈旧性裂伤者慎用。

4. 术前 1 日内体温两次超过 37.5℃。

5. B 型超声提示有前置胎盘或下腹部皮肤感染者。

（三）物品准备

1. 羊膜腔内注入法　卵圆钳 2 把，7～9 号腰椎穿刺针 1 根，弯盘 1 个，10ml 注射器 1 个，长方孔巾 1 块，纱布、棉球若干，0.5% 聚维酮碘液，利凡诺液（利凡诺 100mg 溶于 10ml 注射用水内），无菌手套 1 副，胶布（具体操作方法及护理详见本教材第二十二章第三节）。

2. 胎膜外注入法　长钳 2 把，阴道窥器 1 个，子宫颈钳 1 把，敷料镊 2 把，橡皮导尿管 1 根，50ml 注射器 1 个，长方孔巾 1 块，布巾钳 2 把，纱布、棉球若干，0.5% 聚维酮碘液，配好的利凡诺液 50～100ml（含利凡诺 100mg），无菌手套 1 副，药杯及 10 号丝线。

3. 水囊引产法　阴道窥器 1 个，子宫颈钳 1 把，敷料镊 2 把，阴茎套 2 个，14 号橡皮管 1 根，宫颈扩张器 1 套，10 号丝线，棉球若干，0.5% 聚维酮碘液，生理盐水 500ml，无菌手套 1 副。备置水囊（将消毒后的两个阴茎套套在一起成双层来制备水囊，再将 14 号橡皮导管送入阴茎套内 1/3，用丝线将囊口缚扎于导尿管上。排空囊内空气后将导尿管末端折叠扎紧以备用）。

（四）操作方法

1. 依沙吖啶（利凡诺）引产 利凡诺为淡黄色结晶粉末，是吖啶的衍生物，一种强力杀菌剂，将其注入胎膜外或羊膜腔内，可使胎盘蜕膜组织变性坏死，促使前列腺素的合成，引起子宫收缩。经大量临床实践羊膜腔内注入利凡诺（剂量在100mg以内），引产成功率达98%以上，是一种安全、有效、操作简便、感染率低的引产方法。

（1）羊膜腔内注入法 操作方法详见"经腹壁羊膜腔穿刺"（详见教材第二十二章第三节）。腰椎穿刺针进入羊膜腔内后，拔出针芯，见羊水溢出，接上注射器抽出少量羊水，注入利凡诺100mg。拔出穿刺针，穿刺部位用消毒纱布压迫数分钟后，胶布固定。

（2）宫腔内胎膜外注入法 孕妇排空膀胱后取膀胱截石位，常规消毒外阴阴道，铺无菌巾。阴道窥器扩张阴道暴露宫颈，消毒阴道及宫颈，宫颈钳钳夹住宫颈前唇，用敷料镊将无菌橡皮导尿管缓慢送入子宫壁与胎膜间，导尿管就位后，缓慢将利凡诺液（0.2% 50ml）由导尿管注入宫腔，注射完毕后，折叠并结扎外露的导尿管，置于阴道穹隆部，填塞纱布（图19-7）。24小时后取出纱布及导尿管。

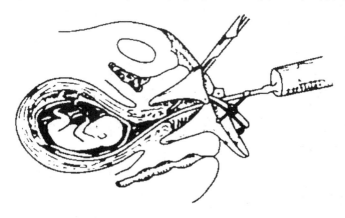

图 19-7 宫腔内胎膜外注入法

2. 水囊引产 将密闭无菌的空水囊放置在子宫壁和胎膜之间，然后向囊内注入一定量0.9%氯化钠溶液，通过增加宫腔压力及对宫颈管的机械性刺激，诱发子宫收缩，促使胎儿和胎盘排出。

其操作方法为：孕妇排空膀胱后，取膀胱截石位，常规消毒、铺巾。阴道窥器扩张阴道，暴露宫颈，消毒阴道和宫颈管，用宫颈钳钳夹宫颈前唇并轻轻向外牵引，扩张宫颈，再用敷料镊将准备好的水囊缓慢送入子宫腔内，将其置于子宫壁和胎膜之间，经导尿管缓慢向水囊内注入无菌的0.9%氯化钠溶液300~500ml，加入数滴亚甲蓝（美蓝）以利于识别羊水或注入液。注液完毕后，折叠导尿管，扎紧后置于阴道穹隆部（图19-8）。

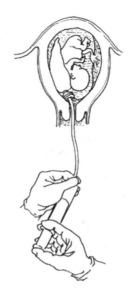

图 19-8 水囊引产

（五）注意事项

1. 依沙吖啶（利凡诺）引产

（1）穿刺过程及拔针前后，注意观察孕妇有无呼吸困难、发绀等症状。

（2）一次引产利凡诺的安全剂量为100mg，若超过200mg则可引起中毒。

（3）胎膜外注药时，注意避免导尿管接触阴道壁，防止感染，操作轻柔勿刺破胎膜。

（4）胎膜外引产者，放管后若体温>38℃或有阴道流血，则取出导尿管。

（5）利凡诺遇生理盐水会产生沉淀，需用注射用水稀释。

2. 水囊引产

（1）放置水囊时严格评估有无禁忌证，严格执行无菌操作，放置后定时测量体温，特别注意观察有无寒战、发热等感染征象。

（2）放置水囊后出现规律宫缩时应取出水囊。若出现宫缩乏力，或取出水囊无宫缩，或有较多阴道流血，应静脉点滴缩宫素。

（3）首次引产失败可再次放置，应在前次取出水囊 72 小时后且无感染征象放置，但不宜超过 2 次，以免引起宫腔感染。

（4）水囊引产后若宫缩过强、出血较多或体温超过 38℃，应提前取出水囊。放置水囊时间不应超过 48 小时。

（5）水囊注水量不超过 500ml。

（六）中期妊娠引产并发症

1. 全身反应 偶见体温升高，一般不超过 38℃，多发生在依沙吖啶应用后 24～48 小时，胎儿排出后体温迅速下降。

2. 出血 中期妊娠引产过程中出血量≥400ml 诊断为出血，是中期妊娠引产常见的并发症之一。80% 受术者出现阴道流血，量少于 100ml，个别妇女可超过 400ml。

3. 软产道损伤 少数受术者可有不同程度的软产道裂伤，以宫颈及阴道部位裂伤多见，少数严重者可发生子宫破裂。

4. 羊水栓塞 在引产或钳刮术中有一定量羊水进入母血循环，引起肺栓塞和休克为主的一系列病变。羊水栓塞发病急，病情凶险，是中期妊娠引产的严重并发症。

5. 弥漫性血管内凝血（DIC） 中期妊娠引产并发感染性休克、失血性休克、羊水栓塞等情况时均可继发 DIC。

6. 感染 各种引产均可并发感染，以水囊引产感染率最高。

7. 胎盘胎膜残留 其发生率低，为避免妊娠组织的残留，应在胎盘排除后立即行刮宫术。

（七）护理要点

1. 术前护理 护士要认真评估孕妇身心状况，协助医师严格掌握适应证与禁忌证。向受术者讲解手术过程及可能出现的情况，解除其顾虑。指导受术者做到术前 3 天禁止性生活，术前洗阴道 1 次/天。依沙吖啶引产者，术前行 B 型超声检查以定位胎盘及穿刺点并做好穿刺部位皮肤准备。

2. 术中护理 注意观察孕妇生命体征，尤其注意观察有无呼吸困难、发绀等羊水栓塞症状。

3. 术后护理 指导孕妇尽量卧床休息，防止突然胎膜破裂。注意测量受术者的生命体征，特别是监测体温，每 4 小时测量 1 次。严密观察并记录宫缩出现的时间和强度、胎心与胎动消失的时间及阴道流血等情况。按正常分娩接产，产后仔细检查胎盘胎膜是否完整，有无软产道裂伤，若有裂伤，及时缝合。同时注意观察产后宫缩、阴道流血及排尿情况，指导产妇采取退奶措施。嘱产妇保持外阴清洁，预防感染。

4. 健康指导 引产后指导产妇休息、饮食。为其提供表达情感的机会，了解其心理活动并给予同情、宽慰、鼓励和帮助，减轻其无助感。嘱其术后禁止性生活及盆浴 6 周，提供避孕指导。告知产妇若出现发热、腹痛及阴道流血量多等异常情况，及时就诊。

目标检测

答案解析

一、选择题

A1 型题

1. 下列避孕方法中，既可使失败率降低也可防止 STD 传播的是

    A. IUD
    B. 避孕套
    C. 安全期
    D. 阴道隔膜
    E. 口服避孕药

2. 宫内节育器最主要的避孕机制是

    A. 防止精子和卵子相遇
    B. 防止精子进入输卵管
    C. 影响卵巢排卵
    D. 防止受精卵着床
    E. 防止卵子由卵巢进入子宫

A2 型题

1. 患者，女性，29 岁。产后半年，现哺乳，已正常行经，要求避孕。妇科检查正常，推荐使用的避孕方法是

    A. 口服避孕药
    B. 安全期避孕
    C. 阴道隔膜
    D. 带孕酮宫内节育器
    E. 带铜宫内节育器

2. 患者，女性，29 岁。因 G_2P_1 孕 42 天，于 1 个月前行人工流产术，半个月前出现阴道不规则流血，该患者最有可能的并发症为

    A. 子宫穿孔
    B. 人工流产综合征
    C. 吸宫不全
    D. 术后感染
    E. 宫腔粘连

X 题型

1. 放置宫内节育器的**禁忌证**有

    A. 妊娠或可疑妊娠
    B. 生殖器官急、慢性炎症
    C. 月经过频、经量过多或不规则阴道流血
    D. 生殖器官肿瘤
    E. 子宫畸形

2. 下列**不能**进行手术流产的是

    A. 生殖器官炎症
    B. 各种疾病急性发作期
    C. 全身生疾病或全身状况不良，不能耐受手术
    D. 术前两次体温相隔 4 小时均在 37.5℃以上者
    E. 妊娠 13 周内

二、名词解释

1. 计划生育
2. 避孕

三、简答题

1. 简述终止中期妊娠引产的适应证及禁忌证。
2. 简述放置宫内节育器避孕原理。

四、病例分析

患者，女性，30 岁，未孕。平素月经规律，无痛经。因避孕需求患者采用短效口服避孕药 3 个月，本次月经周期的第 7 天发现有不规则少量阴道流血。

根据以上资料，请回答：

1. 该患者阴道流血的主要原因。
2. 该类患者护士应给予的指导。

（陈　静）

书网融合……

本章小结　　　　题库

第二十章　妇女保健

PPT

📖 **学习目标** ---------------------------------

　　通过本章内容学习，学生能够达到：

基本目标：

叙述妇女保健工作的意义、目的和方法。

发展目标：

利用所学知识，对青春期、婚前期、生育期、围产期、绝经过渡期、老年期妇女进行保健指导。

　　妇女健康水平是社会发展和文明的标志。近年来，我国妇女保健工作虽然取得了显著成绩，特别是在降低孕产妇死亡率方面提前实现了联合国千年发展目标，但仍需进一步完善，也将面临新的挑战。例如：随着我国人均期望寿命延长，老年妇女数量增长，其保健问题日益突出。2016 年 1 月我国开始实施修订后的《人口与计划生育法》，许多年龄超过 35 岁、剖宫产术后的妇女面临再生育问题。妇女保健（women's health care）是通过先进的医学科学技术、有效的防治措施及科学的管理方法对处于一生各时期的女性开展保健，其主要任务包括妇女各期保健、计划生育指导、常见妇女病、恶性肿瘤的普查普治及妇女劳动保护。

第一节　概　　述

一、妇女保健工作的意义

　　妇女保健与临床医学、疾病预防控制一起构成我国医学卫生防病的基本体系，是我国人民卫生保健事业的重要组成部分，其目的是维护和促进妇女身心健康。妇女保健工作是以保健为中心，以预防为主，以群体为服务对象，以基层为重点，防治结合，开展以保障生殖健康为核心的工作。世界卫生组织定义的生殖健康是指躯体、精神和社会全面完好状态，而不仅仅是有关生殖系统及其功能和过程各方面没有疾病或不虚弱。做好妇女保健工作，关系到家庭幸福和后代健康，有利于提高民族综合素质。妇女自我保健意识的增强，使其身心更健康，积极、自信的面对生活，是促进社会和谐发展的重要前提。

二、妇女保健工作的目的

　　妇女保健工作的目的在于通过积极的普查，宣传预防保健知识，采取有针对性的措施，开展贯穿妇女的青春期、生育期、围产期、绝经过渡期和老年期的各项保健工作，降低孕产妇及围产儿死亡率，降低发病率和伤残率，消灭和控制某些疾病的发生、发展，控制性传播疾病的传播，保障妇女的身心健康，提高生活质量。

三、妇女保健工作的方法

　　妇女保健工作是一项社会性和群众性的系统工程，坚持政府领导，广大群众和社区及社会群众团体的参与，充分发挥各级妇幼保健专业机构的作用，调动各方面的主动性、积极性和竞争性，如社会团体、学校、政府与业务部门等。2015 年国家卫生与计划生育委员会发布的《关于妇幼健康服务机构标准化建设与规范化管理指导意见》（以下简称《指导意见》）明确提出：妇幼健康服务机构应按照保健与临床相结合原则，根据服务人群来优化服务流程，整合服务内容，做到群体保健与临床保健相结合，防与治相结合。优化创新服务模式，有计划地组织培训和继续教育，不断提高专业队伍的业务技能水平，加强孕产保健、妇幼保健及计划生育技术服务间的功能衔接与合作，提高群众自我保健意识，为女性提供安全、便捷、温馨的服务，提高卫生服务绩效，保障妇女的合法权利。

四、妇女保健工作的组织机构

（一）卫生行政机构

1. 国家卫生健康委员会内设卫生计生委妇幼保健服务司，下设综合处、妇女卫生处、儿童卫生处、计划生育技术服务处、出生缺陷防治处，领导全国妇幼保健工作。

2. 省级（直辖市、自治区）卫生健康委员会下设妇幼健康服务处。

3. 市（地）级卫生健康委员会内设妇幼健康科或预防保健科。

4. 县（市）级卫生健康委员会主要设妇幼健康科或预防保健科负责妇幼健康服务工作。

（二）专业机构

1. 妇幼卫生专业机构　各级妇幼保健机构、各级妇产科医院、综合性医院妇产科、计划生育科、预防保健科，中医医疗机构中的妇科，不论其所有制关系（全民、集体、个体）均属妇幼卫生专业机构。

2. 各级妇幼保健机构

（1）国家级　国家妇幼保健中心负责管理。

（2）省级　省级（直辖市、自治区）妇幼保健院及附属院校妇产科、妇幼系。

（3）市（地）级　市（地）级妇幼保健院。

（4）县级　县级妇幼保健院（所）。

各级妇幼保健机构均属于业务实体，在同级卫生行政部门领导下，认真贯彻落实各项妇幼保健工作。

第二节　妇女保健工作内容

妇女保健工作内容：①妇女各期保健；②常见妇女病及恶性肿瘤的普查普治；③计划生育技术指导；④妇女劳动保护；⑤女性心理保健。

一、妇女各期保健

（一）青春期保健（adolescence care）

青春期保健的目的是保护身体正常发育，同时重视健康与行为方面的问题。青春期保健分三级。

一级预防重点包括合理的营养，培养良好的个人生活习惯，参与适当的体育锻炼和体力劳动，重视心理卫生和性知识教育及性道德的培养。

1. 营养指导　青春期是身体发育的关键时期，注意营养成分的搭配，保持足够的热量，定时定量，三餐有度。

2. 体育锻炼　对身体健康成长非常重要，保持适量的运动负荷，并注意补充营养。经期应避免剧烈的跑跳运动及水中运动。

3. 卫生指导 进行月经生理及卫生知识教育，注意经期卫生，预防感染，正确保护皮肤，预防痤疮，重视乳房保健指导，远离烟酒。

4. 性教育 通过性教育使其了解基本性生理和性心理知识，正确对待和处理性发育过程中出现的各种问题。

二级预防通过学校保健，开展青春期生殖保健知识讲座，以增强自我保健意识。学校定期的体格检查，可及早发现疾病和行为异常，减少或避免诱发因素。

三级预防包括青春期女性疾病的治疗和康复。

（二）婚前保健

婚前保健是为即将婚配的男女双方在结婚登记前所提供的保健服务，包括婚前医学检查、婚前卫生指导及婚前卫生咨询。婚前医学检查是通过医学手段检查发现有影响男女双方结婚和生育的疾病，给予治疗，并提出有利于健康和出生子代素质的医学意见。婚前卫生咨询是指针对医学检查发现的异常情况和服务对象提出的具体问题进行解答，提供信息，改变不利于健康的行为，对促进健康和保障健康生育有积极的作用。围婚期健康教育是指对夫妻双方进行以生殖健康为核心，与结婚和生育有关的保健知识的教育。做好围婚期保健，对于避免近亲间、传染病及遗传疾病患者间不适宜的婚配和生育起重要作用，达到保护母婴健康和减少严重遗传疾病患儿出生的目的。

（三）生育期保健（reproductive period care）

生殖是妇女健康核心，主要是维护生殖功能的正常，保证母婴安全。重点是普及孕产期保健和计划生育技术指导，避免妇女在生育期因孕育或节育导致的各种疾病，同时能够及早发现，早期治疗，提高防治质量，提高对高危孕产妇的处理水平，降低孕产妇死亡率和围产儿死亡率。

（四）孕产期保健（perinatal health care）

是指一次妊娠从孕前、妊娠期、分娩期、产褥期、哺乳期为孕产妇和胎儿及新生儿的健康所进行的一系列保障措施，从而保障母婴安全，降低孕产妇和围产儿死亡率。

1. 孕前保健 选择最佳的受孕时机，有计划妊娠，可以有效减少危险因素和高危妊娠。女性最佳生育年龄在 21～29 岁，男性生育年龄在 23～30 岁为佳。＜18 岁或≥35 岁的女性是妊娠高危因素，易造成难产和其他产科并发症，以及胎儿染色体异常。有不良孕产史者及传染病、遗传病史者，孕前仔细评估。积极治疗对妊娠有影响的疾病，如心脏病等，选择适宜时间受孕，不宜妊娠者及时告知。心理和社会环境对妊娠也很重要，生活中的不良事件与产后抑郁症等有关。使用长效避孕药避孕者需改为工具避孕半年后再受孕。戒烟酒，避免接触有害物质和放射线，孕前 3 个月补充叶酸可明显降低胎儿神经管畸形等风险。

2. 妊娠期保健 是指从确定妊娠开始之日至临产前，为孕妇及胎儿提供的系列保健服务。目的是加强孕妇和胎儿监护，预防和减少孕产期并发症。开展出生缺陷产前筛查和诊断，及早干预，保障母婴安全。

（1）妊娠早期保健 指导早期营养和生活方式，合理膳食，保证充足睡眠，适当活动，保持心理健康，预防孕期及产后心理问题发生。避免接触有毒物质和放射线，避免密切接触宠物，避免病毒感染。患病时遵医嘱用药。确诊妊娠后，尽早建立孕期保健手册。确定基础血压、体重。进行高危妊娠初筛，有高危因素者及时请相关学科会诊，不宜继续妊娠者及时告知并终止妊娠；继续妊娠者，严密观察。

（2）妊娠中期保健 孕中期是胎儿生长发育较快的阶段，要保证营养均衡。进行妊娠中期营养、生活方式、妊娠生理知识、妊娠期糖尿病筛查意义、流产的认识和预防等健康宣教；进行胎儿畸形筛查。适当补充铁剂和钙剂，监测胎儿各项指标，预防和及早发现胎儿发育异常。

（3）妊娠晚期保健 孕晚期胎儿生长发育最快，体重增加明显。此期主要进行营养及生活方式、孕妇自我监护、分娩和产褥期知识、母乳喂养、新生儿预防接种及筛查等健康宣教。例如左侧卧位有利于改善肾和子宫胎盘血液循环；指导孕妇进行胎心与胎动的自测；做好乳房保健等。做好产前检查，监测胎儿生长发育指标，防止妊娠并发症，如妊娠期高血压疾病、胎膜早破、早产等。及早发现并矫正胎位异常。

3. 分娩期保健 指分娩与接产时的各种保健和处理。进行全面的了解和动态评估，加强对孕产妇和胎儿的全产程监护，积极预防和处理并发症，确保分娩顺利，母儿安全。做到"五防、一加强"，"五防"指防滞产，防感染，防产伤，防产后出血，防新生儿窒息。"一加强"是加强产时监护和产程处理。

4. 产褥期保健 目的是预防产后出血、感染和产后抑郁症等并发症的发生，促进产妇产后心理和生理机能的恢复。

（1）健康指导 产妇室内安静、通风、舒适；保持身体清洁，尤其乳房和会阴部皮肤；膳食营养合理，保证产妇身体恢复和乳汁充足；经阴道自然分娩的产妇，产后 6~12 小时可起床做轻微活动，动作宜缓慢；产后第 2 日在室内可随意走动；会阴部有切口或行剖宫产者，推迟产后活动时间，指导产妇做产后健身操，运动量逐渐增加；产后 6~8 周禁止性生活。

（2）心理护理 产褥期产妇的心理相对脆弱和不稳定，因此家庭的关心和支持，对初产妇母亲角色的适应有十分重要的作用。正确评估父亲和母亲角色获得情况，指导其与新生儿进行面对面的亲密接触和语言交流，表达情感，促进母子互动；鼓励家人积极参与育婴活动，如沐浴、喂奶、抚触等；建立良好家庭关系，积极亲子互动，维护家庭的幸福和谐。

（3）产后检查和计划生育指导 产后检查包括产后访视和健康检查。了解产妇子宫复旧、剖宫产或会阴部切口愈合情况，检查乳房和了解母乳喂养情况及产妇的饮食、睡眠和婴儿状况等，及时给予正确的指导和处理。产后访视始于产妇出院后 3 天内、产后 14 天和 28 天，由社区保健人员进行。产妇于产后 42 天到医院进行全面、正规的健康检查，包括全身和妇科检查，同时给予计划生育指导，使夫妻双方知情选择适宜的避孕措施。

5. 哺乳期保健 哺乳期指产后产妇用自己的乳汁喂养婴儿的时期，通常为 1 年。此期保健的中心任务是保护、促进和支持母乳喂养。向产妇及其家人宣传母乳喂养的好处。

（1）乳房护理 哺乳前按摩乳房刺激排乳反射；用温开水清洁乳头、乳晕，忌用肥皂或酒精之类物品；哺乳时应使婴儿将大部分乳晕吸吮住；哺乳结束时勿强行将乳头拉出；两侧乳房交替哺乳；正确手工或使用吸奶器排空乳汁；合适的棉质乳罩起到支托乳房和改善血液循环的作用。

（2）为提高母乳喂养率，WHO 提出"促进母乳喂养成功的十项措施"：①有书面的母乳喂养政策，并常规的传达到所有的保健人员；②对所有的保健人员进行技术培训，使其能实施这一政策；③要把母乳喂养的好处及处理方法告诉所有的孕妇；④帮助母亲在产后半小时内开奶；⑤指导母亲如何喂奶，以及在需与其婴儿分开的情况下如何保持泌乳；⑥除母乳外，禁止给新生婴儿喂任何食物或饮料，除非有医学指征；⑦实行母婴同室，让母亲与婴儿一天 24 小时在一起；⑧鼓励按需哺乳；⑨不要给母乳喂养的婴儿吸橡皮奶头，或使用奶头做安慰剂；⑩促进母乳喂养支持组织的建立，并将出院的母亲转给妇幼保健组织。

我国目前有较健全的三级医疗保健网，将出院的母亲转给妇幼保健组织，对母婴进行家庭访视，使母亲继续获得帮助和支持。

（3）哺乳期保健人员职责 定期访视，指导产妇饮食、卫生、休息及运动，评估母亲身心健康和与婴儿的关系；评估母乳喂养情况，给予正确的指导；评估婴儿生长发育情况，如体重增长、大小便次数及性状等；指导母亲哺乳期合理用药及正确的避孕措施，如工具避孕或产后 3 ~ 6 个月放置宫内节育器；评估家庭支持系统，完善家庭功能。

⊕ **知识链接**

母乳喂养促进行动计划（2021—2025 年）目标要求

到 2025 年，推动形成政府主导、部门协作、全社会参与的母乳喂养促进工作机制，支持母乳喂养的政策体系、服务网络、场所设施更加完善。公众获取母乳喂养知识的渠道多样顺畅，健康素养明显提高，母乳喂养指导服务科学规范，母亲科学喂养主动行动，家庭成员和用人单位积极支持，母乳喂养率不断提升。

到 2025 年，母婴家庭母乳喂养核心知识知晓率达到 70% 以上；母婴家庭成员母乳喂养支持率达到 80% 以上；医疗机构设立母乳喂养咨询门诊或孕产营养门诊的比例不断提高；公共场所母婴设施配置率达到 80% 以上；所有应配备母婴设施的用人单位基本建成标准化的母婴设施；全国 6 个月内纯母乳喂养率达到 50% 以上。

（五）绝经过渡期保健

绝经过渡期是指妇女 40 岁左右开始出现内分泌、生物学变化与临床表现直至绝经。有些妇女在此期前后出现因性激素减少所引发的一系列躯体和精神心理症状，所以此期保健的主要目的是提高妇女自我保健意识和生活质量。保健内容：①合理安排生活，增加蛋白质、维生素和微量元素的摄入，注意锻炼身体并保持愉悦心情。②保持外阴清洁，预防生殖器官感染。积极防治绝经前期月经失调，重视绝经后阴道出血。③指导妇女进行缩肛训练，预防子宫脱垂和压力性尿失禁，每日 3 次，每次 15 分钟。④在医师指导下，应用激素替代疗法或补充钙剂等综合措施预防绝经综合征、骨质疏松等疾病的发生。⑤此期虽然生育能力下降，但仍应避孕至月经停止 12 个月以后。

（六）老年期保健

如今社会经济发展，人们的生活、医疗技术水平提高和保健意识增强，使人类的平均寿命延长。国际老年学会规定 65 岁以上为老年期。由于生理方面的变化，引起心理和生活的根本改变，使老年期的妇女较易患各种身心疾病。指导老年人进行适宜的娱乐和健康活动，注意劳逸结合；选择合理的膳食，注意营养均衡；定期体检，注意安全与防护。

二、妇女常见病和恶性肿瘤的普查普治

建立健全妇女常见病及防癌保健网，定期进行妇女病和良恶性肿瘤的普查普治工作，35 岁以上妇女每 1 ~ 2 年普查 1 次，以防癌为重点。普查内容包括妇科检查（外阴、阴道、宫颈、双合诊、三合诊）、宫颈细胞学检查、阴道分泌物检查、B 型超声检查。当检查发现异常时，进一步行阴道镜检查、宫颈活组织检查、分段诊刮术、CT、MRI 等检查。做到早发现、早诊断及早治疗，以降低发病率，提高治愈率，提高生活质量。

三、计划生育技术指导

积极开展计划生育技术咨询，普及节育知识，使育龄妇女了解各种节育方法的安全性和有效性，指导夫妻双方选择适宜的节育方法，以降低非意愿妊娠，预防性病的传播。严格节育手术适应证，减少和防止手术并发症，确保受术者的安全和健康。

四、妇女劳动保护

我国政府非常重视保护劳动妇女和后代的健康，已建立较完善的妇女劳动保护和保健的法律，确保女职工在劳动工作中的安全和健康。如《中华人民共和国妇女权益保障法》《女职工劳动保护规定》《女职工生育待遇若干问题的通知》《中华人民共和国母婴保健法》等多部法律，标志着我国妇女劳动保护工作已进入法治阶段，现将有关法律法规的部分内容简介如下。

1. 月经期　不得安排女职工在经期从事高处、低温、冷水作业和国家规定的第三级、第四级体力劳动强度的作业。

2. 妊娠期　妇女妊娠后在劳动时间进行产前检查，可按劳动工时计算；孕期不得加班、加点，满 7 个月后不得安排夜班；女职工在妊娠期、分娩期、哺乳期不得降低基本工资或解除劳动合同。

3. 分娩期　女职工生育享受 98 天产假，其中产前可以休假 15 天；难产的，增加产假 15 天；生育多胞胎的，每多生育 1 个婴儿，增加产假 15 天。女职工怀孕未满 4 个月流产的，享受 15 天产假；怀孕满 4 个月流产的，享受 42 天产假。

4. 哺乳期　哺乳时间是 1 年，未满 1 周岁婴儿的女职工，不得安排夜班和加班。每日工作时间内安排 1 小时哺乳时间；生育多胞胎的，每多哺乳 1 个婴儿每日多增加 1 小时哺乳。

5. 绝经过渡期　此期女职工应该得到社会广泛的体谅和关怀。医疗保健机构诊断为绝经综合征者，经治疗效果不佳，已不适应现任工作时，应暂时安排其他适宜的工作等。

6. 其他　妇女应遵守国家计划生育法律法规，但也有不育的自由；各单位对妇女职工应定期进行以防癌为主的妇女普查、普治；女性职工的劳动负荷，单人负荷一般不超过 25kg，两人抬运不超过 50kg。

五、女性心理保健

健康的心理对妇女的身心健康有不可忽视的意义，尤其对妇女度过一生中的几个特定时期尤为重要。

1. 月经期心理卫生　月经初潮，身心发生巨大的变化会造成少女困惑、烦躁和焦虑，此时需要对少女进行适当的性教育。月经周期中激素水平的变化可能与情绪变化有关，经前期雌激素水平低，情绪消极；经期前后乏力、嗜睡、心情烦躁为常见的心理行为表现，可适当运动加以放松。相反，环境变迁、生活方式改变、工作压力大等引起的情绪障碍，也可能导致月经周期紊乱和闭经。

2. 妊娠期和分娩期心理卫生　妊娠期的心理状态分为 3 个时期：较难适应期、适应期、过度负荷期。孕妇最常见的心理问题是焦虑和抑郁，主要是对妊娠、分娩、胎儿和产后等方面的关心和担心。此期的保健重点是充分休息，进行心理咨询和疏导。分娩期常见的心理问题是对于环境陌生和对分娩的紧张引起的不适应心理；担心分娩不顺利、新生儿有缺陷引起的紧张焦虑心理；分娩疼痛，大量消耗体力和精力，导致宫缩乏力、产程延长引起的恐惧心理、依赖心理。所以，在分娩过程中，医护人员应耐心安抚孕妇，提倡开展家庭式产室，有家人或丈夫陪伴，从而消除产妇的焦虑和紧张。

3. 产褥期心理卫生　产妇在产后两周内特别敏感，情绪不稳定，易受暗示和依赖性强等特点。常见的心理问题是焦虑和抑郁，此期心理保健需依靠家人和社区妇幼保健人员及时了解产妇的心理问题和心理需求，鼓励进行母乳喂养和及时产后锻炼，并进行心理疏导。

4. 辅助生育技术相关的心理卫生　人工授精是将精子通过非性交方式注入女性生殖道内，使其受孕的一种技术。体外受精解决的是女性不育问题，体外受精的成功率目前仍较低，可能导致多胎妊娠，导致孕妇患病率和死亡率增加，并且妇女还承受着为丈夫传宗接代的心理压力，因此要密切关注她们的身心健康。

5. 绝经过渡期及老年期心理卫生　绝经过渡期及老年期妇女体内雌激素水平显著降低，引起神经体液调节紊乱，导致绝经前后出现心理障碍。主要表现是焦虑、抑郁及情绪不稳定、身心疲惫、个性行为改变,随着机体逐渐适应,内分泌环境重新建立平衡,这些心理反应也将逐渐消失。必要时进行心理咨询、健康教育和激素替代治疗,并鼓励其从事一些力所能及的工作,增加社会活动。

6. 与妇科手术有关的心理问题

(1)子宫、卵巢切除手术的心理问题 由于受术者对子宫、卵巢的功能认识不足,当需要手术切除子宫和(或)卵巢时容易产生较多顾虑,担心形象受损,自我完整感缺失,担心影响夫妻性生活等,患者可表现为情绪低落、焦虑、苦闷。对此类患者应加强术前心理咨询,解除思想顾虑,医师需向患者详细说明手术的方法和必要性,同时做好患者家属的工作,从多方面减少患者的压力和精神负担。

(2)输卵管结扎术的心理问题 行绝育术的女性多为健康个体,对手术容易产生恐惧、疼痛、怕出现手术后遗症的心理。所以,术前应告知手术原理、手术方法,缓解其不良心理反应。

第三节 妇女保健统计

妇女保健统计能评价妇幼保健工作的质量和效果,反映妇幼保健工作的水平,并为制定妇幼保健工作计划、指导妇幼保健工作的开展和科研提供科学依据。

(一)妇女常见病筛查的常用统计指标

1. 妇女常见病筛查率 = 该年该地区妇女常见病实查人数/该年该地区妇女常见病应查人数 ×100%

2. 妇女常见病患病率 = 该年该地区妇女常见病患病总人数/该年该地区妇女常见病实查人数 ×10万/10万

3. 妇女常见病治愈率 = 治愈例数/妇女常见病患病总例数 ×100%

(二)孕产期保健指标

1. 孕产妇保健工作统计指标

(1)早孕建册率 = 辖区内孕13周之前建册并进行第一次产前检查的产妇人数/该地该时间段内活产总数 ×100%

(2)产前检查率 = 期内产妇产前检查总人数/期内活产总数 ×100%

(3)产后访视率 = 期内接受产后访视的产妇数/期内活产总数 ×100%

(4)住院分娩率 = 期内住院分娩活产数/期内活产总数 ×100%

2. 孕产期保健质量指标

(1)高危孕妇比例 = 期内高危孕妇数/期内孕产妇总数 ×100%

(2)剖宫产率 = 期内剖宫产活产数/期内活产总数 ×100%

(3)产后出血率 = 期内发生产后出血的产妇人数/期内产妇总数 ×100%

(4)产褥感染率 = 期内产褥感染产妇人数/期内产妇总数 ×100%

(5)会阴侧切率 = 期内会阴侧切产妇人数/期内阴道分娩产妇总数 ×100%

3. 孕产期保健效果指标

(1)孕产妇死亡率 = 年内孕产妇死亡数/年内孕产总人数 ×10万/10万

(2)围产儿死亡率 = (孕28周以上死胎死产数 + 生后7日内新生儿死亡数)/(孕28足周以上死胎死产数 + 活产数)×1000‰

(3)新生儿死亡率 = 期内生后28日内新生儿死亡人数/期内活产数 ×1000‰

(4)早期新生儿死亡率 = 期内生后7日内新生儿死亡数/期内活产数 ×1000‰

4. 人口和计划生育统计指标

(1)人口出生率 = 某年出生人口数/该年平均人口数 ×1000‰

（2）人口死亡率 = 某年死亡人数/该年平均人口数 ×1000‰

（3）人口自然增长率 = 某年内人口自然增长数/同年平均人口数 ×1000‰

（4）出生人口性别比 = 出生男婴数/出生女婴数 ×100%

（5）出生人流比 = 期内人工流产总例数/同期活产总数

（6）计划生育手术并发症发生率 = 期内该项计划生育手术并发症发生例数/同期某项计划生育手术总例数 ×100%

答案解析

目标检测

一、选择题

A1 型题

1. 降低孕产妇死亡率及围生儿死亡率属于

    A. 孕前保健   B. 生育期保健   C. 分娩期保健   D. 哺乳期保健   E. 产褥期保健

2. 关于与妇科手术有关的心理问题，下列描述正确的是

    A. 手术切除卵巢或子宫，对受术妇女的健康无影响

    B. 手术切除卵巢，不影响正常月经

    C. 手术切除子宫，会失去女性特征

    D. 手术切除卵巢或子宫，对有较长时间性生活的受术妇女的性欲无明显影响

    E. 子宫半切术会增加残端癌的发生率

A2 型题

26 岁初产妇顺利自然分娩一健康男婴，预防保健人员初次产后访视时间为出院后

    A. 3 日内   B. 4 日内   C. 5 日内   D. 14 日内   E. 28 日内

X 型题

下列属于 WHO 提出的促进母乳喂养成功措施的是

    A. 指导母亲如何喂奶，以及在需与其婴儿分开的情况下如何保持泌乳

    B. 实行母婴同室，让母亲与婴儿一天 24 小时在一起

    C. 除母乳外，可以给新生婴儿喂任何食物或饮料

    D. 帮助母亲在产后半小时内开奶

    E. 鼓励按时哺乳

二、简答题

简述妇女保健工作的内容。

（朱芸芸）

书网融合……

本章小结   题库

第二十一章 妇产科常用护理技术

PPT

📖 学习目标

通过本章内容的学习，学生应能够达到：

基本目标：

1. 列举出妇产科常用护理技术所需的主要用物。

2. 区分妇产科五项常用护理技术的适用人群。

3. 总结会阴擦洗/冲洗、阴道灌洗/冲洗、会阴湿热敷、阴道或宫颈上药及坐浴的护理要点。

发展目标：

1. 综合运用所学知识能为患者正确进行常用护理技术操作，并能正确指导患者自己进行阴道或宫颈上药、坐浴。

2. 操作熟练，符合程序，无菌观念强，语言举止符合专业规范，具有良好的心理素质和职业道德素养。尊重患者，保护患者隐私。

妇产科常用护理技术是妇产科护理学的重要组成部分，是治疗妇科疾病的重要手段，是妇产科护理工作中常用的专科技术。本章主要介绍妇产科五大常用护理技术的目的、适应证、物品准备、操作方法及护理要点。实际工作中，护士应根据情况选择适宜的护理技术，达到预防感染，控制和治疗炎症，促进伤口愈合等作用，提高患者舒适度。

➡ 案例引导

患者，女性，29 岁，G_1P_1。经阴道自然分娩一足月健康女婴，过程顺利，新生儿体重3600g。现产后第 1 天，腹软，子宫底于脐下 1 指，恶露色红、量中等，会阴略红肿。

根据以上资料，请回答：

1. 该产妇当前主要的护理诊断。

2. 针对上述护理诊断应采用的护理技术。

3. 该类患者在实施该护理技术时的护理要点。

第一节　会阴擦洗/冲洗

会阴擦洗/冲洗是利用消毒液对会阴进行擦洗/冲洗的技术。由于女性尿道、阴道及肛门彼此相距很近且局部温暖、潮湿，病菌容易滋生，因此会阴部位容易感染。会阴擦洗/冲洗常用于局部清洁，是妇产科临床护理工作中最常用的护理技术。

【目的】

保持会阴及肛门部清洁，促进患者舒适和会阴伤口愈合；防止生殖系统、泌尿系统的上行感染。

【适应证】

1. 妇科或产科手术后留置导尿管者。

2. 会阴部手术后患者。

3. 产后会阴有伤口者。

4. 急性外阴炎患者。

5. 长期卧床，生活不能自理的患者。

【物品准备】

1. 一次性垫巾或中单1块，一次性手套1副。

2. 会阴擦洗盘1个，消毒弯盘2个，无菌镊子或卵圆钳2把，浸有0.02%～0.05%聚维酮碘（碘伏）溶液的棉球若干个，无菌干纱布2块。若行会阴冲洗，则准备内盛消毒溶液（如0.02%聚维酮碘溶液、0.1%苯扎溴铵溶液等）500ml的冲洗壶1个，无菌干棉球若干，水温计1支，便盆1个。

【操作方法】

1. 核对患者的床号、姓名，评估患者会阴情况，并向其说明会阴擦洗/冲洗的目的、方法，以取得患者理解和配合。注意请病室内其他无关人员暂时回避或注意遮挡患者，以减轻患者的心理压力，保护患者隐私。

2. 嘱患者排空膀胱。协助患者取屈膝仰卧位，双腿略外展，充分暴露外阴，臀下垫一次性垫巾或中单，若行会阴部冲洗，应将便盆置于一次性垫巾或中单上。注意保暖。

3. 操作者将会阴擦洗盘放至床边，戴一次性手套，将消毒弯盘放置患者会阴部，用一把无菌镊子或卵圆钳夹取干净的药液棉球，再用另一把镊子或卵圆钳夹住棉球进行擦洗。第1遍要求由外向内，自上而下，先对侧后近侧，按照阴阜→大腿内上1/3→大阴唇→小阴唇→会阴及肛门的顺序擦洗，初步擦净会阴部的污垢、分泌物和血迹等。第2遍擦洗顺序为由内向外，自上而下，先对侧后近侧，最后擦洗肛门及肛周。每擦洗一个部位更换一个棉球，以防止伤口、尿道口、阴道口被污染。对会阴有伤口者，需更换棉球，单独擦洗会阴伤口。必要时，可根据患者情况增加擦洗次数，直至擦净，最后用干纱布擦干。

若行会阴冲洗，护士应一手持盛有消毒液的冲洗壶，另一手持无菌镊子或卵圆钳夹住消毒棉球，一边冲刷一边擦洗，顺序同会阴擦洗。冲洗完毕，撤去便盆。

4. 操作结束后，撤去一次性垫巾或中单，协助患者整理衣裤及床单。

【护理要点】

1. 擦洗或冲洗时应注意观察会阴部及会阴伤口周围组织有无红肿、分泌物及其性质、伤口的愈合情况，发现异常及时记录并向医师汇报。

2. 产后及会阴部手术的患者，每次排便后均应擦洗会阴，预防感染。

3. 有留置导尿管者，要将尿道口周围擦洗干净，注意尿管是否通畅，避免脱落或打结。

4. 注意无菌操作，最后擦洗有伤口感染的患者，防止交叉感染。每次擦洗/冲洗前后，护士均需洗净双手。

第二节　阴道灌洗/冲洗

阴道灌洗/冲洗是利用消毒液对阴道进行清洗的技术。通过阴道灌洗可使宫颈和阴道保持清洁，避免子宫切除过程中阴道与盆腔相通时，细菌或病原体进入盆腔引起感染，减少术后阴道残端炎症等并发症。该操作技术要求较高，需要患者的良好配合。

【目的】

促进阴道血液循环，减少阴道分泌物，缓解局部充血，达到控制和治疗炎症的目的，使宫颈和阴道保持清洁。

【适应证】

1. 各种阴道炎、宫颈炎。

2. 子宫切除术前或阴道手术前的常规阴道准备。

【物品准备】

1. 一次性垫巾或中单 1 块，一次性手套 1 副。

2. 一次性妇科阴道冲洗器 1 个（带有控制冲洗压力和流量的调节开关），输液架 1 个，弯盘 1 个，便盆 1 个，阴道窥器 1 个，水温计 1 个，干纱布若干。

3. 常用灌洗液：0.02% 聚维酮碘（碘伏）溶液；0.1% 苯扎溴铵（新洁尔灭）溶液；生理盐水；2%~4% 碳酸氢钠溶液；4% 硼酸溶液；1% 乳酸溶液；0.5% 醋酸溶液等。

【操作方法】

1. 核对患者的床号、姓名，并向其说明阴道灌洗/冲洗的目的、方法，取得患者理解和配合，引导患者到治疗室或检查室，保护患者隐私。

2. 嘱患者排空膀胱，协助患者于妇科检查床上，取膀胱截石位，臀下垫一次性垫巾或中单，放好便盆。

3. 根据患者的病情配制灌洗液 500~1000ml，将装有灌洗液的一次性妇科阴道冲洗器挂于床旁输液架上，其高度距床沿 60~70cm，排出管内空气，试水温（41~43℃）适宜后备用。

4. 操作者戴一次性手套，一手持冲洗器，打开开关，先用灌洗液冲洗外阴部，另一手将小阴唇分开，将冲洗器灌洗头沿阴道侧壁缓缓插入阴道达阴道后穹隆部，灌洗时应边冲洗边将灌洗头围绕子宫颈轻轻上下左右移动。阴道灌洗也可用阴道窥器暴露子宫颈后再进行，冲洗时应不停地转动阴道窥器，将整个阴道穹隆及阴道侧壁冲洗干净。

5. 当灌洗液剩下 100ml 左右时，关上开关，用阴道窥器者可将阴道窥器向下按，使阴道内的液体流出。拔出灌洗头和阴道窥器，再冲洗一次外阴部，然后将患者扶起坐在便盆上，使阴道内残留的液体流出。

6. 灌洗/冲洗结束后，用干纱布擦干外阴部，撤去便盆、一次性垫巾或中单，协助患者整理衣裤，下妇科检查床。

【护理要点】

1. 冲洗器灌洗筒距床沿的高度不应超过 70cm，以免压力过大，冲洗液进入子宫腔或流出过快，在阴道停留时间过短，影响疗效。

2. 灌洗液温度以 41~43℃为宜，温度不能过高或过低。温度过低，患者感到不舒适，温度过高可能会烫伤患者阴道黏膜。

3. 根据病情选用正确的灌洗溶液。

4. 灌洗过程中动作要轻柔，灌洗头插入不宜过深，其弯头应向上，避免刺激后穹隆引起不适，或损伤局部组织引起出血。用阴道窥器灌洗时，应轻轻旋转阴道窥器，使灌洗液能达到阴道各部。

5. 产后 10 天或妇产科手术 2 周后的患者，若合并阴道分泌物混浊、有臭味、阴道伤口愈合不良、黏膜感染坏死等，可行低位阴道灌洗，冲洗器灌洗筒的高度一般不超床沿 30cm，以避免污物进入宫腔或损伤阴道残端伤口。

6. 未婚妇女可用导尿管进行阴道灌洗，不能使用阴道窥器。

7. 月经期、产后或人工流产术后子宫颈口未闭者或有阴道流血者不宜行阴道灌洗，以防引起上行性感染；宫颈癌有活动性出血者，为防止大出血禁止灌洗，可行外阴擦洗。

第三节　会阴湿热敷

会阴湿热敷是应用热原理和药物化学反应，利用热敷溶液促进血液循环，增强局部白细胞的吞噬作用和组织活力的一种护理技术。

【目的】

促进局部血液循环，改善组织营养，增强局部白细胞的吞噬功能，加速组织再生和消炎、止痛；促进水肿吸收，使陈旧性血肿局限；促进外阴伤口的愈合。

【适应证】

会阴水肿及血肿的吸收期、会阴硬结者。

【物品准备】

1. 一次性垫巾或中单1块，棉垫1块，一次性手套1副。

2. 会阴擦洗盘1个，无菌纱布数块，医用凡士林，棉签若干，热源袋如热水袋、电热宝等，红外线灯。

3. 热敷溶液　如沸水、加热的50%硫酸镁、95%乙醇。

【操作方法】

1. 核对患者的床号、姓名，并向其说明会阴湿热敷的目的、方法、效果及预后，取得患者的理解和配合。

2. 嘱患者排空膀胱，协助患者松解衣裤，暴露热敷部位，臀下垫一次性垫巾或中单，先行会阴擦洗，清除会阴部污垢。

3. 热敷部位先用棉签涂上一薄层凡士林，盖上干纱布，再轻轻敷上浸有热敷溶液的温纱布，外面盖上棉垫保持局部温度。

4. 一般每3~5分钟更换热敷垫1次，热敷时间15~30分钟，可将热源袋置于棉垫外或用红外线灯照射以延长单次热敷垫使用时间。

5. 热敷完毕，移去热敷垫，观察热敷部位皮肤，用纱布拭净皮肤上的凡士林，协助患者整理衣裤，撤去一次性垫巾或中单，整理好床单位。

【护理要点】

1. 会阴湿热敷应该在行会阴擦洗、外阴局部伤口清洁后进行。

2. 湿热敷的温度一般为41~46℃。

3. 湿热敷的面积应为病灶范围的2倍。

4. 定期检查热源袋的完好性，防止烫伤，对休克、虚脱、昏迷及术后感觉不灵敏的患者应尤为注意。

5. 热敷的过程中，护士应随时评价热敷效果，并为患者提供生活护理。

第四节　阴道或宫颈上药

阴道或宫颈上药是将治疗性药物涂抹到阴道壁或宫颈黏膜上，达到局部治疗作用的一项操作，在妇产科护理中应用十分广泛。阴道和宫颈上药操作简单，既可以在医院门诊由护士操作，也可教会患者自己在家上药。

【目的】

通过局部用药，消除局部炎症，促进伤口愈合。常用于治疗阴道及宫颈的各种炎症。

【适应证】

1. 各种阴道炎、子宫颈炎症。

2. 手术后阴道残端炎症。

【物品准备】

1. 一次性垫巾或中单 1 块，一次性手套 1 副。

2. 阴道灌洗用物 1 套，阴道窥器 1 个，无菌长镊子 1 把，消毒干棉球、消毒长棉棍、带尾线的大棉球或纱布若干。

3. 常用药物有 0.9% 氯化钠、1% 甲紫、20%～50% 硝酸银溶液、喷雾剂及栓剂等。

【操作方法】

1. 核对患者的床号、姓名，向其说明阴道或宫颈上药的目的、方法、效果及预后，取得患者的理解和配合。

2. 嘱患者排空膀胱，协助其上妇科检查床，取膀胱截石位，臀下垫一次性垫巾或中单。

3. 行阴道灌洗后，用阴道窥器暴露阴道、宫颈，用消毒干棉球拭去子宫颈及阴道后穹隆、阴道内的灌洗液、黏液或炎性分泌物，以便药物能直接接触炎性组织而提高疗效。根据病情和药物的不同性状可采用以下方法。

（1）阴道后穹隆塞药　采用纳入法，直接将药物塞入阴道后穹隆部，也可指导患者自行放置。若由患者自行用药，则护士应指导患者于临睡前洗净双手或戴指套，用一手示、中指夹持药品并用示指将药片或栓剂沿阴道后壁推进至示指完全伸入为止。为保证药物局部作用的时间，宜睡前用药。

（2）局部用药　局部所用药物包括非腐蚀性药物和腐蚀性药物，常用于治疗宫颈炎和阴道炎的患者。

1）非腐蚀性药物　用长棉签蘸药液涂擦阴道壁或子宫颈。

2）腐蚀性药物　长棉棍蘸药物少许涂于宫颈病变处，同时另取棉签插入宫颈管内约 0.5cm 处，稍后用蘸 0.9% 氯化钠棉球擦去表面残余的药液，最后用干棉球吸干。

（3）宫颈棉球上药　用阴道窥器充分暴露子宫颈，用长镊子夹持带有尾线的宫颈棉球浸蘸药液后塞压至子宫颈处，同时将阴道窥器轻轻退出阴道，然后取出镊子，防止退出窥器时将棉球带出或移动位置，将棉球线尾露于阴道口外，并用胶布固定于阴阜侧上方。

（4）喷雾器上药　用喷雾器将药粉均匀喷洒在炎性组织表面，腐蚀性药物不可喷洒。

4. 放药完毕，擦净会阴，协助患者穿好衣裤，交代注意事项。

5. 撤去一次性垫巾或中单，整理床单位。

【护理要点】

1. 上非腐蚀性药物时，应转动阴道窥器，使药物能均匀充分涂布于阴道四壁的炎性组织。

2. 应用腐蚀性药物时，要注意保护好阴道壁及正常的宫颈组织，只涂于宫颈病灶局部。上药前可将纱布或干棉球衬垫于阴道后壁及阴道后穹隆，蘸取药液不宜太多，以免药液下流灼伤正常组织。药液涂好后用干棉球擦干，立即如数取出所垫纱布或棉球。

3. 棉棍上的棉花必须捻紧，涂药时应向同一方向转动，防止棉花落入阴道难以取出。

4. 宫颈棉球上药者，放药完毕切记嘱患者于放药 12～24 小时后牵引棉球尾线自行取出。

5. 阴道栓剂最好于晚上或休息时上药，避免活动时栓剂脱出，影响治疗效果。

6. 为未婚女性上药时不宜使用阴道窥器，可用捻紧的长棉签蘸取药品，顺着一个方向转动涂抹，防止棉花脱落遗留在阴道内。

7. 经期或子宫出血者不宜阴道给药。

8. 用药期间禁止盆浴、性生活。

第五节　坐　浴

坐浴是借助水温与药液的作用，促进局部组织的血液循环，增强抵抗力，减轻外阴局部的炎症及疼痛，使创面清洁，利于组织的恢复。

【目的】

清洁外阴，改善局部血液循环，消除炎症，利于组织修复。

【适应证】

1. 外阴、阴道手术或经阴道行子宫切除术术前准备。

2. 外阴炎、阴道非特异性炎症或特异性炎症、子宫脱垂者。

3. 会阴伤口愈合但局部有硬结者。

4. 膀胱阴道松弛者。

【物品准备】

1. 消毒毛巾 1 块。

2. 坐浴盆 1 个、30cm 高的坐浴盆架 1 个。

3. 常用坐浴溶液有 0.5% 醋酸溶液、0.5%～1% 乳酸溶液、2%～4% 碳酸氢钠溶液、0.02% 聚维酮碘（碘伏）溶液、1:1000 苯扎溴铵（新洁尔灭）溶液等；中成药液、中药液等。

【操作方法】

1. 核对患者的床号、姓名，并向其说明坐浴的目的、方法、效果，取得患者的理解和配合。

2. 根据病情需要按比例配制好足够量的溶液，溶液需够浸泡全臀和外阴部，将坐浴盆置于坐浴架上。

3. 嘱患者排空膀胱后将全臀和外阴部浸泡于溶液中，一般持续约 20 分钟。结束后用消毒小毛巾蘸干外阴部。

根据水温不同坐浴分为 3 种。

热浴：水温 39～41℃，适用于渗出性病变及急性炎症浸润，可先熏后坐，持续 20 分钟左右。

温浴：水温 35～37℃，适用于慢性盆腔炎性疾病、手术前准备。

冷浴：水温 14～15℃，刺激肌肉神经，使其张力增加，改善血液循环。适用于膀胱阴道松弛、性功能障碍等，持续 2～5 分钟即可。

知识链接

中药熏洗坐浴疗法

中药熏洗坐浴疗法，是在中医基础理论指导下，通过辨证选用一定的中药材煎煮成热汤液，或制成散剂配兑热水进行局部熏蒸坐浴，依靠热力和药力直接作用于机体表面，以起到疏通经络、祛风除湿、活血化瘀、消肿止痛等治疗作用的一种中医外治法。

中药熏洗坐浴疗法是祖国传统医学的智慧结晶之一，是中医外治疗法的重要组成部分，马王堆汉墓出土的《五十二病方》明确记载了用中药煎煮后产生的蒸气治疗疾病，其中有熏蒸洗浴八方，如用骆阮熏洗治痔疮等，距今已有两千多年的历史。《黄帝内经》中有"摩之浴之"之说，东汉医圣张仲景的《金匮要略》亦记述了用苦参汤熏洗治疗狐惑病蚀于下部者，唐代医药大家孙思邈《千金要方》中也载有以药物熏洗坐浴等疗法。以后此法历代习用，并逐渐发展，应用范围不断扩大。

【护理要点】

1. 月经期妇女、阴道出血者、孕妇及产后 7 日内的产妇禁止坐浴。
2. 坐浴溶液应严格按比例配制，浓度过高容易造成黏膜损伤，浓度过低影响治疗效果。
3. 水温适中。温度不宜过高，以免烫伤患者皮肤；温度也不能过低，以免产生不良刺激。
4. 坐浴前应先将外阴及肛门周围擦洗干净。
5. 坐浴时需将臀部及全部外阴浸入药液中。
6. 注意保暖，以防受凉。

目标检测

答案解析

一、选择题

A1 型题

1. 关于会阴擦洗说法正确的是

    A. 需先擦洗有伤口感染的患者，防止交叉感染

    B. 擦洗前无须排空膀胱

    C. 可根据患者情况增加擦洗次数，直至擦净

    D. 协助患者取屈膝俯卧位

    E. 擦洗顺序为由内向外，自上而下，先近侧后对侧

2. 会阴部湿热敷的温度一般为

    A. 11 ~ 16℃   B. 21 ~ 26℃

    C. 31 ~ 36℃   D. 41 ~ 46℃

    E. 51 ~ 56℃

A2 型题

1. 患者，女性，32 岁。患有子宫颈炎，遵医嘱为其用带有尾线的宫颈棉球上药，治疗结束后，嘱其宫颈部棉球取出的时间是

A. 放药后 1 ~ 2 小时　　　　　　　　B. 放药后 8 ~ 10 小时

C. 放药后 12 ~ 24 小时　　　　　　　D. 放药后 24 ~ 48 小时

E. 放药后 48 ~ 72 小时

2. 患者，女性，38 岁。会阴术后伤口已愈合，但局部有硬结，遵医嘱予以坐浴，下列描述正确的是

   A. 坐浴溶液浓度越高越好

   B. 根据病情需要按比例配制好足够量的溶液

   C. 坐浴后无需将会阴部擦干利于药液充分吸收

   D. 经期无需暂停坐浴

   E. 坐浴时将臀部上 1/3 浸入药液

A3 型题

（1 ~ 3 题共用题干）

患者，女性，45 岁。因子宫肌瘤收入院准备手术，今日拟蛛网膜下腔麻醉下行全子宫切除术。

1. 护士为其进行阴道冲洗时，选择的阴道冲洗液是

   A. 0.02% 聚维酮碘溶液　　　　　　　B. 1% 乳酸溶液

   C. 0.5% 醋酸溶液　　　　　　　　　D. 4% 硼酸溶液

   E. 2% ~ 4% 碳酸氢钠溶液

2. 阴道冲洗液的水温是

   A. 12℃　　　　B. 22℃　　　　C. 32℃　　　　D. 42℃　　　　E. 52℃

3. 阴道冲洗时，灌洗筒与床沿的高度不应超过

   A. 30cm　　　　B. 40cm　　　　C. 50cm　　　　D. 60cm　　　　E. 70cm

二、名词解释

1. 会阴湿热敷　　　　　　　　　　　　2. 坐浴

三、简答题

1. 简述会阴擦洗的目的。

2. 试述阴道或宫颈上药的护理要点。

（饶　赞）

书网融合……

本章小结　　　　　　　　　　　　题库

第二十二章　妇产科诊疗及手术妇女的护理

PPT

学习目标

通过本章学习，学生能够达到：

基本目标：

1. 说出妇产科常用诊疗及手术的适应证与禁忌证。

2. 能对需要进行诊疗和手术的妇女进行准确的术前评估、术前准备及术中护理配合。

3. 运用所学知识为诊疗和手术的妇女提供护理和健康教育指导。

发展目标：

及时更新知识与技术，充分做好术前评估、术前准备、术中配合及术后护理，配合医师为护理对象提供优质的诊疗技术服务。

随着医学科学发展，妇产科疾病的检查、诊断与治疗、手术等技术也在不断更新，各种特殊检查包括生殖道细胞学检查、影像学检查及内镜诊疗技术等被广泛应用。护理人员需要及时更新知识与技能，利用所学知识为需要检查或手术的妇女进行护理和健康教育指导。

第一节　生殖道脱落细胞学检查

案例引导

患者，女性，45 岁，G_2P_2。$11\dfrac{5\sim7}{28}$，采用避孕套避孕，近半年偶有性生活后阴道点滴出血。

妇科检查：外阴阴道正常，宫颈前唇见柱状上皮异位样改变Ⅱ度，触之易出血。

根据以上资料，请回答：

1. 该患者应该进一步做的检查项目。

2. 宫颈癌筛查的最早年龄及筛查月经周期所在阶段。

女性生殖道细胞是指阴道、子宫颈管、子宫和输卵管的上皮细胞。临床上常通过检查生殖道脱落上皮细胞反映其生理及病理变化。生殖道脱落上皮细胞包括阴道上段、子宫颈阴道部、子宫、输卵管及腹腔的上皮细胞，其中以阴道上段、子宫颈阴道部的上皮细胞为主。女性生殖道上皮细胞受卵巢激素影响出现周期性变化，妊娠期也有相应变化。故检查生殖道脱落细胞既可以反映体内的性激素水平，又能协助诊断生殖道不同部位的恶性肿瘤并观察其治疗效果，是一种简便、经济、实用的辅助诊断方法。但发现恶性细胞也只能作为初步筛选，需进一步检查才能确诊；如未找到恶性肿瘤细胞，也不能完全排除恶性肿瘤的可能，需结合其他检查综合分析。

（一）适应证

1. 生殖道感染性疾病。

2. 妇科肿瘤的筛查。

3. 不明原因闭经。

4. 异常子宫出血。

5. 流产。

（二）禁忌证

1. 生殖器官急性炎症期。

2. 月经期。

（三）检查前评估

1. 全面评估患者一般情况　排除有禁忌证者。

2. 评估患者心理状况　充分沟通后告知该检查的目的、方法、注意事项及可能出现的不适，以减轻其心理紧张情绪并取得配合。

3. 评估检查时间　检查前 24～48 小时禁止性生活、阴道检查、阴道灌洗上药等。

（四）检查前准备

1. 环境准备　关闭门窗，遮挡屏风，调节室温，减少人员走动，为患者提供私密和舒适的空间。

2. 物品准备　阴道窥器 1 个、宫颈刮匙（木质小刮板）2 个或细胞刷 1 个、载玻片若干张、不同型号塑料管、0.9% 氯化钠溶液、无菌干燥棉签及棉球、装有固定液（95% 乙醇）标本瓶 1 个或新柏氏液（细胞保存液）1 瓶。

3. 患者准备　嘱患者排空膀胱。

（五）检查中配合

1. 体位　协助患者取膀胱截石位。

2. 涂片种类及采集方法

（1）阴道涂片　目的是了解卵巢或胎盘功能，检测下生殖道感染的病原体。对有性生活的妇女，用阴道窥阴器扩张阴道，用木质小刮板在阴道侧壁上 1/3 处轻轻刮取黏液及细胞，避免将深层细胞混入而影响诊断；对无性生活妇女，阴道分泌物极少，可将消毒棉签在 0.9% 氯化钠溶液中浸湿，伸入阴道在其侧壁上 1/3 处轻轻卷取，薄而均匀地涂于玻片上，将其置于 95% 乙醇中固定。

（2）子宫颈刮片　是筛查早期子宫颈癌的重要方法。在宫颈外口鳞 - 柱状上皮交界处，用木质刮板以宫颈外口为圆心轻轻刮取一周，均匀涂于玻片上，避免损伤组织引起出血而影响检查结果。若白带过多，应擦净后再刮取标本，然后均匀地涂于玻片上并固定。该方法所获取的细胞数量较少，故现多采用子宫颈刷片法。

（3）子宫颈刷片　用于筛查宫颈管内病变。先将子宫颈表面分泌物拭净，将"细胞刷"置于子宫颈管内，达子宫颈外口上方 10mm 左右，在子宫颈管内旋转数圈后取出，旋转"细胞刷"将附着于小刷子上的标本均匀地涂布于玻片上并立即固定或洗脱于保存液中。涂片液基细胞学（liquid - based cytology）特别是薄层液基细胞学检查（thin - prep cytologic test，TCT）所制备的单层细胞涂片效果清晰，阅片容易，与常规制片法相比，改善了样本收集率并使细胞均匀分布于玻片上。此外，该技术一次取样可多次重复制片，并可供作高危型 HPV 检测和自动阅片。

（4）宫腔吸片　筛查宫腔内恶性病变，较阴道涂片及诊刮阳性率高。选择直径 1～5mm 不同型号塑料管，一端连接无菌注射器，另一端送入子宫腔内达宫底部，边轻轻抽吸边上下左右转动方向，将吸出物涂片、固定、染色。取出吸管时停止抽吸，以免将子宫颈管内容物吸入。宫腔吸片标本中可能含有输卵管、卵巢或盆腹腔上皮细胞成分。也可用宫腔灌洗法，用注射器将 10ml 无菌 0.9% 氯化钠注射液注入宫腔，轻轻抽吸洗涤内膜面，然后收集洗涤液，离心后取沉渣涂片。此法简单，取材效果好，特别适合于绝经后出血妇女，与诊刮效果相比，患者痛苦小易于接受，但取材不够全面。

3. 若阴道分泌物较多，应先用无菌干棉球轻轻擦拭后再取标本。

4. 取脱落细胞标本时动作应轻、稳、准，避免损伤组织引起出血。

5. 涂片必须均匀地向一个方向涂抹，禁忌来回涂抹，以免破坏细胞。

（六）护理要点

1. 准备好检查所需物品，取标本的用具必须无菌干燥，阴道窥器不得涂润滑剂，载玻片应经脱脂处理。

2. 做好载玻片标记，标本应立即放入装有95%乙醇固定液的标本瓶中固定并及时送检。

3. 评估检查后阴道出血情况，询问患者有无其他不适，发现异常及时通知医生。

4. 向患者说明生殖道脱落细胞学检查结果的临床意义，嘱其将病理报告结果及时反馈给医师，以免延误诊治。

（七）结果评定及临床意义

1. 正常生殖道脱落细胞的形态特征

（1）鳞状上皮细胞　阴道与子宫颈阴道部上皮的鳞状上皮相仿，为非角化性分层鳞状上皮。上皮细胞分为底层、中层及表层，其生长与成熟及各层细胞的比例随月经周期中雌激素的变化而变化，细胞由底层向表层逐渐成熟。鳞状细胞的成熟过程是：细胞由小逐渐变大；细胞形态由圆形变舟形、多边形；细胞质染色由蓝染变粉红；细胞质由厚变薄；胞核由大变小，由疏松变致密。

（2）柱状上皮细胞　分为子宫颈黏膜细胞及子宫内膜细胞。子宫颈黏膜细胞有黏液细胞和带纤毛细胞两种，在子宫颈刮片及刷片中均可找到。黏液细胞呈高柱状或立方状，核在底部，呈圆形或卵圆形，染色质分布均匀，细胞质内有空泡，易分解而留下裸核。子宫内膜细胞为柱状，核圆形，核大小、形状一致，多成堆出现，细胞质少，呈淡灰色或淡红色，边界不清。

（3）非上皮成分　如吞噬细胞、白细胞、淋巴细胞、红细胞等。

2. 生殖道脱落细胞在内分泌检查方面的应用　临床上常用成熟指数、致密核细胞指数、嗜伊红细胞指数和角化指数来代表体内雌激素水平。

（1）成熟指数（maturation index，MI）　是阴道细胞学卵巢功能检查最常用的一种。计算鳞状上皮3层细胞百分比，按底层/中层/表层顺序写出。底层细胞百分率高称为左移，提示不成熟细胞增多，即雌激素水平下降；表层细胞百分率高称为右移，提示成熟细胞增多，雌激素水平升高。正常情况下，育龄妇女宫颈涂片中表层细胞居多，基本无底层细胞。卵巢功能低落时出现底层细胞，若底层细胞＜20%，提示轻度低落；底层细胞占20%～40%，提示中度低落；底层细胞＞60%，提示高度低落。

（2）致密核细胞指数（karyopyknotic index，KI）　是指鳞状上皮细胞中表层致密核细胞的百分率。KI越高，提示上皮细胞越成熟。

（3）嗜伊红细胞指数（eosinophilic index，EI）　是计算鳞状细胞中表层红染细胞的百分率。指数越高，提示上皮细胞越成熟。

（4）角化指数（cornification index，CI）　是指鳞状上皮细胞中的表层嗜伊红性致密核细胞的百分率。指数越高，提示上皮细胞越成熟。

3. 生殖道脱落细胞在妇科疾病诊断方面的应用　生殖道脱落细胞涂片有助于对闭经、异常子宫出血、流产及生殖道感染性疾病等的诊断。根据细胞有无周期性变化、MI结果和EI数值推断闭经病变部位、异常子宫出血类型以及流产疗效评价。目前用于妇科内分泌疾病诊断及流产已逐渐减少，并被其他方法取代，但在诊断生殖道感染性疾病仍具重要意义，简述如下。

（1）细菌性阴道病　镜检加入0.9%氯化钠溶液的阴道分泌物涂片，可见线索细胞，表现为阴道脱落的表层细胞边缘附着颗粒状物，即加德纳菌等各种厌氧菌，细胞边缘不清。

（2）衣原体性子宫颈炎　在子宫颈涂片上可见化生的细胞质内有球菌样物及嗜碱性包涵体，感染细胞肥大多核。

（3）病毒感染　常见的有人乳头瘤病毒（human papilloma virus，HPV）和单纯疱疹病毒（herpes simplex virus，HSV）Ⅱ型。

HPV 感染：鳞状上皮细胞被 HPV 感染后具有典型的细胞学改变。在涂片标本中见挖空细胞、不典型角化不全细胞及反应性外底层细胞即提示有 HPV 感染。典型的挖空细胞表现为上皮细胞内有 1~2 个增大的核，核周有透亮空晕环或致密的透亮区。

HSV 感染：早期表现为感染细胞的核增大，染色质结构呈"水肿样"退变，染色质很细，散布在整个胞核中，呈淡的嗜碱性染色，均匀，犹如毛玻璃状，细胞多呈集结状，有许多胞核。晚期可见嗜伊红染色的核内包涵体，周围可见一清亮晕环。

4. 生殖道脱落细胞在妇科肿瘤诊断方面的应用　主要表现在细胞核、细胞形态以及细胞间关系的改变。癌细胞的细胞核增大、深染及核分裂异常等；细胞形态各异，大小不等，排列紊乱等。生殖道脱落细胞学诊断的报告形式主要有分级诊断及描述性诊断两种，推荐应用描述性诊断，即 TBS（the Bethesda system）分类法。

（1）巴氏 5 级分类法诊断标准如下

巴氏Ⅰ级：正常。为正常宫颈细胞涂片。

巴氏Ⅱ级：炎症。细胞核增大，核染色质较粗，但染色质分布尚均匀。一般属良性改变或炎症。

巴氏Ⅲ级：可疑癌。主要是核异质，表现为核大深染，核形不规则或双核。对不典型细胞，性质尚难肯定。

巴氏Ⅳ级：高度可疑癌。细胞有恶性特征，但在涂片中恶性细胞较少。

巴氏Ⅴ级：癌。具有典型的多量癌细胞。

巴氏分级法存在以级别表示细胞学改变的程度容易造成假象、对癌前病变缺乏客观标准及不能与组织病理学诊断名词相对应等缺点，已逐步被 TBS 分类法所取代。

（2）TBS 分类法及其描述性诊断内容　为使细胞学诊断与组织病理学术语一致，并能与临床处理密切结合，1988 年美国制订了阴道细胞 TBS 命名系统，国际癌症协会于 1991 年对子宫颈/阴道细胞学的诊断报告正式采用了 TBS 分类法。TBS 分类法包括标本满意度的评估、对细胞形态特征的描述性诊断及治疗建议。TBS 描述性诊断报告主要内容如下。

1）未见上皮内病变细胞和恶性细胞，包括可能伴随炎症或者良性反应性改变。

2）鳞状上皮细胞异常　①不典型鳞状上皮细胞（atypical squamous cell，ASC）：包括无明确诊断意义的不典型鳞状细胞（atypical squamous cell of undetermined significance，ASC-US）和不能排除高级别鳞状上皮内病变不典型鳞状细胞（atypical squamous cell-cannot exclude HIS，ASC-H）；②低级别鳞状上皮内病变（low-grade squamous intraepithelial lesion，LSIL）：与 CIN 1 术语相符；③高级别鳞状上皮内病变（high-grade squamous intraepithelial lesion，HSIL）：包括 CIN 2、CIN 3 和原位癌；④鳞状细胞癌：如能明确组织学类型，应分为角化型鳞癌、非角化型鳞癌、小细胞型鳞癌。

3）腺上皮细胞改变　①不典型腺上皮细胞（AGC）：包括宫颈管细胞 AGC 和子宫内膜细胞 AGC；②腺原位癌（AIS）；③腺癌（adenocarcinoma）：若可能则判断来源：宫颈管、子宫内膜或子宫外。

4）其他恶性肿瘤　原发于宫颈和子宫体的不常见肿瘤及转移癌。

子宫颈细胞学检查是子宫颈癌筛查的基本方法，也是诊断的常用步骤，相对于高危 HPV 检测，细胞学检查特异性高，但敏感性较低。建议 21 岁以上有性生活的妇女开始定期子宫颈细胞学检查，并结合 HPV 检测定期复查。

第二节 宫颈活组织检查

宫颈活组织检查简称宫颈活检，是在病变部位或可疑部位取小部分组织进行病理学检查，结果可作为可靠的诊断依据。常用的检查方法包括局部活组织检查和诊断性宫颈锥切术。

（一）局部活组织检查

是诊断子宫颈癌前病变和子宫颈癌的必需步骤。

1. 适应证

（1）阴道镜诊断为子宫颈 HSIL 或可疑癌者。

（2）阴道镜诊断为子宫颈 LSIL，但细胞学为 ASC – H 及以上或 AGC 及以上、或阴道镜检查不充分、或检查者经验不足等。

（3）肉眼检查可疑癌，需进一步明确诊断者。

2. 禁忌证

（1）生殖器或盆腔患有急性或亚急性炎症者。

（2）月经期或有不规则子宫出血者。

（3）患血液病等出血倾向。

3. 检查前评估

（1）全面评估患者一般情况 有阴道炎者应治愈后再取活检。

（2）评估患者心理状况 充分沟通后告知检查的目的、方法、注意事项及可能出现的不适，减轻其心理紧张情绪并取得配合。

（3）评估检查时间 月经期、月经前期不做活检，妊娠期非必要不做活检。

4. 检查前准备

（1）环境准备 同生殖道脱落细胞学检查。

（2）物品准备 阴道窥器 1 个、宫颈钳 1 把、宫颈活检钳 1 把、长镊子 2 把、带尾纱布 1 个、棉球及棉签若干、无菌手套 1 副、复方碘溶液、碘伏消毒液、装有固定液的标本瓶 4~6 个。

5. 检查中配合

（1）协助患者取膀胱截石位，常规消毒外阴，铺无菌洞巾。

（2）当医生放置阴道窥器，充分暴露宫颈后，协助医生用干棉球擦净宫颈表面黏液，局部消毒。

（3）协助医生在宫颈外口鳞 – 柱交界处或特殊病变处，持宫颈活检钳取适当大小的组织。选择病变最严重区，用活检钳多点或单点取材，需注意取材深度，应钳取上皮全层及部分间质，以适合组织学评估。当病变延伸至子宫颈管或细胞学 AGC 及以上或 3 型转化区时，应同时行子宫颈管搔刮术（endo-cervical curettage，ECC）。为提高取材准确性，在阴道镜引导下取材，或在宫颈阴道部涂以复方碘溶液，选择不着色区域取材。

（4）手术结束时协助医生以带尾纱布局部压迫止血。

（5）将取出的组织分别放在标本瓶内，做好标记并及时送检。

6. 护理要点

（1）在检查过程中观察患者反应，给予心理上的支持。

（2）评估患者阴道出血情况，嘱其保持会阴部清洁，24 小时后自行取出纱布，若出现大量阴道出血，应及时就诊。

（3）指导患者术后 1 个月内禁止性生活、盆浴及阴道灌洗。

（4）告知患者按要求取病理报告单并及时复诊。

（二）诊断性子宫颈锥切术

是对子宫颈活检诊断不足或有怀疑时，实施的补充诊断手段，不是子宫颈癌及其癌前病变诊断的必需步骤。

1. 适应证

（1）子宫颈活检为 LSIL 及以下，为排除 HSIL，如细胞学检查为 HSIL 及以上、HPV16 和（或）HPV18 阳性等。

（2）子宫颈活检为 HSIL，而临床为可疑浸润癌，为明确病变累及程度及决定手术范围者。

（3）子宫颈活检诊断为原位腺癌。

2. 禁忌证　同局部活组织检查。

3. 术前评估

（1）全面评估患者一般情况　排除有禁忌证者。

（2）评估患者心理状况　充分沟通后告知诊疗目的、方法、注意事项及可能出现的不适，减轻其心理紧张情绪并取得其配合。

（3）评估手术时间　应在月经干净后 3～7 日内进行。

4. 术前准备

（1）环境准备　关闭门窗，遮挡屏风，调节室温，减少人员走动，为患者提供私密和舒适的空间。

（2）物品准备　无菌导尿包 1 个、阴道窥器 1 个、宫颈钳 1 把、子宫探针 1 个、宫颈扩张器 4～7 号各 1 个、尖手术刀 1 把（或高频电切仪 1 台、环形电刀 1 把、等离子凝切刀 1 把、电凝球 1 个）、长镊子 2 把、刮匙 1 把、持针器 1 把、圆针 1～2 个、洞巾 1 块、无菌手套 1 副、棉球及棉签若干、复方碘溶液、碘伏消毒液、装有固定液（10% 甲醛溶液或 95% 酒精）的标本瓶 2～3 个。

（3）患者准备　嘱患者排空膀胱。

5. 术中配合

（1）在麻醉下协助患者取膀胱截石位，消毒外阴阴道后，铺无菌洞巾。

（2）为患者导尿，协助医生放置阴道窥器，暴露宫颈，消毒阴道、子宫颈及子宫颈外口。

（3）用于诊断者，不宜用电刀、激光刀，以免破坏边缘组织，影响诊断。

（4）于切除组织 12 点处做一标记后，装入标本瓶中做好标记及时送检。

（5）手术完成后用无菌纱布卷压迫创面止血。若有动脉出血，协助医生缝扎止血，或加用吸收性明胶海绵或止血粉止血。

（6）将要行子宫切除（子宫切除手术最好在锥切术后 48 小时内进行）的冷刀锥切者，可行子宫颈前后唇相对缝合封闭创面止血；若不能在短期内行子宫切除或无需做进一步手术者，则行宫颈成形缝合术或荷包缝合术，术毕探查宫颈管。

（7）协助医师填写病理活组织检查申请单，将标本瓶连同病理活组织检查申请单送交病理检验。

6. 护理要点

（1）在手术过程中观察患者反应，给予心理上的支持。

（2）术后保持会阴部清洁，遵医嘱使用抗生素预防感染。

（3）评估患者有无阴道流血、头晕及血压下降等出血反应。嘱患者注意观察阴道出血情况，如出血较多应立即就诊。

（4）告知患者休息 3 日，禁止性生活和盆浴 2 个月。

（5）术后 6 周复查，探查子宫颈管有无狭窄。

第三节 常用穿刺检查

腹腔穿刺检查和羊膜腔穿刺检查是妇产科常用的穿刺检查技术。腹腔穿刺检查可经腹壁穿刺和经阴道后穹窿穿刺两种途径完成。羊膜腔穿刺检查通常采用经腹壁入羊膜腔途径。

一、经腹壁腹腔穿刺术

经腹壁腹腔穿刺术（abdominal paracentesis）是指在无菌条件下用穿刺针经腹壁进入腹腔抽出腹腔液体或组织，观察其颜色、性状并行化验检查、细菌培养及脱落细胞学检查等，以达到诊断、治疗目的。也可在超声引导下用细针穿刺盆腔及下腹部肿块进行组织学活检，达到确诊目的。经腹壁腹腔穿刺术还可以用于人工气腹、腹腔积液放液及腹腔化疗等。

（一）适应证

1. 用于协助诊断，明确腹腔积液的性质。

2. 确定靠近腹壁的盆腔及下腹部肿块性质。

3. 穿刺放出部分腹腔积液，降低腹压、减轻腹胀、暂时缓解呼吸困难等症状，使腹壁松软易于做腹部及盆腔检查。

4. 腹腔穿刺同时注入化学药物行腹腔化疗。

5. 腹腔穿刺注入 CO_2 气体，作气腹 X 线造影，使盆腔器官清晰显影。

（二）禁忌证

1. 疑有腹腔内严重粘连、肠梗阻者。

2. 疑为巨大卵巢囊肿者。

3. 大量腹腔积液伴有严重电解质紊乱者。

4. 妊娠中、晚期孕妇。

5. 有弥散性血管内凝血者。

（三）术前评估

1. 全面评估患者一般情况，排除有禁忌证者。

2. 评估患者心理状况，充分沟通后告知穿刺目的、方法、注意事项及可能出现的不适，以减轻其心理紧张情绪并取得配合。

（四）术前准备

1. 环境准备 关闭门窗，遮挡屏风，调节室温，减少人员走动，为患者提供私密和舒适的空间。

2. 物品准备 无菌腹腔穿刺包 1 个（内有洞巾 1 块、腰椎穿刺针或长穿刺针 1 个、弯盘 1 个、小镊子 2 把、止血钳 1 把）、20ml 注射器 1 支、无菌手套 1 副、无菌纱布块若干、棉球若干、标本瓶、胶布、消毒液、根据需要准备无菌导管或橡胶管、引流袋、腹带。

3. 药品准备 2% 利多卡因注射液，根据需要准备化疗药物。

4. 患者准备 经腹超声引导下穿刺时，需先充盈膀胱，确定肿块部位，然后排空膀胱，再进行穿刺；经阴道超声引导下穿刺，则需排空膀胱。

（五）术中配合

1. 根据实际需要协助患者摆好体位，若腹腔积液较多或行囊内穿刺，应取仰卧位；若积液量较少，取半卧位或侧卧位。

2. 协助医生为患者进行穿刺皮肤的消毒，铺无菌洞巾，注意无菌操作。

3. 若患者精神过度紧张，可用 0.5% 利多卡因给予局部麻醉，协助医生准备注射器及麻醉药品等用物。

4. 行穿刺术时准备注射器或引流袋，按需要量抽取液体或注入药物。

5. 操作结束，拔出穿刺针。协助医生再次消毒，用无菌纱布覆盖并固定。若针眼有腹水渗出可稍加压迫。

（六）护理要点

1. 术前测量腹围、检查腹部体征。

2. 术中观察腹水性质及引流量并详细记录。

3. 严格无菌操作规程，以免腹腔感染。

4. 评估引流是否通畅及引流速度，放腹水速度应缓慢，每小时不应超过 1000ml 为宜，一次放腹水不超过 4000ml，以防腹压骤减，内脏血管扩张而引起休克。严密观察患者血压、脉搏、呼吸等生命体征，若患者出现异常，应立即停止放腹水。此外，放腹水过程中需逐渐缩紧腹带，术后腹部加压砂袋，以增加腹腔压力。

5. 留取足量送检标本，腹腔积液细胞学检查需 200ml 液体，其他检查需 20ml 液体，脓性液体应作细菌培养和药物敏感试验。抽出液体标记后及时送检。

6. 注入化疗药物应指导患者变换体位，使药物充分吸收，并注意过敏反应及毒副反应等。

7. 因气腹造影而行穿刺者，X 线摄片完毕需将气体排出。

8. 告知患者术后需卧床休息 8～12 小时，遵医嘱给予抗生素预防感染。

二、经阴道后穹隆穿刺术

经阴道后穹隆穿刺术（culdocentesis）是指在无菌条件下，用穿刺针经阴道后穹隆刺入直肠子宫陷凹处，抽取积血、积液、积脓进行肉眼观察及生物化学、微生物学和病理检查的方法，是妇产科常用的辅助诊断方法（图 22-1）。

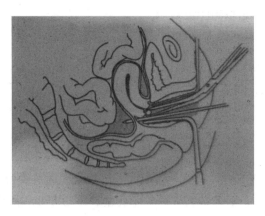

图 22-1　经阴道后穹隆穿刺术示意图

（一）适应证

1. 疑有腹腔内出血时，如异位妊娠、卵巢黄体破裂等，可协助诊断。

2. 疑盆腔内有积液、积脓，穿刺抽液检查了解积液性质、盆腔脓肿穿刺引流及局部注射药物。

3. 盆腔肿块位于直肠子宫陷凹内，经后穹隆穿刺直接抽吸肿块内容物做涂片或细胞学检查以协助诊断。若怀疑恶性肿瘤需明确诊断时，可行细针穿刺活检，送组织学检查。

4. 超声引导下行卵巢子宫内膜异位囊肿或输卵管妊娠部位注药治疗。

5. 在超声引导下经阴道后穹隆穿刺取卵，用于各种辅助生殖技术。

（二）禁忌证

1. 盆腔严重粘连，直肠子宫陷凹被粘连块状组织完全占据，并已凸向直肠者。

2. 疑有肠管与子宫后壁粘连，穿刺易损伤肠管或子宫。

3. 异位妊娠准备采用非手术治疗时应避免穿刺，以免引起感染。

（三）术前评估

1. 全面评估患者一般情况，排除有禁忌证者。

2. 评估患者心理状况，充分沟通后告知穿刺目的、方法、注意事项及可能出现的不适，以减轻其心理紧张情绪并取得配合。

3. 评估患者生命体征、月经史、生育史及手术史，对疑有盆腔内出血者做好急救准备。

（四）术前准备

1. 环境准备 关闭门窗，遮挡屏风，调节室温，减少人员走动，为患者提供私密和舒适的空间。

2. 物品准备 阴道窥器 1 个、宫颈钳 1 把、腰椎穿刺针或 22 号长针头 1 个、10ml 注射器 1 个、无菌试管数个、洞巾 1 块、纱布块若干、棉签若干、手套 1 副及消毒液等。

3. 患者准备 需排空膀胱。

（五）术中配合

1. 协助患者取膀胱截石位，调整检查光源，准备好所需用物，常规消毒外阴、阴道，铺无菌洞巾。

2. 协助医生用阴道窥器充分暴露宫颈及阴道后穹隆并消毒。当医生用宫颈钳夹持宫颈后唇并向前提拉，充分暴露阴道后穹隆时，再次消毒。穿刺时嘱患者禁止移动身体，避免伤及子宫和直肠，用腰椎穿刺针或 22 号长针头接 10ml 注射器，于宫颈后唇与阴道后壁黏膜交界处稍下方平行宫颈管进针 2 ~ 3cm，有落空感后开始抽吸。

3. 抽吸满足标本检验量，即可拔出穿刺针，若针眼处有活动性出血，用无菌棉球压迫穿刺点片刻，协助医生及时将标本送检，止血后取出阴道窥器。

（六）护理要点

1. 评估患者的意识状况及生命体征的变化，重视患者的主诉。

2. 评估患者阴道出血情况，嘱其半卧位休息，保持外阴清洁。

3. 有条件或病情允许时，先行超声检查，协助诊断直肠子宫陷凹有无液体及液体量。

4. 抽出的液体应根据初步诊断，分别进行涂片、常规检查、药敏试验、细胞学检查等；抽取的组织送组织学检查。

5. 抽出物若为血液，应放置 5 分钟观察是否凝固，出现凝固为血管内血液；或将血液滴注于纱布块上观察，出现红晕则为血管内血液；若放置 6 分钟不凝集，可诊断为腹腔内出血。

6. 未抽出血液，不能完全除外异位妊娠和腹腔内出血；内出血量少、血肿位置高或与周围组织粘连时，均可造成假阴性。

7. 对准备急诊手术的患者立即做好术前准备，建立静脉通路，监测生命体征及尿量。

三、经腹壁羊膜腔穿刺术

经腹壁羊膜腔穿刺术（amniocentesis）是指妊娠中晚期，在无菌条件下用穿刺针经腹壁、子宫壁进入羊膜腔抽取羊水供临床分析诊断，或注入药物或生理盐水用于治疗的一种方法。

（一）适应证

1. 治疗

（1）胎儿异常或死胎需行依沙吖啶引产终止妊娠者。

（2）胎儿未成熟，但必须在短时间内终止妊娠，需行羊膜腔内注射促进胎儿肺成熟药物者。

（3）胎儿无畸形而羊水过多，需放出适量羊水以改善症状及延长孕期，提高胎儿存活率。

（4）胎儿无畸形而羊水过少，需间断向羊膜腔内注入适量 0.9% 氯化钠注射液，以预防胎盘和脐带受压，减少胎儿肺发育不良或胎儿窘迫。

（5）胎儿生长受限者，需向羊膜腔内注入氨基酸等促进胎儿发育。

（6）母儿血型不合，需给胎儿输血者。

2. 产前诊断　羊水细胞染色体核型分析、基因及基因产物检测。对经产前筛查怀疑孕有异常胎儿的高危孕妇进行羊膜腔穿刺抽取羊水细胞，通过检查以明确胎儿性别、确诊胎儿染色体病及遗传病等。

（二）禁忌证

1. 用于羊膜腔内注射药物引产时，禁忌证如下

（1）心、肝、肺、肾疾病在活动期或功能严重异常。

（2）各种疾病的急性阶段。

（3）有急性生殖道炎症。

（4）术前 24 小时内两次体温（间隔 4 小时以上）在 37.5℃ 以上。

2. 用于产前诊断时，禁忌证如下

（1）孕妇曾有流产征兆。

（2）术前 24 小时内两次体温（间隔 4 小时以上）在 37.5℃ 以上。

（三）术前评估

1. 全面评估孕妇一般情况，排除有禁忌证者。

2. 评估孕妇心理状况，与孕妇及家属沟通，讲解手术目的及方法，减轻其心理紧张情绪并取得孕妇及家属的积极配合。

3. 询问孕妇的手术史、生育史、本次妊娠史、不良用药史等。

4. 评估孕妇孕周，选择合适的穿刺时间，产前诊断宜在妊娠 16～22 周进行；胎儿异常引产宜在妊娠 16～26 周之内进行。

（四）术前准备

1. 环境准备　关闭门窗，遮挡屏风，调节室温，减少人员走动，为患者提供私密和舒适的空间。

2. 物品准备　无菌腰椎穿刺针 1 个、弯盘 1 个、长镊子 2 把、洞巾 1 块、棉球若干、纱布 4 块、20ml 注射器 1 个、标本瓶 1 个、0.5% 聚维酮碘液、2% 利多卡因注射液 1 支、手套 1 副、胶布。

3. 患者准备　需排空膀胱。

（五）术中配合

1. 穿刺部位定位

（1）手法定位　协助固定子宫，于宫底下方 2～3 横指处的中线或两侧选择囊性感明显部位作为穿刺点。

（2）超声定位　协助孕妇取仰卧位，B 型超声下标记羊水暗区及胎盘位置（图 22-2），穿刺时尽量避开胎盘。也可在超声引导下直接穿刺。

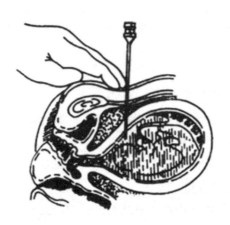

图 22 - 2 经腹壁羊膜腔穿刺术

2. 常规消毒皮肤，铺无菌洞巾，局麻后用腰椎穿刺针向羊水量相对较多的暗区垂直刺入，拔出穿刺针芯，有羊水溢出，根据穿刺目的抽取羊水或注入药物。

3. 穿刺针应细，进针不可过深过猛，尽可能一次成功，避免多次操作。最多不得超过两次。

4. 穿刺针常因羊水中的有形物质阻塞而抽不出羊水，可协助医生稍加调整穿刺方向、深度，即可抽出羊水。

（六）护理要点

1. 严格执行无菌操作规程，避免感染。

2. 术中密切观察生命体征变化，注意孕妇有无呼吸困难、发绀等羊水栓塞征象。

3. 用于产前诊断时，穿刺后严密观察胎心率和胎动变化，有异常立即通知医师处理。

4. 中期引产的孕妇，一般自羊膜腔注药到胎儿、胎盘娩出需 24 ~ 48 小时，注意观察子宫收缩情况及产程进展。

5. 若抽出血液，出血可来自腹壁、子宫壁、胎盘或刺伤胎儿血管，应立即拔出穿刺针并压迫穿刺点，加压包扎。若胎心无明显改变，一周后再行穿刺。

6. 术后当日应减少活动，多卧床休息。

7. 注意观察穿刺点部位，有无液体溢出及阴道出血情况。

8. 严密观察孕妇穿刺后的副反应。

第四节 会阴切开术

会阴切开术（episiotomy）是切开会阴组织以扩大产道为目的技术操作，是产科常用的手术。常用会阴后 - 侧切开（postero - lateral episiotomy）和会阴正中切开（median episiotomy）两种术式，以前者多用。有时妇科经阴道手术为扩大视野也会行会阴切开术。

1. 适应证

（1）会阴裂伤不可避免者 如会阴坚韧、水肿或瘢痕形成，会阴体较长、持续性枕后位、耻骨弓狭窄等。

（2）需阴道助产者 如产钳术、胎头吸引术及臀位助产术等。

（3）需缩短第二产程者 如继发性宫缩乏力或胎儿过大导致第二产程延长者，胎儿窘迫、妊娠期高血压疾病、妊娠合并心脏病等。

2. 禁忌证 估计不能经阴道分娩（如梗阻性难产）及不宜经阴道分娩（如活动期疱疹）者。

3. 术前评估

（1）全面评估产妇一般情况，排除禁忌证。

（2）评估产妇心理状况，向产妇及家属充分沟通后，讲解该手术目的、方法，以减轻其心理紧张情绪并取得配合。

（3）评估产妇的手术史、用药史、过敏史，告知局部麻醉的作用，减轻其对疼痛的担心。

（4）评估产妇的宫缩情况、胎先露下降程度、会阴情况及胎心率变化情况。

（5）评估产妇生命体征及阴道流血、流液情况。

4. 术前准备

（1）环境准备　关闭门窗，遮挡屏风，调节室内温湿度，减少人员走动，为产妇提供私密和舒适的空间。

（2）物品准备　无菌会阴切开包1个（内有弯盘1个、弯血管钳2把、止血钳2把、长镊子2把、组织镊1把、持针器1把、圆针、角针各1枚、治疗巾4张、1号丝线1团、2/0号可吸收线1根）、纱布1包、棉球若干、消毒液。

（3）药品准备　2%利多卡因1支，缩宫素注射液，止血药物。

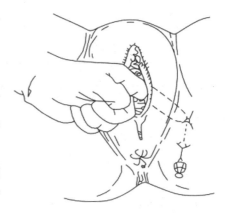

图22-3　阴部阻滞麻醉示意图

5. 术中配合

（1）协助产妇取屈膝仰卧位或膀胱截石位。

（2）建立静脉通路，根据医嘱给予缩宫素或止血药物等。

（3）常规冲洗消毒会阴并铺无菌巾，协助术者阴部神经阻滞麻醉及局部皮下浸润麻醉（图22-3）。

（4）协助医生选择切开时机（宫缩时）和切口位置。会阴后-侧切开：在会阴后联合正中偏左0.5cm，与正中线呈45°（图22-4）。会阴正中切开：沿会阴后联合正中垂直剪开2~3cm（图22-5）。

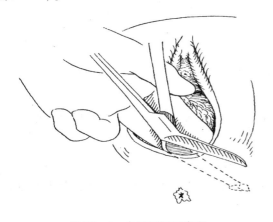

图22-4　会阴侧切示意图

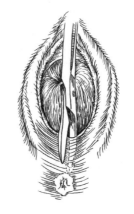

图22-5　会阴正中切开术示意图

（5）操作过程中严格执行无菌操作规程，配合术者传递所需物品及药品，配合用纱布压迫止血。

（6）密切观察宫缩情况及胎心率的变化，发现异常及时向医师汇报。

（7）分娩结束后协助术者缝合，缝合线应超出切口顶端上方0.5~1.0cm。注意逐层缝合，对合整齐，松紧适宜，不留死腔。

（8）操作完毕，清点助产器械，整理用物，协助产妇取舒适的体位。

6. 护理要点

（1）严格无菌技术操作，做好消毒隔离及自我防护工作。

（2）评估切口有无渗血、红肿、硬结及脓性分泌物，如有异常及时通知医生处理。

（3）外阴切口肿胀伴疼痛明显者，24 小时内可用 95% 乙醇湿敷或冷敷，24 小时后可用 50% 硫酸镁纱布湿热敷，或进行超短波或红外线照射 1 次/日，15 分钟/次。

（4）指导产妇向会阴伤口对侧卧位，如会阴左后 - 侧切开者则右侧卧位。

（5）告知产妇及时更换会阴垫，每日会阴冲洗两次，保持外阴清洁干燥。

（6）会阴后 - 侧切伤口于术后第 5 日拆线，正中切开于术后第 3 日拆线。

第五节　胎头吸引术

胎头吸引术是利用负压原理，将胎头吸引器吸附在胎头顶部，按分娩机制牵引胎头，配合产力，协助胎儿娩出的一项助产技术。

1. 适应证

（1）患有合并症或并发症及瘢痕子宫的产妇，不宜屏气用力，需要缩短第二产程者。

（2）因子宫收缩乏力等原因导致第二产程延长者。

（3）胎儿窘迫，需要紧急结束分娩者。

2. 禁忌证

（1）严重头盆不称、产道阻塞或畸形不能经阴道分娩者。

（2）胎位异常（面先露、横位、臀位）。

（3）胎头位置高或宫口未开全者。

3. 术前评估

（1）全面评估产妇一般情况，排除有禁忌证者。

（2）评估产妇心理状况，向产妇和家属说明胎头吸引术的目的、方法及必要性，缓解产妇紧张心理，以取得其积极配合。

（3）评估产妇胎头下降程度、宫颈扩张程度、会阴情况等。

（4）评估产妇宫缩情况、胎心率的变化、胎方位等。

4. 术前准备

（1）环境准备　关闭门窗，遮挡屏风，调节室内温湿度，减少人员走动，为产妇提供私密和舒适的空间。

（2）物品准备　胎头吸引器（图 22 - 6）1 个、负压吸引器 1 台、50ml 注射器 1 个、一次性负压吸引管 1 根、血管钳 2 把、治疗巾 2 张、纱布 4 块、无菌手套 1 副、聚维酮碘消毒棉球、新生儿抢救设备等。

（3）药品准备　新生儿抢救药品等。

5. 术中配合

（1）协助产妇取膀胱截石位或屈膝仰卧位，消毒外阴、套脚套、铺无菌巾。

（2）行阴道检查再次确认宫口是否开全、胎膜是否破裂及胎位情况。

（3）评估会阴情况，若会阴体较长或会阴部坚韧者，应先行会阴后 - 侧切开术。

（4）检查吸引器有无损坏、漏气、橡皮套是否松动等，以确保吸引装置处于完好备用状态。

（5）协助术者放置胎头吸引器，确保吸引器与胎头顶端紧贴，无宫颈及阴道壁组织夹入。调整吸

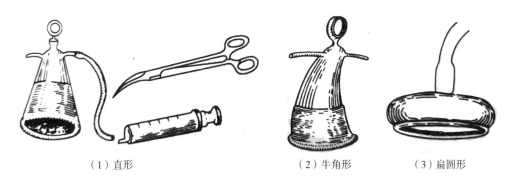

（1）直形　　　　　　　　　　（2）牛角形　　　　　（3）扁圆形

图 22 - 6　胎头吸引器示意图

引器横柄与胎头矢状缝相一致，以便做旋转胎头的标记，开启电动负压吸引器形成负压，一般牵引负压控制在 37. 24 ~46. 55kPa（280 ~350mmHg），按分娩机制缓慢牵引。

（6）牵引过程中随时监测胎心率的变化，发现异常及时报告医生。

（7）待胎头双顶径超过骨盆出口时，协助术者解除负压，取下胎头吸引器，按分娩机制娩出胎头及胎体。

（8）对新生儿进行全身检查，尤其头面部。

（9）检查与记录　术后详细记录胎头吸引术的过程、吸引压力、牵引次数、娩出时间、软产道检查及新生儿全身检查的情况等。

6. 护理要点

（1）建立静脉通道，做好新生儿复苏准备。

（2）术中密切观察产妇生命体征、宫缩及胎心及变化，发现异常及时通知医生。

（3）吸引器负压要适当，过大可导致胎儿头皮损伤，过小容易滑脱，牵引时间主张 10 ~ 15 分钟，最长不超过 20 分钟，吸引不超过 2 次。

（4）观察产妇产道损伤、产后出血等情况。

（5）密切观察新生儿有无头皮血肿及头皮损伤的发生，注意观察新生儿面色、反应、肌张力，警惕发生新生儿颅内出血。

（6）指导产妇术后排尿及术后伤口的处理。

第六节　产钳术

产钳术是利用产钳固定胎头并牵引，协助胎头下降及胎儿娩出的助产手术。根据手术时胎头所处位置分为高位、中位、低位及出口产钳术。因高位、中位产钳术常引起严重母婴并发症，目前已被剖宫产术替代。现常用低位及出口产钳术。

1. 适应证

（1）患有合并症或并发症及瘢痕子宫的产妇，不宜屏气用力，需要缩短第二产程者。

（2）实施胎头吸引术失败者。

（3）臀先露后出头娩出困难者。

（4）剖宫产娩出胎头困难者。

2. 禁忌证

（1）严重头盆不称、产道阻塞或畸形不能经阴道分娩者。

（2）严重胎儿窘迫，估计短时间内不能结束分娩者。

（3）死胎、胎儿畸形者，行穿颅术者。

3. 术前评估 同胎头吸引术。

4. 术前准备

（1）环境准备 同胎头吸引术。

（2）物品准备 无菌产钳（图22-7）1副、正常接产包1个、会阴切开包1个、吸氧面罩1个、无菌手套2副、新生儿抢救设备等。

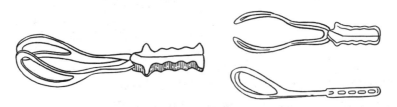

图 22-7　产钳示意图

（3）药品准备 麻醉药、抢救药品等。

5. 术中配合

（1）协助产妇取膀胱截石位，常规消毒外阴、套脚套，戴无菌手套。

（2）行阴道检查，再次明确胎位及施术条件。

（3）阴部神经阻滞后，行会阴后-侧切开术。

（4）协助术者产钳置入，先左钳叶后右钳叶，分别放在胎头左右两侧，LOA时胎头矢状缝在两个钳叶正中间，明确钳叶与胎头之间无软组织或脐带夹入。合拢试牵，按产轴方向向下向外缓慢牵引，待胎头枕骨结节超过耻骨弓下方时，逐渐将产钳向前提，当胎头双顶径娩出时，松开并取下产钳，按分娩机制娩出胎儿。

（5）分娩过程中随时监测胎心率的变化，发现异常及时通知医生。

（6）术后检查宫颈、阴道壁及会阴切口情况，并及时缝合。

（7）对新生儿进行全身检查，尤其头面部。

（8）检查与记录 术后详细记录产钳助产术的过程、娩出时间、软产道检查及新生儿全身检查的情况等。

6. 护理要点

（1）建立静脉通道，做好新生儿复苏准备。

（2）密切观察产妇生命体征、宫缩及胎心变化，发现异常及时通知医生。

（3）及时发现产钳放置不适当的征象，如钳柄不易合、锁扣不易扣合、牵引容易滑脱等，避免引起胎儿颅内出血或产伤。

（4）产钳牵引应该为间歇性，宫缩时牵引，同时配合产妇的屏气用力，可以增强牵引效果。

（5）观察产妇产道损伤、产后出血等情况。

（6）密切观察新生儿有无头皮血肿及头皮损伤的发生，注意观察新生儿面色、反应、肌张力，警惕发生新生儿颅内出血。

（7）指导产妇术后排尿及术后伤口的处理。

第七节 剖宫产术

剖宫产术（cesarean section）是经腹壁切开子宫取出胎儿及其附属物的手术。

（一）手术方式

1. 子宫下段剖宫产术 切口在子宫下段，手术时出血少，伤口愈合较好，瘢痕组织少，大网膜、肠管粘连较少，目前临床上最常用。

2. 子宫体部剖宫产术 即古典式剖宫产术。此法术中出血多，切口易与大网膜、肠管、腹壁腹膜粘连，再次妊娠易发生子宫破裂，仅用于胎盘前置不能做子宫下段剖宫产术者。

3. 腹膜外剖宫产术 此术式不进入腹腔，但较复杂，可减少术后腹腔感染的危险，对有宫腔感染者尤为适用。但因此术式较费时，有胎儿窘迫、胎儿巨大者不适用，技术操作不熟练者不宜使用。

（二）适应证

1. 产力异常、骨盆狭窄、软产道异常、头盆不称、横位、臀位、巨大儿、珍贵儿等。

2. 妊娠并发症和妊娠合并症不宜经阴道分娩者。

3. 脐带脱垂、胎儿宫内窘迫者。

4. 其他不能经阴道分娩或不宜经阴道分娩的病理和生理状态。

（三）禁忌证

死胎及胎儿畸形，不宜行剖宫产术终止妊娠。

（四）术前评估

1. 全面评估产妇一般情况，排除有禁忌证者。

2. 评估产妇心理状况，告知产妇剖宫产术的目的，耐心解答有关疑问，缓解其焦虑情绪，以取得其配合。

3. 评估并记录产妇生命体征及胎心率的变化。

4. 评估产妇的手术史、药物过敏史等。

5. 评估产妇的宫缩情况、胎先露下降程度、会阴情况等。

（五）术前准备

1. 物品准备 剖宫产手术包1个、内有25cm不锈钢盆1个、弯盘1个、卵圆钳6把、1、7号刀柄各1把、解剖镊2把、小无齿镊2把、大无齿镊1把、18cm弯血管钳6把、10cm、12cm、14cm直血管钳各4把、组织钳4把、持针器3把、吸引器头1个、拉钩1个、腹腔双头拉钩1个、刀片3个、双层剖腹单1块、手术衣6件、治疗巾10块、纱布垫4块、纱布20块、手套6副、1、4、7号丝线各1包或可吸收缝线若干包。

2. 产妇准备

（1）做药物过敏试验、交叉配血试验、备血等准备。

（2）腹部准备 按一般妇科腹部手术准备。

（3）术前用药 禁用呼吸抑制剂，以防发生新生儿窒息。

（六）术中配合

1. 建立静脉通路、遵医嘱使用缩宫素等。

2. 密切观察并记录产妇生命体征，配合医师顺利完成手术过程。

3. 若因胎头入盆太深致取胎头困难，助手可在台下戴无菌手套自阴道向宫腔方向上推胎头。

4. 观察并记录各管路是否通畅，如导尿管、输液管等。

5. 手术过程中应注意产妇有无呛咳、呼吸困难等症状，预防羊水栓塞的发生。

6. 配合进行新生儿抢救与护理。

（七）护理要点

1. 术前协助产妇取左侧卧位倾斜 10°～15°，防止发生仰卧位低血压综合征。

2. 密切观察并记录产妇生命体征变化，按腹部手术及产褥期妇女护理。

3. 术后回到母婴同室后，协助母婴完成皮肤接触、早吸吮。

4. 观察手术切口有无红肿、渗出。

5. 鼓励产妇勤翻身并尽早下床活动，6 小时后进流食，根据肠道功能恢复情况指导饮食。

6. 留置导尿管 24 小时，拔管后指导产妇自行排尿。

7. 遵医嘱补液，有感染者按医嘱加用抗生素。

8. 评估产妇子宫收缩及阴道流血情况，术后 24 小时产妇取半卧位，以利恶露排出。

9. 鼓励符合母乳喂养条件的产妇坚持母乳喂养；指导产妇出院后保持外阴部清洁；落实避孕措施，至少应避孕 2 年；做产后保健操，促进骨盆肌及腹肌张力恢复；若出现发热、腹痛或阴道出血过多等，及时就医；产后 42 日去医院做健康检查。

◉ 知识链接

分娩质量与安全指标

　　分娩是一个自然、正常、健康的生理过程。21 世纪随着手术技术的改进和发展，在降低孕产妇及婴儿死亡率的同时，对正常分娩进行的医学干预过多，而一些干预被现代医学证明为没有科学依据。中华人民共和国卫生部颁布的《三级妇产医院评审标准（2011 年版）实施细则》中明确指出：会阴侧切率应低于 50%，阴道分娩中转剖宫产率控制在 5% 以内，阴道助产率在 2%～5% 之间，新生儿窒息发生率控制在 10% 以内。各医疗机构应有效地降低会阴侧切率和剖宫产率、控制阴道助产率和新生儿窒息率、减少产后出血发生率等产科质量重要指标，使分娩逐渐变得更加安全、更加科学、更加舒适。

第八节　人工剥离胎盘术

⇒ 案例引导

　　患者，女性，30 岁，G_3P_1。曾做过两次人工流产，现胎儿娩出 30 分钟，胎盘尚未娩出，检查宫底平脐，在产妇耻骨联合上方轻压子宫下段时，外露的脐带随宫体上升而回缩，阴道出血量多。

　　根据以上资料，请回答：

　　1. 该产妇目前最可能的临床诊断。

　　2. 胎盘完全剥离的主要征象。

　　3. 该类患者应采取的主要护理措施。

人工剥离胎盘术是指胎儿娩出后，胎盘不能自然与子宫壁剥离，部分或全部粘连，为了减少产妇出血，用人工的方法使胎盘剥离并取出的手术。

1. 适应证

（1）胎儿经阴道娩出后，30 分钟胎盘尚未娩出者。

（2）胎儿娩出后不到 30 分钟，胎盘仍未娩出，但阴道出血已达 200ml 者。

（3）剖宫产，胎儿娩出 5~10 分钟，胎盘仍未娩出者。

2. 禁忌证　植入性胎盘。

3. 术前评估

（1）评估产妇心理状况，向其讲解胎盘滞留的原因及危害，说明行人工剥离胎盘术必要性，缓解其紧张情绪。

（2）评估产妇出血情况、生命体征、能否耐受手术等。

（3）评估胎盘的位置、是否有局部剥离、是否存在植入等。

4. 术前准备

（1）物品准备　无菌手套 1 副、无菌手术衣 1 件、导尿管 1 根、会阴消毒包 1 个、无菌洞巾 1 个、0.5% 聚维酮碘溶液 1 瓶、5ml 注射器 1 支。

（2）药品准备　阿托品注射液 1 支、哌替啶注射液 1 支、缩宫素注射液 1 支、抢救药品。

5. 术中配合

（1）协助产妇保持膀胱截石位或屈膝仰卧位，导尿以排空膀胱。

（2）消毒外阴，铺无菌洞巾，协助术者更换无菌手术衣及无菌手套。

（3）选择恰当的麻醉镇痛方法，帮助产妇镇痛，如遵医嘱肌内注射哌替啶 100mg。

（4）术者一手五指并拢，沿脐带伸入宫腔，找到胎盘边缘，掌心向上，以手掌尺侧缘钝性剥离胎盘，另一手在腹壁协助按压子宫底（图 22-8）。待胎盘全部剥离，手握胎盘取出，若无法剥离，应考虑胎盘植入，切忌强行或暴力剥离。

（5）胎盘取出后应仔细检查胎盘胎膜的完整性，遵医嘱即刻肌注缩宫素。

（6）记录胎盘剥离的方法、时间以及胎盘、胎膜的完整性等。

6. 护理要点

（1）严格执行无菌技术操作规程。

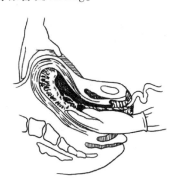

图 22-8　人工剥离胎盘示意图

（2）术前需做好大出血的应急准备，建立静脉通道和配血。

（3）术中密切观察产妇生命体征，注意宫缩、腹痛和阴道出血等。

（4）切忌用暴力强行剥离或用手指抓挖子宫壁，防止子宫破裂。如发现胎盘与子宫壁之间无明显界线，可能为植入性胎盘，不可强行剥离。

（5）遵医嘱给予缩宫素、镇痛药和抗生素。

⊕ 知识链接

助产十大安全质量目标

目标一：严格执行查对制度，提高助产人员对母婴身份识别的准确性。

目标二：执行在特殊情况下助产人员之间有效沟通的程序，正确执行医嘱。

目标三：严格执行交接班制度，保证产妇安全。

目标四：加强产程观察，评估产程进展情况及时识别异常产程。

目标五：严格执行分娩（手术）安全核查制度和流程，防止手术病人、手术部位及术式错误。

目标六：严格执行手卫生规范，落实医院感染控制的基本要求。

目标七：提高用药安全。

目标八：建立产房危急情况报告制度。

目标九：主动报告医疗安全（不良）事件。

目标十：鼓励孕产妇及家属参与分娩过程及医疗安全。

第九节　诊断性刮宫术

诊断性刮宫术（diagnostic curettage）是通过刮取宫腔内容物进行活组织检查，做出病理学诊断的方法，简称诊刮。诊断性刮宫术是妇科常用的辅助诊断方法。临床上分为一般诊断性刮宫和分段诊断性刮宫。

1. 适应证

（1）异常子宫出血或阴道排液患者，需进一步诊断。

（2）排卵障碍性子宫出血、闭经、不孕症患者，为进一步了解子宫内膜变化及有无排卵等情况，可行一般诊断性刮宫。

（3）怀疑同时有宫颈病变时，则对宫颈管和宫腔分别进行诊刮。

（4）疑有子宫内膜结核者。

（5）宫腔内有组织残留、反复或多量异常子宫出血时，刮宫有助于诊断并迅速止血。

2. 禁忌证

（1）急性生殖器官炎症。

（2）严重全身性疾病。

（3）体温超过 37.5℃者。

3. 术前评估

（1）全面评估患者一般情况，排除有禁忌证者。

（2）评估患者心理状况，充分沟通后告知诊刮的目的、方法、注意事项及可能出现的不适，以减轻其心理紧张情绪并取得配合。

（3）评估患者检查时间，不同诊断目的的检查时间不同：不孕症患者应在月经来潮前 1~2 日或月经来潮 6 小时内取材，以判断有无排卵；异常子宫出血患者，可于出血期间给予诊刮；疑为子宫内膜不规则脱落时，则应于月经第 5~7 日取材。

4. 术前准备

（1）环境准备 关闭门窗，遮挡屏风，调节室温，减少人员走动，为患者提供私密和舒适的空间。

（2）物品准备 无菌刮宫包1个（内有阴道窥器1个、宫颈钳1把、卵圆钳1把、宫颈扩张器4~7号各1个、子宫探针1个、长镊子2把、大小刮匙各1把、取环器1个、洞巾1块），棉球及棉签若干、无菌手套1个、复方碘溶液、装有固定液的标本瓶2~3个及0.5%聚维酮碘溶液。

（3）患者准备 需排空膀胱。

5. 术中配合

（1）协助患者取膀胱截石位，双合诊查清子宫位置、大小及子宫屈向。

（2）消毒外阴，铺无菌洞巾，协助医生放置阴道窥器，暴露宫颈，消毒阴道和宫颈。

（3）宫颈钳钳夹宫颈前唇或后唇，用探针探测宫腔深度，按子宫屈向逐渐扩张宫颈管，用刮匙刮取宫腔前壁、侧壁、后壁、宫底和两侧宫角部，将刮出组织装入标本瓶中送检。行分段诊刮时，先不探及宫腔，先用小刮匙刮取宫颈内口及以下的宫颈管组织，再刮取宫腔内膜组织，并将宫颈管和宫腔组织分开装入标本瓶中，做好记录并及时送检。

（4）检查过程中密切观察患者生命体征的变化。

（5）检查中让患者做深呼吸等放松动作，分散注意力，以减轻疼痛。

（6）协助医师观察并收集刮出的子宫内膜组织装入标本瓶，做好记录、标记并及时送检。

6. 护理要点

（1）术中严格无菌操作。

（2）出血、穿孔和感染是诊断性刮宫的主要并发症，因此需做好输液、配血准备。

（3）诊断性刮宫前5~7天禁止性生活。

（4）术中指导患者做深呼吸等，帮助患者转移注意力，减轻疼痛。

（5）术后保持外阴清洁，2周内禁止性生活及盆浴。

（6）遵医嘱服用抗菌药物。

（7）1周后门诊复查，根据病理检查结果决定进一步治疗方案。

第十节 妇产科内镜诊疗技术

内镜检查（endoscopy）是用冷光源探视镜头经人体自然孔道或人造孔道探视人体管、腔或组织内部，窥视体内结构或病变的一种检查方法。可利用内镜在直视下对管腔或体腔内组织、器官进行检查和手术。单纯用于检查病变称为诊断内镜（diagnostic endoscopy），同时对病变进行治疗则称为手术内镜（operative endoscopy）。妇产科常用的内镜检查包括阴道镜（colposcope）、宫腔镜（hysteroscope）、腹腔镜（laparoscope）。

一、阴道镜

阴道镜是一种体外双目放大镜式光学窥镜，是将充分暴露的阴道和宫颈光学放大10~40倍，直接观察这些部位的血管形态和上皮结构，以发现与癌变有关的异型上皮、异型血管，对可疑部位行定位活检，以提高宫颈疾病确诊率。

（一）适应证

1. 宫颈细胞学检查LSIL及以上、ASCUS伴高危型HPV DNA阳性或AGC者。

2. HPV DNA检测16或18型阳性者，或其他高危型HPV阳性持续1年以上者。

3. 宫颈锥切术前确定切除范围。

4. 妇科检查怀疑宫颈病变者。

5. 可疑外阴、阴道上皮内瘤样病变；阴道腺病、阴道恶性肿瘤。

6. 宫颈、阴道及外阴病变治疗后复查和评估。

（二）相对禁忌证

1. 阴道毛滴虫、假丝酵母菌、淋病奈瑟菌等感染。

2. 检查部位异常出血。

3. 阴道、子宫颈急性炎症未经治疗。

（三）检查前评估

1. 全面评估患者一般情况，排除有禁忌证者。

2. 评估患者心理状况，充分沟通后告知该检查目的、方法、注意事项及可能出现的不适，以减轻其心理紧张情绪并取得配合。

3. 评估患者的病史、月经史等，确定合适的检查时间，宜在月经干净后 3 ~ 4 日进行。

（四）检查前准备

1. 环境准备 关闭门窗，遮挡屏风，调节室温，减少人员走动，为患者提供私密和舒适的空间。

2. 物品准备 阴道窥器 1 个、宫颈活检钳 1 把、卵圆钳 1 把、棉球及长杆棉签若干、弯盘 1 个、标本瓶 4 个、纱布 4 块、洞巾 1 块、阴道镜设备等。

3. 药品准备 生理盐水、3% 醋酸溶液、复方碘溶液（碘试验用）、40% 三氯醋酸、0.25% ~ 0.5% 的碘伏等。

4. 患者准备 需排空膀胱。

（五）检查中配合

1. 设备 电视系统、镜头、光源是否处在正常工作状态。

2. 体位 协助患者取膀胱截石位。

3. 消毒 用 0.25% ~ 0.5% 的碘伏消毒外阴阴道后，用阴道窥器暴露宫颈，用干棉球轻轻擦去宫颈表面分泌物。

4. 操作 协助医生调整阴道镜和检查台至合适的高度，将镜头放置距外阴 10cm 的位置，将镜头对准宫颈，打开光源，连接好监视器，调节焦距。必要时加用绿色滤光镜片使光线柔和，加用红色滤光镜片进行精密血管的观察，检查过程中及时递送医生所需物品。

5. 标本 将需活检的组织用相应溶液固定、标记并及时送检。

（六）护理要点

1. 嘱患者检查前 24 小时内避免性生活、阴道冲洗或上药、宫颈刮片和双合诊。

2. 观察患者生命体征及阴道出血情况，若有异常及时通知医生。

3. 活检后阴道有纱布填塞者，指导患者 24 小时后自行取出。

4. 指导患者术后 2 周内禁止性生活、盆浴，保持外阴清洁，预防感染。

二、宫腔镜

宫腔镜检查是采用膨宫介质扩张宫腔，通过插入宫腔的光导玻璃纤维窥镜直视观察宫颈管、宫颈内口、子宫腔及输卵管开口的生理与病理变化，并通过摄像系统将所见图像显示在监视屏幕上放大观看，对可疑病变组织直观准确取材并送病理检查；同时也可在宫腔镜下直接手术治疗。

（一）宫腔镜检查适应证

1. 异常子宫出血。
2. 可疑宫腔粘连及畸形。
3. 可疑妊娠物残留。
4. 影像学检查提示宫腔内占位病变。
5. 原因不明的不孕或反复流产。
6. 宫内节育器异常。
7. 宫腔内异物。
8. 宫腔镜术后相关评估。

（二）宫腔镜手术适应证

1. 子宫内膜息肉。
2. 子宫黏膜下肌瘤及部分影响宫腔形态的肌壁间肌瘤。
3. 宫腔粘连。
4. 纵隔子宫。
5. 子宫内膜切除。
6. 宫腔内异物取出，如嵌顿节育器及流产残留物等。
7. 宫腔镜引导下输卵管插管通液、注药及绝育术。

（三）禁忌证

1. 绝对禁忌证
（1）急、亚急性生殖道感染。
（2）心、肝、肾衰竭急性期及其他不能耐受手术者。

2. 相对禁忌证
（1）体温 >37.5℃。
（2）子宫颈瘢痕，不能充分扩张者。
（3）近 3 个月内有子宫穿孔史或子宫手术史者。
（4）浸润性子宫颈癌、生殖道结核未经系统抗结核治疗者。

（四）术前评估

1. 全面评估患者一般情况，排除有禁忌证者。
2. 评估患者心理状况，充分沟通后告知诊疗目的、方法、注意事项及可能出现的不适，以减轻其心理紧张情绪并取得配合。
3. 评估患者检查时间，以月经干净后 1 周内检查为宜，此时子宫内膜处于增生早期，较薄而不易出血，黏液分泌少，宫腔病变易暴露。

（五）术前准备

1. 环境准备　关闭门窗，遮挡屏风，调节室温，减少人员走动，为患者提供私密和舒适的空间。
2. 物品准备　阴道窥器 1 个、宫颈钳 1 把、敷料钳 1 把、卵圆钳 1 把、长平镊 1 把、子宫腔探针 1 根、宫腔刮匙 1 把、宫颈扩张器 4~8 号各 1 根、小药杯 1 个、弯盘 1 个、纱球 2 个、纱布 2 块、棉签数根、宫腔镜设备等。
3. 膨宫液的选择　使用单极电切或电凝时，膨宫液体必须选用非导电的 5% 葡萄糖液，双极电切或电凝则选用生理盐水，后者可减少过量低渗液体灌注导致的过度水化综合征。对合并糖尿病的患者可选用5%甘露醇膨宫。

4. 药品准备 庆大霉素8万U 1支、地塞米松5mg 1支。

5. 患者准备 宫腔镜检查无需麻醉或行子宫颈局部麻醉;宫腔镜手术多采用硬膜腔外麻醉或静脉麻醉,术前禁食6~8小时,肠道准备同妇科腹部手术。

(六) 术中配合

1. 设备 检查电视系统、摄像、光源、电刀、膨宫机是否处于正常工作状态。连接好摄像、电源线、膨宫液管、电刀电缆线、负极板回路垫。加入灌流液,铺好负极板回路垫后,打开开关,调节电切电流功率和电凝电流功率。

2. 体位 协助患者取膀胱截石位。

3. 消毒 协助医生碘伏消毒外阴阴道后,铺治疗巾。

4. 操作 配合接通电源后,将光学视管、电切环、滚球、电切手柄、闭孔器摄像头、光缆线、膨宫管连接,协助医生连接好镜头,调节镜头的清晰度,调整电切功率、宫腔压力。保持容器内有足够的灌流液,防止空气栓塞,记录出入量,当入量超过出量时,及时报告医生。配合医师控制宫腔总灌流量,葡萄糖液体进入患者血液循环量不应超过1000ml,否则易发生低钠水中毒。

5. 标本 管理好术中取出的病理标本,按要求及时送检。

(七) 护理要点

1. 术前向患者解释扩张宫颈和膨胀宫腔可引起迷走神经兴奋,出现恶心、呕吐、面色苍白、头晕和心率减慢等症状。立即取平卧位,休息后多能缓解。必要时给予吸氧,静脉输液及皮下注射阿托品。

2. 宫腔镜检查可能引起子宫穿孔、泌尿系及肠管损伤、出血、过度水化综合征、心脑综合征等并发症,术中严密观察患者的生命体征、有无腹痛等,如有异常应及时处理。

3. 配合医生控制宫腔总灌流量,避免发生低钠血症。

4. 术后卧床1小时,按医嘱使用抗生素3~5天;告知患者术后2~7天阴道可能有少量血性分泌物。

5. 术后嘱患者保持外阴部清洁,并且禁止性生活和盆浴2周。

🌐 **知识链接**

宫腔镜检查并发症及处理

1. 子宫出血 高危因素有子宫穿孔、动静脉瘘、子宫颈妊娠、剖宫产瘢痕部位妊娠、凝血功能障碍等。当切割病灶过深,达到黏膜下5~6mm的子宫肌壁血管层易导致出血。处理方案应依据出血量、出血部位、范围和手术种类确定。

2. 子宫穿孔 高危因素有子宫颈狭窄、子宫颈手术史、子宫过度屈曲、宫腔过小、扩宫力量过强、哺乳期子宫等。一旦发生子宫穿孔,立即查找穿孔部位,确定邻近脏器有无损伤,决定保守或手术处理。

3. 过度水化综合征 由灌流介质大量吸收引起体液超负荷和(或)稀释性低钠血症所致。相应的处理措施包括吸氧、纠正电解质紊乱和水中毒、处理急性左心功能衰竭、防治肺和脑水肿。

4. 其他 如气体栓塞、感染、宫腔或(和)子宫颈管粘连等。若有发生,做相应处理。

三、腹腔镜

腹腔镜手术指在密闭的盆、腹腔内进行检查或治疗的内镜手术操作。通过注入 CO_2 气体使盆、腹腔形成操作空间，经脐部切开置入穿刺器，将接有冷光源照明的腹腔镜置入腹腔，连接摄像系统，将盆、腹腔内脏器显示于监视屏幕上。通过屏幕检查诊断疾病称为诊断腹腔镜（diagnostic laparoscopy）；在体外操纵经穿刺器进入盆、腹腔的手术器械，直视屏幕对疾病进行手术治疗称为手术腹腔镜（operative laparoscopy）。腹腔镜手术作为一种微创手术方式，具有创伤小、恢复快、住院时间短等优点，已成为当代妇科疾病诊治的常用手段。

（一）适应证

1. 急腹症（如异位妊娠、卵巢囊肿破裂、卵巢囊肿蒂扭转等）。

2. 盆腔包块。

3. 子宫内膜异位症。

4. 确定不明原因急、慢性腹痛和盆腔痛的原因。

5. 不孕症。

6. 计划生育并发症（如寻找和取出异位宫内节育器、子宫穿孔等）。

7. 有手术指征的各种妇科良性疾病。

8. 子宫内膜癌分期手术和早期子宫颈癌根治术。

（二）禁忌证

1. 绝对禁忌证

（1）严重的心脑血管疾病及肺功能不全。

（2）严重的凝血功能障碍。

（3）绞窄性肠梗阻。

（4）大的腹壁疝或膈疝。

（5）腹腔内大出血。

2. 相对禁忌证

（1）盆腔肿块过大。

（2）妊娠 > 16 周。

（3）腹腔内广泛粘连。

（4）晚期或广泛转移的妇科恶性肿瘤。

（三）术前评估

1. 全面评估患者一般情况，排除有禁忌证者。

2. 评估患者心理状况，充分沟通后告知诊疗目的、方法、注意事项及可能出现的不适，以减轻其心理紧张情绪并取得配合。

3. 评估患者的健康状况，包括既往史、现病史、生命体征、异常检查检验结果等。

4. 评估肠道及皮肤准备情况。

（四）术前准备

1. 物品准备　阴道窥器 1 个、宫颈钳 1 把、敷料钳 1 把、卵圆钳 1 把、子宫腔探针 1 根、细齿镊 2 把、刀柄 1 把、组织镊 1 把、持针钳 1 把、小药杯 2 个、缝线、缝针、刀片、剪刀 1 把、棉球、棉签、纱布、腹腔镜设备等。

2. 药品准备 全麻用药。

(五) 术中配合

1. 设备 连接好各内镜附件，打开设备电源开关，确认腹腔镜处于完好备用状态。

2. 消毒 协助医生常规消毒腹部、外阴及阴道，留置导尿管，对于有性生活史拟行复杂腹腔镜手术者经阴道可放置举宫器便于手术操作。

3. 体位 患者先取平卧位，人工气腹阶段当充气 1L 后，调整患者体位至头低臀高位（倾斜度为 15°~25°）。

4. 操作配合 连接刀头与手柄，用扭力扳手加固，连接主机电源线，连接脚踏开关，连接主机和手柄，开机系统自检，刀头自检。接通各设备电源，接通二氧化碳气源，气腹机自检，设定好气腹压力，连接各设备管线，超声刀、高频电刀自检，放好脚踏开关；按下气腹机开始键，协助医生建立人工气腹；打开监视器、摄像主机、光源开关，根据医嘱调整各设备参数。协助医生将腹腔镜与冷光源、电视摄像系统、录像系统、打印系统连接，经鞘管插入腹腔。协助医生用 0.9% 氯化钠冲洗盆腔，检查有无出血及内脏损伤。手术结束清点器材及敷料。

5. 标本送检 将术中取出的病理标本按要求及时送检。

(六) 护理要点

1. 术前检查、肠道、阴道准备同妇科腹部手术。

2. 备皮范围同妇科腹部手术，特殊注意脐孔清洁。

3. 根据麻醉方式选择不同的护理措施，并密切观察患者生命体征、切口有无渗出、引流液的性状及量。

4. 评估患者有无与气腹相关的并发症，如皮下气肿、上腹不适及肩痛等症状，并告知症状会逐渐缓解。

5. 术后留置导尿管，做好导尿管的护理。

6. 术后 2 周内禁止性生活，如有发热、出血、腹痛等应及时到医院就诊。

🔗 **知识链接**

子宫颈癌腹腔镜手术治疗的中国专家共识

2019 年 10 月由郎景和院士牵头召开的"国际子宫颈癌腹腔镜手术治疗临床研究大会"上，形成了"子宫颈癌腹腔镜手术治疗的中国专家共识"。指出在今后行子宫颈癌腹腔镜手术治疗时应该遵守以下原则：①重视子宫颈癌腹腔镜手术路径研究的结果。②在术前严格掌握子宫颈癌的诊断、分期和预处理。③按照子宫颈癌的国际治疗指南，不同期别采取不同的手术范围和手术方式。④积极寻找并验证腹腔镜手术治疗的适应证。⑤腹腔镜手术的实施应该在具有高度专业化的医疗机构由训练有素的手术医师施行，并且应该把关于腹腔镜手术与开腹手术的争议之处告知患者，使患者有选择的权利。⑥完成更多以中国经验为主的临床研究，得出更加客观、科学的结论。

第十一节 输卵管通畅检查

输卵管通畅检查是检查输卵管是否畅通、宫腔和输卵管腔的形态及输卵管的阻塞部位的方法。包括输卵管通液术、子宫输卵管造影术。随着内镜在妇产科的广泛应用，腹腔镜直视下输卵管通液检查、宫腔镜下经输卵管口插管通液检查等方法日益普及。

一、输卵管通液术

输卵管通液术是通过导管向宫腔内注入液体，根据注入液体阻力大小、有无回流及注入液体量和患者感觉等判断输卵管是否通畅，具有一定的治疗功效。该操作简便，无需特殊设备，广泛应用于临床。

1. 适应证

（1）不孕症，疑有输卵管阻塞者。

（2）输卵管再通术或输卵管成形术后测定手术效果。

（3）输卵管绝育术后测定手术效果。

（4）疏通输卵管黏膜轻度粘连者。

2. 禁忌证

（1）急性、亚急性生殖器炎症或盆腔炎性疾病。

（2）严重的全身性疾病。

（3）月经期或有不规则阴道流血。

（4）可疑妊娠。

（5）体温 >37.5℃。

3. 术前评估

（1）全面评估患者一般情况，排除有禁忌证者。

（2）评估患者心理状况，充分沟通后告知诊疗目的、方法、注意事项及可能出现的不适，以减轻其心理紧张情绪并取得配合。

（3）评估患者此次月经史，检查时间宜在月经干净后 3～7 日，术前 3 日禁止性生活。

4. 术前准备

（1）环境准备　关闭门窗，遮挡屏风，调节室温，减少人员走动，为患者提供私密和舒适的空间。

（2）物品准备　阴道窥器 1 个、弯盘 1 个、长弯钳 1 把、卵圆钳 1 把、宫颈钳 1 把、子宫探针 1 根、宫颈导管 1 个、宫颈扩张器 1 套、压力表 1 个、纱布 6 块、治疗巾 1 块、孔巾 1 块、棉签、棉球若干、20ml 注射器 1 支、氧气等。

（3）药品准备　0.9% 氯化钠 20ml、庆大霉素 8 万 U、地塞米松 5mg、透明质酸酶 1500U、可加用 0.5% 的利多卡因 2ml 以减少输卵管痉挛。

（4）患者准备　需排空膀胱。

5. 术中配合

（1）协助患者取膀胱截石位，双合诊检查子宫大小及位置。

（2）常规消毒外阴、阴道，铺无菌巾，放置阴道窥器，充分暴露宫颈，再次消毒阴道及宫颈。

（3）用宫颈钳钳夹宫颈前唇，协助医生置入宫颈导管，使其与宫颈外口紧密相贴。用 Y 形管将宫颈导管与压力表、注射器相连，压力表高于 Y 形管水平。

（4）缓慢推注生理盐水或抗生素溶液，压力不超过 160mmHg。同时观察推注时阻力，有无液体回流及患者有无下腹疼痛等情况。

（5）检查过程中及时递送医生所需物品，检查结束后取出通液器及宫颈钳，再次消毒宫颈、阴道，取出阴道窥器。

6. 护理要点

（1）所用无菌生理盐水或抗生素溶液温度以接近体温为宜，以免液体过冷引起输卵管痉挛造成输卵管不通的假象。

（2）注入液体时必须使宫颈导管紧贴宫颈外口，以防止液体外漏，导致注入液体压力不足。

（3）术后 2 周内禁止性生活和盆浴，遵医嘱应用抗生素。

7. 结果评定

（1）输卵管通畅　顺利推注 20ml 生理盐水无阻力，压力维持在 60～80mmHg 以下，或开始稍有阻力，随后阻力消失，无液体回流，患者也无不适感，提示输卵管通畅。

（2）输卵管阻塞　勉强注入 5ml 即感有阻力，压力表见压力持续上升而不见下降，患者感下腹胀痛，停止推注后液体又回流入注射器内，表明输卵管阻塞。

（3）输卵管通而不畅　注射液体有阻力，再经加压注入又能推进，说明有轻度粘连已被分离，患者感轻微腹痛。

二、子宫输卵管造影

传统的子宫输卵管造影是通过导管向宫腔及输卵管注入造影剂，然后行 X 线透视及摄片，根据造影剂在输卵管及盆腔内的显影情况，判定输卵管是否通畅、阻塞部位及宫腔形态。该检查损伤小，对输卵管阻塞能作出较正确诊断，准确率达 80%。超声下子宫输卵管造影是在超声下实时观察造影剂流动与分布，图像清晰、无创、无放射性、操作较为简便，具有较高诊断价值。子宫输卵管造影具有一定的治疗功效。

1. 适应证

（1）了解输卵管是否通畅及其形态、阻塞部位。

（2）了解宫腔形态，确定有无子宫畸形及类型，有无宫腔粘连、子宫黏膜下肌瘤、子宫内膜息肉及异物等。

（3）内生殖器结核非活动期。

（4）不明原因的习惯性流产，了解宫颈内口是否松弛，宫颈及子宫有无畸形。

2. 禁忌证

（1）～（3）同输卵管通液术。

（4）产后、流产、刮宫术后 6 周内。

（5）碘过敏者禁用子宫输卵管碘油造影。

3. 术前评估　同输卵管通液术。

4. 术前准备

（1）环境准备　关闭门窗，遮挡屏风，调节室温，减少人员走动，为患者提供私密和舒适的空间。

（2）物品准备　阴道窥器 1 个、弯盘 1 个、长弯钳 1 把、卵圆钳 1 把、宫颈钳 1 把、子宫探针 1 根、宫颈导管或 14 号 Foley 尿管 1 根、宫颈扩张器 1 套、纱布 6 块、治疗巾 1 块、孔巾 1 块、棉签、棉球若干、20ml 注射器 1 支、氧气等。

（3）药品准备　40% 碘化油性造影剂 1 支或 76% 泛影葡胺 1 支等。

（4）患者准备　排空膀胱。

5. 术中配合

（1）～（3）同输卵管通液术。

（4）将 40% 碘化油造影剂注满宫颈导管，排出空气，缓慢注入，在 X 线透视下观察碘化油流经输卵管及宫腔情况并摄片，24 小时候再摄片，以观察腹腔内有无游离碘化油。若用泛影葡胺造影，应在注射后立即摄片，10 ~ 20 分钟后再次摄片，观察泛影葡胺流入盆腔情况。若进行超声下子宫输卵管造影，则协助医生于宫腔内安置 14 号 Foley 尿管，在水囊内注入 1 ~ 2ml 生理盐水。置管后适当向外牵拉，使水囊堵住宫颈内口。徐徐注入超声微泡造影剂，应用超声机实时观察并记录超声造影图像及患者反应、有无造影剂返流等。

（5）若在注入造影剂后子宫角圆钝而输卵管不显影，应考虑输卵管痉挛，可保持原位，肌内注射阿托品 0.5mg，20 分钟后再透视、摄片；或停止操作，下次摄片前先使用解痉挛药物。

（6）在注射造影剂过程中严密观察患者生命体征，警惕造影剂栓塞，若患者出现呛咳，需立即停止注入，严密观察。

（7）检查过程中及时递送医生所需物品，检查结束后取出通液器及宫颈钳，再次消毒宫颈、阴道，取出阴道窥器。

6. 护理要点

（1）行造影术前，应询问患者过敏史并做碘过敏试验，试验阴性者方可造影。

（2）术前便秘者行清洁灌肠，使子宫保持正常位置，避免出现外压假象。

（3）碘化油充盈宫颈导管时或超声造影剂充盈尿管时必须排尽空气，以免空气进入宫腔造成充盈缺损，引起误诊。

（4）宫颈导管或尿管与宫颈外口必须紧贴，以防造影剂流入阴道内。

（5）宫颈导管不要插入太深，以免损伤子宫或引起子宫穿孔。

（6）注入造影剂时用力不可过大，推注不可过快，防止损伤输卵管。

（7）透视下发现造影剂进入异常通道，同时患者出现咳嗽，应警惕发生油栓，立即停止操作，取头低足高位，严密观察。

（8）术后 2 周内禁止性生活和盆浴，遵医嘱应用抗生素。

7. 结果评定

（1）正常子宫、输卵管　传统的子宫输卵管造影时可见宫腔呈倒三角形，双侧输卵管显影形态柔软，24 小时后摄片盆腔内见散在造影剂。超声下子宫输卵管造影时可实时监控，见造影剂充盈宫腔，从双侧输卵管流出并包绕同侧卵巢。

（2）宫腔异常　患子宫内膜结核时子宫失去原有的倒三角形态，内膜呈锯齿状不平；患子宫黏膜下肌瘤时可见宫腔充盈缺损；子宫畸形时有相应显示。

（3）输卵管异常　输卵管结核显示输卵管形态不规则、僵直或呈串珠状，有时可见钙化点；输卵管积水见输卵管远端呈气囊状扩张；输卵管发育异常显示输卵管过长或过短、缺失、异常扩张、憩室等。

目标检测

答案解析

一、选择题

A1 型题

1. 筛查早期宫颈癌的重要方法是

　A. 阴道涂片　　　　　　　　　　　　B. 宫颈刮片

C. 宫颈管涂片

D. 局部活组织检查

E. 诊断性锥形切除

2. 腹腔穿刺放腹水，一次不应超过

  A. 1000ml   B. 2000ml   C. 3000ml   D. 4000ml   E. 5000ml

A2 型题

1. 患者，女性，26 岁，已婚。停经 48 天突然下腹剧痛伴休克，面色苍白。为确诊最简便且有效的辅助诊断方法是

  A. 阴道镜检查

  B. 尿妊娠试验

  C. 阴道后穹隆穿刺

  D. 宫腔镜检查

  E. 腹腔镜检查

2. 患者，女性。子宫下段剖宫产术后 24 小时，未排气，自觉腹胀，沟通中发现其术后一直卧床休息，查体腹部切口无渗出，子宫硬，为缓解患者症状，应采取的最佳措施是

  A. 给予口服促进胃肠蠕动药物

  B. 立即导尿

  C. 帮助其离床活动

  D. 腹部热敷

  E. 嘱其进热食

A3 型题

(1~2 题共用题干)

患者，女性，37 岁，G_2P_0，孕 39 周。因会阴发育不良行会阴左侧切开分娩，侧切处用肠线包埋缝合（无须拆线），产后第 2 日，产妇要求出院疗养。

1. 出院前指导内容中不妥的是

  A. 增加营养

  B. 合理饮食

  C. 保持会阴部皮肤清洁

  D. 保持大便通畅

  E. 严格卧床休息

2. 为使会阴侧切处愈合良好，产妇出院后须认真配合的是

  A. 减少排便次数

  B. 绝对卧床休息

  C. 多向右侧卧位

  D. 减少喂奶次数

  E. 多向左侧卧位

B 型题

(1~2 题共用备选答案)

  A. 诊断性刮宫

  B. 阴道镜检查

  C. 宫颈刮片

  D. 子宫输卵管碘油造影

  E. 测定基础体温

1. 患者，女性，30 岁。结婚 3 年不孕，男方精液等检查正常，子宫内膜活检结果为"内膜分泌反应良好"，应进一步做

2. 适用于宫颈癌癌前病变定位活检的方法是

X 型题

1. 诊断性刮宫能够诊断

  A. 有无排卵

  B. 子宫内膜结核

  C. 子宫内膜癌

  D. 子宫内膜异位症

  E. 宫颈癌

2. 后穹隆穿刺可用于诊断

    A. 盆腔肿瘤　　　　　　　　　　　B. 异位妊娠

    C. 子宫内膜异位症　　　　　　　　D. 盆腔积液或积脓

    E. 羊水过多

二、名词解释

1. 宫颈活检　　　　　　　　　　　　　2. 阴道后穹隆穿刺术

三、简答题

1. 简述子宫颈锥切术的护理要点。

2. 简述诊刮的护理要点。

四、病例分析

患者，女性，45 岁，G_2P_2。$13\dfrac{5\sim6}{30}$，性生活后阴道点滴出血半年余入院。妇科检查：外阴阴道正常，宫颈刮片结果为不典型鳞状上皮细胞性质未定，触之易出血。其他未见异常。

根据以上资料，请回答：

1. 该患者应该进一步做的检查项目。

2. 该类患者的护理要点。

（陈爱香）

书网融合……

本章小结　　　　　　题库

附　录

附录 1

患者入院护理评估单

姓名：_____ 性别：____ 年龄：_____ 科别：_____ 床号：_____ 住院号：_____

民族：_____ 职业：_____ 文化程度：_____

入院诊断：_____

入院日期：_____ 患者入院方式：□步行　　□扶行　　□轮椅　　□平车　　□救护车

入院主诉：_____

体温：_____℃　　脉搏：_____次/分　　呼吸：_____次/分　　血压：_____mmHg

身高：_____m　　体重：_____kg　　胎心音：_____次/分

意识：□清醒　　□昏迷　　□意识模糊　　□昏睡

语言沟通：□正常　　□言语不清　　□言语困难　　□失语　　□普通话　　□方言

既往史：□无　　□有　_____

药物过敏史：□无　　□有　_____

营养：□正常　　□中等　　□恶液质　　压疮评分：_____

自理程度：□无需他人照顾 □轻度依赖 □中度依赖 □重度依赖　评分：_____

跌倒/坠床评分：_____

活动：□自如　　□受限/_____　　体位：□自动体位 □强迫体位/ □坐卧 □半卧位

阴道出血：□少　□中　□多　□无　　阴道流液：□有　　□无

腹痛：□无　　□有

对疾病的认识：□认识　　□不理解　　□不能正视　　□隐瞒

照顾者对疾病的认识：□明白　　□一知半解　　□不了解　　□基本了解

入院宣教：□已完成　　□未完成

方法：□讲解　　□示范　　□视频　□免费资料　□讨论

宣教对象：□患者 □女儿 □儿子 □父亲 □母亲 □配偶 □朋友 □其他_____

接受能力：□能接受　□不能接受　□语言障碍　□文化差异　□教育水平低　□听力障碍

主要护理措施：

评估人：_____　　　　填表日期：_____

注：附录 1~7 为产科相关，附录 8~12 为妇科相关。

附录 2

×　×　×　医　院

产房分娩前风险评估

姓名：_____　性别：____　年龄：____　病区：_____　床号：____　住院号：_____

诊断：

入产房时间：

新生儿窒息风险评估：

一、产前高危因素：

□1. 羊水过少　□2. 脐带异常

□3. 延期、过期妊娠

□4. 各种妊娠合并症及并发症（ICP、糖尿病、高血压、母婴血型不合、严重贫血、心脏病等）

二、产时高危因素：

□1. 产程延长　□2. 使用催产素

□3. 各种分娩并发症（胎盘早剥、脐带脱垂、子宫破裂等）

三、其他

肩难产风险评估

一、产前高危因素：

□1. 巨大儿　　□2. 孕妇糖尿病

□3. 孕妇肥胖　□4. 肩难产史

二、产时高危因素：

□1. 第一产程延长

□2. 第二产程延长

□3. 宫缩乏力，需要催产素加强宫缩 □4. 阴道助产

三、其他

产褥感染风险评估

一、产前高危因素：

□1. 胎膜早破　　□2. 阴道炎

□3. 妊娠期各种合并症、并发症

二、产时高危因素：

□1. 产程延长

□2. 人工剥离胎盘

□3. 产道严重裂伤

□4. 产钳助产

□5. 胎盘残留

三、其他

产后出血风险评估

一、产前高危因素：

□1. 多产次（≥3 次）　　□2. 多次人流史（≥3 次）

□3. 前次子宫手术史　　□4. 贫血　　□5. 多胎

□6. 既往异常病史，包括：肝脏疾病史（包括肝炎、肝功能异常）、遗传性凝血功能障碍性疾病史等

□7. 异常孕产史，包括：胎盘早剥史、妊娠高血压疾病史、产科出血史等

□8. 巨大儿　□9. 羊水过多　□10. 子宫肌瘤

□11. 妊娠高血压疾病　　　□12. 前置低置

□13. 胎膜早破时间过长（≥12 小时）

□14. 胎盘早剥　　□15. 肝脏疾病

□16. 血小板减少　□17. 死胎滞留

□18. 严重感染　□19. 孕期应用抗凝剂等

二、产时高危因素：

□1. 产程延长　□2. 子宫收缩乏力（原发及继发）

□3. 急产或产程过快　　　□4. 产程中感染

□5. 手术助产（尤其产钳）□6. 第二产程延长

□7. 胎盘异常：副胎盘、胎盘粘连、植入/穿透

三、产后高危因素：

□1. 产盘残留：残留面积

□2. 宫缩乏力：宫腔内凝血块，尿潴留

□3. 软产道损伤：宫颈、阴道或会阴撕裂，子宫切口延伸或撕裂，阴道血肿

□4. 精神心理因素

四、其他：

分娩前风险评估总结：

□具有新生儿窒息风险高危因素　　　　□具有肩难产风险高危因素

□具有产褥感染风险高危因素　　　　　□具有产后出血风险高危因素

□入产房时不具备高危因素

拟采取的预防及应对措施：

医生签名：　　　　　　　　　　时间：

附录 3

× × × 医　院

产房分娩安全核查表

姓名：_____　性别：_____　年龄：_____　病区：_____　床号：_____　住院号：_____

姓名：	床号：	住院号：
入待产室（确定临产）	准备接产	分娩后 2 小时
一、病史信息 1. 急产史 □是　　□否 2. 产后出血史 □是　　□否 3. 子宫瘢痕 □是　　□否 4. 妊娠合并症及并发症 □是　　□否 5. 是否有其他特殊情况（主诉、病史、化验、胎儿） □是　　□否 6. 是否有特殊用药 □是　　□否 7. 是否有药物过敏史 □是　　□否 二、孕妇治疗 1. 是否已使用糖皮质激素促胎肺成熟 □是　　□否　　□不需使用 2. 是否需要抗生素 □是　　□否 3. 是否需要提前备血 □是　　□否 4. 是否需要硫酸镁及降压治疗 □是，给予硫酸镁 □是，给予降压药物 □否 三、胎儿监护 1. 是否已行胎心监护 □是　　□否 2. 胎心监护分类 □1 类　□2 类　□3 类 四、是否已告知孕妇及家属在分娩期间出现特殊征象时，及时寻求帮助 □是　　□否 核查人及时间： 医生： 助产士：	1. 产妇及胎儿异常征象 □是　　□呼叫帮助 □否 2. 是否需要儿科医生 □是，已联系　　□否 确认床旁已有必需用品并为分娩做好准备 一、对于产妇 1. 缩宫素 10～20U 抽吸入注射器 □是　　　　□否 2. 开放静脉 □是　　　　□否 3. 是否需要同时其他宫缩剂备用 □是　　　　□否 二、对于新生儿，以下物品已检查功能状态 □复苏球囊面罩 □负压吸收器 辐射台功能状态良好 □是　　　　□否 新生儿采血气针 □是　　　　□否 新生儿脉氧饱和仪 □是　　　　□否 三、台下医护人员已到位 □是　　　　□否 四、分娩结束，清点物品无误 □是　　　　□否 分娩前纱布_____块 术中增加纱布_____块 分娩后纱布_____块 操作者/清点人双签字 核查人及时间： 医生： 助产士：	1. 产妇异常生命体征 □是　　□呼叫帮助 □否 2. 产妇是否有异常阴道出血 □是，呼叫帮助　□否 一、产妇是否需要 1. 是否需要抗生素 □是　　　　□否 2. 是否需要硫酸镁及降压治疗 □是，给予硫酸镁 □是，给予降压药物 □否 二、新生儿是否需要 1. 转儿科 □是　　　　□已准备好 □否 2. 在产科进行特殊的护理和监测 □是，已准备好　□否 三、开始母乳喂养及母婴皮肤接触（如果产妇及新生儿状况良好） □是　　　　□否 四、助产士进行交接之外，有无特殊情况需要医生进行交接 □是　　　　□否 核查人及时间： 医生： 助产士：

附录4

×××医院
分娩镇痛记录单

镇痛日期：_____　　　　　镇痛编号：_____

姓名：_____　性别：_____　年龄：_____岁　体重：_____kg　身高：_____cm

住院号：_____　病区：_____　床号：_____

血压：_____mmHg　心率：_____bpm　呼吸：_____bpm

体温：____℃　ASA 1 2 3 4 5

术前诊断：_____　　宫口开：_____cm

疼痛程度（VAS）：_____　镇痛方法：连续硬膜外痛/腰硬联合镇痛/静脉镇痛

腰麻穿刺间隙 L_{2-3}/L_{3-4} 剂量：布比卡因/罗哌卡因_____ml + 芬太尼/舒芬太尼_____μg

硬膜外穿刺间隙 L_{1-2}/L_{2-3}/L_{3-4}_____cm，硬膜外试验剂量：_____%利多卡因_____ml

硬膜外镇痛泵药物配方：_____% 布比卡因/罗哌卡因_____μg/ml 芬太尼/舒芬太尼

静脉镇痛泵配方：_____μg/ml 瑞芬太尼

PCA 模式：负荷剂量：_____ml　维持剂量/静冲剂量：_____ml/h　单次给药剂量：____ml

锁定时间：_____min　总量：_____ml

时间	03：00	06：00	09：00	12：00	15：00	18：00	21：00	00：00	03：00	

心率 ●－●
自主呼吸 ○－○
收缩压 ∨－∨
舒张压 ∧－∧
脉搏 ●－●
SpO₂ ◎－◎
CVP ▽－▽
体温 T（℃）
1. 2. 3…
事件标记

（温度/脉搏/血压坐标图：
40　220
38　200
36　180
34　160
32　140
30　120
28　100
26　80
24　60
22　40
20　20
℃（PR BP））

标记　①②③　　④

| 监测 | | VAS评分 | | | | | | | | | |
| | | Bromage评分 | | | | | | | | | |

VSA 评分
0分：无痛；
1~3分：轻度疼痛
4~6分：中度疼痛
7~10分：重度疼痛
改良 Bromage 评分
0级：无运动神经阻滞
1级：不能抬腿；
2级：不能弯曲膝部；
3级：不能弯曲踝关节

备注

分娩方式：生理产/阴道助娩（胎吸/产钳）／剖腹产　原因：_____
新生儿：Apgar 评分 1min _____分　5min _____分　体重：_____g
第一产程时间：_____/_____
催产素：_____麻醉前：_____U　麻醉后：_____U
第二产程时间：_____/_____
镇痛开始：_____镇痛结束（离开产房）：_____
第三产程时间：_____/_____
麻醉医生_____　　麻醉护士_____

附录 5

×　×　×　医　院

新生儿记录单

科室：

姓名：_____　床号：_____　住院号：_____　联系人姓名：_____　与患儿关系：_____
婴儿性别：_____　胎龄：_____　周身长：_____cm　出生体重：_____g　分娩方式：_____
出生时间：_____　　　接生者：_____　记录者：_____

阿氏评分	体征	0分	1分	2分	生后评价			入室体检记录	一般情况
					1分钟	5分钟	10分钟		
	心跳（数/分）	无	<100	>100					头、五官
	呼吸情况	无	慢、不规则	正常、哭响					心
	肌肉张力	松弛	四肢屈曲	四肢活动					肺
	弹足底或捅鼻管反应	无	有些动作，如皱眉	哭，喷嚏					腹、脐
	皮肤颜色	青紫或苍白	体红肢紫	全身红					四肢关节
疾病诊断	总分								肛、生殖器
	分类	具体诊断		主要治疗					肤色
	□正常儿	□早产 □小样 □过热		□给氧	□光疗	□氨基酸	卡介苗		
	□缺氧	□宫内窘迫 □早产		□温箱	□换血	□止血剂	□已种		畸形
	□产伤			□鼻饲	□补碱	□镇静剂	□未种		医生签字
	□感染			□补液	□补钾	□抗胆碱	乙肝疫苗		
	□畸形			□输血	□补钠	□抗菌药物	□已种		
	□溶血病			□血浆	□补钙	□巴比妥	□未种		
	□其他			□激素	□肝素	□VK1			

24小时内观察记录	时间	体温	哭声	肤色	呼吸	反应	呕吐	脐带	小便	落实防烫伤、放呕吐物吸入窒息护理措施	其他	签名	新生儿特殊情况及处理
													交婴儿者接婴儿者：

出院情况
　　出院日期：_____　　　　转院日期：_____
　　一般情况：_____　　　　死亡日期：_____
　　脐部情况：_____　　　　死亡原因：_____
　　特殊情况：_____

附录6

×××医院   门诊号数：_____

产后记录（护士）   住院号数：_____

姓名：_____ 科室：_____ 床号：_____

日期	子宫复旧情形			恶露			乳腺				会阴		特别情况	签名
	高低	硬软	压痛	色	量	味	乳液	胀痛	红肿	乳头破裂	脓或溃烂	缝线情况		

附录 7

×××医　院
新生儿查房记录

姓名：　　　　科别：　　　　床号：　　　　病案号：

日期	时间	反应	哭声	皮肤	呼吸	呕吐	心脏听诊	肺部听诊	脐带	四肢、头、胸活动	经皮胆红素值（mf/dl）	签名

附录 8

×××医院
妇科门诊病历

流行病学史：无疫情接触史。

陪同人数：1人。

主诉：发现外阴赘生物4个月。

现病史：4个月前洗澡时发现阴道口散在小而柔软的疣状物，无瘙痒疼痛，未予重视。之后疣状物逐渐增大增多，偶尔感轻微瘙痒。外院HPV检测提示11亚型阳性。

既往史：既往无高血压病、糖尿病等慢性病史。

过敏史：否认药物及食物过敏史。

个人史：42岁女性，久居本地，无性病治疗史。

婚姻史：21岁结婚，爱人体健。

月经生育史：月经规律，周期28天，经期4~5天。LMP：1-0-4-1。节育器避孕。

家族史：无肿瘤家族史。

体格检查：

外阴：发育正常，阴唇后联合、小阴唇内侧可见粉红色米粒至黄豆大小毛刺状赘生物4~5个。

阴道：通畅，分泌物正常。阴道口可见粉红色黄豆大小毛刺状赘生物，有的融合呈桑葚状。

子宫颈：已产型，宫颈口充血，光滑。

子宫：居中，正常大小，质地中，活动度可，无压痛。

附件：未见异常。

辅助检查：HPV11阳性。

临床诊断：尖锐湿疣。

处理意见：1. 阴道分泌物检查。

2. 病变处取活检。

患者去向：门诊治疗。

签名：×××
年　月　日

附录 9

×　×　×　医　院

首次护理记录

住院号：＿＿＿＿＿＿＿＿＿＿＿＿＿

科室：＿＿＿＿＿＿　床号：＿＿＿＿＿＿

姓名：＿＿＿＿＿＿　性别：＿＿＿＿＿　年龄：＿＿＿＿＿＿　民族：＿＿＿＿＿＿　职业：＿＿＿＿＿＿

文化程度：＿＿＿＿＿＿＿＿＿＿＿＿＿　婚姻：＿＿＿＿＿

入院诊断：＿＿＿＿＿＿＿＿＿＿＿＿＿

入院日期：＿＿＿＿＿＿＿＿＿＿＿　记录时间：＿＿＿＿＿＿

入院诊断：＿＿＿＿＿＿＿＿＿＿＿＿　入院方式：□步行　□扶行　□轮椅　□平车　□救护车

主　诉：＿＿＿＿＿＿＿＿＿＿＿＿＿＿

生命体征：T ＿＿＿℃　　P ＿＿＿次/分　　R ＿＿＿次/分　　BP ＿＿＿mmHg

神　　志：□清醒　□昏迷　□意识模糊　□昏睡

既往史：□无　　□有＿＿＿＿＿＿＿＿＿＿＿＿＿＿＿＿＿＿＿

过敏史：□无　　□有＿＿＿＿＿＿＿＿＿＿＿＿＿＿＿＿＿＿＿

皮　　肤：□正常　□异常＿＿＿＿＿＿＿＿＿＿＿＿＿＿＿＿＿＿＿

生活习惯：饮食＿＿＿＿　睡眠＿＿＿小时/日　大便＿次/1~2日　小便＿＿＿次/日

心理状态：□正常　□异常＿＿＿＿＿＿＿＿＿＿＿＿＿＿＿＿

饮食类别：□普通饮食　□软质饮食　□半流质饮食　□流质饮食

护理级别：□特级护理　□一级护理　□二级护理　□三级护理

入院宣教：□已完成　□未完成

护士签名：　　　　　　　　　　　护士长签名：

附录 10

×××医 院

护理记录表

姓名：＿＿＿＿＿　　　科室：＿＿＿＿＿　　　床号：＿＿＿＿＿　　　住院号：＿＿＿＿＿

日期	时间	体温（℃）	脉搏（次/分）	呼吸（次/分）	血压（mmHg）	血氧饱和度（%）	吸氧（L/min）	入量		出量			皮肤情况	病情观察及措施	签名
								名称	ml	名称	ml	颜色性状			

附录11

×××医院

护　理　记　录

（妇科病历摘要；护理病程记录）

妇科病历摘要：

46岁女性。因"月经改变3年，阴道不规则流血2个月余"于2021年12月1日入院。既往月经周期28天左右，周期规律，经期7天，经量中等，每次月经需用卫生巾16片左右，无痛经。3年前开始出现月经周期缩短为25天左右，院外B型超声发现子宫肌壁间两个小肌瘤，大小不详，未予重视。1年前月经周期继续缩短为17~19天，经量逐渐明显增多，伴有较多血凝块，经期延长为10天左右，间断服药止血治疗，药物名称不详，疗效不明显。2个月前出现阴道持续流血，血量时多时少，色暗红，伴下腹胀痛不适。患病以来，体重无明显减轻，二便无异常。既往体健，G_3P_1，末次妊娠为19年前，行人工流产术，IUD避孕。入院查体：皮肤无淤血和瘀斑，巩膜苍白。BP 130/80mmHg，P 90次/分，律齐，心界正常，心尖区未闻及杂音，肺部无异常，腹软，肝脾未扪及，移动性浊音阴性。

妇科检查：

外阴：阴毛女性分布，外阴已婚已产型，大阴唇和小阴唇无红肿及溃疡，尿道口正常，前庭大腺未触及。

阴道：通畅，分泌物较多，白色黏稠状，无臭味。

宫颈：宫颈糜烂样外观，约占宫颈1/3，触之无出血。

宫体：呈前屈，增大子宫如3个月大小，活动好，子宫表面凹凸不平，前壁、后壁可扪及多个大小不等的结节，直径如4~5cm大小，质地硬，无触痛。

附件：双侧附件无增厚及压痛，未触及包块，无压痛。

血常规：Hb 104g/L，RBC 3.50×10^{12}/L，WBC 7.6×10^9/L，PLT 100×10^9/L。

初步诊断：子宫肌瘤。

签名：×　×　×

护理病程记录：

2021年12月2日8：00

患者入院第2日，未诉特殊不适，T 36.5℃。诊断明确，手术指征明确，积极进行术前准备。于上午9点进行了入院宣教，介绍医院和病区的相关规章制度、病史环境及主管医师和主管护士，患者表示理解相关信息，已签字知情。协助患者行血、尿常规检查，肝肾功能检查，凝血功能及胸透，心电图检查，阴道准备3天，择期手术。

签名：×　×　×

2021年12月5日13：00

患者于今日上午8点在持续硬膜外麻醉下行经腹全子宫、双侧输卵管切除术。术中出血较多，曾输全血600ml和5%葡萄糖盐水1000ml，手术经过顺利。11点安全返回病房，神志清醒。体温36.1℃，脉搏90

次/分，呼吸 22 次/分，血压 105/70mmHg，保留导尿管通畅，尿液清亮。帮助患者去枕平卧，并保持 6 小时。每 15 分钟进行一次腿部活动，每 2 小时翻身、咳嗽、做深呼吸一次。注意继续观察生命体征。

签名：×××

2021 年 12 月 5 日 11：30

脉搏 87 次/分，呼吸 20 次/分，血压 105/75mmHg。神志清楚，敷料清洁干燥，尿管通畅，尿液清亮，尿量约 100ml，未见阴道流血。

签名：×××

2021 年 12 月 5 日 12：00

脉搏 87 次/分，呼吸 20 次/分，血压 105/75mmHg。神志清楚，敷料清洁干燥，尿管通畅，尿液清亮，尿量约 300ml，未见阴道流血。

签名：×××

2021 年 12 月 5 日 12：30

脉搏 87 次/分，呼吸 20 次/分，血压 105/75mmHg。神志清楚，敷料清洁干燥，尿管通畅，尿液清亮，未见阴道流血。

签名：×××

2021 年 12 月 5 日 13：00

脉搏 87 次/分，呼吸 20 次/分，血压 105/75mmHg。神志清楚，敷料清洁干燥，尿管通畅，尿液清亮，未见阴道流血。

签名：×××

2021 年 12 月 6 日 8：00

术后第 1 天，体温 38.5℃，脉搏 80 次/分，呼吸 20 次/分，血压 110/80mmHg。主诉伤口疼痛，较难忍受。敷料清洁干燥，未见阴道流血。心、肺听诊无异常。肠鸣音活跃，但未排气，嘱患者多翻身活动。并遵医嘱给予哌替啶肌内注射。今日输液 2000ml。尿管通畅，尿液清，保留导尿管持续开放，明晨停用。继续观察患者疼痛情况、尿管及伤口情况。

签名：×××

2021 年 12 月 7 日 8：30

患者术后第 2 天，体温 37.1℃，脉搏 76 次/分，呼吸 20 次/分，血压 110/80mmHg。主诉伤口疼痛明显减轻，不影响休息。已排气。敷料清洁干燥，未见阴道流血。心、肺听诊无异常。上午 8：10 拔除导尿管，11：00 自解小便约 400ml。告知患者明日可进普食。

签名：×××

2021 年 12 月 8 日 9：00

患者一般情况好，生命体征平稳。预计明日出院，为患者做出院健康教育，内容包括：①休息 2 个月。②1 个月后门诊复查。③保持外阴清洁。患者表示理解信息并接受。

签名：×××

附录 12

×　×　×　医　院

孕产妇/患者护理交接记录单

科室：　　　　　　床号：　　　　　　姓名：　　　　　　住院号：

诊断：　　　　　　　　　　手术/分娩方式：

		交接时间：	交接时间：	交接时间：
交接内容		□步行　□扶行　□轮椅 □平车　□救护车	□步行　□扶行　□轮椅 □平车　□救护车	□步行　□扶行　□轮椅 □平车　□救护车
	意识	□清醒　□初醒　□轮椅 □平车　□救护车 □步行　□扶行	□清醒　□初醒　□轮椅 □平车　□救护车 □步行　□扶行	□清醒　□初醒　□轮椅 □平车　□救护车 □步行　□扶行
	生命 体征	体温＿＿＿＿℃ 呼吸＿＿＿＿次/分 脉搏＿＿＿＿次/分 血压＿＿＿＿mmHg 疼痛＿＿＿＿分	体温＿＿＿＿℃ 呼吸＿＿＿＿次/分 脉搏＿＿＿＿次/分 血压＿＿＿＿mmHg 疼痛＿＿＿＿分	体温＿＿＿＿℃ 呼吸＿＿＿＿次/分 脉搏＿＿＿＿次/分 血压＿＿＿＿mmHg 疼痛＿＿＿＿分
	阴道 出血	□有　　　　　□无	□有　　　　　□无	□有　　　　　□无
	胎心音	/　　次/分	/　　次/分	/　　次/分
	皮肤	□完整　　　　□其他	□完整　　　　□其他	□完整　　　　□其他
	动静脉 通道	□无　　□CVC　□输液港 □PVC　□PICC □动脉通道	□无　　□CVC　□输液港 □PVC　□PICC □动脉通道	□无　　□CVC　□输液港 □PVC　□PICC □动脉通道
	各种 管道	□无　　　　　□镇痛泵 □尿管　　　　□引流管 □胃管　　　　□其他	□无　　　　　□镇痛泵 □尿管　　　　□引流管 □胃管　　　　□其他	□无　　　　　□镇痛泵 □尿管　　　　□引流管 □胃管　　　　□其他
	标本	□无　　　　　□血标本 □其他	□无　　　　　□血标本 □其他	□无　　　　　□血标本 □其他
	腕带	□有　　　　　□无	□有　　　　　□无	□有　　　　　□无
	病历	□有　　　　　□无	□有　　　　　□无	□有　　　　　□无
	药品	□有＿＿＿＿＿＿ □无	□有＿＿＿＿＿＿ □无	□有＿＿＿＿＿＿ □无
	血制	□有　　　　　□无	□有　　　　　□无	□有　　　　　□无
	备注			
交接者 签名		转出科室＿＿＿＿ 护士签名＿＿＿＿ 接入科室＿＿＿＿ 护士签名＿＿＿＿	转出科室＿＿＿＿ 护士签名＿＿＿＿ 接入科室＿＿＿＿ 护士签名＿＿＿＿	转出科室＿＿＿＿ 护士签名＿＿＿＿ 接入科室＿＿＿＿ 护士签名＿＿＿＿

附录 13

× × × 医 院

出院护理记录

手术日期：

离院时间：

出院指导：

护士签名： 护士长签名：

参考文献

［1］单伟颖．妇产科护理学［M］．北京：中国医药科技出版社，2016．

［2］单伟颖．妇产科护理学［M］．2版．北京：人民卫生出版社，2016．

［3］韩叶芬，单伟颖．妇产科护理学［M］．3版．北京：人民卫生出版社，2021．

［4］连方，吴效科．中西医结合妇产科学［M］．2版．北京：人民卫生出版社，2021．

［5］谢莉玲，张秀平．妇产科护理学［M］．3版．北京：人民卫生出版社，2020．

［6］谈勇．中医妇科学［M］．北京：中国中医药出版社，2019．

［7］狄文，曹云霞．妇产科学［M］．北京：人民卫生出版社，2019．

［8］贺丰杰，吴克明．中西医临床妇产科学［M］．北京：中国医药科技出版社，2019．

［9］谢幸，孔北华，段涛．妇产科学［M］．9版．北京：人民卫生出版社，2018．

［10］丁文龙，刘学政．系统解剖学［M］．9版．北京：人民卫生出版社，2018．

［11］王卫平，孙锟，常立文．儿科学［M］．9版．北京：人民卫生出版社，2018．

［12］安力彬，陆虹．妇产科护理学［M］．9版．北京：人民卫生出版社，2017．

［13］余艳红，陈叙．助产学［M］．北京：人民卫生出版社，2017．

［14］王玉琼，莫洁玲．母婴护理学［M］．3版．北京：人民卫生出版社，2017．

［15］郭爱敏，周兰姝．成人护理学（下册）［M］．3版．北京：人民卫生出版社，2017．